NURSING GRAPHICUS

ナーシング・グラフィカ

小児看護学①

小児の発達と看護

Introduction to Pediatric Nursing

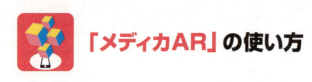

「メディカAR」の使い方

「メディカAR」アプリを起動し，マークのある図にスマートフォンやタブレット端末をかざすと，飛び出す画像や動画，アニメーションを見ることができます．本書の内容をより視覚的に学べ，理解が深まります．

無料アプリのインストール

お手元のスマートフォンやタブレットで，App Store（iOS）もしくはGoogle Play（Android）から，「メディカAR」を検索し，インストールしてください．

アプリの使い方

①「メディカAR」アプリを起動

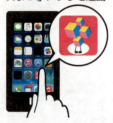

②ナーシング・グラフィカをタップ

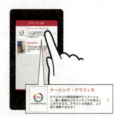

③書名をタップ

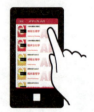

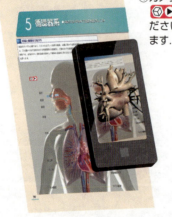

④カメラモードになったら，ARマークのある図にかざしてください．ARコンテンツが表示されます．

＊認識されない場合は，図に近づけたり遠ざけたりして調整してください．
＊蛍光灯などの光の反射が入ると認識されません．紙面が光らない場所でご覧ください．
＊動画は再生中にタップすると，全画面で表示され，図から離しても再生されます．
＊ はストリーミング配信です．WiFi等，通信環境の整った場所でご利用ください．

※iOS6.1.4以降，Android OS2.3以降の機種が対象です．
※ARコンテンツの提供期間は，奥付にある最新の発行年月日から4年間です．

●ARコンテンツおよび動画の視聴は無料ですが，通信料金はご利用される方のご負担となります．パケット定額サービスに加入されていない方は，高額になる可能性がありますのでご注意ください．●アプリケーションダウンロードに際して，万一お客様に損害が生じたとしても，当社は何ら責任を負うものではありません．●当アプリケーションのコンテンツ等を予告なく変更もしくは削除することがあります．●通信状況，機種，OSのバージョンなどによっては正常に作動しない場合があります．ご了承ください．

ナーシング・グラフィカ電子版「デジタル ナーシング・グラフィカ」は，動画教材約200点と問題集をiPadに収載したデジタル教科書アプリです．
http://www.medica.co.jp/n-graphicus

本書，小児看護学①『小児の発達と看護』は，新しい時代に対応する看護学基礎教育テキスト「ナーシング・グラフィカ」の小児看護学のテキストとして編集しました

　今日，子どもの生活習慣病の増加，こころの問題，思春期の子どもの自殺，育児不安，児童虐待など，子どもを取り巻く社会や家族に深く関わる子どもの健康問題が増加しています．現代の子どもは，健やかに発達し生きていくことが困難な状況に置かれているといっても過言ではありません．21世紀初頭における母子保健の国民運動として取り組まれてきた「健やか親子21」は，2014年に最終評価がなされ，今後の課題と次期計画に向けた提言の柱として，①思春期保健対策の充実，②周産期・小児医療・小児在宅医療の充実，③母子保健事業間の有機的な連携体制の強化，④安心した育児と子どもの健やかな成長を支える地域の支援体制づくり，⑤「育てにくさ」を感じる親に寄り添う支援，⑥児童虐待防止対策の更なる充実，が示されています．私たち小児看護に携わる看護者は，権利を有する一人の人として子どもを尊重し，さまざまな健康レベルの子どもが社会の中で健やかに発達し生きていくことができるように，看護を提供していく責務があります．

　本書では，子どもを発達していく存在であり，年齢や健康レベルにかかわらず，権利を有し行使することができる主体であるととらえています．そして，子どもを育む家族も看護の対象として位置付け，家族に対して看護を提供するとともに，家族と看護者がパートナーシップを形成し，子どもの発達を支援し，子どもにとっての最善のケアを提供することができるように家族と共に取り組むことが重要であると考えています．看護基礎教育レベルに照準を合わせた内容とし，全体を通して，子どもの権利の尊重，子どもの発達の理解と発達段階に応じた看護，家族への看護を重視して構成しています．

　2011（平成23）年に文部科学省から「看護系大学におけるモデル・コア・カリキュラム導入に関する調査研究」の報告書が出されました．この報告書の中で，看護職者が提供する看護実践である「ヒューマンケア」「根拠に基づく看護」「特定の健康課題に対応する看護」「看護ケアの改善とチーム医療づくり」「専門職としての研鑽」を遂行する20のコアとなる看護実践能力，卒業時到達目標，教育内容，学習成果が示されています．また，看護師国家試験出題基準（平成26年版）では，保健師教育，助産師教育及び看護師教育のカリキュラム改正の趣旨や教育

はじめに

内容を踏まえて，見直しが行われています．小児看護学に関しては，子どもの権利の重視，子どもと家族にとって最善の利益を供するように，小児看護に特有な知識及び技術に関する項目が提示されています．

　本書は，これらに対応できる内容となっています．第1章では，小児看護学で用いられる概念・理論を取り上げています．第2章では，子どもの発達段階に応じた看護を学習できるように，セルフケアの発達と看護の項を設けました．第3章では，健康障害や入院が子どもや家族に及ぼす影響と看護，急性期・慢性期・終末期それぞれの状況にある子どもと家族への看護，検査や処置・手術・外来それぞれの場面における子どもと家族への看護，在宅における子どもと家族への看護，災害を受けた子どもと家族への看護，さらには虐待を受けている可能性のある子どもと家族への看護を取り上げ，健康障害の子ども・家族の看護の総論を学習できるような内容としました．第4章では，小児看護の実践の場で重要な課題となっている7つのテーマ「集中治療」「ハイリスク新生児」「先天的な健康問題」「心身障害」「痛み」「在宅での終末期」「成人への移行」を取り上げました．各テーマについて，具体的な事例の展開を通して，第1章から第3章までの学習内容を，看護実践にどのように活用していくことができるのかを理解することができるようにしています．

　本企画の意図が皆さまに十分理解され，看護学生ばかりでなく実践の場で活躍しておられる看護者の方々にも，広く活用していただければ幸いです．

高知県立大学看護学部教授

中野　綾美

本書の特徴

読者の自己学習を促す構成とし，必要最低限の知識を簡潔明瞭に記述しました．全ページカラーで図表を多く配置し，視覚的に理解しやすいよう工夫しました．

学習目標

章または節ごとに，学習目標を簡潔な文章で記載しました．この章で何を学び，学習の結果として何を目指すのか，授業内容と自己学習範囲を具体的に明示し，主体的な学習をサポートします．

plus α

本文の理解を助ける用語の説明や，知っておくとよい関連事項についてまとめています．

重要用語

これだけは覚えておいてほしい用語を記載しました．学内でのテストの前や国家試験にむけて，ポイント学習のキーワードとして役立ててください．

学習達成チェック

学んだことを振り返り，理解度をチェックしてみましょう．

学習参考文献

本書の内容をさらに詳しく調べたい読者のために，読んでほしい文献や関連ウェブサイトを紹介しました．

看護師国家試験出題基準対照表

看護師国家試験出題基準（平成26年版）と本書の内容の対照表を掲載しました．国家試験に即した学習に活用してください．

小児の発達と看護

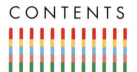

CONTENTS

はじめに ····· 3
本書の特徴 ····· 5

ARコンテンツ
- 「メディカAR」の使い方 ····· 2
- 小児看護専門看護師とは〈動画〉····· 16
- 姿勢反射〈動画〉····· 87
- 乳児の発達〈動画〉····· 88
- 新生児・乳児の発達〜生後1.5カ月〈動画〉····· 89
- 幼児期の子どもの世界〈動画〉····· 127
- 小児の入院が家族に及ぼす影響〈動画〉····· 185
- 検査を受ける子どもと家族への看護〈動画〉····· 248

1 小児看護学で用いられる概念と理論

1 小児看護とは ····· 12
1. 小児看護の対象 ····· 13
2. 小児看護の目的 ····· 13
3. 子どもの最善の利益を目指した看護 ····· 13

2 小児看護の歴史と意義 ····· 17
1. 小児看護の歴史 ····· 17
2. 小児看護の課題 ····· 19

3 子どもの権利と看護 ····· 22
1. 子どもの権利とは ····· 22
2. 現代社会と子どもの権利 ····· 26
3. 小児医療と子どもの権利 ····· 28
4. 小児看護と倫理的配慮 ····· 31

4 小児看護と法律・施策 ····· 34
1. 子どもを取り巻く社会環境 ····· 34
2. 母子保健施策 ····· 52
3. 小児に関する法律 ····· 53

5 小児看護で用いられる理論 ····· 59
1. セルフケア理論 ····· 59
2. エリクソンの自我発達理論 ····· 62
3. ピアジェの認知発達理論 ····· 65
4. 親子関係論 ····· 67
5. 家族理論 ····· 70

2 子どもの成長・発達と看護

1 成長・発達の原則 ····· 78
1. 成長・発達の一般的原則 ····· 78
2. 成長・発達に影響する要因 ····· 79

2 乳児期の子どもの成長・発達と看護 ····· 80
1. 乳児期とは ····· 80
2. 形態的成長・発達の特徴 ····· 80
3. 機能的発達の特徴 ····· 82
4. 心理・社会的発達 ····· 88
5. 乳児によくみられる健康問題 ····· 91
6. 乳児のセルフケアの発達と看護 ····· 92
7. 乳児のいる家族への看護 ····· 97

3 幼児期の子どもの成長・発達と看護 ····· 100
1. 幼児期とは ····· 100
2. 家族とその機能 ····· 103
3. 食行動 ····· 104
4. 排泄行動 ····· 111
5. 睡眠行動 ····· 115
6. 清潔行動 ····· 117
7. 遊びの意義 ····· 126
8. 安全の確保と現状 ····· 128

4 学童期の子どもの成長・発達と看護 ····· 131
1. 学童期とは ····· 131
2. 身体的成長 ····· 131
3. 機能的発達 ····· 134
4. 学童によくみられる健康問題 ····· 141
5. 学童期の子どものセルフケアの発達と看護 ····· 144

5 思春期の人々の成長・発達と看護 ····· 147
1. 思春期とは ····· 147
2. 身体的成長 ····· 147
3. 機能的発達 ····· 150
4. 思春期の人々によくみられる健康問題 ····· 152

5 思春期の人々のセルフケアの発達と看護
　　　　　　　　　　　　　…… 158

6 発育の評価 ……………………………… 162
1 形態的成長の観察と評価 …… 162
2 心理社会的発達の評価法 …… 168

---

3 健康障害をもつ子ども・家族への看護

1 健康障害や入院が子どもと家族に及ぼす影響と看護 ……………………………… 174
1 子どもの病気の理解 …… 174
2 健康障害に伴う子どものストレスと対処
　　　　　　　　　　　　　…… 176
3 子どものストレス対処への支援 …… 180
4 子どもの健康障害に伴う家族のストレス 📶▶
　　　　　　　　　　　　　…… 184
5 病気の子どもの家族のストレス対処に対する援助 …… 186

2 急性期にある子どもと家族への看護 …… 189
1 発熱時のアセスメントと看護 …… 189
2 脱水時のアセスメントと看護 …… 193
3 痙攣時のアセスメントと看護 …… 195
4 呼吸困難時のアセスメントと看護 …… 197
5 嘔吐・下痢時のアセスメントと看護 …… 200
6 生命徴候が危険な状況のアセスメントと看護
　　　　　　　　　　　　　…… 207
7 急性期にある子どもの家族への援助 …… 211

3 慢性期にある子どもと家族への看護 …… 216
1 慢性期の特徴 …… 216
2 慢性期にある子どもと家族 …… 217
3 慢性期にある子どもと家族のエンパワーメントを支援する看護 …… 221
4 今後の課題 …… 226

4 終末期にある子どもと家族への看護 …… 227
1 子どもの死の概念発達 …… 227
2 終末期にある子どもと家族の心理 …… 230
3 終末期にある子どもの身体徴候 …… 234
4 緩和ケア …… 236
5 終末期にある子どもの家族への援助 …… 238

5 検査や処置を受ける子どもと家族への看護
　　　　　　　　　　　　　…………… 242
1 子どもへの説明と同意 …… 242

2 子どもの安全・安楽の援助 …… 243
3 子どもの力を引き出す援助 …… 244
4 検査や処置を受ける子どもと家族への援助
　　　　　　　　　　　　　…… 245
5 事例紹介（1） 📶▶ …… 247
6 事例紹介（2） …… 250

6 手術を受ける子どもと家族への看護 …… 252
1 手術を受ける子どもの特徴 …… 252
2 手術の時期と種類 …… 254
3 手術を受ける子どものプレパレーション
　　　　　　　　　　　　　…… 256
4 手術を受ける子どもの身体面の術前看護
　　　　　　　　　　　　　…… 260
5 手術を受ける子どもの術後看護 …… 261
6 手術を受ける子どもの家族への看護 …… 264

7 外来における子どもと家族への看護 …… 266
1 外来看護の果たす役割 …… 266
2 外来における子どもと家族への援助 …… 266
3 小児外来の環境 …… 269
4 外来看護の現状の課題と今後の展望 …… 271

8 在宅における子どもと家族への看護 …… 274
1 小児在宅医療の意義 …… 274
2 小児在宅ケアの現状 …… 275
3 在宅療養を必要とする子どもと家族の特徴
　　　　　　　　　　　　　…… 276
4 在宅療養を行う子どもと家族への看護 …… 278
5 在宅療養の継続における看護 …… 281

9 災害を受けた子どもと家族への看護 …… 285
1 災害と災害看護 …… 285
2 災害を受けた子どもの心と身体への影響
　　　　　　　　　　　　　…… 285
3 災害時の子どもと家族への看護 …… 287
4 子どもや家族を看護する者への支援 …… 293

10 被虐待児（虐待を受けている可能性のある子ども）と家族への看護 ………………… 295
1 虐待の定義 …… 295
2 虐待が子どもに与える影響 …… 296
3 虐待のサイン …… 297
4 被虐待児および家族への看護 …… 297

4 健康障害をもつ子ども・家族への看護過程の展開

1 集中治療を受けている子どもと家族への看護
.... 304
1 基礎知識 304
2 事例による看護過程の展開 307

2 ハイリスク新生児と家族への看護 314
1 基礎知識 314
2 事例による看護過程の展開 320

3 先天的な健康問題をもつ子どもと家族への看護 326
1 基礎知識 326
2 事例による看護過程の展開（1）...... 327
3 事例による看護過程の展開（2）...... 332

4 心身障害のある子どもと家族への看護 ... 339
1 基礎知識 339
2 事例による看護過程の展開 342

5 痛みのある子どもと家族への看護 354
1 基礎知識 354
2 事例による看護過程の展開 360

6 在宅で終末期を迎えている子どもと家族への看護 366
1 基礎知識 366
2 事例による看護過程の展開 369

7 成人への移行期にある健康障害をもつ子どもと家族への看護 376
1 基礎知識 376
2 事例による看護過程の展開 379

資料1
子どもの権利条約（国際教育法研究会訳）...... 391

資料2
離乳の支援のポイント（「授乳・離乳の支援ガイド」より）...... 400

資料3
心肺蘇生と救急心血管治療のためのガイドライン2010 402

資料4
子どもの検査とバイタルサインの基準値 404

看護師国家試験出題基準（平成26年版）対照表
.... 406

索引 408

編集・執筆

編 集

中野　綾美　なかの あやみ　高知県立大学看護学部教授

執 筆（掲載順）

中野　綾美　なかの あやみ　高知県立大学看護学部教授……1章1節, 3章3・8節

田中　克枝　たなか かつえ　弘前医療福祉大学保健学部准教授……1章2節

益守かづき　ますもり かづき　久留米大学医学部看護学科教授……1章3節, 2章6節, 資料4

上野　昌江　うえの まさえ　大阪府立大学地域保健学域看護学類教授……1章4節, 3章10節

高谷　恭子　たかたに きょうこ　高知県立大学看護学部講師……1章5節, 3章2節2〜7・8節, 4章1節, 資料3

佐東　美緒　さとう みお　高知県立大学看護学部准教授……2章1・2節, 資料4

幸松美智子　ゆきまつ みちこ　佐賀大学医学部看護学科母子看護学講座小児看護学分野准教授……2章3節

勝田　仁美　かつだ ひとみ　岐阜県立看護大学看護学部看護学科教授……2章4節

二宮　啓子　にのみや けいこ　神戸市看護大学小児看護学教授……2章5節

平林　優子　ひらばやし ゆうこ　信州大学医学部保健学科看護学専攻小児・母性看護学領域教授……3章1節

川島　美保　かわしま みほ　日本赤十字豊田看護大学准教授……3章2節1

岡田　洋子　おかだ ようこ　旭川医科大学医学部看護学科教授……3章4節

染谷奈々子　そめや ななこ　横浜市立大学附属病院小児看護専門看護師……3章5節

日沼　千尋　ひぬま ちひろ　東京女子医科大学看護学部教授……3章6節

宗村　弥生　むねむら やよい　青森県立保健大学健康科学部看護学科講師……3章6節

鈴木　千衣　すずき ちえ　佐久大学看護学部教授……3章7節

三宅　一代　みやけ かづよ　兵庫県立大学看護学部准教授……3章9節

品川　陽子　しながわ ようこ　大分県立病院小児看護専門看護師……4章2節

萩原　綾子　はぎわら あやこ　神奈川県立こども医療センター小児看護専門看護師……4章3節

濱田　裕子　はまだ ゆうこ　九州大学大学院医学研究院保健学部門看護学分野准教授……4章4節

濱田　米紀　はまだ まき　兵庫県立こども病院小児看護専門看護師……4章5節

有田　直子　ありた なおこ　高知県立大学看護学部助教……4章6節

石浦　光世　いしうら みつよ　大阪発達総合療育センター小児看護専門看護師……4章7節

■本書で使用する単位について
　本書では，国際単位系（SI単位系）を表記の基本としています．本書に出てくる主な
単位記号と単位の名称は次のとおりです．

		SI接頭語		
m	：メートル			
L	：リットル	k	：キロ	10^3
g	：グラム	d	：デシ	10^{-1}
cal	：カロリー	c	：センチ	10^{-2}
mmHg	：水銀柱ミリメートル	m	：ミリ	10^{-3}
mEq	：ミリイクイバレント	μ	：マイクロ	10^{-6}
IU	：国際単位			
Torr	：トル			

小児看護学で用いられる概念と理論

1

学習目標

- 小児看護の対象と目的について述べることができる.
- 子どもの権利を尊重した看護について理解できる.
- 小児看護における家族の位置づけについて理解できる.
- エビデンスに基づく小児看護の実践に関する課題について理解できる.
- 子ども観を社会的状況, 育児環境変化から述べることができる.
- 小児医療と小児看護の変遷を理解することができる.
- 現代の小児医療の課題, 今後のあり方を述べることができる.
- 子どもの権利条約の意義と特徴について理解することができる.
- 現代社会と小児医療における子どもの権利に関する課題について理解することができる.
- 小児看護を実践する中で留意する子どもの権利を理解することができる.
- 現代の子どもを取り巻く社会環境（母子保健指標も含む）が理解できる.
- 子どもと親を支援するための法律・施策について理解できる.
- 小児看護で用いられる各理論を理解することができる.
- 小児看護の実践において各理論を活用することができる.

学習項目

1 小児看護とは
1 小児看護の対象
2 小児看護の目的
3 子どもの最善の利益を目指した看護

2 小児看護の歴史と意義
1 小児看護の歴史
2 小児看護の課題

3 子どもの権利と看護
1 子どもの権利とは
2 現代社会と子どもの権利
3 小児医療と子どもの権利
4 小児看護と倫理的配慮

4 小児看護と法律・施策
1 子どもを取り巻く社会環境
2 母子保健施策
3 小児に関する法律

5 小児看護で用いられる理論
1 セルフケア理論
2 エリクソンの自我発達理論
3 ピアジェの認知発達理論
4 親子関係論
5 家族理論

1 | 小児看護とは

　子どもは，家族の中に誕生し，家族に育まれ成長発達していく．小児看護に携わる看護者は，子どもを主体的な存在としてとらえるとともに，子どもと家族を一つの単位としてとらえ，子どもと家族が自らの力で健康を維持し，幸福に生活していくことができるように，看護の専門性を発揮して支援していく必要がある[1, 2]．

　日本看護協会は，『看護者の倫理綱領（2003年）』を示している[3]．これは，あらゆる場で実践を行う看護者を対象にした行動指針であり，看護が専門職として引き受ける責任の範囲を社会に対して明示したものである（表1.1-1）．小児看護に携わる看護者は，この倫理綱領を基盤に実践するとともに，専門職として引き受けていく責任の範囲を社会に対して明確にしていくことが重要である．

表1.1-1●看護者の倫理綱領（日本看護協会 2003年）

前文

　人々は，人間としての尊厳を維持し，健康で幸福であることを願っている．看護は，このような人間の普遍的なニーズに応え，人々の健康な生活の実現に貢献することを使命としている．

　看護は，あらゆる年代の個人，家族，集団，地域社会を対象とし，健康の保持増進，疾病の予防，健康の回復，苦痛の緩和を行い，生涯を通してその最期まで，その人らしく生を全うできるように援助を行うことを目的としている．

　看護者は，看護職の免許によって看護を実践する権限を与えられた者であり，その社会的な責務を果たすため，看護の実践にあたっては，人々の生きる権利，尊厳を保つ権利，敬意のこもった看護を受ける権利，平等な看護を受ける権利などの人権を尊重することが求められる．

　日本看護協会の『看護者の倫理綱領』は，病院，地域，学校，教育・研究機関，行政機関など，あらゆる場で実践を行う看護者を対象とした行動指針であり，自己の実践を振り返る際の基盤を提供するものである．また，看護の実践について専門職として引き受ける責任の範囲を，社会に対して明示するものである．

条文

1．看護者は，人間の生命，人間としての尊厳及び権利を尊重する．
2．看護者は，国籍，人種・民族，宗教，信条，年齢，性別及び性的指向，社会的地位，経済的状態，ライフスタイル，健康問題の性質にかかわらず，対象となる人々に平等に看護を提供する．
3．看護者は，対象となる人々との間に信頼関係を築き，その信頼関係に基づいて看護を提供する．
4．看護者は，人々の知る権利及び自己決定の権利を尊重し，その権利を擁護する．
5．看護者は，守秘義務を遵守し，個人情報の保護に努めるとともに，これを他者と共有する場合は適切な判断のもとに行う．
6．看護者は，対象となる人々への看護が阻害されているときや危険にさらされているときは，人々を保護し安全を確保する．
7．看護者は，自己の責任と能力を的確に認識し，実施した看護について個人としての責任をもつ．
8．看護者は，常に，個人の責任として継続学習による能力の維持・開発に努める．
9．看護者は，他の看護者及び保健医療福祉関係者とともに協働して看護を提供する．
10．看護者は，より質の高い看護を行うために，看護実践，看護管理，看護教育，看護研究の望ましい基準を設定し，実施する．
11．看護者は，研究や実践を通して，専門的知識・技術の創造と開発に努め，看護学の発展に寄与する．
12．看護者は，より質の高い看護を行うために，看護者自身の心身の健康の保持増進に努める．
13．看護者は，社会の人々の信頼を得るように，個人としての品行を常に高く維持する．
14．看護者は，人々がよりよい健康を獲得していくために，環境の問題について社会と責任を共有する．
15．看護者は，専門職組織を通じて，看護の質を高めるための制度の確立に参画し，よりよい社会づくりに貢献する．

1 小児看護の対象

小児看護は，あらゆる健康レベルの子どもとその家族を対象とする．家族は，子どもが初めて属する集団であり，子どもの心身の健康，成長発達に多大な影響を及ぼしている．家族は，健康障害をもつ子どもに心理的な安定や，病と闘って生きていくエネルギーをもたらす．子どもと家族は，常にダイナミックな相互作用を展開している．子どもに生じた何らかの変化は家族全体に影響し，さらに家族に生じた変化は子どもに何らかの影響をもたらす．子どもを看護していく場合，母子に焦点が当てられる傾向がみられるが，家族を集団としてとらえケアの対象として位置づけることが重要である[4, 5]．

2 小児看護の目的

小児看護は**ヘルスプロモーション**の理念に基づき，一人ひとりの子どもが可能な最高の健康状態を維持すること，成長発達することができるように支援すること，子どものQOLを向上させていくこと，を目的とする．「健やか親子21」では，①思春期の保健対策の強化と健康教育の推進，②妊娠，出産に関する安全性と快適さの確保と不妊への支援，③小児保健医療の水準を維持・向上させるための環境整備，④子どもの心の安らかな発達の促進と育児不安の軽減を主要な課題として取り上げ，ヘルスプロモーションの理念に基づき，国民運動の推進を謳っている[6]．小児看護に携わる看護者は，子どもの意見表明や意思決定を尊重しながら，家族とパートナーシップを形成し，子ども・家族・他の専門職者・地域の人々とともに，子どもの最善の利益を考え，子どもが豊かな人生を歩むことができるように支援する[1, 7]．

3 子どもの最善の利益を目指した看護

小児看護に携わる看護者は，①子どものアドボケイトとして子どもの権利を尊重し擁護すること，②子どものセルフケア能力を支援すること，③家族とパートナーシップを結び，子どもの意見を大切にしながら家族とともに子どもを支援していくこと，④子どもを中心としながら，家族や他の専門職者と，**子どもの最善の利益**を目指して協働すること，⑤エビデンスに基づく看護を実践することにより，子どもにとっての最善の利益を目指した看護を創造していく．

（1）子どもの権利の尊重

日本が1994（平成6）年に批准した「**子どもの権利条約**」では，54カ条の子どもの権利が明記されており，子どもの生命・生存・発達，困難な条件からの保護と，生活や社会への参加権を含む広範な権利と最善の利益を保障している[9]．

小児看護においては，「子どもの権利条約」に基づき，子どもを "社会の中で保護された存在" であると同時に，"子どもの権利を享受し行使する主体者" であるととらえ，一人の人として尊重する．年少児の場合も子どもが主体者であり，子ども自身がその権利を行使できない場合に，家族が "子どもの最善の利益" を考え，子どもに代わって権利を行使する．「子どもの権利条約」を指針として，看護者が子どもの**アド**

---

plus α

ヘルスプロモーション

1986年，オタワで開催されたWHO国際会議において提唱された．①住民一人ひとりが自らの決定に基づいて，健康増進や疾病の予防，さらに障害や慢性疾患をコントロールする能力を高めること，②健康を支援する環境作りを行うことを二つの柱としている．QOLの向上を最終的な目標に据え，健康はよりよい生活のための資源の一つとして位置づけていることが特徴である[8]．

ボケイト（権利の擁護者）として，子どもの権利を尊重した看護を実践するということは，一人ひとりの子どもが権利を行使する主体者であること，"主体は子どもであり，家族ではない"ということを看護者が十分理解し，54カ条の子どもの権利を，日常的な看護ケア場面で一つひとつ丁寧に擁護していくということである．子どもと信頼関係を形成し，子どものニーズを明らかにし，子どもの最善の利益を考慮して，子どもの抱えている問題の解決に向けて，子どもや家族と話し合いながら取り組むこと，子どもに役立つサービスをコーディネートしたり，他の専門職者とともに問題解決に向けて取り組んでいくこと，すべての子どもが最高のケアを受けることができるように，エビデンスに基づいた看護を提供していくことにより，子どもの権利を擁護していく[10]．一人ひとりの子どもの声，家族の声に耳を傾け，子どもの権利が守られているだろうかということについての看護者の倫理的感受性を高めていくことが重要である．

（2）子どものセルフケアの支援

　健康レベルにかかわらず，子どもは年齢相応のセルフケアの支援を必要としている．看護者は，子どもが成長発達に伴いセルフケア能力を発達させ，自ら健康問題に取り組んでいくことができるように直接働きかけたり，親（家族）が子どものセルフケア能力の発達に応じた関わりができるように，親（家族）が代行していたセルフケアを，セルフケア能力の発達に伴って子どもに移行することができるように支援する．健康障害を抱えている場合は，子どもが病気や治療を理解し，日常生活の中で療養法を実行できるように，セルフケア能力に応じた方法で教育する．子どもの発達とともに生じる新たなニーズを理解し，発達に適した方法で，病気や治療，療養法と日常生活のバランスの取り方などについて，適宜教育する必要がある[11]．

　また，子どもが社会の一員として生きていくことができるように，身体のしくみや，病状の特徴，病院の特徴，病気をもつ人々についての社会の理解，交渉する方法などについて教育し，医療者や社会の人々と交渉する力を養うことができるように支援することも重要である．

　家族に対しても，子どもの療養生活を支えていくことができるように，家族のセルフケア能力に応じた方法で援助する．療養法を継続し症状をコントロールしながら社会の中で生きていくことは，子どもにとっても，療養生活を支えている家族にとっても容易なことではない．看護者は，子どもや家族の声に耳を傾けながら，一人ひとりの子どもの複雑なニーズを把握し，役立つ情報を提供したり，複数の専門領域のサービスをコーディネートし，子どものセルフケアを支援する．

（3）小児看護における家族の位置づけ

　子どもの権利を擁護し，子どもにとっての最善の利益を守っていくには，子どものことをよく知っている"その子どもの専門家"である家族と，小児看護の専門的な知識や技術を有している看護者がパートナーシップを結び，互いの専門性を尊重しともに取り組んでいく必要がある．さらに看護者は，子どもが意見を述べ，意思決定に参加できるように，子どもと家族を支援していく．現代の家族は，家族機能が低下し，子どもを育てていく中でさまざまな問題を抱えていることが指摘されている．看護者

は，家族を看護の対象として位置づけ，家族が必要としているケアを十分提供し，家族のエンパワーメントを支援する[4]．

「子どもの権利条約」では，親（家族）は，第一義的な養育者として位置づけられている．国は，親が「子どもの養育および発達に対する第一義的責任を果たせるように積極的に援助する．子どもの最善の利益の見地からして，親がこの責任を果たしえない場合には，国が必要な措置を講じる」としている．看護者は，専門職として子どもの権利を擁護するとともに，親（家族）が養育責任を果たすことができるように支援していく責務を担っている．

家族中心ケア（family centered care）は，子どもへのヘルスケア提供システムの中心に家族を位置づける新たなヘルスケアの理念とサービス提供のあり方である．家族は，ケアの計画・実施・評価のすべてに参画し，家族と専門職との協働により最良の実践を行うとともに，専門職は家族の能力や強さを尊重し，家族のニードを充足するための情報やサービス，支持を提供していくというものである．家族中心ケアは，社会・文化的背景の異なる米国で誕生したものであり，わが国に導入するにあたっては検討する必要があるが，現在の医療状況や家族機能の低下した現状も踏まえて，子どもにとっての最善の利益となる医療を提供するために，家族をヘルスケアシステムにどのように位置づけていくか，どのような条件を整えていくか，今後，検討する必要がある[12]．

（4）コラボレーション

「子どもの権利条約」を指針にしながら，子どもの最善は何かを考え，子どもの権利を擁護していきたいと考えた場合，看護者は他の専門職とともに学際的なアプローチを行う必要がある．すなわち，異なる専門性をもつ専門職者が，"子どもの最善の利益"という共通の目標に向かって，限られた期間内に，直面している子どもの健康に関わる問題の解決に向けて活動を展開すること（コラボレーション）が重要である[13]．言うまでもなく，コラボレーションは専門職者だけで行うものではない．子どもと家族とともに行うものであり，中心にいるのはあくまでも子どもであることを忘れてはならない．伝統的に家族主義が根強い日本の文化の中で，"子どものことは，家族に尋ねるのが当たり前""家族に説明すると，家族が子どもに説明してくれる"という意識が，専門職者の中に根強く残っている[14, 15]．そのため，子どもが知らないうちに，家族と多くの専門職者が話し合い，いろいろなことが決まってしまうといった状況が生じる危険性がある．子どもに直接話を聞き，子どもの意思を確認することが重要である．その上で，家族はどうしたいのか，私たち専門職者は，それぞれの専門的立場から何が子どもの最善だと考えるのか，一緒に意見を出し合いながら考えていくことが重要であろう．

（5）エビデンスに基づく小児看護の実践

子どもを取り巻く社会は，育児不安や児童虐待，小児救急医療の未整備，医療費抑制のための入院期間の短縮，支援体制が整っていない状況での在宅医療へのシフト，小児医療の不採算性に伴う小児病棟の縮小・閉鎖による小児医療水準の低下など，多くの問題を抱えている．小児看護に携わる看護者は，このような厳しい状況の中で，

---

plus α

コラボレーション

異なる立場にある者同士が，共通の目標に向かって限られた期間内に，お互いの限られた人的・物質的資源を活用して，直面する問題を解決していくために対話と活動を展開していくこと．

子どもの権利を守り，子どもの最善の利益をもたらすことのできる質の高いケアを提供していくという課題に直面している．看護者が長年実践の中で培ってきた知識や技術を方法論として明確にしていくこと，既に明らかにされている研究成果を実践に活用していくこと，困難な問題を抱えている子どもと家族に対して新しい方法論を開発することなどに取り組んでいかなければならない．

　高度実践看護師は，看護系大学院で看護学を学び，「個人，家族及び集団に対して，ケアとキュアの融合による高度な知識・技術を駆使して，対象の治療・療養過程の全般を管理・実践できる看護師」[16]であり，新しい課題にチャレンジし，現場の課題のみならず，教育や政策に関する課題に対して開発的役割をとることができる，チェンジエイジェントとして活動をしている．**小児看護専門看護師（小児看護CNS）**は，高度実践看護師として，あらゆる健康レベルにある子どもとその家族の健康生活を促進するために，高度な知識と技術を駆使し，安全・安楽な医療を提供できるように医療現場や社会の新たな課題に取り組んでいる．小児看護専門看護師は，実践，コンサルテーション，コーディネーション，倫理調整，教育，研究の6つの役割を担っている（表1.1-2）[17]．

　今後は，多くの小児看護CNSを育成して体制を整え，小児看護CNSを活用した根拠に基づく看護実践を創造していくこと，研究者と小児看護CNSが協働して，看護実践に根差した看護研究に取り組み，小児看護学の新たな知を構築していくことが課題である．

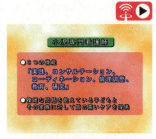

●小児看護専門看護師とは〈動画〉

表1.1-2● 専門看護師の役割

①小児看護分野において，個人，家族または集団に対してケアとキュアを融合した高度な看護を実践する（実践）．
②小児看護分野において，看護職者に対してケアを向上させるための教育的機能を果たす（教育）．
③小児看護分野において，看護職者を含むケア提供者に対してコンサルテーションを行う（相談）．
④小児看護分野において，必要なケアが円滑に行われるために，保健医療福祉に携わる人々の間のコーディネーションを行う（調整）．
⑤小児看護分野において，専門知識・技術の向上や開発を図るために実践の場における研究活動を行う（研究）．
⑥小児看護分野において，倫理的な問題や葛藤について関係者間での倫理的調整を行う（倫理調整）．

引用・参考文献

1) S・M・ハーモンハンソンほか．家族看護学：理論・実践・研究．村田惠子ほか監訳．医学書院，2001, p.141-157.
2) 中野綾美．看護はなぜ家族を1単位として考えるのか：家族看護の目的と役割．小児看護．1993, 16(4), p.410-414.
3) 日本看護協会．看護者の倫理綱領．2003.
4) 中野綾美．小児看護における家族参加：その意義と課題．小児看護．2000, 23(6), p.707-712.
5) 村田惠子．在宅ケアの成立条件：家族側の成立条件．小児看護．1997, 20(2), p.195-198.
6) 厚生労働省．健やか親子21検討会報告書．2000.
7) 村田惠子．これからの小児看護にむけて：いくつかの提言．看護学雑誌．1997, 61(6), p.554-558.
8) 藤崎清道．ヘルスプロモーションの概念と今日的意義．公衆衛生研究．1999, 48(3), p.178-186.
9) 下村哲夫編．児童の権利条約．時事通信社，1991.
10) Broome, ME. et al. Children and Families in Health and Illness. 1998, p.221-245.
11) Jackson, PA. et al. Primary Care of the Child with a Chronic Condition. 2nd ed. Mosby, 1996, p.16-57.
12) 村田惠子．家族中心ケア．小児看護．1999, 22(5), p.541.
13) 亀口憲治編．コラボレーション．現代のエスプリ．至文堂．2002, 419.
14) 野嶋佐由美．家族看護学の課題．看護技術．1994, 40(14), p.1434-1438.
15) 唄孝一ほか．家族と医療．弘文堂，1995.
16) 日本学術会議健康・生活科学委員会看護学分科会．高度実践看護師制度確立に向けて：グローバルスタンダードからの提言．2011, p.12.
17) 一般社団法人日本看護系大学協議会専門看護師教育課程基準 専門看護師教育課程審査要項．2014, p.99.

2 | 小児看護の歴史と意義

小児看護のはじまりは，人類が誕生した原始時代から母親が子どもの世話をしたり，病める子どもの額を小川の水で冷やした過去にさかのぼるといわれている．しかし，小児看護が専門分化したのは近年になってからである．そして，その時代背景や子どもへの社会的ニーズによって子どものとらえ方は大きく変化し，小児医療および小児看護はその影響を受けている．

1 小児看護の歴史

（1）子ども観の変遷

昔から子どもは「神からの贈り物」や「子宝」といわれ，家を継ぐ存在として大事にされていた．しかし一方で，食糧難や貧窮したとき，人口抑制のため生まれたばかりの子どもが犠牲になったり，家業を手伝う労働力の担い手になったり，女子は売買の対象となったりすることもあった．西洋では産業革命後の工業化に伴い，人手不足を補う労働力として，子どもを「小さい大人」と位置づけていた時代もあった．わが国においても戦時中，「産めよ殖やせよ」と子どもは戦力として考えられ，子どもの人権や人格は軽視されがちであった．第二次世界大戦後，連合軍総司令部（GHQ）の被占領化政策の中で，民主的な態度をもった子どもになるように，教育が改革された．

1947（昭和22）年に「**児童福祉法**」が制定され，18歳未満を児童と定義し，心身共に健やかに生き，生活できる保障をした．1951（昭和26）年に「**児童憲章**」（p.22参照）が制定され，社会がどのように子どもを守り育てるかを示し，子どもの人権が法律によって認められた．1989（平成元）年に国連総会で採択された「**子どもの権利に関する条約**」が，わが国において1994（平成6）年に批准された．これにより，子どもの権利に関する具体的内容が示された（p.22，391参照）．

合計特殊出生率は戦後の第一次ベビーブームである1950（昭和25）年には3.65であったが，徐々に低くなり，2005（平成17）年には1.26になった．2012（平成24）年には1.41と，2006年から緩やかに上昇している．現在，「子どもを少なく生み大事に育てる」という社会的風潮になってきている．しかし，核家族化や離婚・再婚に伴う家族養育システムの変化に伴い，親の育児不安・ストレスが増加し，子どもへの虐待・養育拒否（ネグレクト），過保護・過干渉という問題もクローズアップされている．このように，社会状況や養育環境によって子ども観も変化するが，子どもは未熟で成長発達の途上にあるがゆえに，親を含む大人が保護・養育・教育しなければならない．

（2）小児医療の変遷

西欧においては18世紀に病院が専門分化し，フランスでは小児病院のもとになった孤児院ができ，18世紀後半には世界最初の小児病院となった．1890年代のアメリカでは慈善事業団体がボストン水上病院を設立し，船で巡回業務を始め，乳幼児に多い伝染性夏季下痢症の治療を行った．このように小児医療は宗教に付随した救済事業や慈善事業から始まったとされている．

日本においても，古くは奈良時代の光明皇后の悲田院や室町時代のルイス・デ・ア

---

plus α

悲田院

723年に光明皇后が奈良に建てた貧民や孤児などを収容し，物を施すところ．光明皇后はそのほかにも，病人に薬を与える「施薬院」，病人の世話をする「療病院」を建てた．

ルメイダ（Luis de Almeida）の乳児院など，宗教に付随した孤児を養う救療事業が存在した．そして，江戸時代末期まで医療は漢方が中心であったが，近代西洋医学の導入のもとに小児科学が確立された．1889（明治22）年，弘田長がドイツから帰国後，東京帝国医科大学小児科教室が開設され教授に就任したのが近代化した小児医療のはじまりといわれている．その後，帝国大学に小児科学教室が拡大し，指導も外国人教師から日本人医師によるものとなった．

1965（昭和40）年に，日本で最初の小児総合医療施設である**国立小児病院**が開設され，小児医療も新生児・未熟児，小児循環器，小児血液・腫瘍科，小児外科などと臓器系統や生物学的プロセスに基づく専門分化が進み，診療領域も細分化されてきた．しかし，その一方で，患者を全人的・包括的に診る重要性も主張された．年齢の枠を超えた小児慢性疾患（小児白血病など小児悪性腫瘍，腎臓疾患，糖尿病など）のキャリーオーバーする成人患者への支援，高度先進医療患者のQOLの確保の課題もでてきた．このような子どもをめぐる小児医療の問題に伴い，**成育医療**が提唱され，2002（平成14）年，国立小児病院と国立大蔵病院が統合され，**国立成育医療センター**が開院した．その概念について柳澤は，「ライフサイクルとしてとらえた医療体系，すなわち，受精卵から出発して胎児，新生児，乳児，幼児，学童，思春期を経て生殖世代となって次の世代を生みだすというサイクルにおける心身の病態を包括的・継続的に診る医療である」[1]と述べている．患者を総合的に診る立場が重要であり，成育医療の考え方の中にはそのことが含まれている．

（3）小児看護の変遷

小児看護も小児医療と同じに，古くは孤児院における小児ケアがはじまりとされる．そして，20世紀に入るとアメリカではフィラデルフィア，デンバー，ボストン，ニューヨークなどの最も初期の小児病院の一部と連携して，病気の子どものケアに従事する看護婦のトレーニングを目的とした学校が設立された．

日本の小児看護も小児医療の発展に影響を受けている．小児看護は1891（明治24）年，看病法講習規則改正「小児病看護法」として独立した科目になった．1914（大正3）年，小児看護の科目は「小児科病患者看護法及び育児法」で改正され，翌1915（大正4）年，「看護婦規則」が制定された．同年，弘田長は『小児看護の栞』を出版し，看護婦の観察力の重要性を述べている．看護教育は医師がすべて行っており，看護婦の地位は極めて低く，医師の助手的存在であり，病児の世話も看護婦ではなく母親が行っていた．

1942（昭和17）年，「国民医療法」が定められ，保健婦・助産婦・看護婦が初めて医療者として規定された．1948（昭和23）年，「保健婦助産婦看護婦法」が制定され，看護婦は診療に対する独自の業務を行うことになり，病児の世話は看護婦が専門に行うようにと完全看護を謳った．しかし，実態は不完全なもので，多くの付き添いが療養の世話をしていた．1956（昭和31）年，今村栄一は『小児看護学総論：保育と看護』を出版した．その本は，小児看護に育児を基盤とした保育の視点を導入する必要性や，病児の遊びの重要性を主張した内容であった．1965年に国立小児病院が開設され，その後各地に小児専門病院ができた．小児専門病院では完全看護で入院中の子どものケ

---

plus α

ルイス・デ・アルメイダ

ポルトガルの貿易商人（1525〜83）．医師の免許をもち，西洋医学を紹介するとともにキリスト教の布教活動を行った．日本で子殺しや捨て子が安易に行われていることに驚き，豊後府内（大分市）に私財を投じて乳児院を建てた．

---

plus α

完全看護

家族等の付き添いを許可せず，看護者がすべて行う看護．

アは看護婦が行い，家族の面会時間も制限があった．しかし，母子分離の弊害が指摘され，面会時間の制限の緩和や母子同室などが奨励されるようになった．

1968（昭和43）年，看護学の体系化が図られ，カリキュラムが全面的に改正され，「小児疾患および看護法」から「小児看護学」と独立したものとなった．小児看護の対象は病児中心であったが，病気のある・なしにかかわらず，あらゆる健康レベルの子どもと家族になった．また，看護の場も病院等の施設から家庭や保育園，幼稚園，学校など地域社会で暮らしている場へと広がった．また，子どもを取り巻くチーム医療としての看護のあり方，他職種との連携の重要性も強調されてきた．

保健医療福祉においても小児看護の専門性や独自性，看護のケアの質の向上が求められている．専門的知識・技術を有する専門看護師（**CNS**）が，小児看護領域において，2001（平成13）年に初めて認定され，2014（平成26）年4月現在，119名の**小児看護専門看護師**が実践にあたっている（p.16参照）．

2 小児看護の課題

（1）少子化・核家族化社会と家族サポート

21世紀に入り，**少子化・核家族化**がさらに進み，親の子育て経験不足，家族間のサポート不足，地域の子育て力の低下，育児情報の氾濫から，育児不安・ストレスをもつ親が多く，育児を困難ととらえたり，ひいては子どもの虐待を引き起こす場合もみられる．看護者は子どもと家族を総合的・全人的にとらえ，家族のもっている力を引き出し，養育やケアのしかたの支援やサポートシステム構築などを行う必要がある．

一方，**子どものこころの問題**も多様化・低年齢化する傾向にあり，キレやすい子どもや不登校，引きこもり，摂食障害など**小児心身症**の問題も増加している．このような子どものこころの問題は子どものみのケアで解決することは少なく，親子関係も変調をきたし，家族全体でのケアを必要としている場合も多い．子どもがよりよく健全に育つように，発達初期または親になる前からの家族への関わりが重要になってくる．

（2）疾病構造の変化と他職種との連携

医療の進歩・発展に伴い，小児の疾病構造も変化している．戦前・戦後は結核や肺炎，伝染病などの感染症が多かったが，予防医学や治療薬の向上によってこれらは減少し，アレルギー疾患や子どもの生活習慣病が増加してきている．また，今までは救命できなかった小児がん，先天性疾患の子どもも救うことができるようになり，病気をもちながら成長発達する子どもが増えている．年少時に病気を発症した場合，その管理は親が行うことが多く，病名も知らされていないこともある．看護者は病気の管理の自立や疾患の理解を深めるなど，子どもの成長発達に伴い段階を踏んだ援助を提供する必要がある．

小児医療は，医療費の不採算や経営合理化の中，外来や在宅での治療が可能になったことや，長期入院の精神発達面の影響を考慮して在院日数が短縮化し，在宅医療へ移行する傾向にある．病気をもちながらの生活では，病気自体の不安のほかに，学業や友人関係の不安もでてくる．さらに受験，就職，結婚など成長発達に伴う問題を生じる場合もある．このような場合，看護だけの取り組みでは解決できないことが多く，

保健・医療・教育・福祉の面からもアプローチしていかなくてはいけない．看護者は，多くの社会資源の情報を提供しながら，他職種（医師，保育士，教員，養護教諭，作業療法士，理学療法士，栄養士，薬剤師，検査技師，医療ソーシャルワーカー，社会福祉士，児童福祉士および行政職など）と連携していくことが求められている．他職種間でのコーディネート能力，さまざまな場との連携と，看護者としてのアイデンティティをもちながら，子どものもつ問題に関わっていく必要がある．

(3) 子どもの権利の保護

　子ども観でも述べたように「子どもの権利に関する条約」が批准され，子ども一人ひとりが尊重され，健やかに成長発達する権利を有するようになった．その考え方は小児看護においても重要であり，子どもの病院環境や倫理的側面にも関連してくる．

　子どもの入院環境については，現在二極化する傾向にある．一つは，成育医療の考え方を基盤とした病院や子どもの成長発達を考慮した環境が整った小児専門病院である．もう一つは，出生数の減少や，在院日数の短縮化，小児医療の不採算など経営の合理化から総合病院の小児病棟が閉鎖や縮小され，成人患者との混合病棟に移行した環境である．これは子どもや付き添いの家族にとって，必ずしも好ましい環境が提供されているといえない状況にある．このような状況下ではあるが，看護者はどのような環境が子ども・家族に望ましい環境なのか意識的に関わり，整えていく必要がある．

　また，倫理的側面として，子どもへの**インフォームドコンセント**（informed consent；IC）や**アドボカシー**（advocacy）などの問題が浮上してくる．いままで治療処置を行うとき，業務が優先され子どもの知る権利の尊重や配慮がされていない場合も多かった．治療・処置への子どもの積極的な参加や子どもの知る権利の尊重を考慮するには，発達段階・理解力に応じた，インフォームドコンセントを行う必要がある．

　周産期医療の向上に伴い，低出生体重児の救命は可能になったが，精神神経学的問題をもつ子どもの割合が高くなってきたことから救命率だけに着目するのではなく，できるだけ障害をもたない，よりよい成長・発達に重点が置かれるようになってきた．不妊治療による多胎児と未熟児の増加，出生前診断や胎児治療の問題など，生命倫理に関わってくる問題も生じている．看護者は子どもと家族にとって何が最善になるのか，相手の立場になり考え，倫理的配慮に基づいたケアをしていかなければならない．また，その姿勢を大事にしなければならない．

---

plus α

インフォームドコンセント

説明と同意．十分な説明を受けた上で患者が納得・同意して検査や治療を受けること．小児の場合，認知力や言語発達などを考慮する必要がある．

---

plus α

アドボカシー

権利擁護．単に本人の意思を代弁するだけでなく，自分自身で権利を主張できない者に対し，自己決定を援助するとともに，本人の自己決定に基づき本人に代わって本人の権利を擁護するためのさまざまなしくみや活動の総体である．子どもの権利擁護のために本人以外の人や機関が行う代理・代弁活動．

引用・参考文献

1）柳澤正義. 成育医療の概念とその背景. 小児看護. 2002, 25 (12), p.1567-1570.

2）後藤由夫. 医学と医療：総括と展望. 文光堂, 2001, p.52-53.

3）厚生統計協会編. 国民衛生の動向・厚生の指標. 2004, 51(9) 臨時増刊, p.41.

4）看護史研究会編. 看護学生のための日本看護史. 医学書院, 1998.

5）J・A・ドラン. 看護・医療の歴史. 小野泰博ほか訳. 誠信書房, 1995, p.419-424.

6）駒松仁子. 近代日本小児看護の足跡：明治・大正時代の育児・小児看護の教育的基盤となる書籍をめぐって. 小児看護. 2002, 25(12), p.1643-1656.

7）駒松仁子ほか. わが国の小児看護の変遷：国立東京第一病院および国立小児病院を中心に. 国立看護大学校紀要. 2002, 1(1), p.41-49.

8）山元恵子ほか. 成育医療における看護の役割：健やかな次世代を育む子どもと家族への支援. 小児看護. 2002, 25(12), p.1571-1577.

9）松尾宣武. 成育医療のめざすもの. 医学のあゆみ. 2004, 209(4), p.195-198.

10）山崎晃資. 成育医療の展望：児童精神医学の立場から. 2004, 209(4), p.215-219.

11）堀内勁. ディベロップメンタルケアの歴史的背景. 周産期医学. 2003, 33(7), p.807-811.

12）吉武香代子. 小児看護への想い：私の看護の原点. へるす出版, 2002.

3 | 子どもの権利と看護

1 子どもの権利とは

(1) 子どもの権利の歴史的流れ

　子どもの権利が国際的に検討されるようになったのは，1924（大正13）年に「子どもの権利に関するジュネーブ宣言」が提示されてからだといわれている．その後，「子どもの権利宣言」〔1959（昭和34）年〕への各国の取り組みを検証するために「国際児童年」〔1979（昭和54）年〕が設定された．それと同時に「子どもの権利に関する条約」（ポーランド案が草案）が検討され，「国際人権規約」〔1966（昭和41）年〕，「人権差別撤廃条約」（1966年），「女性差別撤廃条約」（1979年）が参考にされながら，1989（平成元）年11月10日に「**子どもの権利条約**」が国連において採択された．日本は1994（平成6）年5月22日，158番目に批准した．

　日本においては，第二次世界大戦後，子どもが心身共に健やかに育成されるような生活が保障されることを提唱している「児童福祉法」〔1947（昭和22）年〕が制定され，1951（昭和26）年5月5日には「**児童憲章**」が制定された（表1.3-1）．これは，日本国憲法の精神に従い，子どもを人として尊重し，社会の一員として重んじ，よい環境の中で育てることを提唱している．その他，「母子保健法」「保健所法」「予防接種法」「医療法」「少年法」「障害者基本法」「児童虐待防止法」などが子どもの権利に関連している法律である[1]．

(2) 「子どもの権利条約」の特徴

　前文と54カ条から構成されている「子どもの権利条約」（p.391参照）と，それまでの「子どもの権利宣言」との大きな違いは，一定の拘束力をもっていることである．

表1.3-1●児童憲章

われらは，「日本国憲法」の精神にしたがい，児童に対する正しい観念を確立し，すべての児童の幸福をはかるために，この憲章を定める．
児童は人として尊ばれる．
児童は社会の一員として重んぜられる．
児童はよい環境の中で育てられる．
1．すべての児童は，心身ともに健やかにうまれ，育てられ，その生活を保障される．
2．すべての児童は，家庭で，正しい愛情と知識と技術をもって育てられ，家庭に恵まれない児童には，これにかわる環境が与えられる．
3．すべての児童は，適当な栄養と住居と被服が与えられ，また，疾病と災害からまもられる．
4．すべての児童は，個性と能力に応じて教育され，社会の一員としての責任を自主的に果たすように，みちびかれる．
5．すべての児童は，自然を愛し，科学と芸術を尊ぶように，みちびかれ，また，道徳的心情がつちかわれる．
6．すべての児童は，就学のみちを確保され，また，十分に整った教育の施設を用意される．
7．すべての児童は，職業指導をうける機会が与えられる．
8．すべての児童は，その労働において，心身の発育が阻害されず，教育を受ける機会が失われず，また，児童としての生活がさまたげられないように，十分に保護される．
9．すべての児童は，よい遊び場と文化財を用意され，わるい環境からまもられる．
10．すべての児童は，虐待，酷使，放任その他不当な扱いからまもられる．過ちをおかした児童は，適切に保護される．
11．すべての児童は，身体が不自由な場合，または，精神の機能が不十分な場合に，適切な治療と教育と保護が与えられる．
12．すべての児童は，愛とまことによって結ばれ，よい国民として人類の平和と文化に貢献するように，みちびかれる．

『できれば〜するほうが望ましい』ということではなく，権利を保障することが『義務』になったことである．

「子どもの権利条約」の特徴の一つ目は，未成熟なところがあるがゆえ，保護・養育される対象として考えられてきた子どもを一人の権利をもつ主体として位置づけていることである．社会の構成員として，大人とともに社会に参加することを認めている．そのことを一番強調している権利が，子どもが子ども自身の意見を表明する権利（第12条）の保障である．子どもの年齢などに関係なく，すべての子どもが意見を表明する権利をもっているのである．ただし，発達途上にある子どもの中には，自分の意見を表明することがなかなか困難な子どももいる．そのような子どもの場合は，子どものことについての選択や決定の過程に子どもを参加させることが必要になってくる．その過程に参加させることによって，子どもにとっての最善とは何かを大人とともに一緒に考えることが可能になる．成功体験だけではなくいろいろな失敗も経験するかもしれないが，そのすべてを通して，子どもは意見を表明する権利をもっていることを学習していく．

二つ目として，子どもがもつ特有の権利を保障していることである．あくまでも成長発達過程にある子どもは，保護・養育されるべき存在である．

三つ目としては，生きる権利の保障にとどまらず，生活を豊かにしたり，成長発達を促すような遊びの保障（第31条）や学習の保障（第28・29条）などを権利としてあげていることである．さらに，個人に限るのではなく，世界的規模での子どもの権利を保障することを明記している[2]．

前文

この条約の締約国は，

国際連合憲章において宣明された原則に従い，人類社会のすべての構成員の固有の尊厳および平等のかつ奪えない権利を認めることが世界における自由，正義および平和の基礎であることを考慮し，

国際連合の諸人民が，その憲章において，基本的人権ならびに人間の尊厳および価値についての信念を再確認し，かつ，社会の進歩および生活水準の向上をいっそう大きな自由の中で促進しようと決意したことに留意し，

国際連合が，世界人権宣言および国際人権規約において，すべての者は人種，皮膚の色，性，言語，宗教，政治的意見その他の意見，国民的もしくは社会的出身，財産，出生またはその他の地位等によるいかなる種類の差別もなしに，そこに掲げるすべての権利および自由を有することを宣言しかつ同意したことを認め，

国際連合が，世界人権宣言において，子ども時代は特別のケアおよび援助を受ける資格のあることを宣言したことを想起し，

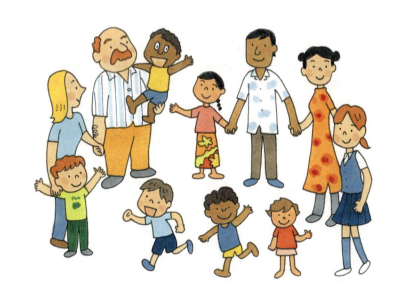

家族が，社会の基礎的集団として，ならびにそのすべての構成員とくに子どもの成長および福祉のための自然的環境として，その責任を地域社会において十分に果たすことができるように必要な保護および援助が与えられるべきであることを確信し，

　子どもが，人格の全面的かつ調和のとれた発達のために，家庭環境の下で，幸福，愛情および理解のある雰囲気の中で成長すべきであることを認め，

　子どもが，十分に社会の中で個人としての生活を送れるようにすべきであり，かつ，国際連合憲章に宣明された理想の精神の下で，ならびにとくに平和，尊厳，寛容，自由，平等および連帯の精神の下で育てられるべきであることを考慮し，

　子どもに特別なケアを及ぼす必要性が，1924年のジュネーブ子どもの権利宣言および国際連合総会が1959年11月20日に採択した子どもの権利宣言に述べられており，かつ，世界人権宣言，市民的及び政治的権利に関する国際規約（とくに第23条および第24条），経済的，社会的及び文化的権利に関する国際的規約（とくに第10条），ならびに子どもの福祉に関係ある専門機関および国際機関の規程および関連文書において認められていることに留意し，

　子どもの権利宣言において示されたように，「子どもは，身体的および精神的に未成熟であるため，出生前後に，適当な法的保護を含む特別の保護およびケアを必要とする」ことに留意し，

　国内的および国際的な里親託置および養子縁組にとくに関連した子どもの保護および福祉についての社会的および法的原則に関する宣言，少年司法運営のための国際連合最低基準規則（北京規則），ならびに，緊急事態および武力紛争における女性および子どもの保護に関する宣言の条項を想起し，

　とくに困難な条件の中で生活している子どもが世界のすべての国に存在していること，および，このような子どもが特別の考慮を必要としていることを認め，

　子どもの保護および調和のとれた発達のためにそれぞれの人民の伝統および文化的価値の重要性を正当に考慮し，

　すべての国，とくに発展途上国における子どもの生活条件改善のための国際協力の重要性を認め，

　次のとおり協定した．

第3条（子どもの最善の利益）

1　子どもにかかわるすべての活動において，その活動が公的もしくは私的な社会福祉機関，裁判所，行政機関または立法機関によってなされたかどうかにかかわらず，子どもの最善の利益が第一次的に考慮される．

2　締約国は，親，法定保護者または子どもに法的な責任を負う他の者の権利および義務を考慮しつつ，子どもに対してその福祉に必要な保護およびケアを確保することを約束し，この目的のために，あらゆる適当な立法上および行政上の措置をとる．

3　締約国は，子どものケアまたは保護に責任を負う機関，サービスおよび施設が，とくに安全および健康の領域，職員の数および適格性，ならびに適正な監督について，権限ある機関により設定された基準に従うことを確保する．

第12条（意見表明権）

1　締約国は，自己の見解をまとめる力のある子どもに対して，その子どもに影響を与えるすべての事柄について自由に自己の見解を表明する権利を保障する．その際，子どもの見解が，その年齢および成熟に従い，正当に重視される．

2　この目的のため，子どもは，とくに，国内法の手続規則と一致する方法で，自己に影響を与えるいかなる司法的および行政的手続においても，直接にまたは代理人

もしくは適当な団体を通じて聴聞される機会を与えられる.

第28条（教育への権利）

1　締約国は，子どもの教育への権利を認め，かつ，漸進的におよび平等な機会に基づいてこの権利を達成するために，とくに次のことをする.

（a）初等教育を義務的なものとし，かつすべての者に対して無償とすること.

（b）一般教育および職業教育を含む種々の形態の中等教育の発展を奨励し，すべての子どもが利用可能でありかつアクセスできるようにし，ならびに，無償教育の導入および必要な場合には財政的援助の提供などの適当な措置をとること.

（c）高等教育を，すべての適当な方法により，能力に基づいてすべての者がアクセスできるものとすること.

（d）教育上および職業上の情報ならびに指導を，すべての子どもが利用可能でありかつアクセスできるものとすること.

（e）学校への定期的な出席および中途退学率の減少を奨励するための措置をとること.

2　締約国は，学校懲戒が子どもの人間の尊厳と一致する方法で，かつこの条約に従って行われることを確保するためにあらゆる適当な措置をとる.

3　締約国は，とくに，世界中の無知および非識字の根絶に貢献するために，かつ科学的および技術的知識ならびに最新の教育方法へのアクセスを助長するために，教育に関する問題について国際協力を促進しかつ奨励する.この点については，発展途上国のニーズに特別の考慮を払う.

第29条（教育の目的）

1　締約国は，子どもの教育が次の目的で行われることに同意する.

（a）子どもの人格，才能ならびに精神的および身体的能力を最大限可能なまで発達させること.

（b）人権および基本的自由の尊重ならびに国際連合憲章に定める諸原則の尊重を発展させること.

（c）子どもの親，子ども自身の文化的アイデンティティ，言語および価値の尊重，子どもが居住している国および子どもの出身国の国民的価値の尊重，ならびに自己の文明と異なる文明の尊重を発展させること.

（d）すべての諸人民間，民族的，国民的および宗教的集団ならびに先住民間の理解，平和，寛容，性の平等および友好の精神の下で，子どもが自由な社会において責任ある生活を送れるようにすること.

（e）自然環境の尊重を発展させること.

2　この条または第28条のいかなる規定も，個人および団体が教育機関を設置しかつ管理する自由を妨げるものと解してはならない.ただし，つねに，この条の1に定める原則が遵守されること，および当該教育機関において行われる教育が国によって定められる最低限度の基準に適合することを条件とする.

第31条（休息・余暇，遊び，文化的・芸術的生活への参加）

1　締約国は，子どもが，休息しかつ余暇をもつ権利，その年齢にふさわしい遊びおよびレクリエーション的活動を行う権利，ならびに文化的生活および芸術に自由に参加する権利を認める.

2　締約国は，子どもが文化的および芸術的生活に十分に参加する権利を尊重しかつ促進し，ならびに，文化的，芸術的，レクリエーション的および余暇的活動のための適当かつ平等な機会の提供を奨励する.

2 現代社会と子どもの権利

　現代社会において，子どもが養育・保護される基盤となる家庭が脅かされている．その中で成長発達している子どもの権利は保障されているのであろうか．ここでは，子どもを取り巻く環境の中でも，健康に影響を及ぼしている情報化社会と食に焦点を当てて考える．

(1) 子どもとメディア

　情報化社会の今日，テレビやビデオ（DVD）だけではなく，パーソナルコンピュータなどの家庭への普及が高まっている中で，メディア接触の低年齢化と長時間化，メディアから提供される情報内容などの子どもに及ぼす影響が問題視されている．例えば，テレビゲームによる影響として，目の疲れなどの身体的影響，暴力的になるなどの精神的影響があるのではないかと考えられている．権利条約第17条にもマスメディアへのアクセスをあげているように，メディアを活用することは子どもの権利であり生活を豊かにするものである一方，批判的な見方も含めて子ども自身の読み解く力を育てるような子どもへの関わりが重要になる．そのために，2004（平成16）年に日本小児科医会「子どもとメディア」対策委員会は，低年齢の子どもや食事中の視聴は控えることや，メディアへの接触に関するルールを親とともに子どもが作ることを提言している[3]．

　では，どうしてメディアへの接触が低年齢化・長時間化してしまうのであろうか．最近の家庭において，テレビやビデオは欠かせない家電製品である．母親が家事をしているとき，子どもの相手をしてくれているのがテレビやビデオなのである．また，親自身が子どもとの交流があまりないまま親になると，子どもとどのように遊んだらいいのかわからないと困難感を抱くことがある．そのとき，子どもとの関わりの中でテレビやビデオが活用される．子どもは，人との交流の中で感じられる楽しみをつかむことなく，一方的に流れてくる画面や音に注目する時間を過ごす．これは，情報へのアクセスを保障するための関わりではなく，子どもの発達を阻害する関わりとなっているともいえる．

　情報化社会の現代において，メディアを排除しての子育ては困難であり，子どもの成長発達にとってよい方法ともいえない．メディアを生活の中に上手に取り入れながら，子どもがメディアと上手に付き合いながら成長発達できるような関わりが重要となる．日本小児科医会「子どもとメディア」対策委員会は，具体的方策として，子どもに関わる人々（保育士・保健師・教師など）を対象とした研修を行うとともに，出生前からの保健指導などに組み込むことや，病棟や外来において病棟保育士を導入したり，子どもへの影響を検討したメディアの紹介などを行うことを提案している[3]．

第17条（適切な情報へのアクセス）
　締約国は，マスメディアの果たす重要な機能を認め，かつ，子どもが多様な国内的および国際的な情報源からの情報および資料，とくに自己の社会的，精神的および道徳的福祉ならびに心身の健康の促進を目的とした情報および資料へアクセスす

ることを確保する．この目的のため，締約国は，次のことをする．

（a）マスメディアが，子どもにとって社会的および文化的利益があり，かつ第29条の精神と合致する情報および資料を普及することを奨励すること．

（b）多様な文化的，国内的および国際的な情報源からの当該情報および資料の作成，交換および普及について国際協力を奨励すること．

（c）子ども用図書の製作および普及を奨励すること．

（d）マスメディアが，少数者集団に属する子どもまたは先住民である子どもの言語上のニーズをとくに配慮することを奨励すること．

（e）第13条および第18条の諸条項に留意し，子どもの福祉に有害な情報および資料から子どもを保護するための適当な指針の発展を奨励すること．

（2）子どもの食

近年，朝食欠食などの食習慣の乱れ，生活習慣病の若年化などにみられるような心と身体の健康問題が生じていることから，「**食育**」の重要性がいわれている．「子どもの権利条約」第6条において，子どもが健やかに成長発達していけるような関わりが保障されている．成長発達を促すための関わりにはさまざまあるが，食は身体を育てるということだけではなく，食習慣の定着，食を通じた人間性の育成など，子どもの心や社会性の育成に影響を及ぼす．一緒に食べることにとどまらず，共に準備や料理をしたり，食を通じて季節を考えたり，食べることを通じてさまざまな健康問題を考えることが可能となってくる．これは，第24条の中に示されている子どもが健やかに成長発達するような予防的な関わりを保障されていることに関連している．

しかし，親世代においても食事作りに関する必要な知識や技術を十分に有していないとされ，親子のコミュニケーションの場となる食卓において家族揃って食事をする機会も減少している状況にある．このような問題を解決するために，食を通じた子どもの健全育成—いわゆる「食育」の視点から—のあり方に関する検討会を開催し，「楽しく食べる子どもに〜食からはじまる健やかガイド〜」（2004年2月）が作成された．

食を通じた子どもの健全育成は「現在をいきいき生き，かつ生涯にわたって健康で質も高い生活を送る基本としての食を営む力を育てるとともに，それを支援する環境づくりを進めること」をねらいとしている．「楽しく食べる子どもに」という最終目標と，「食事のリズムがもてる」「食事を味わって食べる」「一緒に食べたい人がいる」「食事作りや準備にかかわる」「食生活や健康に主体的にかかわる」という五つの目標を掲げている．成長発達過程にある子どもにとって，乳幼児期より「食」は毎日遂行されていることである．乳児期は，授乳によって安心や満足を得たりするが，幼児期の子どもは食事を通して噛むことを学習したり，人と一緒に食べることを楽しんだりするなど成長発達過程の特徴において，食への関わり方には違いが出てくる．その違いを考慮しながら，食育を具体的に思考することが重要となってくる[4]．

→幼児期の食育についてはp.109参照．

第6条（生命への権利，生存・発達の確保）

1　締約国は，すべての子どもが生命への固有の権利を有することを認める．

2　締約国は，子どもの生存および発達を可能なかぎり最大限に確保する．

第24条（健康・医療への権利）

1　締約国は，到達可能な最高水準の健康の享受ならびに疾病の治療およびリハビリテーションのための便宜に対する子どもの権利を認める．締約国は，いかなる子どもも当該保健サービスへアクセスする権利を奪われないことを確保するよう努める．

2　締約国は，この権利の完全な実施を追求し，とくに次の適当な措置をとる．

(a) 乳幼児および子どもの死亡率を低下させること．

(b) 基礎保健の発展に重点をおいて，すべての子どもに対して必要な医療上の援助および保健を与えることを確保すること．

(c) 環境汚染の危険およびおそれを考慮しつつ，とりわけ，直ちに利用可能な技術を適用し，かつ十分な栄養価のある食事および清潔な飲料水を供給することにより，基礎保健の枠組の中で疾病および栄養不良と闘うこと．

(d) 母親のための出産前後の適当な保健を確保すること．

(e) 社会のあらゆる構成員とくに親および子どもが，子どもの健康および栄養，母乳育児の利点，衛生および環境衛生，ならびに事故の防止についての基礎的な知識を活用するにあたって，情報が提供され，教育にアクセスし，かつ援助されることを確保すること．

(f) 予防保健，親に対する指導，ならびに家庭計画の教育およびサービスを発展させること．

3　締約国は，子どもの健康に有害な伝統的慣行を廃止するために，あらゆる効果的でかつ適当な措置をとる．

4　締約国は，この条の認める権利の完全な実現を漸進的に達成するために，国際協力を促進しかつ奨励することを約束する．この点については，発展途上国のニーズに特別な考慮を払う．

3　小児医療と子どもの権利

　小児医療に関わる医療者が留意する必要がある子どもの権利は，障害児の権利（第23条），健康や医療への権利（第24条），施設などに措置された子どもの定期的審査（第25条）などが挙げられる．どのような子どもであっても，最善の利益を得るために，最適な治療を受けること，健康維持増進するためのケアを受けること，養育者の状況に合わせて社会的保障を受けることなどが明記されている．

第18条（親の第一次的養育責任と国の援助）

1　締約国は，親双方が子どもの養育および発達に対する共通の責任を有するという原則の承認を確保するために最善の努力を払う．親または場合によって法定保護者は，子どもの養育および発達に対する第一次的責任を有する．子どもの最善の利益が，親または法定保護者の基本的関心となる．

2　この条約に掲げる権利の保障および促進のために，締約国は，親および法定保護者が子どもの養育責任を果たすにあたって適当な援助を与え，かつ，子どものケアのための機関，施設およびサービスの発展を確保する．

3　締約国は，働く親をもつ子どもが，受ける資格のある保育サービスおよび保育施設から利益を得る権利を有することを確保するためにあらゆる適当な措置をとる．

第23条（障害児の権利）

1　締約国は，精神的または身体的に障害をもつ子どもが，尊厳を確保し，自立を促

進し，かつ地域社会への積極的な参加を助長する条件の下で，十分かつ人間に値する生活を享受すべきであることを認める．

2　締約国は，障害児の特別なケアへの権利を認め，かつ，利用可能な手段の下で，援助を受ける資格のある子どもおよびその養育に責任を負う者に対して，申請に基づく援助であって，子どもの条件および親または子どもを養育する他の者の状況に適した援助の拡充を奨励しかつ確保する．

3　障害児の特別なニーズを認め，2に従い拡充された援助は，親または子どもを養育する他の者の財源を考慮しつつ，可能な場合にはいつでも無償で与えられる．その援助は，障害児が可能なかぎり全面的な社会的統合ならびに文化的および精神的発達を含む個人の発達を達成することに貢献する方法で，教育，訓練，保健サービス，リハビリテーションサービス，雇用準備およびレクリエーションの機会に効果的にアクセスしかつそれらを享受することを確保することを目的とする．

4　締約国は，国際協力の精神の下で，障害児の予防保健ならびに医学的，心理学的および機能的治療の分野における適当な情報交換を促進する．その中には，締約国が当該分野においてその能力および技術を向上させ，かつ経験を拡大することを可能にするために，リハビリテーション教育および職業上のサービスの方法に関する情報の普及およびそれへのアクセスが含まれる．この点については，発展途上国のニーズに特別な考慮を払う．

第24条（健康・医療への権利）（p.28参照）

第25条（医療施設等に措置された子どもの定期的審査）

締約国は，身体的または精神的な健康のケア，保護または治療のために権限ある機関によって措置されている子どもが，自己になされた治療についておよび自己の措置に関する他のあらゆる状況についての定期的審査を受ける権利を有することを認める．

第26条（社会保障への権利）

1　締約国は，すべての子どもに対して社会保険を含む社会保障を享受する権利を認め，かつ，国内法に従いこの権利の完全な実現を達成するために必要な措置をとる．

2　当該給付については，適当な場合には，子どもおよびその扶養に責任を有している者の資力および状況を考慮し，かつ，子どもによってまた子どもに代わってなされた給付の申請に関する他のすべてを考慮しつつ行う．

（1）小児救急医療

わが国において，乳児死亡率は下降してきており（p.37参照），地域による医療の格差が減少傾向にある中で，**小児救急医療の充実の必要性**がいわれている．

市川[5]は，小児救急医療に関わる問題点を，医療サイド・患者サイド・学問的問題・医療経済学的問題の四つの視点で分析している．例えば，小児医療による不採算性や小児救急医学教育の未確立などが病院小児科のマンパワー不足を生じる．地域では，育児不安を抱えつつ子育てしている親が，子どもに対していつでも・どこでも・より質の高い医療を受けさせたいと要望し，病院小児科への受診が増加する．これらが関連し合うことによって，小児救急に指定されるような病院小児科にいろいろな健康問題を抱えた子どもが集中し，十分な医療や看護ケアが提供されることを困難にしている．また，小児疾患の特徴として重症度の判断が困難であることや病勢の進行が速い

ことなどから，成人救急医療と同じ枠での対応の困難性を述べている．子育て経験が十分ではない親は，なおのこと子どもの身体の変化をとらえ，判断することが難しい．

子どもを抱えている家族が，子どもの健康状態を考慮しながら，的確な医療機関を選択できるように，地域に根ざした医療機関の強化を図るとともに，家族の力も強化するような支援が必要になってくる．

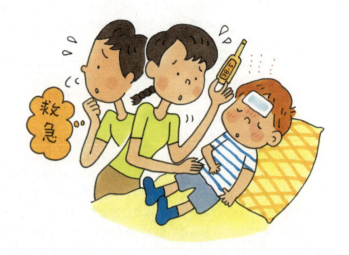

(2) 子どもの臓器移植

日本では，1997（平成9）年に「臓器移植法」が制定されたが，子どもの臓器移植については「子どもの自己決定」をめぐり，論議されていた．"物事を認知し，多角的に思考し，自分自身の最善を考えながら決定する力があるのだろうか？" "日常生活の中でのいろいろな体験を通して，子どもなりに物事をとらえ，子どもなりの思考で行動化することができることは明確であるが，生死に関わることとなるとどうであろうか？" など難しい問題をはらんでいた．

2009（平成21）年に改正された臓器移植法では，①臓器提供時のみ脳死は人の死とする，②本人の生前の拒否がない場合は家族の同意で提供できる，③提供は15歳以上という年齢制限を撤廃する，④虐待を受けて死亡した場合に，当該児童からの提供をしないよう，虐待の有無の判断が必要である，⑤親族へ優先的に提供すると意思表示しておくことができる，となった．法改正から2013（平成25）年12月末までの脳死下臓器提供は165人であったが，18歳未満の子どもが家族の承諾により臓器提供に至ったのは6人であった[6]．ドナーやレシピエントになりうる子どもは生きる権利が保障されなければならない社会的弱者であることを再認識し，子ども自身が理解できるような説明をした上で，子どもに意思確認をすることが重要であることを医療者は強く認識する必要がある．また，ドナーとなる子どもの最期を看取る権利を家族が最大限保障されることも必要である．

(3) 混合病棟に入院する子ども

子どもが入院する病棟は，①小児科以外の他科（脳神経外科，耳鼻科，眼科，皮膚科など）の子どもも一緒という小児病棟，②小児科のみの子どもが入院するという小児科病棟，③成人との混合病棟に分けることができる．少子化や小児科の採算性などが影響して子どもだけが入院している病棟は徐々に減少し，成人との混合病棟に子どもが入院している割合が5割を超えている状況である[7]．

混合病棟の場合（成人病棟に子どもが入院している場合と小児病棟に成人が入院している場合によって違いはあるが），子どもの発達を促す遊びの保障や教育の保障が脅かされている可能性が高い．例えば，成人病棟の場合，トイレや風呂などの施設設備は成人用に整備されていることがほとんどで，子どもの安全が配慮されたつくりにはなっていない．

子どもと一緒に入院している成人対象に調査した研究[8]では，「子どもの存在が気分を和ますが，それ以上に騒がしさなどの行動や子どもの存在そのものから入院生活を送る上での負担感を生じさせている」という．反面，子どもの側から考えてみても，成人と同じ病棟・病室にいるということで，泣かないように・泣かせないようにするなど，子どもや家族の生活を制限していることになる．子ども特有の生活リズムやコミュニケーションの取り方などを保障することは，その子らしく発達していく上で重要である．成人との混合病棟の場合は，子どもが入院しているということで負担感を抱いている成人患者への配慮とともに，子どもの発達を保障するような看護ケアが求められる．

4 小児看護と倫理的配慮

保健医療の場において，子どもが主体的に医療や看護ケアに参加することは保障されるべきことである．風邪や腹痛などの急性疾患，長期的な治療が必要な慢性疾患，治療が困難な疾患などに罹患したとき，子どもは自分自身の健康問題に取り組むことが必要となる．治療や看護ケアを受ける主体者として，子どもが自分の健康問題と対峙することができるようにすることは大切である．

看護ケアを実践するときに，子どもの権利を尊重するために，看護者はまず子どもの人権に注目する必要がある．人として権利を有していることを確認した上で，尊重すべき権利について理解を示すことが重要である．その時，「看護者の倫理綱領」〔2003（平成15）年，p.12参照〕，病院における子どもの看護「勧告」（表1.3-2），「子どもの権

表1.3-2●病院における子どもの看護「勧告」(Else Stenbak著，WHO Regional Office for Europe出版，1986)

1. 病院で子どものために働く看護婦の教育内容として，小児看護・成人看護・家族機能の知識・入院している子どもと家族の心理学的リスク・思春期の特異性をふくむこと
2. 緊急の場合を除いて，すべての子どもと家族に，入院前に，病院生活に関する準備オリエンテーションを行うこと
3. 両親の病院内出入りは自由であること（一日24時間）．兄弟，他の肉親，友達の面会も勧奨すること
4. 両親のため，同室rooming-inのための設備を設けること．その使用は無料であること
5. 子どもの入院するところはどこでも，幼稚園教員・学校教員・プレイセラピスト・ファミリーソーシャルワーカーを配置すること
6. 両親には子どものケアと経過について説明を行い，また病院にいる間，あらゆる点で援助を行うこと．両親が子どものケアに加わることを勧め，医学的処置の際に同席するようにすること
7. 退院前には，退院後に注意すべき点の指導を行う．子どもと，その兄弟の行動障害の重要性に注意を喚起する
8. 小児を入院させる施設はすべて，保健婦・訪問看護婦，その他の人々により，地域の中で子どもと家族をフォローアップすることができること
9. 子どもの入院中は，一人ひとりを決まった看護婦が担当する．子どもは自分の玩具・衣服・その他個人の品物を持ち込むことを許されること
10. 医学的処置を行う前には，いかなる場合にも，子どもの発達段階に応じた説明やデモンストレーションを行って準備すること．医学的処置を行った後には，恐怖体験を合理的に解消するため，幼い子どもにはプレイを行うこと
11. 病院内，そして家庭における子どものニードに関するわれわれの知識，そしてそれに基づくケアの種類のあり方については，常に研究と再評価を必要としている．子どもを入院させる病院は，子どもと家族が入院中に体験した長所と欠点両方のフィードバックを含めて，継続的な再評価の過程を推進しなければならない．病院のスタッフは自分たちが子どもに行っているケアを常に再考してゆき，全病院職員－とくに看護スタッフーがその再評価過程に参加していること．看護教育と看護実践が病院における子どものケアに及ぼす効果については，看護婦の手によるいっそうの研究が必要である

藤村正哲．ハイリスク児をもつ両親への配慮．小児看護．1987，10(4)，p.508.

利条約」を参考に日本看護協会が1999年に作成した「小児看護領域の業務基準」，特に行動指針として示された**「小児看護領域で特に留意すべき子どもの権利と必要な看護行為」**（表1.3-3）は参考になる．

　例えば，処置やケア実施時に子どもは泣いたり暴れたりすることがよくある．その行為を言語的に表現することが困難な子どもからのサインだととらえると，子どもが何らかの意思・意見を表明していると考えることができる．子どもの意見表明権を保障するためにも，このような**言語表現されていないサイン**にも耳を傾け，可能な限り子どもの欲求に応じるような関わりが必要となってくる．

表1.3-3●小児看護領域で特に留意すべき子どもの権利と必要な看護行為

〔説明と同意〕
①子どもは，その成長・発達の状況によって，自らの健康状態や行われている医療を理解することが難しい場合がある．しかし，子どもたちは，常に子どもの理解しうる言葉や方法を用いて，治療や看護に対する具体的な説明を受ける権利がある．
②子どもが受ける治療や看護は，基本的に親の責任においてなされる．しかし，子ども自身が理解・納得することが可能な年齢や発達状態であれば，治療や看護について判断する過程に子どもは参加する権利がある．

〔最小限の侵襲〕
①子どもが受ける治療や看護は，子どもにとって侵襲的な行為となることが多い．必要なことと認められたとしても子どもの心身にかかる侵襲を最小限にする努力をしなければならない．

〔プライバシーの保護〕
①いかなる子どもも，恣意的にプライバシーが干渉され又は名誉及び信用を脅かされない権利がある．
②子どもが医療行為を必要になった原因に対して，本人あるいは保護者の同意なしに，そのことを他者に知らせない．特に，保育園や学校など子どもが集団生活を営んでいるような場合は，本人や家族の意志を十分に配慮する必要がある．
③看護行為においても大人の場合と同様に，身体の露出を最低限にするなどの配慮が必要である．

〔抑制と拘束〕
①子どもは抑制や拘束をされることなく，安全に治療や看護を受ける権利がある．
②子どもの安全のために，一時的にやむを得ず身体の抑制などの拘束を行う場合は，子どもの理解の程度に応じて十分に説明する．あるいは，保護者に対しても十分に説明を行う．その拘束は，必要最小限にとどめ，子どもの状態に応じて抑制を取り除くよう努力をしなければならない．

〔意志の伝達〕
①子どもは，自分に関わりのあることについての意見の表明，表現の自由について権利がある．
②子どもが自らの意志を表現する自由を妨げない．子ども自身がそのもてる能力を発揮して，自己の意志を表現する場合，看護師はそれを注意深く聞き取り，観察し，可能な限りその要求に応えなければならない．

〔家族からの分離の禁止〕
①子どもは，いつでも家族と一緒にいる権利をもっている．看護師は，可能な限りそれを保証しなければならない．
②面会人，面会時間の制限，家族の付き添いについては，子どもと親の希望に応じて考慮されなければならない．

〔教育・遊びの機会の保証〕
①子どもは，その能力に応じて教育を受ける機会が保証される．
②幼い子どもは，遊びによってその能力を開発し，学習に繋げる機会が保証される．また，学童期にある子どもは，病状に応じた学習の機会が準備され活用されなければならない．
③子どもは多様な情報（テレビ，ラジオ，新聞，映画，図書など）に接する機会が保証される．

〔保護者の責任〕
①子どもは保護者からの適切な保護と援助を受ける権利がある．
②保護者がその子どもの状況に応じて適切な援助ができるように，看護師は支援しなければならない．

〔平等な医療を受ける〕
①子どもは，国民のひとりとして，平等な医療を受ける権利を持つ．親の経済状態，社会的身分などによって医療の内容が異なることがあってはならない．
②その子にとって必要な医療や看護が継続して受けられ，育成医療などの公的扶助が受けられるよう配慮されなければならない．

小児看護領域の看護業務基準．日本看護協会看護業務基準集2007年改訂版．2007，p.61.

また，採血や点滴など処置などのときに，子どもにわかるように説明をしていたとしても，実施中に上肢を動かしたり暴れたりすることもある．子どもなりに理解を示していても，「やはり怖い」という思いが勝ってしまい，上肢が動いたりしてしまうのであろう．そのようなとき，子どもの思いに沿いながら，子どもの同意を得るような関わりをすることも必要であるが，健康状態から考えて早急に処置をする必要性が高いときは，的確な医療を受ける権利や安全に処置を受ける権利の保障も考慮し，看護ケアを選択していくことが重要である．そのような状況になると看護者は子どもを抑制することがあるが，抑制することについて説明をしているのか，過度の制限になっていないか，必要最小限であるかなどを検討しながら実施することが重要である．

このように，子どもと関わる中で，どのような状況でもどのような時にでも倫理的問題に対する感受性を高め，子どもの権利を尊重した看護ケアになっているのかということを常に考えることが求められる．看護者のみならず，他の医療スタッフとともに行うカンファレンスなどのときも，治療方針や治療効果などの検討と同等レベルで，子どもの権利を尊重した医療を提供しているのかということについて討議することが重要である．

引用・参考文献

1）永井憲一ほか編．[新解説] 子どもの権利条約．日本評論社，2003，p.3-9.
2）一番ヶ瀬康子．"子どもの権利条約"の画期的意義．別冊発達．1992，12，p.18-23.
3）日本子どもを守る会編．子ども白書2004「安心・安全」と希望のゆくえ．草土文化，2003，p.263-264.
4）母子衛生研究会．わが国の母子保健．平成17年．母子保健事業団，2005，p.121-123.
5）市川光太郎．小児救急医療の現状と課題：このままでは子ど

もたちが危ない，小児救急医療の充実を！．医学のあゆみ．2003，206（9），p.712-718.
6）大宮かおり．日本臓器移植ネットワークからの報告．第8回『臓器の提供に関する懇話会』資料．2014，p.23-31.
7）舟島なをみ．小児看護管理の実態：入院環境を考える．小児看護．1993，16（6），p.738-744.
8）平林優子．混合病棟における成人患者にとっての小児の存在と影響．小児看護．1993，16（9），p.1131-1136.

4 | 小児看護と法律・施策

1 子どもを取り巻く社会環境

　少子高齢社会の中で子どもを取り巻く環境が大きく変化しているが、子どもはそのさまざまに変化する社会環境の中で成長・発達している．ここでは社会環境の変化に伴う母子保健の指標の推移と子育て支援の施策の状況から子どもがどのようにとらえられているかをみていく．

(1) 母子保健の指標

　母子保健の指標として人口動態統計から出生，妊産婦死亡，周産期死亡，乳児死亡，幼児期以降の死亡，死産・人工妊娠中絶等がある．

●出　生●

　出生数と合計特殊出生率の年次推移を図1.4-1に示した．1974（昭和49）年の第二次ベビーブーム以降出生数は減少し続け，2012（平成24）年の出生数は約104万人，出生率は8.2（出生千対）であり，合計特殊出生率は1.41となっている．また，母親の年齢別にみた出生数では，20歳代の母親の出生率が減少傾向にあり，30歳代の出生率が増加している（図1.4-2）．また，出生数は減少しているものの，出生の内訳では，2,500g未満の低出生体重児，中でも1,500g未満の極低出生体重児の数は横ばいである（図1.4-3，図1.4-4）．これらの児は疾病や障害の発生や育児不安，児童虐待などと結びつきやすく，より密度の濃い関わりが必要な児と考えられる．

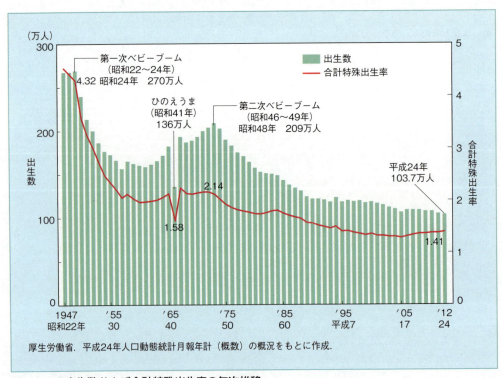

図1.4-1 ● 出生数および合計特殊出生率の年次推移

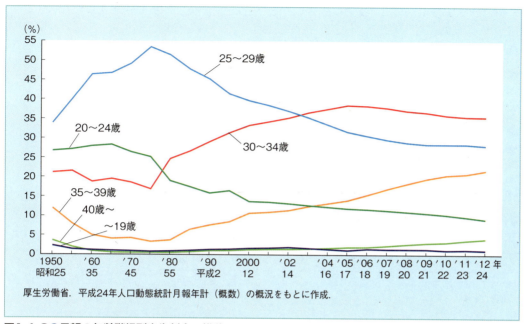

図1.4-2●母親の年齢階級別出生割合の推移

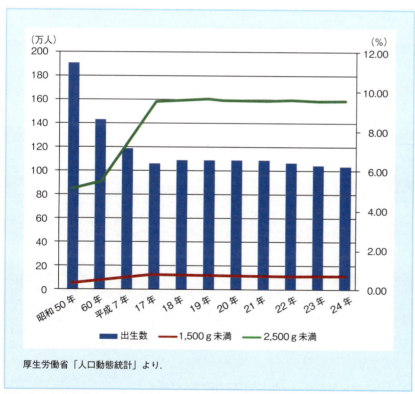

図1.4-3●出生数および低出生体重児割合の推移

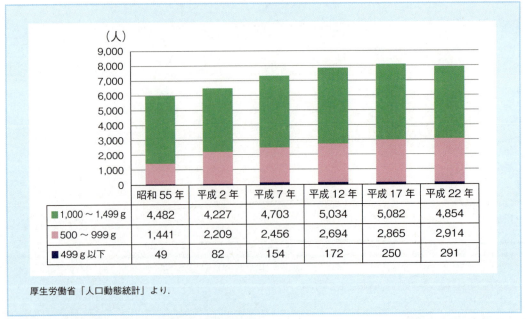

厚生労働省「人口動態統計」より.

図1.4-4●出生体重1,500g未満児の体重別出生数

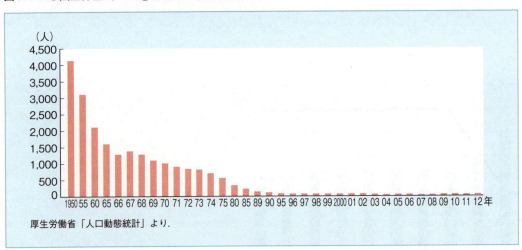

厚生労働省「人口動態統計」より.

図1.4-5●妊産婦死亡者数の推移

●**妊産婦死亡，周産期死亡，乳児死亡，幼児期以降の死亡**●

妊産婦死亡

　安全な妊娠，出産の指標である妊産婦死亡は，諸外国と比べると改善の余地があるとされてきたが，着実に低下傾向を示してきている（図1.4-5）．

周産期死亡

　また，母体の健康状態に大きく影響される周産期死亡（妊娠満22週以後の死産と生後1週未満の早期新生児死亡）も年々減少傾向にあり，周産期死亡率（出生千対）は2012年は4.0である（図1.4-6）．

乳児死亡

　乳児死亡（生後1年未満の死亡）は，地域の衛生状態や経済・教育等を含めた広い社会環境を反映し，そのため母体の健康状態・養育条件等の影響を受けやすいと考えられ，**母子保健において特に重要な指標**として位置づけられている．乳児死亡率の年

---

plus α

妊産婦死亡

2012年の妊産婦死亡者数は42人である．国際比較をする場合は，出生10万対による妊産婦死亡率でみる．日本は2012年で4.0，スウェーデン2.6（10年），イタリア3.3（09年），オーストラリア3.4（06年）など低い国がある（厚生労働省）．

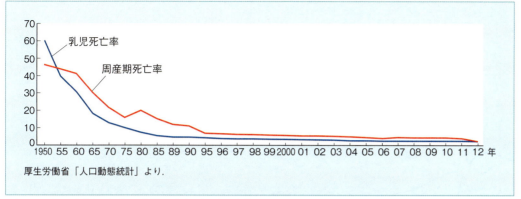

図1.4-6●周産期死亡率，乳児死亡率（出生千対）の推移

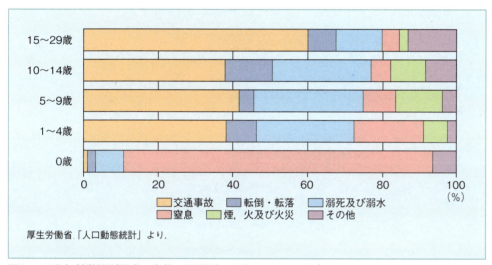

図1.4-7●年齢階級別不慮の事故の死因別，死亡率（2012年）

次推移は戦後一貫して下降し続けていて，2012年は2.2（出生千対）となり，妊産婦死亡と同様に世界のトップ水準となっている（図1.4-6）．

幼児期以降の死亡

　幼児期以降から19歳までの死亡では，1～4歳，5～9歳，10～14歳，15～19歳のいずれの年齢においても不慮の事故が死因順位の第1位または第2位となっている．不慮の事故は子どもの発達によりその内容が異なる．年齢階級別の不慮の事故の内容は図1.4-7に示した．0歳児では窒息が，1～4歳以降では交通事故が最も多く，次いで1～14歳では溺死・溺水が，15～29歳ではその他が多くなっている．

●死　産●

　死産は妊娠満12週以後の死児の出産であり，**自然死産**と**人工死産**がある．自然―人工別死産率の推移を図1.4-8に示した．全死産は減少傾向にあるが，人工死産が1985（昭和60）年に自然死産を上回り，近年もその傾向で推移している．母体保護統計衛生行政報告例による人工妊娠中絶を年齢別にみると，20歳未満の実施率は2000年代初頭をピークに減少傾向にあり，2012（平成24）年は7.4であった（人工妊娠中絶実施率＝人工妊娠中絶件数／15～49歳女子人口）（図1.4-9）．

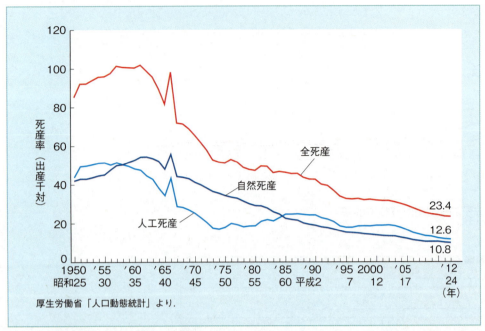

図1.4-8 ● 死産率（出産千対）の推移

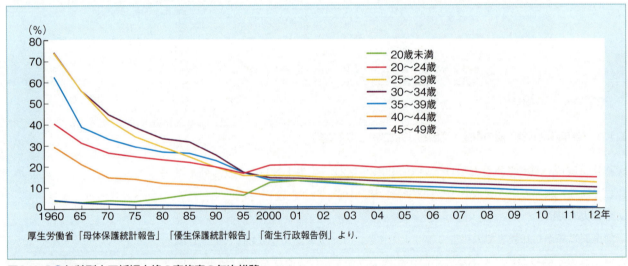

図1.4-9 ● 年齢別人工妊娠中絶の実施率の年次推移

（2）子育ての状況

● ハイリスクの概念の変化 ●

　ハイリスクという概念は，母子保健においては子どもの発達を経過観察していく上で重要な概念である．

　母子保健においてハイリスクとは，従来，身体的健康に焦点を当てた母体における妊娠中や分娩時の要因と新生児における要因とされてきた（表1.4-1）．

　しかし，子どもの心身の健全は身体的発育・発達のみではないことが認識されてきた中で，子育て支援の立場からハイリスクの概念がとらえられるようになってきている．特に子どもの問題が多様化・複雑化し，思春期の不登校，引きこもり，摂食障害などの問題が，妊娠中や乳幼児期早期の親子関係と密接な関連があるということが示

38

表1.4-1●医学的ハイリスク要因

母体疾患によるハイリスク	妊娠・分娩によるハイリスク	新生児のハイリスク
・糖尿病 ・甲状腺機能異常症 ・自己免疫疾患 ・心疾患 ・腎疾患 ・母体感染症 　トキソプラズマ, 風疹 　ヘルペス 　サイトメガロウイルス 　B型肝炎	・妊娠中毒症* ・胎盤の異常 ・前期破水 ・羊水異常 ・分娩異常 　帝王切開分娩 　鉗子分娩 　吸引分娩 ・多胎	・早産児 ・低出生体重児 ・子宮内発育遅滞児 ・巨大児 ・分娩外傷 ・新生児仮死 ・呼吸障害 ・多発奇形

＊2005年, 日本産科婦人科学会により「妊娠高血圧症候群」に改められた.

山口規容子. ハイリスクの概念. 母子保健情報. 2001, 43, p.4-7.

されてきた[1]. ハイリスクの概念に家庭環境や社会環境を含めて考えていくことが必要になってきている. 特に家庭環境は, 乳幼児にとって最も身近な存在である. 山口[2]は家庭環境に関するハイリスク要因として表1.4-2の内容をあげている.

表1.4-2●家庭環境に関するハイリスク要因

・家庭における経済性
・家族構成
　両親不在, 父親または母親の不在, 夫婦間の混乱等
・親の育児性に関する問題
　・知的障害がある
　・精神的問題, 薬物・アルコール依存などの問題がある
　・育児知識, 育児態度に問題がある

山口規容子. ハイリスクの概念. 母子保健情報. 2001, 43, p.4-7.

●子育て支援施策の登場●

わが国の出生数は, 図1.4-1に示したように1974年以降1993（平成5）年まで減少し, その後大きな増加はなく現在に至っている. 1989（平成元）年には合計特殊出生率が1966（昭和41）年「ひのえうま」の1.58を下回り,『1.57ショック』として出生数の低下がクローズアップされた. それまで, 妊娠・出産・育児は家庭の問題であり, 国が施策を講じることとして議論されることは少なかった. しかし, 1989年以降, 国はさまざまな検討会を行い, 新たな施策が次々に展開されるようになった（表1.4-3）. その背景には, 少子化により将来の労働力の不足, 経済成長の低下, 高齢者介護負担等が生じることが懸念されていることなどがある. そして, 主に母子保健の枠でとらえられていた妊娠・出産・育児は, 広く子どもを取り巻く保健, 福祉, 医療の枠でとらえていくことが必要になってきている（図1.4-10）.

●子育てに対する意識●

長い間わが国においては, 子育ては女性の一生の仕事と考えられ, 子どもは女性の生きがいとしてとらえられてきた[3]. しかし, ①産業構造の変化, ②少子化, ③住宅の郊外化, ④父親の家庭不在, ⑤女性のライフスタイルの変化などから, 子育て環境に変化が見られ, 妊娠・出産・育児が母親にとって困難なこととして受け止められるようになってきている. 大日向[4]は8〜9割の母親が「子育てをつらく思う時がある」「子どもを可愛く思えない時がある」と感じていると述べている. また厚生労働省の調査では, 多くの母親が子育てに関して「よかったと思う」と回答している（図1.4-11）一方で,「負担に思うことがある」というアンビバレントな感情をもつことが示されている（図1.4-12）. 菅原[5]は, 母親が子育てにつらさを感じる要因として表1.4-4をあげている. また楽しく子育てしていくためには, 専業主婦, ワーキングマザーを問

表1.4-3●少子高齢化社会に対応するための母子保健と子育て支援施策

	西暦	出生率 （人口千対）	合計特殊 出生率	母子保健分野に関する施策
S35	1960	17.2	2.00	（1965　母子保健法）
S45	1970	18.8	2.13	
S55	1980	13.6	1.75	
H元	1989	10.2	1.57	「新しい時代の母子保健を考える研究会」報告書（中央児童福祉審議会母子保健対策部会） ①「こころ」の健康の重視　　②家庭や職場を含めた地域ぐるみの対応 ③住民の自主グループの支援　④相談事業や健康診査後指導の重視 ⑤健康に関する諸科学の進歩への対応
H2	1990	10.0	1.54	
H3	1991	9.9	1.53	
H4	1992	9.8	1.50	「これからの母子保健医療に関する検討会」（厚生省児童家庭局の私的懇談会） ①妊産婦死亡の改善　　　　②新生児医療のさらなる向上 ③子育てを支援する体制整備　④慢性疾患をもつ子どもたちへの対応
H5	1993	9.6	1.46	
H6	1994	10.0	1.50	地域保健法制定 母子保健法の改正（母子保健事業の市町村一元化，市町村母子保健計画の策定） エンゼルプラン（今後の子育て支援のための基本方向について）策定 ・乳幼児健康支援デイサービス事業 ・小児医療施設・周産期医療施設の整備
H7	1995	9.6	1.42	
H8	1996	9.7	1.43	
H9	1997	9.5	1.39	住民に身近で頻度の高い母子保健サービスの実施主体が市町村となる
H10	1998	9.6	1.38	
H11	1999	9.4	1.34	新エンゼルプラン（重点的に推進すべき少子化対策の具体的実施）策定 ・乳幼児健康支援一時預かり事業 ・周産期医療ネットワークの整備 ・不妊専門相談センターの整備
H12	2000	9.5	1.36	「健やか親子21」策定 ①思春期の保健対策の強化と健康教育の推進 ②妊娠・出産に関する安全性と快適さの確保と不妊への支援
H13	2001	9.3	1.33	③小児保健医療水準を維持・向上させるための環境整備
H14	2002	9.2	1.32	④子どもの心の安らかな発達の促進と育児不安の軽減
H15	2003	8.9	1.29	
H16	2004	8.8	1.29	
H17	2005	8.4	1.26	「健やか親子21」中間評価
H18	2006	8.7	1.32	
H19	2007	8.6	1.34	
H20	2008	8.7	1.37	
H21	2009	8.5	1.37	
H22	2010	8.5	1.39	
H23	2011	8.3	1.39	
H24	2012	8.2	1.41	
H25	2013			「健やか親子21」最終評価

子どもに関する包括的施策

（1947　児童福祉法）

エンゼルプラン
「当面の緊急保育対策等を推進するための基本的考え方」（緊急保育対策等5か年計画）
・仕事と育児の両立のための雇用環境の整備　　　・多様な保育サービスの充実
・安心して子どもを産み育てることができる母子保健医療体制の充実
・住宅及び生活環境の整備　　　　　　　・ゆとりある学校教育の推進と学校外活動・家庭教育の充実
・子育てに伴う経済的負担の軽減　　　　・子育て支援のための基礎整備

「児童福祉法」改正
・児童保育施策の見直し　　　・児童自立支援施策の見直し　　　・母子家庭施策の見直し

新エンゼルプラン
・保育等子育て支援サービスの充実　　　　　・仕事と子育ての両立のための雇用環境の整備
・働き方についての固定的な性別役割分業や職場優先の企業風土の是正
・母子保健医療体制の整備　　　　　　　・地域での子どもを育てる教育環境の整備
・子どもたちがのびのび育つ教育環境の実現　　・教育に伴う経済的負担の軽減　　　・住まいづくりやまちづくりによる子育ての支援

「児童虐待防止等に関する法律」

「児童福祉法」一部改正

「少子化対策プラスワン」
・男性を含めた働き方の見直し　　　　・地域における子育て支援
・社会保障における次世代支援　　　　・子どもの社会性の向上や自立の支援

「次世代育成支援に関する当面の取り組み方針」
・小児医療の充実　　　　　・子どもの健康と安全・安心の確保
・不妊治療に関する支援
「次世代育成支援対策推進法」（行動計画作成指針）
・母性並びに乳児及び幼児等の健康の確保及び増進
「子ども・子育て応援プラン」策定（～2009年度）
「児童虐待防止等に関する法律」改正
「児童福祉法」改正
新しい少子化対策（新少子化対策）を決定

「児童福祉法の一部を改正する法律」公布
「子ども・子育てビジョン」策定

「子ども・子育て支援法」

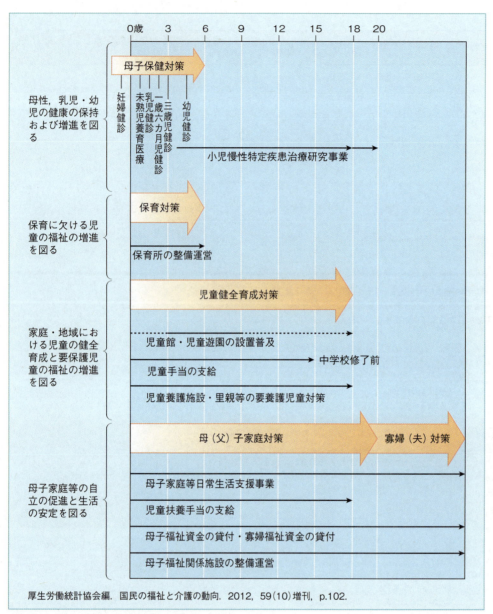

図1.4-10●年齢別児童家庭福祉施策の一覧

わず，養育の社会化を考えていくことや毎日心理的に豊かな生活の積み重ねを尊重する生活価値観の転換が必要と述べている．子育てに関して単に一母親，家族の問題だけではなく，地域社会の問題としてとらえていくことが求められている．

●男女共同参画社会における子育て●

　男女共同参画社会とは，「男女が，社会の対等な構成員として，自らの意思によって社会のあらゆる分野における活動に参画する機会が確保され，もって男女が均等に政治的，経済的，社会的及び文化的利益を享受することができ，かつ，共に責任を担うべき社会」（男女共同参画社会基本法第2条）

表1.4-4●母親が子育てにつらさを感じる要因

■同時代人が共通にもつ要因
・子育て知識と技術の不足
・子育てサポートの脆弱化
・「母性信仰」「3歳児神話」などの社会的通説の圧力

■母親自身の個人的要因
・パーソナリティ（不安・抑うつ傾向等）
・就労の有無などのライフスタイル
・教育歴や子どもとの接触体験の有無
・母親自身の被養育体験
・夫や子どもなどとの愛情関係

■子どもの要因
・行動特徴（育てやすさ等）
・家族内の子どもの人数や出生順位

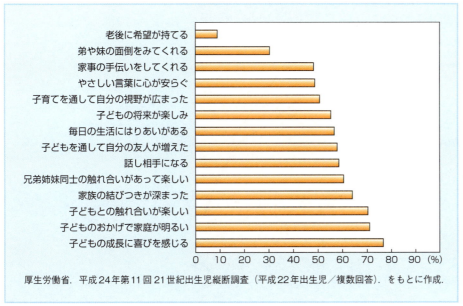

厚生労働省. 平成24年第11回21世紀出生児縦断調査（平成22年出生児／複数回答）. をもとに作成.

図1.4-11●子どもがいてよかったと思うこと

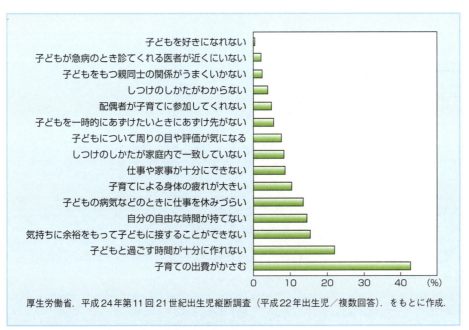

厚生労働省. 平成24年第11回21世紀出生児縦断調査（平成22年出生児／複数回答）. をもとに作成.

図1.4-12●子どもを育てていて負担に思うことや悩み

とされている．その柱の一つが「家庭生活における活動と他の活動の両立」であり，男女が対等な家族構成員として，互いに協力し，社会の支援を受け，家族としての役割を果たしながら，仕事や学習，地域活動等ができるようにする必要があるとされている．

わが国の女性の労働力率は図1.4-13に示すように20代後半から30代前半にかけて低下し，その後40代後半まで上昇するというM字型となり，欧米諸国と比較して，20代後半からの低下のカーブが大きいことが特徴である（図1.4-14）．この低下は，結婚や出産により就業をやめたり，中断することが原因と考えられる．厚生労働省「第10回21世紀成年者縦断調査」によれば，結婚前に仕事をもつ女性のうち正規雇用は

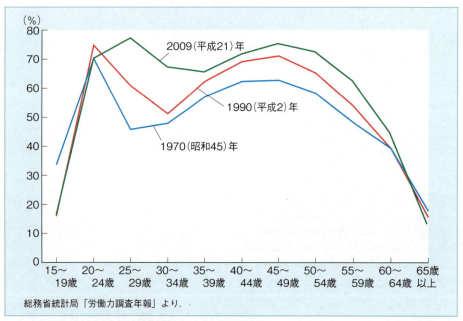

総務省統計局「労働力調査年報」より.

図1.4-13 年齢階級別女子労働力人口比率の推移

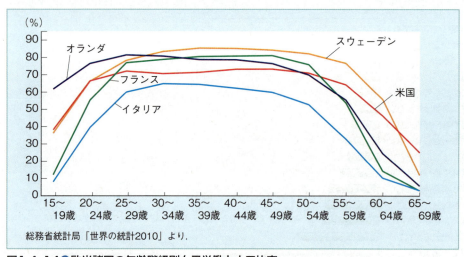

総務省統計局「世界の統計2010」より.

図1.4-14 欧米諸国の年齢階級別女子労働力人口比率

6割強であるが，結婚後には4割に低下している（図1.4-15）．しかし，図1.4-16に示したように女性の労働力率が高く，合計特殊出生率も高い国がある．図1.4-17で合計特殊出生率が上昇しているフランスでは，家族に対する経済的支援（家族給付制度）や託児支援が強化され，女性が働きながら子育てできる環境が整備されてきている[6]．育児と仕事が両立できるような社会的支援があることが合計特殊出生率の上昇に関連すると考えられる．わが国においても，少子化対策としてさまざまな施策が実施されている．

1990年代以降におけるエンゼルプラン，新エンゼルプラン，次世代育成支援施策等により保育所整備等の少子化対策が取り組まれてきた（図1.4-18）．また変化するライフスタイルの中で，仕事と家事・育児の両立の多様な生き方に対応するため，2007（平成19）年，関係閣僚，経済界・労働界・地方公共団体の代表等により，「仕事と生

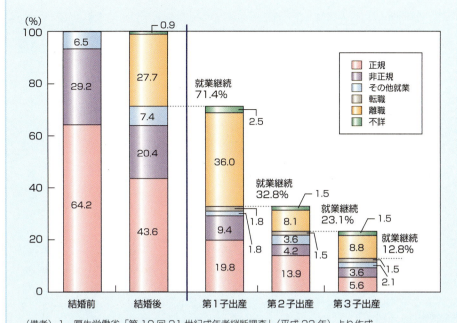

図1.4-15 ● ライフイベントによる女性の就業形態の変化（平成23年）

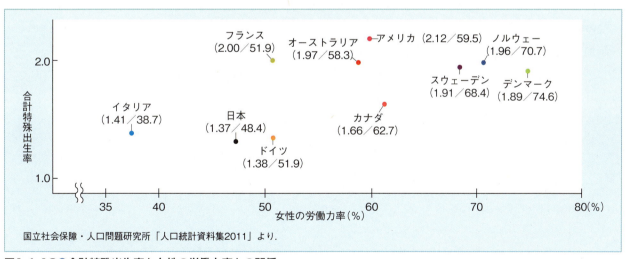

図1.4-16 ● 合計特殊出生率と女性の労働力率との関係

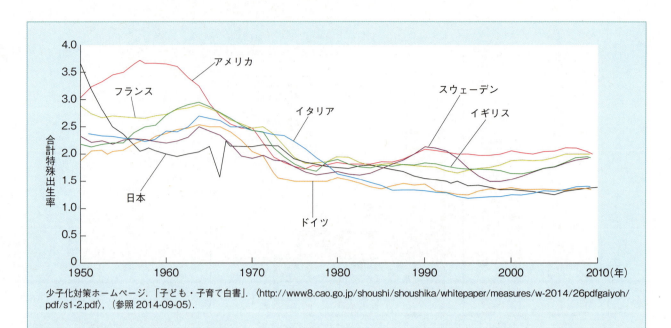

図1.4-17● 欧米の合計特殊出生率の推移

活の調和（ワーク・ライフ・バランス）憲章」「仕事と生活の調和推進のための行動指針」が策定された．2010（平成22）年には「子ども・子育てビジョン」が閣議決定され，2014年度に向けた5年間の数値目標が設定された（図1.4-19）．

また男性の子育て参加や，育児休業取得の促進等を目的とした父親のワーク・ライフ・バランスを支援する取り組みも始まっている．しかし，年齢別男性の週労働時間60時間以上の割合を見ると，子育て期にある30歳代男性は，18.4％（平成23年）と他の年代に比べ最も高い水準となっている（図1.4-20）．また，6歳未満の子どもをもつ夫の家事・育児関連に費やす時間（1日当たり）は，前回調査（平成18年）より若干増加したものの，他の先進国と比較して低水準にとどまっている（図1.4-21）．さらに男性の育児休業取得率（平成23年）は，民間企業2.63％，国家公務員1.80％と前年より上昇しているが，いずれも，女性（民間企業87.8％，国家公務員98.7％）と比較すると依然として低水準であり，男女間に大きな差がある（図1.4-22）．

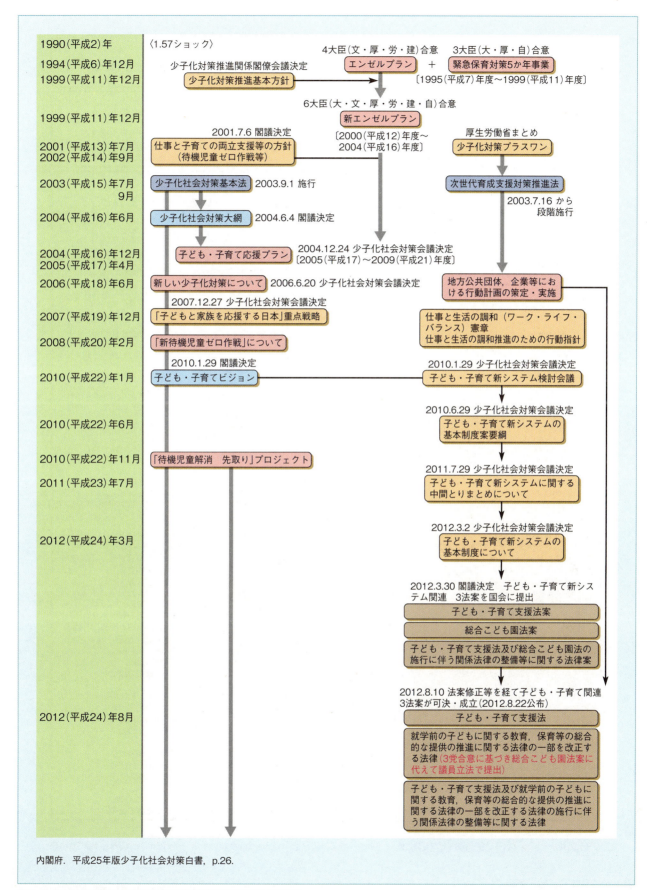

図1.4-18●わが国における少子化対策の取り組みの経緯

子どもと子育てを応援する社会	家族や親が子育てを担う《個人に過重な負担》 → 社会全体で子育てを支える《個人の希望の実現》 ・子どもが主人公（チルドレン・ファースト） ・「少子化対策」から「子ども・子育て支援」へ ・生活と仕事と子育ての調和
基本的考え方	1　社会全体で子育てを支える　　　　　　　　　2　「希望」がかなえられる ○子どもを大切にする　　　　　　　　　　　　○生活，仕事，子育てを総合的に支える ○ライフサイクル全体を通じて社会的に支える　○格差や貧困を解消する ○地域のネットワークで支える　　　　　　　　○持続可能で活力ある経済社会が実現する
3つの大切な姿勢	○生命（いのち）と育ちを大切にする　　○困っている声に応える　　○生活（くらし）を支える

目指すべき社会への政策4本柱と12の主要施策

1. 子どもの育ちを支え，若者が安心して成長できる社会
   (1) 子どもを社会全体で支えるとともに，教育機会の確保を
   ・子ども手当の創設
   ・高校の実質無償化，奨学金の充実等，学校の教育環境の整備
   (2) 意欲を持って就業と自立に向かえるように
   ・非正規雇用対策の推進，若者の就労支援（キャリア教育，ジョブ・カード等）
   (3) 社会生活に必要なことを学ぶ機会を
   ・学校・家庭・地域の取り組み，地域ぐるみで子どもの教育に取り組む環境整備
2. 妊娠，出産，子育ての希望が実現できる社会へ
   (4) 安心して妊娠・出産できるように
   ・早期の妊娠届出の勧奨，妊婦健診の公費負担
   ・相談支援体制の整備（妊娠・出産，人工妊娠中絶等）
   ・不妊治療に関する相談や経済的負担の軽減
   (5) 誰もが希望する幼児教育と保育サービスを受けられるように
   ・潜在的な保育ニーズも視野に入れた保育所待機児童の解消（余裕教室の活用等）
   ・新たな次世代育成支援のための包括的・一元的な制度の構築に向けた検討
   ・幼児教育と保育の総合的な提供（幼保一体化）
   ・放課後子どもプランの推進，放課後児童クラブの充実
   (6) 子どもの健康と安全を守り，安心して医療にかかれるように
   ・小児医療の体制の確保
   (7) ひとり親家庭の子どもが困らないように
   ・児童扶養手当を父子家庭にも支給，生活保護の母子加算
   (8) 特に支援が必要な子どもが健やかに育つように
   ・障害のある子どもへのライフステージに応じた一貫した支援の強化

   ・児童虐待の防止，家庭的養護の推進（ファミリーホームの拡充等）
3. 多様なネットワークで子育て力のある地域社会へ
   (9) 子育て支援の拠点やネットワークの充実が図られるように
   ・乳児の全戸訪問等（こんにちは赤ちゃん事業等）
   ・地域子育て支援拠点の設置促進
   ・ファミリー・サポート・センターの普及促進
   ・商店街の空き店舗や学校の余裕教室・幼稚園の活用
   ・NPO法人等の地域子育て活動の支援
   (10) 子どもが住まいやまちの中で安全・安心にくらせるように
   ・良質なファミリー向け賃貸住宅の供給促進
   ・子育てバリアフリーの推進（段差の解消，子育て世帯にやさしいトイレの整備等）
   ・交通安全教育等の推進（幼児二人同乗用自転車の安全利用の普及等）
4. 男性も女性も仕事と生活が調和する社会へ（ワーク・ライフ・バランスの実現）
   (11) 働き方の見直しを
   ・「仕事と生活の調和（ワーク・ライフ・バランス）憲章」および「行動指針」に基づく取り組みの推進
   ・長時間労働の抑制および年次有給休暇の取得促進
   ・テレワークの推進
   ・男性の育児休業の取得促進（パパ・ママ育休プラス）
   (12) 仕事と家庭が両立できる職場環境の実現を
   ・育児休業や短時間勤務等の両立支援制度の定着
   ・一般事業主行動計画（次世代育成支援対策推進法）の策定・公表の促進
   ・次世代認定マーク（くるみん）の周知・取り組み促進
   ・入札手続等における対応の検討

主な数値目標等

	【現状】	【H26（'14）年目標値】
【安心できる妊娠と出産】		
○NICU（新生児集中治療管理室）病床数（出生1万人当たり）	21.2床	→ 25～30床
○不妊専門相談センター	55都道府県市	→ 全都道府県・指定都市・中核市
【潜在的な保育ニーズにも対応した保育所待機児童の解消】		
○平日昼間の保育サービス（認可保育所等）	215万人	→ 241万人
（3歳未満児の保育サービス利用率）	〔75万人（24％）〕	〔102万人（35％）〕
○延長等の保育サービス	79万人	→ 96万人
○病児・病後児保育（延べ日数）	31万日	→ 200万日
○認定こども園	358カ所	→ 2,000カ所以上（H24）
○放課後児童クラブ	81万人	→ 111万人
【社会的養護の充実】		
○里親等委託率	10.4％	→ 16％
○児童養護施設等における小規模グループケア	446カ所	→ 800カ所
【地域の子育て力の向上】		
○地域子育て支援拠点事業	7,100カ所（市町村単独分含む）	→ 10,000カ所
○ファミリー・サポート・センター事業	570市町村	→ 950市町村
○一時預かり事業（延べ日数）	348万日	→ 3,952万日
○商店街の空き店舗の活用による子育て支援	49カ所	→ 100カ所
【男性の育児参加の促進】		
○週労働時間60時間以上の雇用者の割合	10％	→ 半減（H29）*
○男性の育児休業取得率	1.23％	→ 10％（H29）*
○6歳未満の子どもをもつ男性の育児・家事関連時間（1日当たり）	60分	→ 2時間30分（H29）*
【子育てしやすい働き方と企業の取り組み】		
○第1子出産前後の女性の継続就業率	38％	→ 55％（H29）*
○次世代認定マーク（くるみん）取得企業数	652企業	→ 2,000企業

＊は参考指標
少子化対策ホームページ．「子ども・子育てビジョン」（概要）．〈http://www8.cao.go.jp/shoushi/shoushika/family/vision/pdf/gaiyo.pdf〉，（参照 2014-09-05）．

図1.4-19●子ども・子育てビジョン

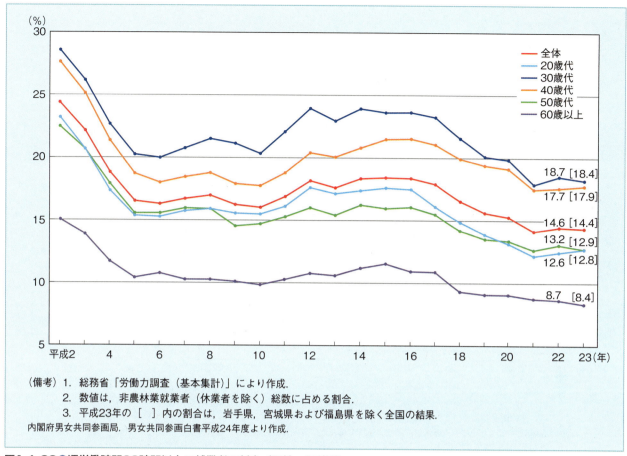

図1.4-20 ●週労働時間60時間以上の就業者の割合（男性・年齢別）

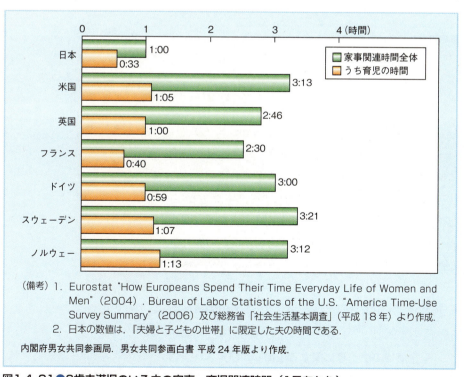

図1.4-21 ●6歳未満児のいる夫の家事・育児関連時間（1日あたり）

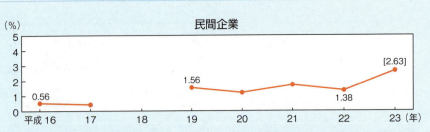

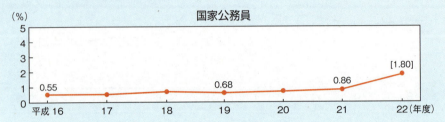

図1.4-22 ●男性の育児休業取得率の推移

(3) 児童虐待
●児童虐待の現状●

　児童虐待は，欧米では1960年代の初めに米国の小児科医ケンプ（Kempe, H.）が『打撲児症候群 The Battered Child Syndrome』として報告して以降，社会的関心が高まり，医学的な見地や社会問題への対応といった幅広い観点から数多くの研究が進められてきた．それらの研究から英国では，親とのパートナーシップを基本理念とし，複数の保健・医療・福祉等の関係機関や専門職による子ども・家族への支援が行われている[7]．米国では専門職に義務化された発見・通告制度の徹底と司法機関の介入を前提とし，虐待者と被虐待児の調整，家庭環境の修復にむけてのサポート体制が整えられている[8]．

　しかし，欧米に比べわが国での虐待問題への取り組みは遅れ，虐待の存在が専門職の中で認識され始め，虐待防止活動が行われるようになってきたのは1990年代初めからである．2000（平成12）年には「**児童虐待の防止等に関する法律**」が制定され，虐待された子どもの保護に関する施策を推し進める基盤ができた．しかし，厚生労働省

が公表している全国児童相談所における虐待に関する相談対応件数は，1990（平成2）年の1,101件から2012（平成24）年の66,701件へと急増している（図1.4-23）．また相談後の対応では約8割が在宅での面接指導となっている[9]．そのため在宅支援体制の充実が重要となってきている．

●児童虐待への支援●

支援は，身体的虐待やネグレクトによる虐待死を防止することと愛着障害を予防することが中核となる．**虐待の世代間連鎖**の問題は深刻であり，虐待する親の多くは複雑な成育歴や心理的問題をもち孤立した状況におかれているにもかかわらず，「自ら訴えることもなく，相談にいくこともできない」ことが多い[10]．親子とも身体的精神的に傷ついている場合の支援は，一職種や一機関では限界がある．保健，福祉，医療，教育などの関係機関が連携して取り組むことが必須である．

また，松井[11]は，「虐待の進行と予防」として，一次予防（ハイリスク家庭の把握と援助，健全育成の確認），二次予防（早期発見），三次予防（再発防止）の考え方を示している．子どもの虐待への支援は，予防・発見・ケア・再発防止の一貫した取り組みが必要である．児童虐待は「虐待を受ける子どもと虐待する親の2人の犠牲者がいる」[12]ことを正しく認識し，関係機関が連携し親子双方へのケアを行っていくことが重要である．

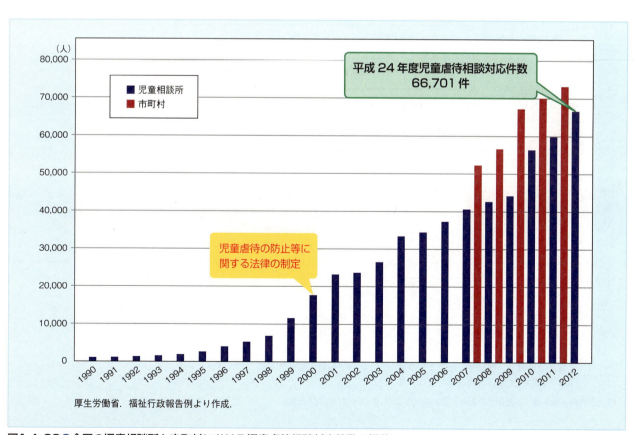

図1.4-23●全国の児童相談所と市町村における児童虐待相談対応件数の推移

2 母子保健施策

(1) 母子保健施策

わが国の母子保健施策は，1947（昭和22）年の「児童福祉法」の制定により，妊産婦，乳幼児の保健指導が行われるようになった．さらに1965（昭和40）年の「母子保健法」の制定により，対象を児童と妊産婦から拡大し，より総合的な母子保健施策が展開されている（図1.4-24）．

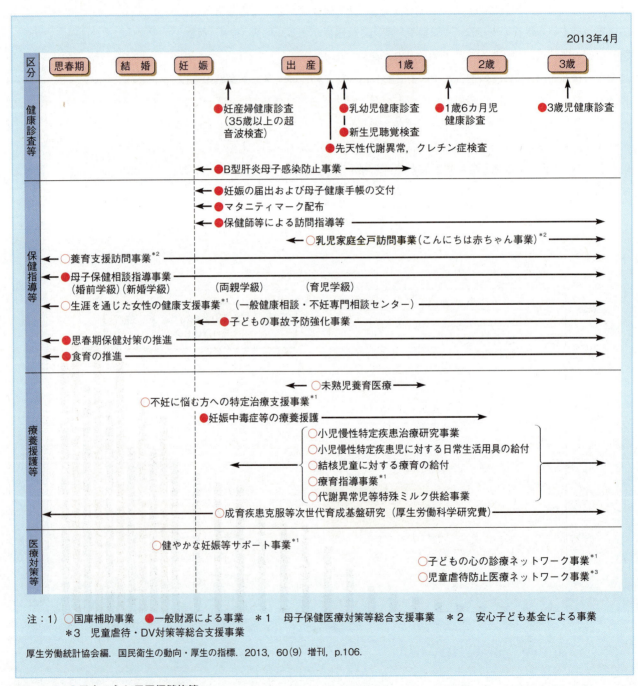

図1.4-24●日本の主な母子保健施策

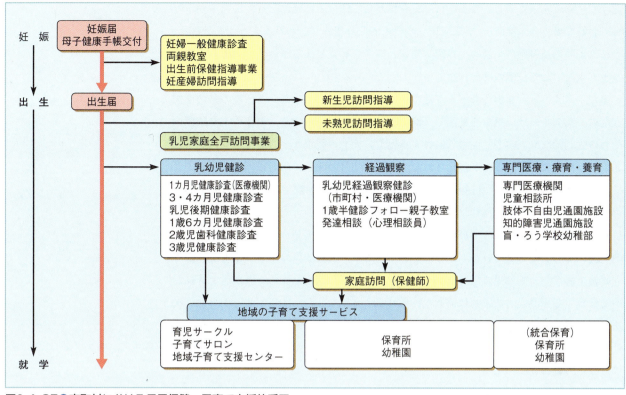

図1.4-25●市町村における母子保健・子育て支援体系図

（2）疾病，障害及び養育問題をもつ家族への支援

地域における親子への支援は，具体的には妊娠届から始まり，出生届を経て就学へと継続されていく．この中で乳幼児の発育・発達を確認する時期に乳幼児健康診査が組み込まれている．乳幼児健診は，子どもの発育・発達の確認，疾病・障害の早期発見とともに養育上の問題を早期に把握する機会としてとらえられている．図1.4-25に示した地域の療育，子育て支援システムの中で，これらの親子への支援が展開されている．

3 小児に関する法律

（1）児童福祉法

児童が心身共に健やかに生まれ，かつ，育成されるよう，また，すべての児童が生活が保障され愛護されることをめざして1947（昭和22）年に制定された児童に関わる基本的な法律である．「総則」「福祉の保障」「事業及び施設」「費用」「雑則」「罰則」の6章から構成され，その中には，児童と保護者等の定義，児童福祉審議会，児童福祉司および児童相談所，児童委員・主任児童委員，福祉事務所および保健所，障害児医療福祉サービス，保育サービス，要保護児童発見者の通告義務，保護者が児童虐待の場合の措置や児童福祉施設について記されている．

近年の子育て支援に焦点を当てた活動を定着させていくための改正が2003年に行われ，地域における子育て支援事業が児童福祉法に位置づけられた．すべての家庭に対する子育て支援が市町村の責務として明確に示され，子育て支援を積極的に行うしくみに整備された．さらに2004年の「児童虐待防止等に関する法律を改正する法律」を

受けて，児童相談に応じることを市町村業務として法律上明確にし，住民自身が市町村において虐待の未然防止，早期発見等の積極的取り組みが行われるよう改正された．それにより都道府県の役割は，専門的知識と技術を必要とする事例への対応や市町村の後方支援として位置づけられた．

また，次代の社会を担う子どもが健やかに生まれ，かつ育成される環境の整備を図るため，2008年には「児童福祉法の一部を改正する法律」により，児童の安全確認のための強制的な立入調査，保護者に対する児童の面会の制限など，虐待を受けた子どもを救うために行政の役割が強化された．2009年4月の改正では，以下の四つの子育て支援事業が法律上義務づけられた．①乳児家庭全戸訪問事業（生後4カ月までの全戸訪問事業），②養育支援訪問事業（育児支援家庭訪問事業），③地域子育て支援拠点事業，④一時預かり事業．市町村はこれらの事業が着実に実施されるよう必要な措置の実施に努めるとされている．さらに2010年からは，家庭的保育事業（市町村長が行う研修を修了し，乳幼児の保育を行うことを市町村長が適当と認めた者が居宅等において保育する事業）も法律的に位置づけられるようになった．2012年4月からは，「民法等の一部を改正する法律」（親権の喪失の制度，未成年後見制度等の見直し）を受けて，親権停止および管理権喪失の審判等について改正された．児童虐待防止対策に伴う改正の経緯について図1.4-26に示す．

(2) 母子保健法

従来，「児童福祉法」の中で行われていた母子保健対策をさらに強力に推進していくために1965年に制定された．この法律は，「総則」「母子保健の向上に関する措置」「母子保健施設」「雑則」からなる．総則では母性の保護と尊重，母性及び乳幼児の健康の保持・増進，母性及び乳幼児の保護者が自ら進んで母子保健に対する理解を深め，その健康，保持増進に努力するという母子保健の理念が示されている．また母子保健の向上に関する措置では，知識の普及，妊娠届出及び母子健康手帳，保健指導，新生児，妊産婦，未熟児の訪問指導，健康診査，低体重児の届出，養育医療など地域で母子保健施策を行っていく上での基盤となることが記されている．地域保健法の制定に伴い，1994年に改正され，さらに2013年から未熟児の訪問指導などが市町村へ権限移譲され，住民に身近な市町村が，妊娠，出産，育児に関わる母子保健サービスをきめ細かに一貫して行うようになった（図1.4-27）．

(3) 健やか親子21

健やか親子21は，21世紀が始まると同時に実施され，20世紀に達成した母子保健水準の継続・向上と20世紀に達成できなかった課題の克服，20世紀終盤から顕在化し深刻化が予測される母子保健の問題に対して，関係機関・団体が一体となって推進する国民運動計画として2000年に策定された．主要課題としては，①思春期の保健対策の強化と健康教育の推進，②妊娠・出産に関する安全性と快適さの確保と不妊への支援，③小児保健医療水準を維持・向上させるための環境整備，④子どもの心の安らかな発達の促進と育児不安の軽減があげられ，67項目の目標指標が設定されている．

策定以降の少子化対策に関連したさまざまな施策を踏まえて，2005年に「健やか親子21」中間評価報告書が出された．中間評価では，健やか親子21は健康日本21と連動

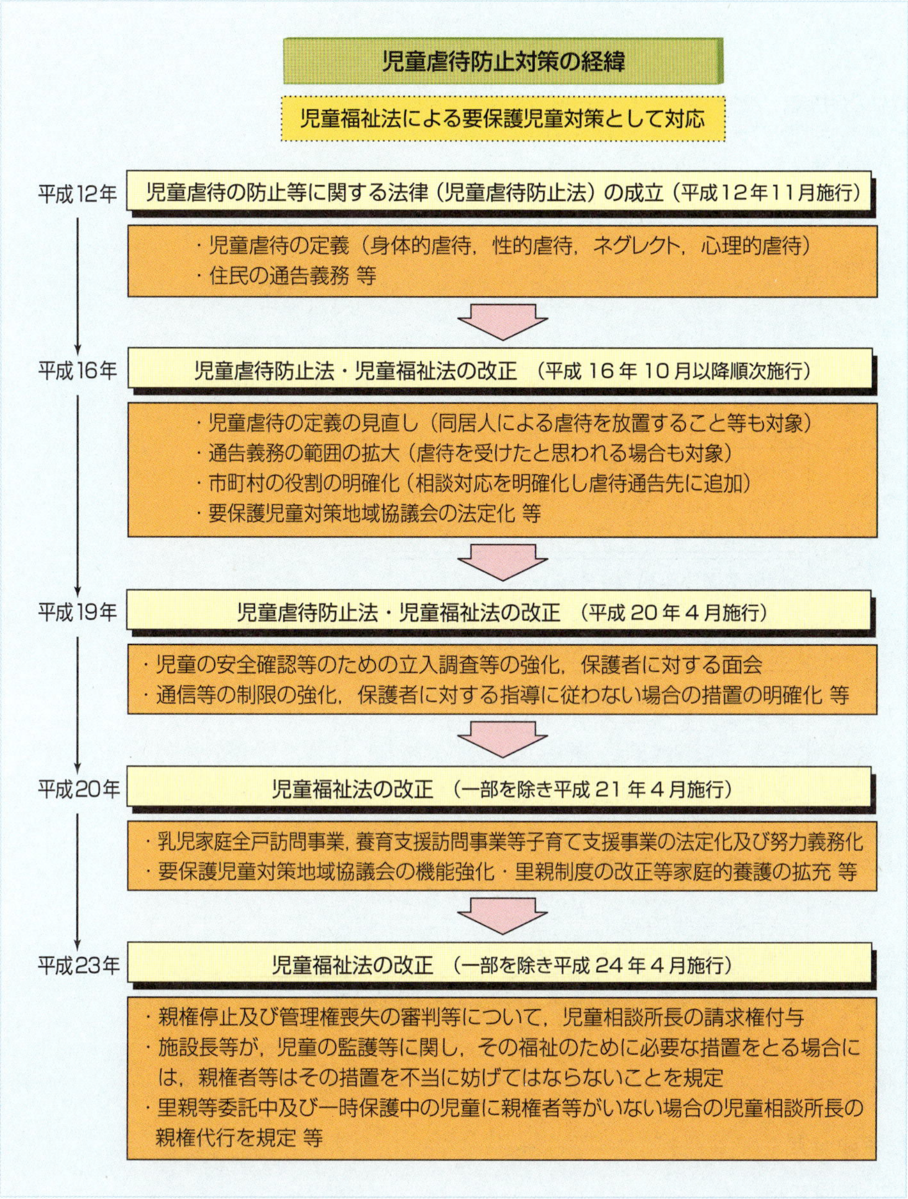

児童虐待防止対策の経緯

児童福祉法による要保護児童対策として対応

平成12年　児童虐待の防止等に関する法律（児童虐待防止法）の成立（平成12年11月施行）

・児童虐待の定義（身体的虐待，性的虐待，ネグレクト，心理的虐待）
・住民の通告義務 等

平成16年　児童虐待防止法・児童福祉法の改正 （平成16年10月以降順次施行）

・児童虐待の定義の見直し（同居人による虐待を放置すること等も対象）
・通告義務の範囲の拡大（虐待を受けたと思われる場合も対象）
・市町村の役割の明確化（相談対応を明確化し虐待通告先に追加）
・要保護児童対策地域協議会の法定化 等

平成19年　児童虐待防止法・児童福祉法の改正 （平成20年4月施行）

・児童の安全確認等のための立入調査等の強化，保護者に対する面会
・通信等の制限の強化，保護者に対する指導に従わない場合の措置の明確化 等

平成20年　児童福祉法の改正 （一部を除き平成21年4月施行）

・乳児家庭全戸訪問事業，養育支援訪問事業等子育て支援事業の法定化及び努力義務化
・要保護児童対策地域協議会の機能強化・里親制度の改正等家庭的養護の拡充 等

平成23年　児童福祉法の改正 （一部を除き平成24年4月施行）

・親権停止及び管理権喪失の審判等について，児童相談所長の請求権付与
・施設長等が，児童の監護等に関し，その福祉のために必要な措置をとる場合には，親権者等はその措置を不当に妨げてはならないことを規定
・里親等委託中及び一時保護中の児童に親権者等がいない場合の児童相談所長の親権代行を規定 等

図1.4-26●児童虐待防止対策の経緯

して進めていくため，当初の健やか親子21の具体的指標に挙がっていなかった栄養や食生活に関する内容が追加された．また，未解決の課題や新たに取り組む課題が明らかになり，新たな指標の見直しが行われた．2010年の第2回中間評価では，図1.4-28のように取り組み期間が2014年まで延長され，以下の4点を重点的に推進するとされた．①思春期の自殺の防止を含む子どもの心の問題への取り組みの強化，②産科医療・周産期医療を担う人材の確保，③低出生体重児の割合の低下に向けた取り組みの強化，④子どもの虐待防止対策のさらなる強化．

　さらに2013年には最終評価が行われ，4つの主要課題ごとの指標が評価され，次期計画に向けた今後の課題として，以下のことが挙げられている．
①思春期保健対策の充実

1. 目 的

○母性並びに乳児及び幼児の健康の保持及び増進を図るため，母子保健に関する原理を明らかにするとともに，母性並びに乳児及び幼児に対する保健指導，健康診査，医療その他の措置を講じ，もって国民保健の向上に寄与することを目的とする．

2. 定 義

妊産婦…妊娠中又は出産後1年以内の女子
乳　児…1歳に満たない者
幼　児…満1歳から小学校就学の始期に達するまでの者
新生児…出生後28日を経過しない乳児

3. 主な規定

1. 保健指導（10条）
市町村は，妊産婦等に対して，妊娠，出産又は育児に関し，必要な保健指導を行い，又は保健指導を受けることを勧奨しなければならない．

2. 健康診査（12条，13条）
・市町村は1歳6カ月児及び3歳児に対して健康診査を行わなければならない．
・上記のほか，市町村は，必要に応じ，妊産婦又は乳児若しくは幼児に対して，健康診査を行い，又は健康診査を受けることを勧奨しなければならない．

3. 妊娠の届出（15条）
妊娠した者は，速やかに市町村長に妊娠の届出をしなければならない．

4. 母子健康手帳（16条）
市町村は，妊娠の届出をした者に対して，母子健康手帳を交付しなければならない．

5. 低出生体重児の届出（18条）
体重が2,500g未満の乳児が出生したときは，その保護者は，速やかに，その旨をその乳児の現在地の市町村に届け出なければならない．

6. 養育医療（20条）
市町村は，未熟児に対し，養育医療の給付を行い，又はこれに代えて養育医療に要する費用を支給することができる．

図1.4-27●母子保健法の概要

②周産期・小児救急・小児在宅医療の充実

③母子保健事業間の有機的な連携体制の強化

④安心した育児と子どもの健やかな成長を支える地域の支援体制づくり

⑤「育てにくさ」を感じる親に寄り添う支援

⑥児童虐待防止対策のさらなる充実

（4）次世代育成支援対策推進法

　急速な少子化の進行を踏まえ，次世代を担う子どもたちが健やかに生まれ，育成される環境整備を図るため，国による行動計画策定指針，地方公共団体や事業主による行動計画の策定などが示されている．特に，2008年の児童福祉法等の一部を改正する法律の成立に伴う次世代育成支援対策推進法の一部改正では，職場における次世代育成支援対策の推進が図られた．仕事と家庭の両立を支援するための雇用環境の整備等について事業主が策定する一般事業主計画の策定・届出の義務づけの対象範囲は，従業員301人以上から従業員101人以上の企業に拡大された．また，一般事業主行動計画の公表と従業員への周知が，計画の策定・届出義務のある企業に義務づけられた．

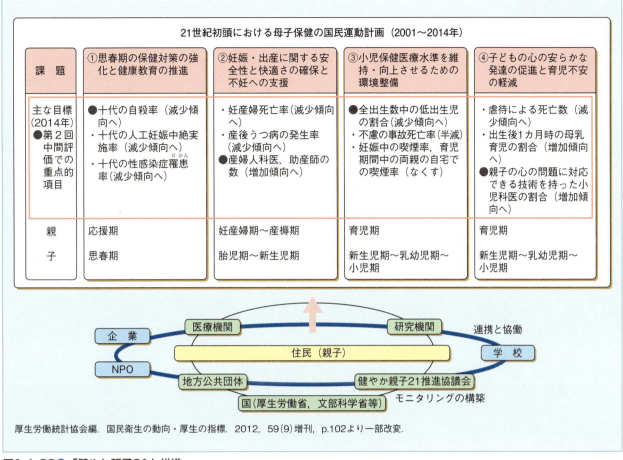

図1.4-28● 「健やか親子21」推進

(5) 児童虐待の防止等に関する法律

　児童虐待問題の深刻化に対応していくために，2000（平成12）年「児童虐待の防止等に関する法律（児童虐待防止法）」が制定され，児童虐待の定義（身体的虐待，性的虐待，ネグレクト，心理的虐待），住民の通告，立入調査等における警察官の援助等が示された．法律制定後も全国の児童相談所における虐待に関する相談件数は急増し，内容も対応が難しいケースが増えている．2004（平成16）年の法律の改正では，児童虐待の定義の見直し（同居人による虐待を放置すること等も対象），通告義務の範囲の拡大（虐待を受けたと思われる場合も対象），市町村の役割の明確化（相談対応を明確化し虐待通告先に追加），要保護児童対策地域協議会の法定化，司法関与の強化（強制入所措置，保護者指導）等が示された．さらに2007（平成19）年の改正では，児童の安全確認等のための立入調査等の強化，保護者に対する面会・通信等の制限強化，保護者に対する指導に従わない場合の措置の明確化等が出された．

引用・参考文献

1）清水将之. 思春期の精神保健と乳幼児期. 乳幼児精神保健の新しい風. 渡辺久子ほか編. ミネルヴァ書房, 2001, p.179-185.
2）山口規容子. ハイリスクの概念. 母子保健情報. 2001, 43, p.4-7.
3）柏木恵子. 父親の発達心理学. 川島書店, 1993, p.35.
4）大日向雅美. 子育てと出会うとき. 日本放送出版協会, 1999, p.88.
5）菅原ますみ. 子育てをめぐる母親の心理. 社会と家族の心理学. 東洋ほか編. ミネルヴァ書房, 1999, p.47-79.
6）労働政策研究・研修機構. 海外労働情報. 〈http://www.jil.go.jp/foreign/basic_information/france/index.htm〉,（参照 2014-09-05）.
7）イギリス保健省・内務省・教育雇用省. ワーキング・トゥギャザー. 松本伊智朗ほか訳. 医学書院, 2002.
8）萩原玉味ほか. 児童虐待とその対策. 多賀出版, 1998.
9）厚生労働省. 平成23年度社会福祉行政業務報告. 2012.
10）小林美智子ほか. 母子保健における養育問題事例への援助実態：被虐待児予防の地域システムにおける保健所の役割. 厚生科学研究：「親子のこころの諸問題」に関する研究. 平成6年度調査報告書, 1995.
11）松井一郎. 児童虐待防止の対応戦略. 子どもの虐待とネグレクト. 2001, 3(2), p.220-223.
12）日本看護協会. 看護職のための子どもの虐待予防&ケアハンドブック. 日本看護協会出版, 2002.
13）前田正子. 子育てしやすい社会. ミネルヴァ書房, 2004, p.22.

5 | 小児看護で用いられる理論

1 セルフケア理論

（1）セルフケア理論とは

オレム（Orem, DE.）のセルフケア理論は，セルフケア理論・セルフケア不足理論・看護システム理論の三つからなり，これらをまとめてオレムの看護一般理論と呼んでいる[1]．

●セルフケア理論●

セルフケアとは，自分にとって良好な状態を維持および高めたりするために自分で行う活動すべてである．セルフケアには，**普遍的セルフケア要件・発達的セルフケア要件・健康逸脱に対するセルフケア要件**の三つのセルフケア要件が含まれている（表1.5-1）．セルフケア・エージェンシー（人がセルフケア要件に取り組むその能力）は後天的なもので，毎日の学習によって獲得されていくものである．子どもの場合は，セルフケア要件をすべて自ら行うことができないので親が代わりに行う．この能力形態を依存的セルフケア・エージェンシー（親：依存的セルフケア・エージェント）という[1]．

●セルフケア不足理論●

セルフケア不足理論はオレム理論の中核をなすものである．セルフケア不足とは，セルフケア・エージェンシーによってセルフケアの要件が満たされなくなったとき，すなわちセルフケア・デマンド（セルフケアの需要）とのバランスが取れなくなったときに生じるものである（図1.5-1）．セルフケア不足が生じるということは，現状のセルフケア・エージェンシーではセルフケア要件を満たすことができず，不足を充足する能力がないことを意味する[1]．

●看護システム理論●

看護システムとは，セルフケア不足に対してどのような補足を必要としているのか，どのような関わり方をしていくことが必要なのかといった，セルフケア要件を満たすために行う看護者の一連の行為である．看護システムは，患者に代わって行為を行うといった全代償的看護システム，看護者と患者が行為をともに，あるいはそれぞれ遂行する一部代償的看護システム，患者のアドバイス的な役割である支持教育的システムの三つから構成され，一つあるいはそれ以上を用いて行う（表1.5-2）．看護者は，

表1.5-1●セルフケア要件

普遍的セルフケア要件
　人間の構造と機能を維持し，その結果人間の発達と成熟を支える内的・外的条件をもたらす人間の行為．
発達的セルフケア要件
　発達過程で特定される普遍的セルフケア要件の具体的表現，またはある出来事などに関連して生じる新しい要件．
健康逸脱に対するセルフケア要件
　病気や損傷など病理学的問題をもつ人々や医学的な診断と治療を受けている人々に存在する要件．

---

plus α

オレム

オレムは，常勤看護師，特別勤務の看護師，看護教育者，管理者，コンサルタントなど多彩な看護経験がある[1]．

plus α

セルフケア要件の例

普遍的セルフケア要件の例
空気・水・食べ物の摂取，排泄を維持すること，活動，休息，孤独，社会的相互作用のバランスをとること，危険を予防し生体の正常を増進すること，など．

発達的セルフケア要件の例
乳児期や思春期など各段階の発達課題，教育剝奪，親族・友人などの喪失，苦しい生活状態・財産の喪失・職業安定の喪失，健康な個性化の失敗，など．

健康逸脱に対するセルフケア要件の例
呼吸困難や腫瘍，医学的ケアから生じる痛み，など．

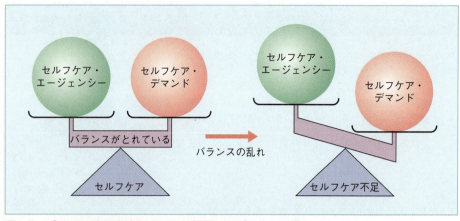

図1.5-1 ● セルフケアからセルフケア不足へのバランスの乱れ

表1.5-2 ● 基本的看護システム

看護システム		看護者の行為	患者の行為
全代償的システム	患者のセルフケア行動のすべてを患者に代わって行う	患者の治療的セルフケアの達成 患者がもつ能力の欠如に対する代償 患者の支持および保護	
一部代償的システム	患者が満たすことができないセルフケアの部分を看護者が行う	患者のいくつかのセルフケア方法の遂行 患者のセルフケアの限界に対する代償 セルフケア・エージェンシーの調整 必要に応じた患者への援助	いくつかのセルフケア方法の遂行 看護者からのケアと援助の受け入れ セルフケア・エージェンシーの調整
支持・教育的システム	患者自身の決定や行動に対して、アドバイスを行う	セルフケア・エージェンシーの行使と開発の調整	セルフケアの達成 セルフケア・エージェンシーの行使と開発の調整

患者の治療的セルフケア・デマンドを継続して充足したり，患者のセルフケア・エージェンシーを開発・調整したりするために看護エージェンシーを行使する[1].

(2) セルフケア理論の前提

①病院や医療施設の中で疾病や障害をもつ患者が，日常生活を行うためにセルフケアのニードを満たす上での助けを必要としている．

②人間とは[1]
  ・一個の人格をもち，かつ権利の主体である．
  ・目的や目標を達成するために意図的に行為を行うエージェントである．
  ・生物的，象徴的，社会的に機能することができる統一体である．
  ・機能の健全性や全体性に向けて多数の機能の様式を調整する能力がある．
  ・セルフケアの要件を満たす方法を学ぶことができる．

③健康とは[2]
  ・身体的，精神的機能の健全性や全体性を特徴とする人間の状態である．
  ・身体的，心理的，対人関係的，社会的側面をもち個人の中で不可欠である．
  ・健康の増進維持，病気の治療，合併症の予防が含まれる．

④看護とは[1]

- ・全面的または部分的に提供される援助サービスである.
- ・治療的セルフケア・デマンドが患者のセルフケア・エージェンシーを超えるときに必要となる.
- ・看護能力のことを看護エージェンシーとしている.
- ・看護者と患者の役割は相補的であり協力し合う関係である.

(3) 小児看護とセルフケア理論

誕生した子どものセルフケア・エージェンシーは親が担っている（図1.5-2A）. しかし, 子どもは日々成長する中で, 生まれながらにもつ能力を発達させたり, 環境との相互作用の中で新たな能力を開発しながら（図1.5-2B）, 自分のニードを自分で充足できるようになっていく（図1.5-2C）. そのため, この能力の拡がりに伴って, 親から子どもへのセルフケアの移行が求められている.

もしも, 親と子どものセルフケア能力のバランスが保たれていない場合には, 子どもが自らのセルフケア・エージェンシーを活用して, 自分で「～できる」ように, 子どもを支えることができるように親を看護することが重要である. また, 子どもが健康問題を抱えている場合, 子どもの非可逆的なセルフケア能力の減少に対する看護介入を通して, 減少している子どものセルフケア能力を親が代償することができるように支援したり（図1.5-3A）, 子どもの他の能力を開発することによって子どもの潜在能力を発揮できるように看護介入していく必要性がある（図1.5-3B）.

(4) セルフケア理論を活用した小児看護のポイント

オレムのセルフケア理論は患者の権利や意思決定の尊重を基盤とする理論であり, 子どもの自己決定を大事にすることを強調している. 看護の受け手である子どもは, 成長とともに学習を経てセルフケア・エージェンシーを獲得していくことができる存在である. しかし, セルフケア理論は子どもが「～できる」ことばかりを目指した理論ではない. 子どもの置かれた状況（精神状態, 家族背景, 疾患の経過, 発達段階など）といった多側面から子どものセルフケアをアセスメントした上で, 子どものセルフケア・エージェンシーを保護・促進していけるように看護システムを活用することが重要である.

(5) 小児看護におけるセルフケア理論の限界

①セルフケア不足のある患者とそれを補う人物がいなければ成立しないことより, 子どものセルフケア・エージェンシーは親や看護者といった他者がいないと獲得できないものである.

②セルフケア要件に取り組む子どもの学習能力や認知能力によって, セルフケアの維持や向上への看護エージェンシーは複雑化する.

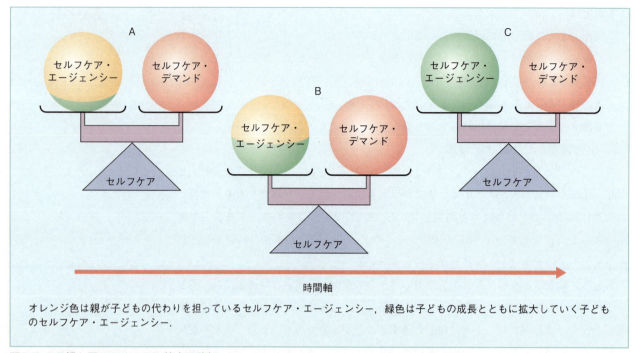

オレンジ色は親が子どもの代わりを担っているセルフケア・エージェンシー，緑色は子どもの成長とともに拡大していく子どものセルフケア・エージェンシー．

図1.5-2● 親と子のセルフケア能力の移行

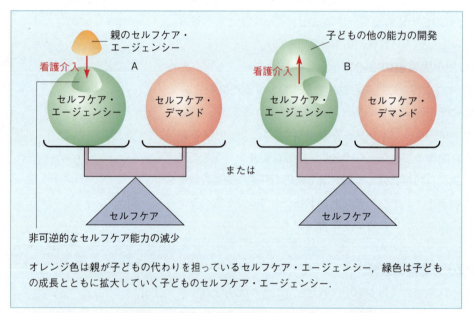

オレンジ色は親が子どもの代わりを担っているセルフケア・エージェンシー，緑色は子どもの成長とともに拡大していく子どものセルフケア・エージェンシー．

図1.5-3● 子どもが健康障害を抱えている場合の親と子のセルフケア能力

2 エリクソンの自我発達理論

(1) 自我発達理論とは

　エリクソン（Erikson, E.H.）は，人が誕生して死に至るまでの生涯をライフサイクルととらえ八つの段階に分け，それぞれに取り組む心理社会的危機（個人の発達的欲求と文化の社会的期待との間に生じる緊張状態）と獲得する事柄を提示している[4-6]．

> **plus α**
>
> **エリクソン**
>
> ドイツに生まれた精神分析学者．フロイト（Freud, S.）の門下に入り精神分析研究所で児童の分析に従事．1933年に渡米．幼児教育を調査していく中で，人は社会との相互作用の中で発達していくという独自の発達理論を提唱した[4]．

（2）小児における自我発達理論

　小児期を通して，子どもは五つの段階（表1.5-3）を経て，各々の発達課題を乗り越えて自我を発達させていく．自我とは，フロイトによるパーソナリティの構成要素の一つである．自我はスーパーエゴ（良心）をくみつつ，イド（欲求）の衝動を表出させるといったバランスを統制する機能である．

乳児期（誕生〜1歳）

　誕生した子どもは重要他者である母親，またはそれに代わる人物との相互作用を通して**基本的信頼感**を獲得していく．そして，子どもは皮膚や口唇の能力を通して，重要他者から始まる社会と相互作用を行っていく．

幼児期前期（1〜3歳）

　運動機能の発達とともに，意図的に身体的コントロールができるという体験を積み重ねていくことにより，**自律感**を獲得していく．環境と自分とは別のものであると理解できることによって，幼稚園や外の世界に関心が広がり，自分の意志や存在を発見していく．

幼児期後期（3〜6歳）

　自分を取り巻く家族以外の社会に関心が広がっていく．全身運動や言語の発達，遊びの発達によって，より多くの世界に働きかけていく**積極性**を獲得していく．また，自分と他者との自我と自我のぶつかり合いを通して，欲求をコントロールしていくことを覚える．また，このプロセスを経て，他者からの役割期待を調整していく．

学童期（6〜12歳）

　自分に課せられた生活技能習得に取り組む中で，自己評価と他者評価の一致により"できる"自信につながり**勤勉感**を獲得していく．また，集団遊びやしつけによって，広範囲な人々との同一視や規範を取り入れることから自己中心性が減少し，他人の期待する役割を理解し，自分自身の行動に対する期待を発達させることができるようになる．他者や社会，環境との出会いによって人生の中で目標をもつことを学び，そこにたどり着くためのものを身につけていくようになる．

思春期・青年期（12〜22歳）

　身体的成熟（第二次性徴）があり，今まで信頼していた自分の身体に対する突然の動揺から自我機能のバランスが崩れる．そのため，もう一度，社会の中での自分の位置づけを統合するために，集団への同一視や帰属意識の獲得から自己の確立を求めていく．仲間の存在を用いて役割実験（自分の将来のアイデンティティに対する多くの可能性を確かめるために，色々な社会的役割を実験的に試みること）を行いながら，色々な顔をした自分を統合して「これが自分」というものを明確にしていく．

　さらに，性的・世代的・就職的アイデンティティの探求によって**自我同一性**を獲得する．すなわち，自分への問いかけ，再評価，役割実験後の達成によって一貫した自己を作り上げていく．

　青年期以降の段階における心理社会的危機として，Ⅵ. 親密性 対 孤立，Ⅶ. 生殖性 対 停滞，Ⅷ. 統合 対 絶望がある．

---

plus-α

乳児期の子どもへの関わり

のどが渇いて泣いているのであれば，抱っこして，おむつを替えるのではなくミルクをあげるなど，子どもが表出する欲求の多様性を察知していけるように，子どもと養育者への支援を行っていく．

plus-α

幼児期前期の子どもへの関わり

子どもは"自分でうまくできる"体験を通して自律感が育っていくことから，子どもが自分でこれ以上できないと感じるときに養育者が手伝っていく．そのために，普段から子どもの行動に忍耐力と助力をもって関わる．

plus-α

幼児期後期の子どもへの関わり

子どもの好奇心は"お医者さんごっこ"のように身体をふざけて探索することに向く場合もある．この場合，大人は性的意味合いで叱るのではなく，その行動に関する社会的規範を子どもの理解に応じて説明することが重要である．

plus-α

学童期の子どもへの関わり

能力，身体発達，経験などの個人差は，子どもに必然的な劣等感を抱かせやすい．そのため，大人はほめ言葉などを通して，"より上手になる"ように子どもを励ましていく関わりが求められる．

表1.5-3●エリクソンの自我発達理論における心理社会的危機と段階別の定義

心理社会的危機	定　義
Ⅰ．基本的信頼感 　　対 　　不信感	○自分の欲求がかなえられて，自分が価値のあるものだという自信，自分の存在や自分を取り巻く世界に対する信頼 ●他者の善意や自分自身の怒りの力を経験することによって，自信がなくなること
Ⅱ．自律感 　　対 　　恥・疑惑	○自分一人でしたことがうまくできることの積み重ねによる，自己に対する自信の確立（環境に対する積極的な身体的探索） ●他人に支配されたり人前で恥じたとき，自分の能力を試したくないという無力感や自己疑惑
Ⅲ．積極性 　　対 　　罪悪感	○自分の能力を使って，自分を取り巻く世界を征服したいと思うようになること（世界に対する積極的な概念的探索） ●自分でできると思ったことができなかったり，悪いことだと思うことで生じる罪の感情
Ⅳ．勤勉性 　　対 　　劣等感	○色々な経験と仲間との比較を通して，自分の能力が優れているという喜びや達成感 ●技能習得ができなかったり，人より劣っていると感じることで自身の価値がなくなること
Ⅴ．アイデンティティ 　（自我同一性）の確立 　　対 　　アイデンティティ 　（自我同一性）の拡散	○第二次性徴に伴う自分の身体への揺らぎの中で安心感が得られる集団所属への感覚 ○性的・世代的・就職的アイデンティティの探求によって一貫した自己を作り上げること ●集団への帰属意識をもつことができず，仲間と一緒のときの不安や孤独の感情 ●自分自身や将来が自分の手元から逃げていくというような持続的な感覚

plus α

**青年期の
子どもへの関わり**

子どもと親（養育者）の関係は，子ども時代に達成してきた愛情と善意の絆を保ちつつ，自律を求めようとする葛藤である．その中で，子どもがアイデンティティを確立できるように支援体制をもつことが必要である．

（3）自我発達理論を活用した小児看護のポイント

①基本的信頼感の獲得のために：授乳や離乳食を行っている子ども，また，口唇などに障害を抱えている子どもの場合，子どもと養育者がともに安心して触れ合えるような家族支援が必要である．

②自律感の獲得のために：子どもの障害によってもっている力に制限がある場合でも，子どもがもっている運動能力を活用して可能な方法で働きかけることが大切である．一方，子どものすべてを担ってきた親にとって揺らぎの時期である．子どもが自ら環境に働きかけていけるように，親が見守ることができるように援助する．

③積極性の獲得のために：現代の子どもは，健康障害の有無にかかわらず核家族化などによって，社会に入って他者と関係形成をしていくことが苦手だとする傾向が強くなっている．この時期から集団遊びを通して，他者との関係の築き方を学んでいくことが必要である．

④勤勉性の獲得のために：健康障害からできないことに固執しすぎず，できる自信を強化していける関わりが必要である．

⑤集団同一性の獲得のために：病院で過ごす子どもや病気をもちながら社会で生活をしている子どもは，治療などのために仲間との関係が中断してしまう．そのため，仲間からの疎外感が強められることによる発達上の問題を考慮した援助が重要である．

(4) 自我発達理論の限界

①子どもと親の相互性に成り立つ理論であり，自我と社会に焦点を置いている．
②人格は社会の中で育まれると論じているが，個別性を重視した理論展開ではない．
③心理発達的危機を克服し発達課題を獲得しなければ，次の段階には進めない．

3 ピアジェの認知発達理論

(1) 認知発達理論とは

　ピアジェ（Piaget, J.）は，すべての子どもに共通する認知のプロセスを明らかにしている．これは，生物としてもっている遺伝的なものと，環境との相互作用により認知を発達させていくという考え方に成り立つ理論である[4, 9]．認知発達理論は，同化と調節によってシェマ（schema）を拡大させながら，感覚運動位相→前操作位相→具体的操作位相→形式的操作位相へと発達していく[4, 8, 9]．

●**感覚運動位相（誕生〜2歳）**●

　身体活動と感覚的知覚を全体として協応させることで，環境を直接的な経験の中で知覚できるようになることを課題とする段階であり，六つの発達に区別される．

反射の使用：感覚運動位相の第1段階（誕生〜1カ月の乳児の特徴）

　純粋に自閉的な時期であり，口唇に触れるものをくわえ吸おうとする様式を反射的に使う．

一次循環反応：感覚運動位相の第2段階（1〜4カ月ごろの特徴）

　反射活動が次第に自発的運動に変わっていき，意識的な行動単位が成立する段階である．しかし，まだ内的・外的刺激が区別できず，どちらも自分とは別の環境と認知している．すなわち，偶然に手に触れるものを握ろうとする様式（把握―解除―把握―解除―把握）を繰り返すというパターンから，手でできることについて学習し（把握―そこからの喜びの吸収―解除―喜びの吸収―把握），習慣が作り上げられていく（手と目の協応，図1.5-4）．

二次循環反応：感覚運動位相の第3段階（4〜9カ月ごろの特徴）

　感覚運動器官が出来事を長続き（永続性の状態）させる努力をすることで，環境をさらに認知し，調整できるようにしていく段階である．"繰り返し""長引かす"ことにより，シェマに統合しながら活動の範囲を拡大していく．

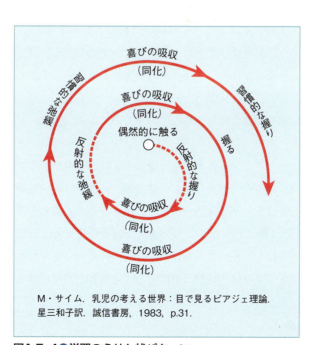

M・サイム．乳児の考える世界：目で見るピアジェ理論．星三和子訳．誠信書房，1983, p.31.

図1.5-4●学習のらせん状パターン

---

plus α　ピアジェ

スイスに生まれた動物学者であり，認識論研究者であり，論理学者である．児童の発達のシーケンス（因果的連鎖，順序など）の様式と規則性の傾向を研究目的とし，認知発達理論を提唱した[4]．

plus α　同化と調節

環境を自分に取り入れてシェマを拡大していくことを同化といい，自分で処理できない状況においてシェマを作り変えていくことを調節という．

plus α　シェマ

子どもが自ら形作る知的活動や理解パターンのこと．

plus α　位相

発達とは，生まれつきの変えることのできない進化の過程であり，この過程には異なった発達があり，それを位相としてとらえている．これらは連続性があり拡大することで作り上げられ次の位相へと続いていくものである．

二次的シェマの協応と新しい場面への応用：感覚運動位相の第4段階（1歳前後ごろ）

　新しい事物を経験すると自分の活動を実験的に行い，環境への活動を広げていく段階である．新しいことに以前習慣としたシェマを適合させ，拡大・複雑化していく．

三次循環反応：感覚運動位相の第5段階（1歳の前半）

　活動的実験がさらに続けられて，手段としてのシェマが最終目的となるシェマに作り変えられていく段階である．自分の活動とは別に因果関係があること，人にも行動があると認めるようになり，試行錯誤により行動パターンを変化させていく．

心的協応による新しい手段の発明：感覚運動位相の第6段階（1歳半ばごろ）

　ある行動をする前に状況を考えることができ，過去の経験に関係づけて自分独自の新しいイメージを形成し始めていく段階である．記憶されたイメージとその特性（使用方法，形，大きさ，色など）が結びつき，自ら考え出すことができるようになる（心的表象の出現）．

●前操作位相（2〜7歳）●

　自己中心的な思考の時期にある．この時期の子どもは他者や周囲との相互作用をし続けることによって自己中心的な思考を克服していく．これには，前概念位相（2〜4歳）と直観的位相（4〜7歳）がある．

前概念位相（2〜4歳）

　自己中心的な思考を発達させていく段階であり，自己満足的な行動様式と初歩的な社会的行動様式との間に阻まれた転換期である．その特徴は，

①魔術的思考：自分を結びつけて世界をとらえたり，誰でも自分と同じように考え，理解してもらえると思っていること．

②アニミズム：自分が生きていて動いているように，植物，自分の大事なぬいぐるみ，食卓にあるテーブル，椅子などすべての物には命があり，動くことができるというような思考のこと（p.228参照）．例：太陽が朝，目を覚ます．

③混同性推理：時間感覚がなく，同時に起こったことは同時に起こるという考え方．例えば，病気のために看護者から注射を受けて不快な体験をした子どもが，再び看護者を見て，また注射をされると思って泣き出すなど，時間発達が未熟であるために，看護者を見ただけで注射されると混合して考えること．

　自己中心的思考は，子どもの自我の未熟な機能を補っていくものである．

直観的位相（4〜7歳）

　思考の発達はまだ部分の理解にとどまり，全体という概念はない（全く同じ数の二つのボタンの集合を，子どもが見ている前でボタンが互いに接近して置かれている場合と，それを山に置き換えた場合では，子どもは見た目の多い山をたくさんあると考えてしまう）．また，意味を完全に理解していなくても，適切な言葉を使えるようになる．遊びの発達としては，その中にルールのような社会的規範が作られ，自発的な遊びやゲームに変わっていく．模倣の発達は，以前は模倣すること自体が目標であったのに対し，目的をもってその価値を自分のものにするために模倣するようになる．

●具体的操作位相（7〜11歳）●

　直接的な物理的環境への依存から抜け出し，思考・空想・言語によって新しい状況

---

plus-α

感覚運動位相の第3段階にある子どもの行動の特徴

把握反射を例にあげると，「握ったり」「つかんだり」が，まとまりをもった「振ったり」「引っ張ったり」という活動に統合されていくことである．これを"繰り返す""長引かす"行動といっている．

plus-α

感覚運動位相の第4段階にある子どもの行動の特徴

「ばいばい」は誰かがいなくなるという意味であることを理解できるようになったり，物を隠されても，その物は存在し続けることがわかるようになる．

plus-α

感覚運動位相の第5段階にある子どもの行動の特徴

色々な形のブロックをその形がはまる中に詰め込むことができるようになったり，空いている箱に物を充たしたり空にしたりすることができるようになる．

plus-α

直観的位相にある子どもが使う言葉の特徴

右手と言われれば右手を差し出せるなど，右手と左手の区別ができるようになる．しかし，子ども自身，右や左の概念はまだもってはいない．すなわち，言葉の意味を大人同様に理解してはいない．

が作り出され問題を解決していく，新しい思考の水準の段階である．自分を他者として外側からとらえることができるようになり，物事を「部分→全体」としてみることができるようになっていく．数学的概念の発達として結合・保存の獲得，言語の発達は意思疎通の道具として用いられるようになるが，言葉を使った思考はまだ十分ではない．思考の発達としてアニミズムが消失し，遊びの発達としてルールがある集団遊びを通して平等の概念が生まれたり，良心などの道徳観を内面化していく．

●形式的操作位相（11〜15歳）●

　論理的に物事をとらえることができるようになり，あらゆる可能な仮説を作り上げて予測・推理ができるようになる．現在のことのみならず，過去・現在・未来を自由に思考することができるようになる．また，相手の立場に立った判断ができるなど，道徳的価値の習得がみられるようになる．

(2) 認知発達理論を活用した小児看護のポイント

①子どもの世界観への理解や理解のしかたを年齢から推測することができる．
②子どもへの説明やケアへの工夫におけるアプローチ法を見いだすことができる．

(3) 認知発達理論の限界

①各位相同士は異質なものである．
②位相の移行に関しては説明されていない．
③不適応や成熟については述べられていない．

4 親子関係論

　子どもが誕生して初めての社会との相互作用は，重要他者である母親または養育者（以下，養育者）との間で展開される．この二者関係を通して，人格形成で最も重要な発達課題である**基本的信頼感**を獲得していく．この親子関係に焦点を当てた理論として，ボウルビィ（Bowlby, J.）のアタッチメント理論とマーラー（Mahler, MS.）の分離ー個体化理論を紹介する．

(1) ボウルビィのアタッチメント理論

　アタッチメント理論は**愛着理論**とも呼ばれている．この理論は，早期乳幼児期の子どもと養育者との絆が，子どもの人格発達に与える影響を明らかにしている．生後1年間の子どもと養育者との相互作用の経験の中で，自分の要求が満たされたかどうかに基づき，対人関係のパターンや依存傾向などを獲得していく．養育者が信頼できる人であると認知するかどうかによって子どもの愛着は安定型・不安定型に分類される（表1.5-4）[13]．

---

plus α

"結合"の概念における理解の特徴

足し算・引き算・掛け算・割り算が理解できるようになる．すなわち，全体性の概念が前位相の経験を通して発達することにより，結合の概念が発達する．

---

plus α

"保存"の概念における理解の特徴

一定の属性は恒常的であるという，保存の概念の理解が高まることによって，長さ・量→重さ→体積へと保存の概念が発達する．

---

plus α

ボウルビィ

イギリスの精神分析医であり，母性的養育の剥奪を研究した．1950年，WHOの研究報告書に乳幼児期の母親からの分離の有害性を述べ，早期分離体験はその後の人格形成に有害な作用を及ぼすことを指摘した[12]．

表1.5-4●愛着別，子どものパターンの特徴

安定型の愛着をもつ子ども	不安定型の愛着をもつ子ども		
	両価型	回避型	混乱型
養育者が求めるときに子どもの手の届くところにいて，応答的で，信頼できる存在であるだろうという確信をしている． （養育者－環境の探索行動を続ける）	養育者との再会時に，激しく泣いてしがみつき離れようとしない． （養育者から離れない）	人との距離を保ち，養育者を避ける．他の子どもをいじめる傾向がある． （養育者を無視し続ける）	養育者との再会時に，混乱したり，奇妙なしぐさをする． （養育者の存在に混乱する）

●愛着別の子どものパターン●

安定型の愛着をもつ子どものパターン

このタイプの子どもは脅かされるような状況に置かれたとき，養育者が手の届くところにいて応答的で信頼できる存在であるという確信をもつことができる．この確信があると，成長とともに養育者を「安全基地」として行きつ戻りつしながら探索行動をとり，より行動範囲を拡大することができるようになる．

不安定型の愛着をもつ子どものパターン

このタイプの子どもは，養育者の関わりによって表1.5-4のように三つに分類される．不安定型の「回避型」の愛着を示す子どもは，養育者との分離不安が一見ないかのように思われるが，体内のストレス反応を示すホルモン値が高いことが明らかにされている．

●アタッチメント理論を活用した小児看護のポイント●

子どもと養育者が互いに安心感のもと"抱く"行為などの愛着行動を通して愛着形成を育み続けていけるよう，アドバイスや支援体制を整えるなどの環境調整が求められている．

（2）マーラーの分離－個体化理論

分離－個体化理論とは，出生直後の乳幼児の保育園的設定を示しており，3歳まで継続的に観察したデータを基に構築された理論である．乳幼児が，さまざまな分離体験を通して一つの個体としての自我をもつ存在となる過程であり，これは分離－個体化過程以前の「正常な自閉段階・共生段階」，分離－個体化過程の第1下位段階～第4下位段階である「分化の段階」「練習段階」「再接近段階」「個性化段階」からなる．（図1.5-5，表1.5-5）．

●分離個体化過程●

正常な自閉段階・共生段階（誕生～4カ月）

正常な自閉段階とは，外部刺激を遮断している段階であり，生理的な成長をするために胎児期に近い状態で環境などのストレスから保護されている．子どもは自分自身に集中しており，眠る・泣くの反応を繰り返すことによって外部刺激を相対的に取り入れないが，外部刺激に対する反応性が欠如しているわけではない．

共生段階とは，母親との関わりを快・不快に分化する段階であり，この取り組みにより外部刺激を遮断していた自我の殻が少しずつ壊れ始めていく．子どもは，母親を欲求充足対象としてぼんやりと意識していくが，自分と母親は一体であるととらえて

---

plus α

マーラー
（Mahler, MS.）

ハンガリーの精神分析家，児童心理学者．早期幼児期自閉症の臨床研究に取り組み，自閉症の子どもが普通の健康な子どものように自己同一性を獲得できない事実を観察していた．そこから健康な子どもが，いかにして自己同一性を発達させるかを研究した．

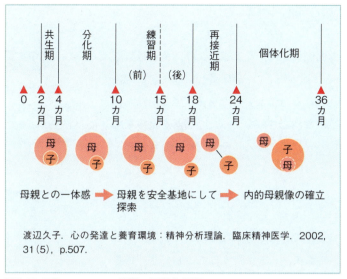

図1.5-5● マーラーの分離 - 個体化過程

表1.5-5● マーラーの各段階にある子どもの特徴

分離個体化の段階		子どもの特徴
分化の段階		4, 5カ月：社会的微笑が母親に向けられた特定の微笑へと変化 6カ月ごろ：母親の髪や鼻などを引っ張ったり，母親をもっと見ようとして身体を反らして離れようとする（探索行動）． 7, 8カ月ごろ：人見知りといった照合様式がみられる．
練習段階	初期練習期	母親を"基地""補給"の存在としてハイハイにより母親から離れたり，戻ったりしながら探索し始める．その子どもの探索を自由に見守る母親もいれば，離れていく子どもを引き戻したりする母親もいる．
	本来の練習期	子どもは直立歩行によって何かを手に入れたり，手放したりを繰り返し行い，環境への探索に没頭することによって母親から分離する．この分離によって自我が急速に発達していく．
再接近段階		探索の中で「母親と自分は別」と分離を意識するため，分離が怖くなり母親に依存しようとする（追い出し）が，運動機能の発達により分離したい欲求は強く，抱き上げられることを期待した母親からの"飛び出し"を行う．
個体化段階		"心的表象"とは，母親は自分とは明確に分離したものであって，かつ「よい母親」と「悪い母親」は同一の母親として統合することができるようになる．

おり，母親に対する欲求は絶対的なものである．一方，母親の子どもに対する欲求は相対的なものであるため，快・不快が出現することになる．

分化の段階（4〜10カ月）

　母親が特定の人だとわかるようになる段階であり，これは共生段階での内部に向けられていた子どもの活動が，増加しつつある覚醒期間中に外部に向けられた知覚活動が生じることによって次第に広がるからである．自分は母親とは違うように，同じに見えたり感じられたり，動いたりする他の人々や物と母親を区別し始める．

練習段階（初期練習期：10〜15カ月・本来の練習期：15〜18カ月）

　母子の最適な距離を保つ必要のある段階であり，母親から身体的に離れようとする最も初期の能力によって開始される「初期練習期」と，自由な直立歩行によって母親

から離れることを特徴とする「本来の練習期」に分けられる．

再接近段階（18〜24カ月）

子どもの母親に対するアンビバレント（両面価値感情）な欲求により，再度母親を求めていく段階である．特徴的な行動である「追い出し」「飛び出し」は，愛情対象との再結合への願望と愛情対象に再び呑み込まれる恐怖といった葛藤状態であり，再接近危機と呼ばれる．子どもは，母親から欲求が満たされなかったり葛藤を自ら克服できなかった場合，見捨てられたという強い不安状態に陥る．そのため，対象世界を「よい」と「悪い」に分裂させてとらえることから，青年期の発達危機である人格形成に問題を生じやすい．

個体化段階（24〜36カ月）

子どもが母親を心的表象として確立することができるようになる段階である．そのため，母親が不在であっても，「よい母親」のイメージを保持することができ，母親から分離して遊ぶことを可能にさせる．この確立によって，子どもは自我を発達させていくことができるようになる．

●分離−個体化理論を活用した小児看護のポイント●

①正常な自我段階・共生段階・分化の段階において，子どもの生理的欲求に対する母親からのよいフィードバックが重要な関わりとなる．

②子どもの探索行動が母親にとって一種の喪失感といった共生からの変化に伴う危機であるため，子どもを身体的に放したり，子どもが振り返ったときには見えるところにいて抱っこするなど，子どもとの距離を保つことが求められる．

③練習段階に子どもが病気であったとしても，運動機能の発達は重要であるため，母親に病状のアセスメントなどの判断ができるように援助する必要がある．

④再接近段階においては，子どもに対する母親からのほどよいフィードバックが重要となる．

5 家族理論

子どもは家族の一員であり，家族員との相互作用を通して成長発達していくとともに，家族も家族集団としての成長発達を遂げていく．子ども独自の発達に焦点化するのではなく，家族の中の子ども，また，子どもを取り囲む家族として理論を活用することによって，より多面的に子どもをとらえた看護を実践することができる．ここでは，家族システム理論，家族ストレス対処理論，家族発達理論の三つを取り上げ，家族理論を活用した小児看護学のポイントについて述べる．

（1）家族システム理論

家族システム理論とは，家族を一つのユニットとし，家族内の夫婦関係は夫婦サブシステム，親子関係は親−子サブシステム（父−子サブシステム，母−子サブシステム），きょうだいの関係は同胞サブシステム，その他のサブシステムとして例えば祖父母と孫の関係は祖父母−孫サブシステムといった小さなユニットから構成される（図1.5-6）．一方，大きなユニットとしては家族を取り巻く社会を社会システムといった上位システムとしてとらえている[15]．このように家族をユニットとしてとらえ

---

plus-α

アンビバレント

両価性と訳され，一般的にある人が他者に対して，愛するという感情と憎しみという感情や態度を同時にもちうる精神状態のことをいう．

plus-α

システム理論

社会学の分野で発達した理論で，システムは目標思考のユニットであり，相互に作用し合う部分からなり，かつ，時間を超えて存続していくものであると定義づけられている[15]．

plus-α

夫婦サブシステムの特徴

夫婦サブシステムはどのサブシステムよりも強く，他の例えば親−子サブシステムの侵入がなされず，世代間境界が明瞭であることが重要である．

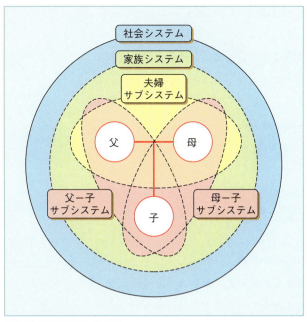

図1.5-6 ● 家族システム

ること，そしてそれぞれの色々な部分間の相互作用に焦点を当てて家族を包括的にとらえて記述することを特徴とする理論である．

●家族システムの特徴●
①家族とは相互に密接に作用し合い，依存し合っている個人からなる小さな集団である．
②家族は物質・エネルギー・情報を環境と交換している開放システムであり，動的な実体である．
③家族全体とは単なる部分の総和ではなく，部分の総和以上のものである．
④家族の存続と成長のために環境から必要なものを吸収・修正し，また選択的に放出している．
⑤家族システムで生じた一部分の変化は必然的にシステム全体に変化をもたらす．
⑥家族には階層性があり，役割期待をもっている．

●家族システム理論を活用した小児看護のポイント●
　子どもが病気をもったことで，母親と子どものサブシステムが夫婦サブシステムよりも強固なものとなった場合，夫婦サブシステムのバランスが将来崩れることが予想できる．すなわち，夫婦サブシステムの希薄化が顕著となると世代間境界は不明瞭となり，親一子サブシステムの凝集性による家族存続の危機状況の恐れがみえてくる．また，家族システム理論を活用することにより，上位システムである社会から家族をとらえることが可能となる．このように，家族の動的な変化を過去・現在・予測される将来からとらえることで，子どもを含めた家族アプローチを見いだしやすくなる．

(2) 家族ストレス対処理論
　家族成員の誰かが例えば病気になった場合，その個人に生じるストレスは家族のストレスでもある．ストレス対処理論を家族にも活用することによって，家族のストレ

plus α
家族システムのバランスが崩れるとは
家族の外的境界が，不鮮明→家族としてのまとまりがなくなる／強固→家族が社会から孤立する．
サブシステムの境界が，不鮮明→家族のつながりが弱くなる／強固→家族の中で孤立する．

plus α
世代間境界
両親という世代の固い連携・つながりのことである．現代では，親一子といった世代間を超えたつながりが強くなりやすい．

ス状態における危機（発達的危機・状況的危機）や家族対処を把握することができる.

●ストレス，順応，適応の回復モデル●

家族をシステムとしてとらえ，家族の健康問題に対する危機という観点から家族の対処を支持・促進・教育する目的で発展してきたマッカバン（McCubbin, MA.）のモデル「家族ストレス，順応，適応の回復モデル」（図1.5-7）[16]がある．これは**順応段階**と**適応段階**からなる．病気などのストレス源の進入によって，家族の生活の変化と累積により家族が脆弱化するが，今までの家族の対処で対応ができる段階を順応段階としている．一方，対処ができずに家族危機が累積してしまって新たな対処を獲得したり，資源を活用することによって適応に向かう（適応良好），あるいは危機的状況が続き（適応不全）再び家族危機に戻って適応に向かう段階を適応段階としている.

●家族ストレス対処理論を活用した小児看護のポイント●

子どもが病気をもつことは，子ども個人のみならず家族のストレスや危機的状況としてとらえることにより，家族がその状況を乗り越えていく現象を対処からとらえることができる．よって，ストレス対処という状況への看護アプローチを明確化するとともに，家族の対処を支援していく.

（3）家族発達理論

個人の発達を段階的にまとめた理論（エリクソンの自我発達理論）が存在するように，家族にも発達段階が存在するという前提のもとで作られた理論が家族発達理論である[15].

●家族ライフサイクル（表1.5-6)●

家族発達理論は，家族生活を時間の経過に沿って段階ごとに論じたものである．デュヴァル（Duvall, EM.）が提唱する八つの各段階は相対的に安定していて，間接する段階とは質的にも量的にも異なっているものであり，家族の共通性に着目し，家族のダイナミクスを説明しようとしている[15].

●家族発達理論を活用した小児看護のポイント●

例えば，子どもが誕生し家族の構成員が変化することは，同時に家族関係の交流パターンも変化することになる．家族が現在どの段階に属するのか把握することによって，現在起こっている問題が発達的危機・状況的危機によるものなのかが明確となり，また，今後の危機の予測ができることから，将来を見越した小児看護のアプローチを考えていくことができる.

---

plus **α**

家族発達理論の限界

1960年代のアメリカの典型的なモデルに形成されたことから，現代の家族に当てはまるとはいいにくい点などの限界がある．限界をカバーする意味において，ライフコース論やライフキャリア論などの理論が誕生してきている.

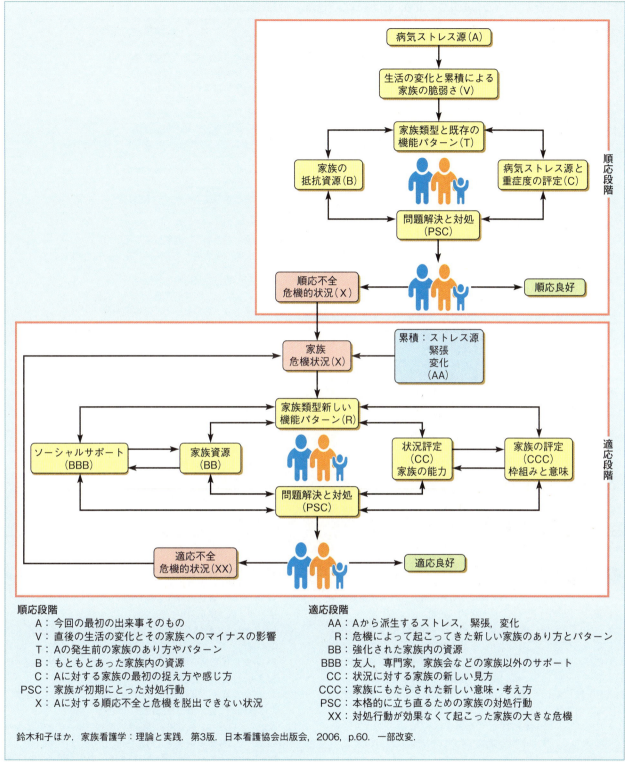

図1.5-7●家族ストレス，順応，適応の回復モデル（McCubbin, MA.）

表1.5-6●家族ライフサイクルの八つの段階における家族発達課題と健康領域の問題

家族の発達段階	家族の発達課題	健康領域の問題
第1段階 家族の誕生	・お互いに満足できる結婚生活の確立 ・親族ネットワークとの調和 ・家族計画	・性的役割や夫婦の役割調整 ・家族計画に関する教育やカウンセリング ・出産前教育やカウンセリング
第2段階 出産家族	・個人，夫婦，親としての感情や考えを内包した創造的なコミュニケーションパターンの再確立 ・拡大家族や友人との関係の再調整	・家族中心の出産準備教育 ・子育てや出産後の家族計画 ・身体的な健康問題の早期発見・早期治療など
第3段階 学齢前期の子どもをもつ家族	・子どもの社会化 ・親子関係の変化への適応と調整	・家族の子どもへの分離の準備（子どもが変化に対応していけるように） ・子どもの感染性疾患や事故など
第4段階 学童期の子どもをもつ家族	・子どもが学業に励むようにすること ・円満な夫婦関係を維持すること ・子離れを学ぶこと	・子離れに対する不安や孤独感 ・子どもの学力に過剰反応する ・学校恐怖症や子どもの自己中心的な行動
第5段階 10代の子どもをもつ家族	・自立・責任・制御の変化と子どもの自立への援助 ・老いた親の世話の始まり	・子どもの問題行動の表面化 ・家庭状況に関する夫婦・同胞の葛藤 ・子ども，親の葛藤および姑の葛藤
第6段階 新たな出発の時期にある家族	・子どもとの心理的絆を保ちながら巣立ち後の変化への適応，生活の再構築 ・夫，妻の年老いた病気の両親を援助すること	・慢性疾患の増悪，肥満，高血圧など ・女性の更年期障害 ・長期の飲酒や喫煙，食習慣などの影響の顕在化
第7段階 中年期にある家族	・健康的な環境を整える ・年老いた両親や子どもとの間に満足のいく有意義な関係の維持 ・夫婦関係を強固なものにすること	・夫婦の離婚問題 ・ひとりよがりの満足感 ・年老いた両親の世話の問題
第8段階 退職後の高齢者家族	・満足できる生活状態を維持すること ・減少した収入での生活に適応していくこと ・夫婦関係の維持や配偶者の喪失に適応すること ・家族の絆を統合させたものとしての維持 ・加齢化の中で自分自身の存在の意味を見いだすこと	・老人の社会的価値の低下 ・機能や体力の低下 ・家族に共通する喪失（経済・家・社会的喪失，きょうだいや配偶者の死） ・退職

引用・参考文献

1）D・E・オレム．オレム看護論：看護実践における基本概念．第3版．小野寺杜紀訳．医学書院，1995．

2）吉田時子監修．小児看護．金原出版，2004，p.148-151，（標準看護学講座，29）．

3）松尾宣武ほか編．小児看護学②：健康障害をもつ小児の看護．メヂカルフレンド社，2004，（新体系看護学，29）．

4）H・W・メイヤ．児童心理学三つの理論：エリクソン・ピアジェ・シアーズ．大西誠一郎監訳．黎明書房，1977．

5）B・M・ニューマンほか．生涯発達心理学：エリクソンによる人間の一生とその可能性．新版．福富護訳．川島書店，1988．

6）E・H・エリクソン．幼児期と社会1．仁科弥生訳．みすず書房，1977．

7）E・H・エリクソン．幼児期と社会2．仁科弥生訳．みすず書房，1980．

8）M・サイム．子どもの目から見た世界：ピアジェの認知理論の実際．星三和子訳．誠信書房，1982．

9）M・サイム．乳幼児の考える世界：目で見るピアジェ理論．星三和子訳．誠信書房，1983．

10）J・ピアジェ．模倣の心理学．大伴茂訳．黎明書房，1988，（幼児心理学，1）．

11）J・ボウルビィ．ボウルビィ母子関係入門．作田勉監訳．星和書房，1984．

12）J・ボウルビィ．母と子のアタッチメント：心の安全基地．二木武監訳．医歯薬出版，1993．

13）渡辺久子ほか編．乳幼児精神保健の新しい風：子どもと親の心を支える臨床の最前線．別冊発達．2001，24，p.2-11．

14）M・S・マーラーほか．乳幼児の心理的誕生：母子共生と個体化．高橋雅士ほか訳．黎明書房，1981．

15）M・M・フリードマン．家族看護学：理論とアセスメント．野嶋佐由美監訳．へるす出版，1993．

16）鈴木和子ほか．家族看護学：理論と実践．第2版．日本看護協会出版会，1995．

重要用語

子どもの最善の利益	食育	自我同一性
子どもの権利	小児救急医療	感覚運動位相
セルフケア	混合病棟での配慮	前操作位相
家族	倫理的配慮	具体的操作位相
コラボレーション	少子高齢化社会	形式的操作位相
小児看護専門看護師（CNS）	母子保健指標	アタッチメント
子ども観	子育て支援施策	分化の段階
成育医療	児童虐待	練習段階
疾病構造	児童福祉法	再接近段階
チーム医療（他職種との連携）	母子保健法	個体化段階
アドボカシー	健やか親子21	家族システム
子どもの権利条約	セルフケア	家族ストレス対処理論
子どもとメディア	基本的信頼感	家族発達理論

学習参考文献

■1 日本看護協会. 看護者の倫理綱領. 日本看護協会, 2003.

これから看護師となる人にも知ってもらいたいものであり, 看護者の行動指針, かつ専門職としての責任を社会に明示するものである. 小児看護においても重要なものである.

■2 看護史研究会編. 看護学生のための日本看護史. 医学書院, 1989.

看護史について, 詳細を知りたい人にお勧めである. 看護の先駆者一人ずつについて, 詳細に記されている.

■3 永井憲一ほか. 新解説子どもの権利条約. 日本評論社, 2003.

本書の旧版が1990年に刊行され2000年に本書「新解説」として, この10年間の条約に関する国内外の状況や研究成果を盛り込んだ形で書き改められている.

■4 杉本健郎. 子どもの脳死・移植. クリエイツかもがわ, 2003.

著者は医師であり, また交通事故で脳死と判定された子どもの父として臓器提供を決断した実体験から, 子どもの脳死や移植に対する問題や課題を提言している.

■5 日本看護協会編. 看護者の基本的責務：定義・概念／基本法／倫理. 新装版. 日本看護協会出版会, 2006.

保健師助産師看護師法や看護者の倫理綱領, 日本看護協会看護業務基準などが記されている.

■6 東洋ほか編. 社会と家族の心理学. ミネルヴァ書房, 1999, （流動する社会と家族, 1）.

社会の激しい変化を反映して生じている家族の諸現象を最新の心理学研究に基づいて解説している.

■7 大日向雅美. 子育てと出会うとき. 日本放送出版協会, 1999.

積年の母性研究の成果を踏まえ, 現代の子育てをしている母親の多様な思いが理解できる.

■8 イギリス保健省・内務省・教育雇用省. 子ども保護のためのワーキング・トゥギャザー：児童虐待対応のイギリス政府ガイドライン. 松本伊智朗ほか訳. 医学書院, 2002.

児童虐待防止に向けて, 共に活動する関係職種・機関における連携のための基本が示されている.

■9 Jones, DN.編. 児童虐待防止ハンドブック. 鈴木敦子ほか訳. 医学書院, 1995.

児童虐待に関わるさまざまな職種のための知識と活動の指針が示され, 自らの活動をサポートしてくれる.

■10 メアリー・エドナ・ヘルファほか編. 虐待された子ども. 第5版. 坂井聖二監訳. 明石書店, 1997.

児童虐待への理解を深めるための全テーマを網羅した包括的なテキストである.

■11 D・E・オレム. オレム看護論：看護実践における基本概念. 第4版. 小野寺杜紀訳. 医学書院, 2005.

オレム理論の詳細を知りたい人にお勧めである. 理論の成り立ち, 理論の変遷も含めて記されている.

■12 B・M・ニューマンほか. 生涯発達心理学：エリクソンによる人間の一生とその可能性. 新版. 福富護訳. 川島書店, 1988.

各段階にトピックスや例をあげ, 生涯の発達過程を詳細に記している.

■13 J・ボウルビィ. 母と子のアタッチメント：心の安全基地. 二木武監訳. 医歯薬出版, 1993.

理論の展開を例にあげながらわかりやすい言葉で説明している.

■14 M・M・フリードマン. 家族看護学：理論とアセスメント. 野嶋佐由美監訳. へるす出版, 1993.

家族システム理論・家族危機理論・家族発達理論以外の家族理論が記されているため, 子どもの家族を理解しやすくなる.

学習達成チェック

☐ 小児看護の目的・対象を理解し，子どもの最善の利益を目指した看護について，自分の考えを述べることができる．

☐ 子どもの最善の利益を目指した看護を実践することができる．

☐ 子ども観は時代背景・社会的変化に応じてどのように変化してきたのだろうか．

☐ 小児医療と小児看護はどのようなことが影響して変遷したのだろうか．

☐ 小児看護の今後のあり方はどのようなことが望ましいのだろうか．

☐ 子どもの権利条約を変遷も含めて理解できる．

☐ 現代社会における，子どもの生活を子どもの権利条約の視点からとらえることができる．

☐ 子どもを取り巻く医療を子どもの権利条約の視点から考えることができる．

☐ 子どもの権利条約と倫理的配慮に基づいた看護実践ができる．

☐ 子どもを取り巻く社会環境として重要な母子保健の指標について説明できる．

☐ 現代の子どもと子育ての環境はどのようになっているのだろうか．

☐ 地域の社会環境の中で，子どもと親を支援するための施策にはどのようなものがあるか．

☐ 子どもにおけるセルフケア理論の活用ができる．

☐ 自我発達理論を使って子どもの自我の発達をアセスメントすることができる．

☐ 認知理論を使って子どもの認知の発達をアセスメントすることができる．

☐ 親子関係をアタッチメント理論や分離―個体化理論からアセスメントすることができる．

☐ 家族システム理論・家族ストレス対処理論・家族発達理論から家族をアセスメントすることによって，子どもの置かれた状況を把握できる．

子どもの成長・発達と看護

2

学習目標

- 子どもは日々，成長・発達過程にあるということを理解する．
- 子どもの成長・発達に影響を及ぼす要因について理解する．
- 乳児の成長・発達過程を理解し，乳児期の子どもの姿がイメージできる．
- 乳児期に見られる健康問題について理解する．
- 乳児のセルフケアの発達を促す看護を理解する．
- 幼児期の子どもの成長・発達の特性と発達課題が理解できる．
- 幼児期の子どもを養育する家族の現状と課題を理解する．
- 幼児にとっての食事の意義と食行動の自立に向けた援助を理解する．
- 幼児の排泄機能の成長・発達と排泄行動の自立に向けた援助を理解する．
- 幼児の睡眠と規則正しい生活の必要性を理解する．
- 幼児の健康維持に対する取り組みとしての清潔行動確立に向けた援助を理解する．
- 幼児にとっての遊びの意義と発達を促すために必要な遊びへの援助を理解する．
- 幼児に生じやすい事故の特性と，家族を含めた事故防止や安全教育の必要性を理解する．
- 学童期における標準的な成長・発達が理解できる．
- 学童期における児と家族のセルフケアの相補関係が理解できる．
- 学童期における健康の特徴が理解できる．
- 学童期における健康問題が理解できる．
- 学童期の健康問題解決における看護者の役割が理解できる．
- 思春期の成長の特徴である第二次性徴を理解する．
- 思春期の発達課題であるアイデンティティの確立について理解する．
- 思春期の人々を取り巻く環境について理解する．
- 思春期の人々に起こりやすい健康問題を理解する．
- 思春期の人々の成長・発達の特徴を踏まえた援助について理解する．
- 発育評価の必要性について理解することができる．
- 発育（成長・発達）を評価する方法を具体的に提示することができる．
- フィジカルアセスメントの必要性や留意点を理解することができる．
- 子どもに適した身体発育の評価の必要性を理解し，評価方法を選択・実施することができる．
- 子どもの状況に適した心理社会的発達の評価の必要性を理解し，選択することができる．

学習項目

1 成長・発達の原則
  1 成長・発達の一般的原則
  2 成長・発達に影響する要因

2 乳児期の子どもの成長・発達と看護
  1 乳児期とは
  2 形態的成長・発達の特徴
  3 機能的発達の特徴
  4 心理・社会的発達
  5 乳児によくみられる健康問題
  6 乳児のセルフケアの発達と看護
  7 乳児のいる家族への看護

3 幼児期の子どもの成長・発達と看護
  1 幼児期とは
  2 家族とその機能
  3 食行動

  4 排泄行動
  5 睡眠行動
  6 清潔行動
  7 遊びの意義
  8 安全の確保と現状

4 学童期の子どもの成長・発達と看護
  1 学童期とは
  2 身体的成長
  3 機能的発達
  4 学童によくみられる健康問題
  5 学童期の子どものセルフケアの発達
    と看護

5 思春期の人々の成長・発達と看護
  1 思春期とは
  2 身体的成長

  3 機能的発達
  4 思春期の人々によくみられる健康問題
  5 思春期の人々のセルフケアの発達と
    看護

6 発育の評価
  1 形態的成長の観察と評価
  2 心理社会的発達の評価法

1 | 成長・発達の原則

子どもは常に成長・発達過程にある．**成長**（growth）とは，一般に身長や体重といった計測が可能な形態的変化をいう．**発達**（development）とは，全身運動，微細運動，言語機能など，機能の巧みさや能力の増加に関して用いられる．子どもの一般的な成長・発達過程を理解することは，子どもの生活そのものを理解することであり，小児看護を実践する場面で必ず知っておく必要がある．

1 成長・発達の一般的原則

子どもとは，新生児期，乳児期，幼児期，学童期，思春期の各成長発達段階にある対象を指す．

子どもの成長・発達は互いに関連をもちながら進行していくが，その中にも一定の原則がある．

①方向性・順序性がある（図2.1-1）．
・頭部から足の方向に進む（頭から尾の方向）．
・身体の中心から末梢に進む（近から遠の方向）．

②連続性があるが，急速な時期（スパート現象）と緩慢な時期が存在する：スキャモン（Scammon, R.E.）は，出生後の身体の各臓器別の発育について図式化した（図2.1-2）．縦軸は成人の完成した臓器を100％とした場合で，各年齢における値を百分率で表している．全身の臓器をリンパ系型，神経系型，一般型（筋肉，骨格，呼吸器，消化器，循環器，血液量など），生殖器型に分類している．

③未分化から分化へと進む．

④身体のある機能や器官の成長発達に決定的に重要な時期（**臨界期**，**発達課題**など）がある．

> **plus α**
> **臨界期**
> 臨界期（critical period）とは，ある器官や機能の成長・発達に決定的に重要な時期のことをいう．臨界期に成長・発達が妨げられると，将来にわたって継続的な機能障害などを残す可能性が出てくる．

> **plus α**
> **発達課題**
> 発達課題（developmental task）とは，各発達段階において達成すべき目標である．

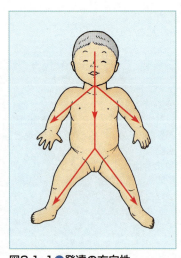

図2.1-1●発達の方向性

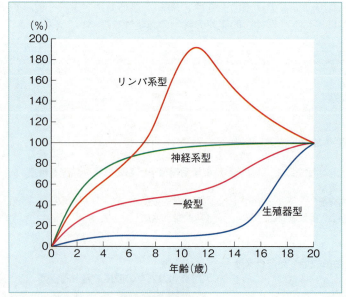

図2.1-2●Scammon臓器別発育曲線

⑤個人差がある.

2 成長・発達に影響する要因

　子どもの成長・発達は，連続的に進んでいくが**個人差**がある．また成長・発達は，**遺伝的因子**や**環境的因子**などに影響される．遺伝的因子は，両親から受け継がれたもので，その中心は，細胞核内のDNAにある遺伝子である．例えば，両親に似た容姿，体格などがその例である．

　環境的因子の影響は受精の時期から受ける．子どもが出生前後に生活する場所によっても地域差が生じ，民族や人種によっても経験することが異なり，成長・発達に大きな影響を及ぼす．

　子どもの生活環境や，家庭環境，社会的環境，健康状態，栄養状態によっても，子どもの成長・発達は大きく変化する可能性がある．遺伝的因子と環境的因子は，成長・発達に単独で影響を及ぼすばかりでなく，相互に影響し合う．例えば，身長を決定する因子は，遺伝的因子のみではなく，環境的因子や栄養状態が影響を及ぼす．このように，子どもは内外のさまざまな影響を受けながら成長・発達を続ける．

引用・参考文献

1）筒井真優美. 小児看護学：子どもと家族の示す行動への判断とケア. 第5版. 日総研出版, 2008, p.28.

2）氏家幸子監修. 母子看護学, 小児看護学. 廣川書店, 2003,

p.21.

3）中野綾美. 小児看護学. 第2版. 金芳堂, 2005, p.68.

2 乳児期の子どもの成長・発達と看護

1 乳児期とは

　乳児期は生後1年未満をいう．乳児期は，新生児期（生後28日未満）に母体内から外界へと大きく変化した生活環境に適応し，身体的・知能的機能の発達の著しい時期である．

→新生児期については，ナーシング・グラフィカ 母性看護学①『母性看護実践の基本』参照．

2 形態的成長・発達の特徴

(1) 体 重

　出生時の平均体重〔2012（平成24）年度〕は，男児3.04kg，女児2.96kgである[1]．新生児は，**生理的体重減少**によって，一過性に体重が減少するが，生後7〜10日目ごろに出生時の体重に戻る．乳児期の体重増加は著しく（表2.2-1），生後3〜4カ月で約2倍，1年で出生時体重の約3倍となる（p.164参照）．

表2.2-1●乳児の1日の平均体重増加量

月　齢	1日の増加量
1〜3カ月	25〜30g
3〜6カ月	20〜25g
6〜9カ月	15〜20g
9〜12カ月	10〜15g

plus α　生理的体重減少
出生後数日間は，組織液の消失，胎便の排出，哺乳量が少なく水分・栄養が十分でないことから，出生時体重の5〜10%が減少する．これを生理的体重減少という．生後7〜10日で出生時体重に戻る．

(2) 身 長

　出生時の平均身長（2012年度）は，男児49.2cm，女児48.6cmである[1]．乳児期の身長の増加は著しく，1年で出生時身長の約1.5倍となる．

(3) 頭 部

　出生時の平均頭囲（2010年度乳幼児身体発育調査）は，男児33.5cm，女児33.1cmである．その後，生後6カ月で42cm，生後1年で約45〜46cmと急速に大きくなる．頭囲は，脳の発達と重要な関連がある．脳の神経細胞の分裂は出生前にその多くが終了しているが，出生時約400gの脳は，生後6カ月で約2倍，3歳で約3倍となる．脳重量の増加は，神経突起の数の増加や長さの伸展，シナプスの形成，髄鞘，**グリア細胞**の増加などによる．標準的な発育をしている児においては，5〜6歳で脳重量が成人の約90%に達する．

　頭蓋骨は，七つの骨から構成されている．新生児，乳児では，分娩時の産道を通過する際に児頭が変形しやすいしくみ（児頭応形機能）になっており，各骨の接合部（縫合）に間隙がみられる．前頭骨と頭頂骨に囲まれた菱形の部分を**大泉門**，頭頂骨と後頭骨に囲まれた部分を**小泉門**という．小泉門は平均で生後3カ月くらいまでに閉じ，大泉門は1歳6カ月ごろに閉鎖する．大泉門の閉鎖時期や大きさから乳児の健康状態が判断できる．大泉門の閉鎖時期が早すぎる場合は小頭症，遅い場合は水頭症や骨の発育不全，いったん閉じたものが再び開いた場合は脳腫瘍などを疑う．大泉門が膨隆すれば，髄膜炎，脳炎，脳腫瘍に伴う頭蓋内圧の上昇，陥没すれば脱水症などが考えられる．

plus α　グリア細胞
神経膠細胞をグリア細胞といい，星状膠細胞，上衣細胞，小突起膠細胞，小膠細胞の4種類のグリア細胞が存在する（ナーシング・グラフィカ 人体の構造と機能①『解剖生理学』13章2節1参照）．

plus α　新生児の頭蓋

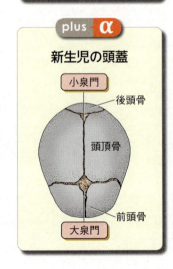

(4) 胸 部

　出生時の平均胸囲（2010年度乳幼児身体発育調査）は，男児31.6cm，女児31.5cmで，

生後1年で45〜47cmとなる．出生時は頭囲のほうがわずかに大きいが，生後2カ月以降からは胸囲のほうが大きくなる時期がある．乳児期の胸郭の特徴は，①肋骨が水平に走り，そのため呼気や吸気の容量が少なく胸式呼吸がしにくい，②胸郭の断面が筒状で前後径と左右径がほぼ等しい，ということがあげられる．成長とともに肋骨は前傾し左右径が大きくなり，横断面が楕円形の成人の形に近づく（図2.2-1）．乳児は腹式呼吸を行い，2歳ごろになると胸郭や筋肉の発達に伴い，肺容量が増加し胸式呼吸が加わり，3〜7歳ごろまでは合併型，それ以降は胸式呼吸となる．

(5) 生　歯

歯には，乳歯と永久歯がある．乳歯の形成は妊娠初期から始まっており，妊娠中期ごろには石灰化と呼ばれる硬い歯としての組織の発達も開始する．永久歯は妊娠中期に形成され始め，石灰化は出生後，乳幼児期に開始する．母親の妊娠中の健康状態や栄養状態は乳歯の形成に，子どもの乳幼児期の健康状態や栄養状態は永久歯の形成に影響を及ぼすため，良好な状態を維持できるようにすることが大切である．

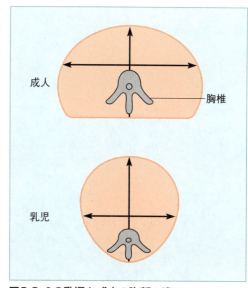

図2.2-1●乳児と成人の胸郭の違い

乳歯の萌出の時期にはかなりの個人差があるが，生後6〜8カ月ごろに萌出し始め，2歳半〜3歳までに計20本生えそろう．乳歯は5〜6歳ごろから抜け始め，同時に永久歯が生え始める．永久歯の萌出の時期にも個人差があるが，第一大臼歯が初めに生え始め，第三大臼歯を除いて，12〜13歳ごろに計28本生えそろう．第三大臼歯は17〜21歳に生えるが，上下4本生えない場合もある．第三大臼歯が生えそろうと，永久歯は計32本となる（ナーシング・グラフィカ 人体の構造と機能①『解剖生理学』7章2節2参照）．

(6) 骨　部

骨は子どもの発育に伴い，長さ，太さ，密度を増し，身体的成熟度を知る指標の一つである．一般的な**骨年齢**の判定には，健康な小児について作成された手根骨のX線写真を評価基準として用い，最も類似したものを判定する方法が用いられる（図2.2-2）．化骨は出生時は0個であるが，生後2〜6カ月に現れ，年齢＋0〜1個という数になり，12歳ごろに10個が完成する．

(7) 性の分化

正常な経過をたどる子どもは，出生時すでに性の分化は完了しており，生まれたときから男女の性が決定している．

(8) 身体各部のつり合い

身長と頭部の割合は，年齢が小さいほど頭部の占める割合が大きい．新生児では4：1，2〜4歳では5：1，4〜7歳児が6：1，11〜15歳が7：1である．

(9) 身体発育の評価

身長，体重は乳幼児身体発育調査（パーセンタイル曲線）を用いて評価することができるが，各々の測定値を単独で評価するだけでは，身体発育の評価は十分ではない．乳児の身長と体重のバランスの評価には**カウプ指数**を用いる（p.163参照）．カウプ指

plus α
骨年齢
骨の成熟度から判定された年齢を骨年齢という．骨年齢には，個人差，男女差がある．

plus α
化　骨
軟骨にカルシウムが沈着してできる．その中心となる化骨核は年月齢によってその出現数が決まっている．

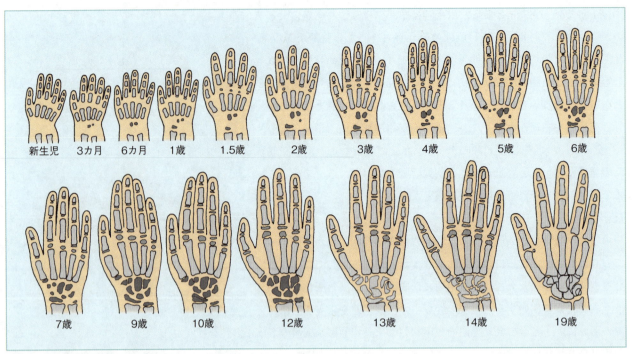

図2.2-2 ● 手根骨X線写真の模式図

数は15〜19が標準で，乳児の健康状態や栄養状態を評価するために用いられている．

3 機能的発達の特徴

(1) 呼 吸

呼吸数は，成長・発達に伴い減少し，成人に近づくのは学童期以降となる．新生児の呼吸数は，1分間に約30〜50回，乳児は約30〜40回である（p.405資料4参照）．小児は，その解剖・生理学的特徴から，呼吸器障害を招きやすい（表2.2-2）．

(2) 循環器系

新生児・乳児期は，子宮内での胎児循環（ナーシング・グラフィカ 人体の構造と機能①『解剖生理学』5章2節1 (6) 参照）から数日かけて，外界での成人循環へと急激な変化を遂げる．

●脈 拍●

子どもの脈拍数は，年齢が低いほど回数が多い（p.406資料4参照）．これは，1回の心拍出量が少ないにもかかわらず，組織の酸素消費量が多いため，脈拍数を多くして対応しているためである．新生児・乳児には，呼吸性の不整脈や睡眠時の不整脈がみられることがあるが，これは生理的であるとみなされている．

●血 圧●

新生児・乳児期は，血管の弾力性があり，年齢が低いほど血圧も低い（p.406資料4参照）．血圧測定で重要なことは，体格を考慮したマンシェットを選択することである．生後3カ月未満では幅3cm・長さ15cmのものを，3カ月〜3歳までは幅5cm・長さ20cmのもの（上腕の長さの半分以上，3分の2以下の幅）を選択する．

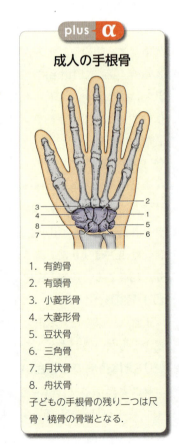

plus α

成人の手根骨

1. 有鉤骨
2. 有頭骨
3. 小菱形骨
4. 大菱形骨
5. 豆状骨
6. 三角骨
7. 月状骨
8. 舟状骨

子どもの手根骨の残り二つは尺骨・橈骨の骨端となる．

表2.2-2 ● 乳児の呼吸器系の特徴と呼吸器障害

①未発達な肺をもつ
　子どもは，成長発達に伴い新陳代謝が活発であり，成人に比べると体重あたりの酸素要求量が多く，成人の2倍の換気量を必要とする．しかし，実際には子どもの肺胞は出生時2,400万個，4歳には2億5,000万個と成人の2億9,600万個に近づくものの，肺胞一つの大きさが小さく，肺の呼吸面積は狭い．このように，未発達な肺をもつ子どもは，呼吸困難などの症状を呈する危険性が高い．

②呼吸中枢が未熟である
　子どもは呼吸障害が生じた場合，呼吸回数を増やすという努力をして，必要な酸素量を保とうとする．しかし，延髄にある呼吸を調節するための呼吸中枢が未熟なため，呼吸回数を増やすことでかえって呼吸中枢が抑制され，低酸素状態を悪化させる．

③気道が狭く，経鼻呼吸をしている
　子どもは，鼻腔・咽頭・喉頭などの気道が狭い．また，新生児・乳児は主に鼻呼吸を行っているので，風邪などによる鼻腔内の分泌物によって，容易に鼻閉や呼吸困難をきたすため，鼻腔内の分泌物の除去をする必要がある．

④肝臓が大きい
　横隔膜の位置は年齢によって変化し，乳幼児の横隔膜は第8～9肋間，学童期では第9～10肋間と，もともと高位に位置する．肝臓の上方は横隔膜直下に位置するが，成人の肝臓が体重の1/50程度であるのに対し，新生児は体重の1/20に達する（プラスα参照）．特に腹部に異常がなくても，哺乳などによってさらに横隔膜が挙上し，その動きが制限されると換気障害を起こしやすい．

⑤肋骨が水平で，胸郭の断面が筒状である
　子どもは，成人の胸郭とは異なり，肋骨が水平で胸郭の断面が筒状であることから，肋骨の運動により胸腔が十分に広がらない．加えて肋間筋やその他の呼吸補助筋が十分に発達していないため，腹式呼吸を行っている．腹式呼吸は横隔膜の上下運動によって行われるため，腹部膨満などによって横隔膜の動きが妨げられたり，横隔膜が挙上されることによって，容易に呼吸困難に陥りやすい．

(3) 体温

　体温調節中枢は脳の視床下部にあり，熱の産生と放散のバランスで均衡を保っている．子どもは成人に比べ，体重あたりの食事摂取量が多く，運動が活発で熱の産生が多く，体温が高めで36.7～37.0℃前後である．子どもの体温は環境温に影響を受けやすく，その理由として，①体温調節機能が未熟である，②体表面積に対して汗腺の発育が未熟である，③筋肉・皮下脂肪が薄く，それに対して体表面積が大きいということが挙げられる．子どもは感染症にも罹患しやすく，発熱することも多い（p.189参照）．直腸体温は，腋窩体温より0.5～1.0℃前後高い．

(4) 睡眠

　新生児の睡眠時間は20～22時間，乳児は11～15時間（p.115参照）である．新生児の睡眠パターンは昼夜の区別がなく，睡眠と覚醒を繰り返すが，生後4カ月ごろになると，昼間の覚醒時間が増え，それと同時に夜間の睡眠時間が増える．睡眠は，成長ホルモンの分泌に密接な関連があり，子どもの睡眠時間の確保は成長・発達にとって重要である．

(5) 腎機能・水分代謝

● 腎機能 ●

　新生児期や乳児期の腎臓の組織は生下時にほぼ完成しているが，腎機能は未熟で，腎の濃縮力も低く，乳児期の最大濃縮力は成人の2分の1程度である．腎機能は2～3歳ごろに成人機能に達する．新生児・乳児は膀胱の容積が小さく，1日の排尿回数が多い．乳児の排尿回数は1日15～20回，1回の尿量は約20～40mLである．生後6カ月～1歳は，膀胱に尿がたまると刺激が脊髄神経を通って延髄に伝達され，反射的に排尿が生じる．大脳皮質レベルでの尿意の知覚が可能となり，随意的に排尿をコントロールできるようになるのは1歳半前後である．

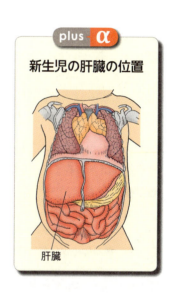

plus α
新生児の肝臓の位置

肝臓

●水分代謝●

　子どもの身体の水分が占める割合は，成人に比べて多い．新生児は体重の80％，生後3カ月では体重の70％，成人では体重の60％が水分である（表2.2-3）．

　乳児の必要水分量は，150mL/kg/日である（表2.2-4）．新生児・乳児は水分代謝の回転が早く，発熱・下痢・嘔吐によって水分を喪失した場合や，食欲不振などによって水分摂取が妨げられた場合，容易に脱水状態に陥る．

> **乳児の必要水分量の計算式**
> 尿量（80～90mL/kg/日）＋不感蒸泄量（50～60mL/kg/日）＋糞水分量（5mL/kg/日）＋水分蓄積量（5mL/kg/日）＝150mL/kg/日

(6) 消化器系

　新生児は，出生直後から**哺乳反射**（吸啜反射，ルーティング反射，嚥下反射，捕捉反射）によって哺乳することができる．生後2カ月までは，本能的な反射運動によって哺乳が行われる．生後3カ月ごろには，随意的な哺乳行動に移行する．生後4カ月になると，液状のもの以外が口唇の間に入ると舌先で押し出す**舌挺出反射**が消失し，固形物の摂取が可能になっていく．

●乳児の胃の形状●

　胃は成人のものとは違い，形は球形状で，胃底の形成不全，噴門括約筋（食道胃結合部）の発育不全がある（図2.2-3）．**吐乳**や，**溢乳**しやすく，2～3歳で釣り鐘状，10～12歳で成人と同じ形状となる．胃の容量は，新生児では約50mL，生後1カ月では90～150mL，3カ月で140～170mLとなる（p.105参照）．胃に入った乳汁の全部が腸へ送り出されるまでに，母乳は約2～3時間，牛乳は約3～4時間を要する．

●便●

　生後2～3日の間は，羊水，腸管内分泌物，胆汁色素などを含む**胎便**が排泄される．

plus α
舌挺出反射
押し出し反射ともいう．離乳食を摂取するために重要なポイントである．

plus α
吐乳
乳児が乳を多量に吐くことをいう．消化管の異常やイレウスなどによっても起きるため，嘔吐の状況や吐物の性状，全身状態に注意する．

plus α
溢乳
乳児が授乳後に，食道・胃内容をあい気（げっぷ）とともに，よだれのように口から出すことをいう．乳児の胃の噴門部機能が未熟なことによって起こりやすい．

plus α
胎便
生後2～3日までに排出される便で，黒褐色・緑色の粘稠な便である．無臭で，腸管上皮・腸管内分泌物・胆汁色素・ぜい毛・脂肪からなる．生後3～5日で移行便を経て，普通便となる．

表2.2-3●身体の水分量（体重比）

	新生児	生後3カ月	生後1年～成人
全体水分量（％）	80	70	60
細胞外液（間質液，血漿）	40	30	20
細胞内液	40	40	40

表2.2-4●必要水分量と排泄量

	必要水分量（mL/kg/日）	不感蒸泄量（mL/kg/日）	尿　量（mL/kg/日）
乳　児	150	50～60	80～90
幼　児	100	40	50
学　童	80	30	40
成　人	50	20	30

色は黒褐色，粘稠で無臭である．生後3〜4日ご
ろから，胎便と乳汁摂取後の便が混在した黄褐色
の移行便が排泄される．母乳栄養児の便は卵黄色
の軟便で，酸臭がある．出生直後は，腸内は無菌
状態であるが，生後2〜3日ごろから腸内細菌叢
が形成される．母乳栄養を中心とする児は，腸内
にビフィズス菌が多く，腸球菌，大腸菌は少ない．

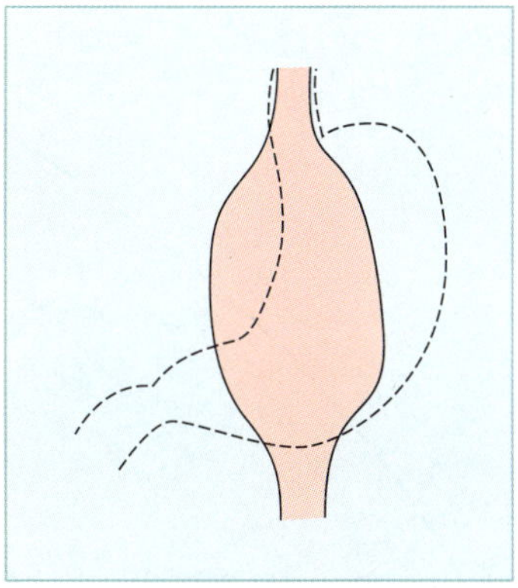

(7) 骨髄・血液

●骨　髄●

　骨髄は，赤色骨髄と黄色骨髄に区別される．赤
色骨髄は造血機能が盛んで，黄色骨髄は脂肪に富
むので黄色に見え，造血機能がない．6歳までは赤色骨髄，15歳までは80％以上が赤
色骨髄で，年齢が進むとともに黄色骨髄が多くなる．

●血　液●

　出生時の血色素は69〜90％がヘモグロビンF（HbF：胎児型）で占められている．
ヘモグロビンFとヘモグロビンA（HbA：成人型）を合わせると，出生時の全血色素
量は20g/dL前後と多い．生後3〜4カ月にかけて急速に減少し，10〜12g/dLとなり，
1歳半ごろから増加し始め，12歳ごろから成人値になる．赤血球数は，出生直後は約
500〜600万/μLと多く，乳児期には450万/μL前後となる．白血球数は成人より多く，
出生時は2万/μLであるが，生後2〜3日で減少し，乳児期は1万/μLである．

　生後3〜4カ月にみられる生理的貧血（乳児貧血）は，ヘモグロビンFを含んだ胎
児型赤血球の急速な崩壊と造血能不足のためにみられる一時的な貧血である．

　出生後2〜3日には肉眼的黄疸がみられ，生後4〜5日に最も強くなり，生後7〜
10日以内に消失する．これを**生理的黄疸**という．生理的黄疸のみられる理由として，
胎児循環から出生後の循環に変化し肺呼吸となると，過剰な赤血球が破壊され，ヘモ
グロビンが壊れて，血中のビリルビン値が上昇し，高ビリルビン血症を起こす．しか
し，新生児は肝機能が未熟で，ビリルビンの産生が肝臓での処理能力を上回るため，
黄疸が起こる．

(8) 免　疫

　免疫は，①体液性免疫系（抗体産生系）と，②細胞性免疫系の二つに大別される．

●体液性免疫系●

　抗体をつくる骨髄に由来するリンパ球や免疫グロブリンをつくり反応する．免疫グ
ロブリンの種類には，IgA，IgG，IgM，IgD，IgEがあり，感染を防御する免疫グロ
ブリンは，IgA，IgG，IgM（図2.2-4）である．免疫グロブリンはB細胞から分泌さ
れる．

①IgA：特に初乳中に多く含まれ，子どもは母乳を飲むことによって，免疫を獲得す
　る．母乳中にはその他に，ラクトフェリンや食菌能を有する好中球が含まれ，これ
　らの物質が腸管内をコーティングして，子どもは免疫を獲得する．

②IgG：胎盤経由で，母親から胎児に伝えられ，出生後6カ月まで継続した後，消失．

図2.2-3●乳児の胃（実線）と成
人の胃（点線）

plus α

成人の血液基準値

赤血球：450〜500万/μL
白血球：3,500〜8,000/μL

plus α

B細胞

白血球は，約2/3を占める顆粒
球と，約1/3を占めるリンパ球
の2種類に大きく分けられ，リ
ンパ球にはT細胞とB細胞があ
る（ナーシング・グラフィカ
人体の構造と機能①『解剖生理
学』15章2節1参照）．

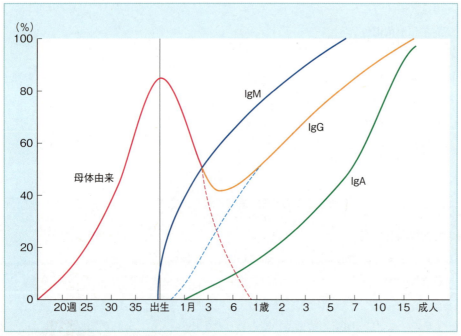

図2.2-4●免疫グロブリンの出生前後の変化

新生児期から乳児期の感染防御に重要な役割を果たす．乳児期後半からは，感染によって乳児自身が抗体を産生する．
③IgM：母親からは伝えられないが，胎生期から産生能力があり，胎児期に風疹やサイトメガロウイルスなどに感染した場合，産生される．

●細胞性免疫系●

T細胞に依存し，臓器移植の拒絶反応やウイルスの感染を受けた細胞の処理のように，生体が異質であると認知した細胞を破壊する．

(9) 神経系

中枢神経系の発達は，脊髄，脳幹，間脳，大脳という順番で進行する．新生児・乳児には，**原始反射**がみられ，原始反射は脊髄と脳幹を中枢とする反射である（図2.2-5，表2.2-5）．原始反射は生後2～4カ月に消失し始め，消失時期の遅れは，発達の遅れや中枢性運動障害を表していることがある．

plus α
原始反射
新生児期・乳児期早期に出現し，中脳・視床などの高位の中枢が成熟していくことにより消失していく．大脳皮質が障害されると成人でもこれらの未熟な反射がみられることがある．

表2.2-5●乳幼児の反射出現時期と消失時期

反射，運動機能の種類	出現時期	消失時期
ルーティング反射	出生時	7カ月前後*
吸啜反射	出生時	1～3カ月
足踏み反射	出生時	2～6週
手の把握反射	出生時	3～4カ月前後
非対称性緊張性頸反射	出生時	3カ月ごろ
モロー反射	出生時	3～4カ月
ランドー反射	6カ月	30カ月
パラシュート反射	8～9カ月	永続

＊消失時期は研究の条件によって左右される．ルーティング反射は脳神経支配として，三叉，顔面，副，舌下神経の支配を受けるため，状況を見極める必要がある．

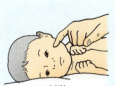
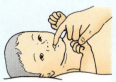
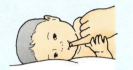
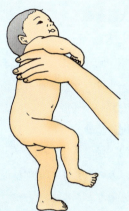
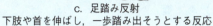
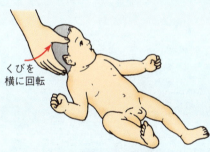
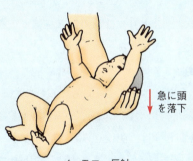
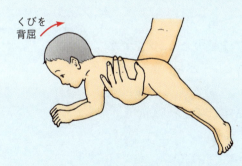
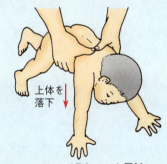

図2.2-5 ● 新生児・乳児の反射

（10）運動の発達

運動の発達には，一定の法則があり（p.78参照），その順序を追って進んでいく．発達には個人差があり，法則を知ってアセスメントすることが重要である．

●粗大運動●

粗大運動（gross motor）とは，体幹や手足などの比較的大きな筋肉群を用い，身体全体の動きを伴う運動である（図2.2-6）．新生児期の多くは反射運動であるが，生後3～4カ月たつと反射運動は減り，頸すわり，一人座り，這い這い，一人立ちへと歩行の機能を獲得していくことが目標となる．

●微細運動●

微細運動（fine motor）は，顔の表情や手指の動きを中心とした運動である．新生児期にみられた手の把握反射は，生後3～4カ月までに消失し，6カ月では，手全体で積み木などを握ることができるようになる（図2.2-6）．

（11）感　覚

●視　覚●

出生直後に，新生児は網膜の機能が働き始める．物をじっと見つめる注視は生後1カ月，生後2～3カ月には物の動きを追うようになり（追視），7～8カ月には人の顔を見分けるようになる．

●聴　覚●

胎児期から聴覚は存在すると考えられている．生後1カ月すると話しかけると泣きやみ，生後2～3カ月たつと話しかけに喃語で応えるようになる．生後3～4カ月で母親の声を聞き分け，生後6カ月には音のする方向に顔を向けるようになる．生後9～10カ月にはテレビなどによる音楽に合わせてリズムをとり，喜ぶようになる．

4　心理・社会的発達

（1）認　知

認知とは事象についての知識をもつことであり，さまざまな知能の発達と関連する．認知の発達は，子どもが生物としてもっている遺伝的なものと，子どもを取り巻く環境との相互作用を通して分化し，成人期の完成に向かうものである（p.65参照）．乳児期は，第1段階：感覚運動位相にあたり，この時期の子どもは感覚と運動により，周囲の世界を認知する．

①記憶力：記憶力は，生後6～7カ月ごろから発達し始める．生後10カ月の子どもは，隠されたおもちゃを1分後でも覚えている．

②注意力：生後6カ月ごろには，同時に両手におもちゃを握っていられるようになる．これは，注意力の芽生えと考えられる．

③思考：乳児期後期になると，思考の兆しが現れる．テーブルの周りをつたい歩きしてお菓子を取ったり，ひものついたおもちゃを引き寄せることができるようになる．言語の理解，片言や身振りでの表現など，言語的思考も始まる．

④言語：正しい言葉の発達のために，乳児期から言語環境を整える必要がある．1歳までは言語の下準備の時期である．言語の発達はコミュニケーションを行う上で重

運動の発達

粗大運動，微細運動に関しては，上田式子どもの発達簡易検査（p.169，図2.6-2）を参考にするとわかりやすい．

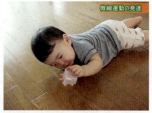

●乳児の発達〈動画〉

喃　語

生後2～3カ月の乳児は，「アー」「ウー」などの母音中心の発声をする．これを喃語といい，生後5～6カ月で盛んになる．

子どもの年齢	粗大運動	微細運動
0カ月 1カ月 2カ月 3カ月	新生児：ほとんど完全に頭部が垂れ下がる．肘関節は伸展． 3カ月：前腕で体を支持して，胸部が床から上がる． 3カ月：支えて立たせると膝と腰部が曲がる．	
4カ月	4カ月：頭部はあまり垂れ下がらない．肘関節は伸展．	
5カ月	5カ月：引き起こそうとすると，頭を持ち上げる．上肢は屈曲し，下肢も屈曲して腹部に近づく．	
6カ月	6カ月：仰臥位で一人で頭を持ち上げる．　6カ月：手で体を支持して，腕は伸展する．　6カ月：支えて立たせると体重を支えることができる．	6カ月：積み木を手で握る．
7カ月		
8カ月		8カ月：積み木をつかむ．
9カ月	9カ月：つかまり立ちができる．	9〜10カ月 示指を目的に近づける．
10カ月	10カ月：四つん這いの姿勢．手と膝で体を支えることができる．	1歳：指でつまむ．
11カ月		
1歳	1歳：クマのように足底と手で歩く．　1歳：片方の手につかまって歩く．	14〜18カ月：母指と示指で小さな物をつまむ．

ナーシング・グラフィカ基礎看護学②『ヘルスアセスメント』4章2節5参照．

図2.2-6●運動機能の発達

要な役割を果たし，乳幼児期の認知・情緒・社会性・身体各領域と密接な関連がある．それぞれの相互作用の中で心身の調和を保ち，基本的な生活習慣や社会のルールを身につけていく．

89

(2) 情　緒

　子どもの情緒の発達は，子どもの養育にあたる重要他者である家族の影響が大きい．ブリッジェス（Bridges, K.M.B.）の**情緒の分化**（図2.2-7）にみられるように，生後3カ月には新生児の興奮に加え，快・不快の区別がつくようになり，不快のほうが快よりも早く分化する．5歳までには大人のもつ情緒がほとんど現れる．

(3) 社会性

　新生児・乳児期は，社会の一員として家族に迎え入れられ，身体・精神の成長・発達を促進しながら生活の場を広げ，社会のルールを身につけていく時期である．社会性の発達と認知の発達は密接な関係がある．生後2〜3カ月はあやすと顔を見て笑い，人が来ると泣きやむ．生後4カ月には毎日世話をしてくれる人の顔を見分けることができ，7〜8カ月で人見知りをするようになる．

　乳児と母親（または特定の養育者）との信頼感や安心感を基盤とした情緒的な結びつき（愛着：attachment）は，乳児と母親との相互的な働きかけによって成立する．ボウルビィは，乳児には生まれつき親との関係を形成するのに必要な，泣く・笑う・しがみつくなどの本能的行動が備わっており，母親がタイミングよく応じることで欲求が満たされると考えた．母子相互作用を通して，より強い愛着を形成する（p.67参照）．

　発達していく人間が，その生涯の各発達段階ごとに果たす課題を発達課題（developmental task）という．エリクソンは，小児期を通して，子どもは五つの段

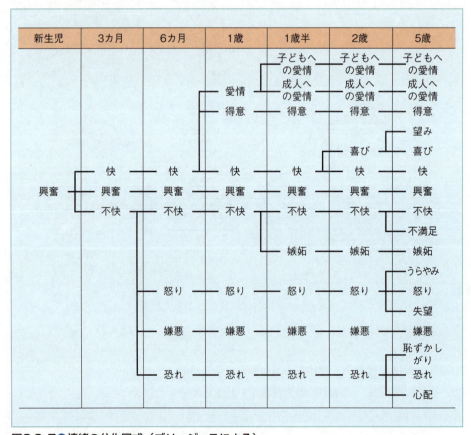

図2.2-7●情緒の分化図式（ブリッジェスによる）

階それぞれの発達課題を乗り越え，自我を発達させていくと述べている（p.62参照）．

また，ハヴィガースト（Havighurst, RJ.）は，各発達段階で発達課題を果たすことは教育の目標であり，人が幸福な人生を送るための条件でもあるとした．具体的には，身体成熟に関するもの，社会文化から要求されるもの，自我や人格形成に関するものから課題を設定した．乳幼児期の発達課題としては，歩行，食事，話すこと，排泄の習慣づけ，社会・事物に対する簡単な概念形成などを挙げている．

(4) コミュニケーション

コミュニケーション能力の発達は，母子相互作用を出発点とする母子関係の成立過程と同じ過程をたどるといわれている．喃語に始まる言語能力の獲得は，親とのコミュニケーションにより発達する．また，小児期に獲得したコミュニケーション能力は，その人の生涯にわたって影響を及ぼす．

5 乳児によくみられる健康問題

(1) 乳児死亡

生後1年未満の死亡を**乳児死亡**といい，通常，出生千対の乳児死亡率で観察する．乳児死亡率は，母体の健康状態や養育条件に強い影響を受け，その地域の衛生状態，経済や教育を含めた社会状態を反映する指標と考えられている．

乳児死亡の原因〔2012（平成24）年〕で最も多いのは，「先天奇形，変形及び染色体異常」で35.5％，次いで「周産期に特異的な呼吸障害及び心血管障害」13.7％，「乳幼児突然死症候群」が6.3％（p.97参照），「不慮の事故」4.0％，「胎児及び新生児の出血性障害及び血液障害」が3.5％となっている[1]．

(2) 事　故

子どもの事故には，発達段階によって特徴がある．子どもは発達途上にあり，危険の認知ができない．乳児の事故による死亡は，不慮の窒息が82.8％と最も多く，次いで，不慮の溺死及び溺水が7.5％，転倒・転落，熱及び高温物質との接触が2.2％となっている（表2.2-6）．不慮の窒息は，未然に防ぐことが可能であり，乳児の養育者に，予防策を普及することが重要である．

表2.2-6●乳児の不慮の事故の死因別死亡数及び割合（2012年）[1]

区　分	死亡数	割合 (%)
総　数	93	100
交通事故	1	1.1
転倒・転落	2	2.2
不慮の溺死及び溺水	7	7.5
不慮の窒息	77	82.8
熱及び高温物質との接触	2	2.2
その他	4	4.3

厚生労働省．平成24年人口動態統計．

(3) 感　染

子どもは，母親の胎盤を通して免疫グロブリンIgGを受け取り，感染から身を守ることができる（p.85参照）．しかし，生後3～6カ月で消失するため，易感染状態となり，免疫が成人レベルに達する8歳ごろまでは，さまざまな感染症に罹患しやすい．乳児の場合，身体の構造の発達過程が疾患に反映される．

---

plus α

言語能力の獲得

新生児は出生直後から泣き声をあげる．そして，生後2カ月くらいになると「クーイング（cooing）」といって，明らかに泣き声とは違った喉だけを使った音を出し始める．「アー」「クー」という音は，生後6カ月くらいになると，「マ」「バ」「パ」「ダ」などの唇と舌を使った発音，ハブリングへと変化していく．これらの過程は後の「言葉」の発声につながっていく（言語と言語理解，個人と社会とのつながりについてはp.127，p.169の図2.6-2，p.170の図2.6-3参照）．

plus α

窒息の予防策

寝具：掛け布団は胸元くらいまで掛けるようにする（p.95参照）．
布団の周囲やベッド内の環境：子どもは眠っている間もよく動いている．ベッドの中や布団の周囲にぬいぐるみなどを置いていると，倒れたはずみに顔を覆ってしまうこともあるので，置かないようにする．
子どもの衣服：上着のそでから手が出ないような大きい衣服を着ることも危険．そでを折るなどして，手を口に持っていったはずみに，衣服が顔を覆ってしまわないようにする．
子どもが口に入れる小物：ビー玉や電池など小物を飲み込んで窒息に至るケースもある．子どもは何でも口に入れることを考慮して，小物は手の届かない所に保管する（大きさの目安は単1乾電池．それ以下の大きさなら口に入れることができる）．

6 乳児のセルフケアの発達と看護

乳児期は，著しい成長発達を遂げながら生活している．乳児の場合，子宮外の生活に適応しながら，一日中親などの養育者の手を借り，セルフケアの要件を満たしている（p.59参照）．

（1）乳児の普遍的セルフケア要件に関連した看護

●食　事●

子どもの成長・発達にとって，食事は欠かすことのできないものである．食事は，単に栄養補給をするのではなく，母子関係，運動機能・言語・社会性・情緒の発達にも影響する．子どもの場合，栄養を他者に依存する面が多く，食事の内容や摂取量，形態，摂取方法を整えることが重要である．

母乳栄養

乳児初期の栄養は新生児期同様，母乳や育児用ミルクが中心となり，哺乳は主に反射運動で行われる．1989（平成元）年にはWHO・ユニセフの共同声明として，「**母乳育児を成功させるための十か条**」が発表され，母乳育児の推進が行われている（表2.2-7）．母乳は，乳児にとって理想的な食品である（表2.2-8）．

授乳回数は，生後1カ月まではほぼ3時間おきに，生後2～3カ月までは4時間おき，それ以後は1日に5～6回となり，夜間は授乳を1回抜くこともある．乳児が母乳を欲しがる時間に授乳する**自律授乳**は，乳児の生活に合わせて授乳する方法である．実際の授乳では，乳児と母親がリラックスして授乳時間を楽しめるような工夫が必要である．

母乳の欠点としては，ビタミンK含有量が少ないので，新生児出血性疾患をきたす恐れがある．また，**母乳性黄疸**がみられることもある．

混合栄養

母乳が不足している場合や，母親の身体的な理由で母乳栄養が不可能な場合は，育児用ミルクで補う．育児用ミルクは牛乳を原材料として作られ，母乳成分に近づくように栄養成分が調整してある．母親には，育児用ミルクでも十分な栄養が得られ，胎盤を通して免疫グロブリンが新生児・乳児に移行していることを伝え，不安を取り除くことが大切である．

離　乳

「離乳の支援のポイント」（p.400参照）によると，離乳とは，母乳または育児用ミルク等の乳汁栄養から幼児食に移行する過程をいい，離乳の開始は，なめらかにすりつぶした状態の食物を初めて与えたときをさし，その時期は生後5，6カ月が適当とされている．離乳を開始するときの乳児の発達の目安としては，①首のすわりがしっかりしている，②支えてやると座れる，③食物に興味を示す，④スプーンなどを口に入れても舌で押し出すことが少なくなるなどがある．離乳の完了時期は，生後12カ月から18カ月頃であり，咀嚼機能は奥歯が生えるに伴い，乳歯の生えそろう3歳頃までに獲得される．

---

plus α

母乳性黄疸

母乳性黄疸の原因は，母体血中のプレグナンジオールが母乳の中に分泌され，新生児の肝臓でのグルクロン酸抱合を阻害するためと考えられている．母乳栄養を中止すれば消失するが，黄疸の程度が低く障害を引き起こすことはないので，母乳栄養を中止する必要はない．

plus α

改訂 離乳の基本

「改訂 離乳の基本」は，『「授乳・離乳の支援ガイド」の策定について』（2007年3月14日雇児母発第031 4002号厚生労働省雇用均等・児童家庭局母子保健課長通知）をもって廃止となった．

表2.2-7●母乳育児を成功させるための十か条（ユニセフ訳）

この十か条は，お母さんが赤ちゃんを母乳で育てられるように，産科施設とそこで働く職員が実行すべきことを具体的に示したものです．

1. 母乳育児推進の方針を文書にして，すべての関係職員がいつでも確認できるようにしましょう．
2. この方針を実施するうえで必要な知識と技術をすべての関係職員に指導しましょう．
3. すべての妊婦さんに母乳で育てる利点とその方法を教えましょう．
4. お母さんを助けて，分娩後30分以内に赤ちゃんに母乳をあげられるようにしましょう．
5. 母乳の飲ませ方をお母さんに実地に指導しましょう．また，もし赤ちゃんをお母さんから離して収容しなければならない場合にも，お母さんの分泌維持の方法を教えましょう．
6. 医学的に必要でないかぎり，新生児には母乳以外の栄養や水分を与えないようにしましょう．
7. お母さんと赤ちゃんが一緒にいられるように，終日，母子同室を実施しましょう．
8. 赤ちゃんが欲しがるときは，いつまでもお母さんが母乳を飲ませてあげられるようにしましょう．
9. 母乳で育てている赤ちゃんにゴムの乳首やおしゃぶりを与えないようにしましょう．
10. 母乳で育てるお母さんのための支援グループ作りを助け，お母さんが退院するときにそれらのグループを紹介しましょう．

1989年3月14日WHO・ユニセフ共同声明

表2.2-8●母乳の利点

①生後5カ月までの乳児の発育に必要な栄養物がほとんど含まれている．
②タンパク質，脂質，電解質などが消化吸収しやすい形で含まれ，消化率がよい．
③免疫物質が含まれ，感染防御作用がある．
　・腸内のビフィズス菌の増殖に役立つオリゴ糖
　・抗菌物質（免疫グロブリン，リゾチーム，ラクトフェリン）
　・細胞成分（リンパ球，マクロファージ）
　・補体因子
　・特に分娩後数日間分泌される初乳中には免疫グロブリンとしてのIgAが多く含まれる．
④抗原性がない（アレルギーを起こしにくい）．
⑤母子相互作用を高め，絆を深める（直接的な肌のふれあい）．
⑥産後の母体回復（オキシトシン分泌による子宮復古促進）

乳児の身体の成長・発達に伴って，乳汁のみでは，「**日本人の食事摂取基準**」に示された鉄分やビタミン類，タンパク質などの栄養素が十分に得られない状況となるが，離乳食で不足する栄養素を補うことができる．

乳児期は，食習慣の獲得の時期であることを考慮し（表2.2-9），乳児が嫌がるときは無理強いせず，機嫌のよいときに離乳食を進めることが大切である．月齢に合った食物や食物の形状の選択は，乳児にとって新たな食体験の始まりとなり，成長・発達には欠かすことのできない過程である．乳児の好みの献立を取り入れるなど工夫を行い，楽しい雰囲気で，ゆとりをもった離乳食をスタートさせたいものである．規則正しく食事を摂取することによって，生活リズムを身につけることができる．また，乳汁以外の新しい味を体験し，触れることによって，味覚・嗅覚・視覚・触覚を刺激し，感覚器官を成長・発達させることにもつながる．1〜1歳半では遊び食べを始めるので，遊びだしたら食器を下げるなどしつけの面でも工夫をする（p.110参照）．

---

plus α

授乳の支援を進める五つのポイント[2]

「授乳・離乳の支援ガイド」では，以下の五つのポイントが挙げられている．
①妊娠中から，適切な授乳方法を選択でき，実践できるように，支援しましょう．
②母親の状態をしっかり受け止め，赤ちゃんの状態をよく観察して，支援しましょう．
③授乳のときには，できるだけ静かな環境で，しっかり抱いて，優しく声をかけるように，支援しましょう．
④授乳への理解と支援が深まるように，父親や家族，身近な人への情報提供を進めましょう．
⑤授乳で困ったときに気軽に相談できる場所づくりや，授乳期間中でも，外出しやすく働きやすい環境づくりを進めましょう．

plus α

日本人の食事摂取基準

2010（平成22）年度からは2010年版が使用されている（2014年度まで）．今回，見直された内容として，乳児に関連した部分では，成長に合わせてより詳細な区分設定が行われている〔エネルギーおよびタンパク質では三区分（0〜5カ月，6〜8カ月，9〜11カ月）〕．また，「乳児・小児」「妊婦・授乳婦」「高齢者」の各ライフステージについて，特別な配慮が必要な事項を整理し記載されている．

表2.2-9 ● 食習慣獲得の過程

月　齢	習得の過程
離乳食開始前	指しゃぶりやおもちゃなめによってさまざまな感覚を経験する．
5〜6カ月 （離乳食の開始）	首が座り，ベビーラックなどにお座りができ，介助者と向かい合って食事ができるようになる． 原始反射（探索反射・吸啜反射・咬反射）が消失もしくは軽減してから開始する．
7〜8カ月	スプーンを持って食べ物を口に運ぼうとするが，上手にできない． 食べ物に手を伸ばし，つかんで食べようとする． 大人が手を添えてコップから水分を飲む練習を始めるが，むせて上手に飲むことができない．
9〜11カ月	片手にスプーンやフォークを持ちながら，手づかみ食べをする． 両手でコップや茶碗を持って，口に持っていく．
1〜1歳半	スプーンなどの食具を用いて食べるようになる． 手づかみ食べが上手になる． 片手でコップを持ち水分を摂取するようになる．

plus α

外気浴

生後1カ月を過ぎてから開始する．子どもを抱いたり，ベビーカーに乗せて戸外を散歩する．5分くらいから始め，時間を長くしていく．夏季の日中は避ける．

●休息（睡眠）●

　月齢に応じて，睡眠状態は変化し，少しずつ昼間に覚醒し，夜間に眠るという睡眠・覚醒のリズムを確立する．睡眠は，覚醒時に似た脳波を示し，身体や眼球の動きがあるレム睡眠と，動きのないノンレム睡眠が交互に起こる（p.115参照）．6カ月を過ぎると，心身の発達や環境への適応がみられ，昼間は遊びや食事に集中し，夜間は9〜10時間，ぐっすりと眠るようになる．この生活リズムがうまくいかない場合，夜泣きがみられる．睡眠時間の長短には個人差があるが，昼間に散歩や**外気浴**をさせることで，夜間熟睡するようになる場合がある．

●活　動●

遊びとおもちゃ

　子どもにとっての遊びは，生活そのものである．また，認知能力・言語能力・コミュニケーション能力，運動機能の発達などと深く関連し，段階によって変化する．乳児期は，目で見たり音を聞いたりする感覚遊びと，手足や身体の運動を楽しむような運動遊びが中心である．自由で拘束されない活動・運動が遊びであり，運動機能，精神，社会性の発達が促される．転倒や転落，誤飲などの事故に遭わないように，成長発達を促す遊びを生活の中に意識的に取り入れることが大切である．

①乳児期初期：ガラガラ，メリーなどの音の出る，あるいは目で見るおもちゃが中心．おもちゃを通して，視覚・聴覚と手の運動の相互の結びつきがうまくいくようになる．

②乳児期中期：このころになるとおもちゃを口に持っていくようになり，歯が生えるといろいろな物をかじって遊ぶ．腹ばいになって遊べるようになると，興味のあるおもちゃに近づこうと全身を使って移動する．

③乳児期後期：ゆっくり動くおもちゃで遊び，つかまり立ちや歩行などの運動機能が発達する．微細運動も発達し，母指と示指で小さな物がつまめるようになり，そのほかにも「バイバイ」や「パチパチ」など，大人のまねをして楽しむようになる．

plus α

乳児期初期のおもちゃ

ゆっくり回ってきれいな音楽が鳴るメリーなど，聴く力を育てることができる．

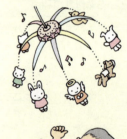

plus α

乳児期中期のおもちゃ

乳児がちょうど握れるくらいのガラガラなどを両手で持ってじっくり観察したり，口に持っていってなめる．おもちゃは清潔なものを準備する．

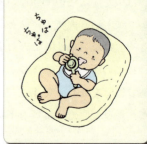

●排　泄●

乳児期は，排尿・排便のコントロールができない．乳児はおむつに排泄するため，頻回に交換し，おむつかぶれのできないように，清潔に保っておく必要がある．尿や便の性状，におい，回数などを観察することは，乳児の健康状態を把握するために重要であり，おむつを交換するごとに注意するように家族に伝える．また，おむつ交換時は，殿部をよく乾かし，乾かす間に足をよく動かしたり，子どもとのスキンシップも忘れないように実施する．

●清　潔●

乳児は新陳代謝が盛んで，皮膚が汚染しやすい．また，おむつをしているため，蒸れやすく，おむつかぶれなどの肌トラブルも起こしやすい．乳児は，毎日入浴か清拭を行うことが望ましく，下痢などの場合は部分的に殿部浴を行ったり，発汗が多い場合はシャワー浴を頻回に行うことも効果的である．入浴でも，親と子のスキンシップを大切にして，「気持ちがいい」と思うことで，その後の清潔への普遍的セルフケアが自立するように働きかけていくことが大切である．

歯の清潔に関しては，生後10カ月くらいになると歯ブラシを持ちたがり（p.120参照），口の中に入れようとするが，口の中にただ入れるだけなので，離乳食後に白湯やお茶を飲ませて，口腔内にたまった食物を洗い流すことが大切である．歯が生えた後は，ガーゼや乳児用の歯ブラシを用いて汚れを取り除く．

●環　境●

不慮の事故は，子どもの正常な行動の発達過程を十分に理解し，適切な対応をすることで，大部分は防止可能である．乳児の生活環境には，数々の危険因子が存在する．成長発達段階を考慮した，安全な環境の提供が不可欠である．乳児は，自分で危険を察知し，回避することができないため，十分な配慮が必要である．

室内の環境

乳児は室内で過ごす時間が長く，室内の環境を整えることも大切である．また，体温調節がうまくできずに，環境温に左右されやすい（p.190参照）ことからも，環境室温は，冬季は20℃前後，夏季は26〜28℃，湿度50〜60％であることが望ましい．冷房や暖房は直接風が当たらないように工夫し，換気も十分に行う必要がある．

寝　具

乳児の事故の原因としては，不慮の窒息が最も多く，軟らかい布団にうつぶせになって呼吸ができなかったり，布が顔にかぶさったことによって引き起こされている．寝具は，保温性・吸湿性のある素材を選ぶことはもちろん，乳児の顔や身体が沈まないように，適度な硬さのあるものを選択する．毛布や掛け布団は軽いものを選択する．また，うつぶせ寝による窒息や，添い寝をしながら授乳することによって，子どもの鼻口をふさいで窒息する危険もある．

(2) 乳児の発達上のセルフケア要件に関連した看護

●母子関係の確立●

乳児期の愛着形成を促すには，子どもに微笑みかける親と，微笑み返す子どもとの母子相互作用が非常に重要なポイントとなる．はじめは，会話によるコミュニケーショ

---

plus・α

乳児期後期のおもちゃ

ころころと転がって動くボール遊び，運動機能が発達する．

---

plus・α

熱中症

熱中症は熱痙攣・熱失神，熱疲労，熱射病に分類される．環境温の上昇で，伝導，対流，輻射による熱の放散が停止する．その際に重要になるのが，発汗による熱の蒸泄であるが，多湿の環境では熱の蒸泄作用が低下し，熱中症が起こりやすくなる．乳幼児は，①運動代謝による体表面積当たりの熱産生が高い，②発汗による熱の放散が成人より緩やかであることからも熱中症に陥りやすいので，夏季の室温，湿度調整が必要である．

ンは成立しない．しかし，子どもが泣いたり，母親の後を追ったり，すがりつくという動作を繰り返すと，そのたびに母親は子どもをしっかりと抱きしめ，言葉をかけ，やさしいまなざしを向ける．温かく受け入れることによって，子どもは安心感や信頼感をもつことができる．

反対に，乳児から幼児にかけての子どもは，母親などアタッチメントの対象者と分離されることによって心理的混乱（抵抗，絶望，孤立など）を引き起こす．見知らぬ環境や，それまでに経験したことのない行動なども，分離による心理的混乱を増幅させる．母子分離不安の影響を最も強く受けるのは，人見知りの始まる生後7カ月ごろからである．

(3) 乳児の健康逸脱によるセルフケア要件に関連した看護

乳児期は，その解剖学的・生理学的特徴から，①感染症に罹患しやすく，重篤化しやすい，②呼吸器疾患になりやすい，③発熱や下痢，嘔吐により脱水になりやすいという特徴がある．感染予防はもちろんのこと，症状の早期発見，治療が重要となる．ここで，代表的な疾患，症状について述べる．

●かぜ症候群●

かぜ症候群は，いろいろな病原体によって鼻やのどなどの主として上気道に生じる炎症性病変の総称である（図2.2-8）．急速に進行する肺炎などに注意し，早期の適切な治療，看護が重要である．

治療法としては，解熱薬，鎮咳薬などの対症療法を行い，抗菌薬の投与を行うこともある．かぜ症候群に罹患した乳児の看護としては，保温・安静・水分補給・気道確保のための鼻腔吸引などが必要である．また，消化器症状を伴うことも多く，下痢・嘔吐が続く場合は，脱水に注意する．下痢の場合はおむつかぶれになりやすく，頻回におむつを交換したり殿部浴が有効である．嘔吐が続く場合は，嘔吐後30分様子をみてから，スプーン1杯ずつ湯冷ましを与え，誤嚥しないよう注意する．

●発　熱●

発熱は，①感染や血液疾患，アレルギーなどの発熱物質によって体温が上昇する場合，②熱中症などにより熱放散が妨げられた結果として発熱する場合，③脳腫瘍，脳内出血などによって体温調節中枢自体が障害された場合に起こる．脳の視床下部にある体温調節中枢が異常をきたし，体温が平熱より上昇した状態が発熱である．乳児は，感染，環境による発熱が起こりやすく（p.189参照），発熱の原因に応じた対処が必要となる．乳児が発熱する場合，意識障害，呼吸困難，頭痛や嘔吐，痙攣などの随伴症状がないか，観察を行う．治療としては，解熱薬を使用して様子をみる．乳児が嫌がらない程度で冷罨法を行い，発汗が多いようであれば清拭，更衣を行う．保温，安静，水分補給をしながら，環境を整える．

●脱　水●

乳児は成人に比べ体重あたりの必要水分量が多く，水分の出入りが多い．また，乳児は成人と比較して尿細管での水の再吸収能力が低い．乳児は脱

> **plus-α**
> **乳児期の分離不安**
> 生後7〜8カ月で特定の人の顔を見分け，母親がそばを離れると不安になって泣いたりする．

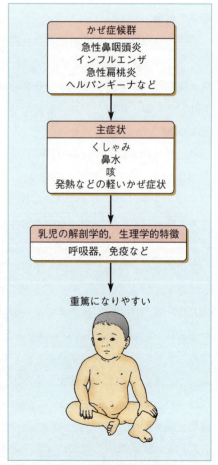

図2.2-8●乳児のかぜ症候群の特徴

水を起こしやすく（p.193参照），かぜ症候群や発熱時に脱水になっていないか観察する．乳児は口渇を自ら訴えることができないので注意する必要がある．脱水には高張性脱水（水分喪失）と低張性脱水（ナトリウム喪失），等張性脱水（混合型）の三つのタイプがある（p.193参照）．脱水時の主な症状には，眼窩のくぼみ，口腔粘膜・口唇および皮膚の乾燥，皮膚弾力性の低下，四肢の冷感，尿量の減少がみられ，乳児では大泉門が陥没するという特徴もある．嘔吐や下痢が続き十分に水分が補給できない場合は，市販の経口補液剤（イオン飲料）を用いる．また，嘔吐が続く場合や意識障害のある場合は点滴（輸液療法）を行い，電解質異常がないか血液検査なども併せて行い，様子を観察する．脱水は重症になるとチアノーゼ，昏睡などその後の成長・発達に影響を及ぼす可能性があるため，早めの対処が必要となる．

●乳幼児突然死症候群●

乳幼児突然死症候群（sudden infant death syndrome；**SIDS**）とは，「それまでの健康状態および既往歴からその死亡が予測できず，しかも死亡状況調査および解剖検査によっても原因が同定されない，原則として1歳未満の児に突然の死をもたらした症候群〔2012（平成24）年乳幼児突然死症候群（SIDS）診断ガイドライン（第2版）〕」をいう．このSIDSは新生児期を含めて1歳未満とするが，1歳を超える場合でも年齢以外の定義をみたす場合に限り適用される．特に，乳児死亡に占めるSIDSの割合は6.3％にのぼり，死因の第3位となっている（2012年）[1]．SIDSの原因は一般に，胎内環境としては，子宮内の低酸素症，母体の喫煙，子宮内感染があげられる．生後の環境因子としては，うつぶせ寝，寝具の性状（軟らかい，重い），暖めすぎによる高温度などがある．SIDSの病因と病態はいまだに明らかになっていないが，SIDSの危険因子についての知識を家族へ普及し，予防策を講じることが重要である．

plus **α**

イオン飲料
乳児の体液と同じ浸透圧のイオン飲料も販売されている．

7 乳児のいる家族への看護

（1）地域保健サービスの活用

現在行われている母子保健事業の主なものには，以下のようなものがある．

●乳幼児健康診査●

乳幼児健康診査は，必要に応じて実施または受診勧奨を義務づけている（母子保健法第13条）．対象月齢は市町村によって異なり，うち2回は市町村から医療機関への委託健診により実施する．幼児に関しては，1歳6カ月（満1歳6カ月を超え満2歳に達しない幼児）および3歳児（満3歳を超え満4歳に達しない幼児）に対する健康診査の実施を義務づけている（母子保健法12条）．

●新生児マス・スクリーニング検査●

新生児マス・スクリーニング検査は，疾患を早期発見・治療する目的で実施される．早期発見・治療することによって，その後に発生する知的障害等の心身の障害を予防することが可能である．1977（昭和52）年から，新生児に対して血液によるマス・スクリーニング検査が行われ，2011（平成23）年まで6疾患が検査対象とされてきた．

2011（平成23）年に，厚生労働省雇用均等・児童家庭局母子保健課長より，各自治体にタンデムマス法を用いた新生児マス・スクリーニング検査の導入を積極的に検討

するようにという通達が出された．新しい検査法であるタンデムマス法では，アミノ酸代謝異常，有機酸代謝異常，脂肪酸代謝異常の20数種類の疾患のスクリーニングが可能となる．中でも16疾患（plus α参照）については，見逃し例が極めて少なく，この16疾患を一次対象疾患としている．

従来の検査法で対象疾患であった先天性甲状腺機能低下症，先天性副腎過形成，ガラクトース血症は，タンデムマス法を用いた新生児マス・スクリーニング検査の対象とならないため，引き続き，従来の検査法を用いた検査を実施する必要がある．タンデムマス法を用いた新生児マス・スクリーニング検査の対象疾患は，希少疾患であり，専門家が少ないという課題がある．全国ネットワークを構築し，連携体制を整え，子どもや家族への遺伝カウンセリングなど，継続的な支援が必要である．

●保健指導●

乳幼児の保健指導を行うものである（母子保健法第10条）．乳児に関しては，健康状態の把握，栄養・育児指導，環境の調整や疾病予防などを中心に行う．保健師や助産師が家庭訪問を行い，家庭環境に応じた援助をする．

●乳児家庭全戸訪問事業（こんにちは赤ちゃん事業）の開始●

厚生労働省では，生後4カ月までの新生児・乳児がいる家庭すべてを訪問する，乳児家庭全戸訪問事業（こんにちは赤ちゃん事業）をスタートさせた．

核家族化が進む中，生まれて間もない乳児のいる家庭では，母親は出産時の疲労に加え，新たな育児を行うことから心身の変調をきたしやすく，不安定になりやすい．また，両親は育児に関する知識や経験が少なく，周囲からの支援を受けることも難しい状況にある．そこで，乳児のいる家庭を訪問し，①さまざまな不安や悩みを聞き，子育て支援に関する情報提供を行うこと，②母子の心身の状況や養育環境等の把握，助言を行い，必要とするサービスにつなげることによって社会からの孤立を防ぎ，乳児の健全な育成環境を確保することを目的として，この事業は行われている．

訪問スタッフには，愛育班員，母子保健推進員，児童委員，子育て経験者等が幅広く登用され，訪問結果により支援が必要と判断された家庭について，適宜，関係者によるケース会議を行い，育児支援家庭訪問事業をはじめとした適切なサービスの提供につなげている．実施主体は市町村である[3]．

●予防接種●

予防接種は，「予防接種法」が制定された1948（昭和23）年から実施されるようになり，多くの感染症の流行防止に役立ってきた．現行では，**定期接種**と**任意接種**の2種類がある（p.122参照）．乳児は，感染症に罹患すると全身状態が重篤になる場合があり，対象年齢に応じた予防接種が重要となる．また予防接種は，まれに死亡や重度の精神障害などの重篤な副反応が起こることがあり，十分な予診，問診が必要である．

●育児時間・育児休業●

育児・介護休業法は，2009（平成21）年に改正され，2012（平成24）年から全面施行された．改正の主な目的は，仕事と子育ての両立支援等をより一層進め，男女ともに子育て等をしながら働き続けることができる雇用環境の整備である．3歳に満たない子どもを養育する労働者について，短時間勤務制度（1日6時間）を設けることを

---

plus α

タンデムマス法を用いた新生児マス・スクリーニング検査の一次対象疾患

〈アミノ酸代謝異常〉
- フェニルケトン尿症
- メープルシロップ尿症（楓糖尿症）
- ホモシスチン尿症
- シトルリン血症1型
- アルギニノコハク酸尿症

〈有機酸代謝異常〉
- メチルマロン酸血症
- プロピオン酸血症
- イソ吉草酸血症
- メチルクロトニルグリシン尿症
- ヒドロキシメチルグルタル酸血症（HMG血症）
- 複合カルボキシラーゼ欠損症
- グルタル酸血症1型

〈脂肪酸代謝異常〉
- 中鎖アシルCoA脱水素酵素欠損症（MCAD欠損症）
- 極長鎖アシルCoA脱水素酵素欠損症（VLCAD欠損症）
- 三頭酵素／長鎖3-ヒドロキシアシルCoA脱水素酵素欠損症（TFP/LCHAD欠損症）
- カルニチンパルミトイルトランスフェラーゼ-1欠損症

---

plus α

育児休業法の改正

2005（平成17）年4月より，一定の場合〔子どもが1歳に達する日においていずれかの親が育児休業中であり，かつ次の事情のある場合，①保育所入所を希望しているが，入所できない場合，②子どもの養育を行っている配偶者（もう一人の親）であって，1歳以降子どもを養育する予定であったものが死亡，負傷，疾病等により子どもを養育することが困難になった場合〕，子どもが1歳6カ月に達するまでの間，育児休業をとることができるようになった．

事業主の義務とし，労働者から請求があったときの所定外労働の免除を制度化することとしている．また，「パパ・ママ育休プラス」として，父母がともに育児休業を取得する場合，育児休業の取得可能な期間を，子どもが1歳から1歳2カ月に達するまでに延長した[4]．

plus α

父親も子育てができる働き方の実現[4]

出産後8週間以内の父親の育児休業取得の促進として，配偶者の出産後8週間以内に父親が育児休業を取得した場合，再度，育児休業を取得可能とした．再取得には，特別な事情がなくてもよい．さらに，配偶者が専業主婦（夫）であれば育児休業の取得を不可とすることができる制度を廃止することとなった．

引用・参考文献

1）厚生労働省．平成24年人口動態統計．〈http://www.e-stat.go.jp/SG1/estat/List.do?lid=000001112798〉，（参照2014-09-05）．

2）厚生労働省．「授乳・離乳の支援ガイド」の策定について．〈http://www.mhlw.go.jp/shingi/2007/03/s0314-17.html〉，（参照2014-09-05）．

3）厚生労働省．乳児家庭全戸訪問事業（こんにちは赤ちゃん事業）の概要．〈http://www.mhlw.go.jp/bunya/kodomo/kosodate12/01.html〉，（参照2014-09-05）．

4）厚生労働省．育児・介護休業法の改正について．〈http://www.mhlw.go.jp/seisaku/2009/06/06.html〉，（参照2014-09-05）．

5）筒井真優美．小児看護学：子どもと家族の示す行動への判断とケア．第5版．日総研出版，2008，p.29-44．

6）中野綾美．小児看護学．第2版．金芳堂，2005，p.69-103．

7）看護国試編集委員会．イラストで見る診る看る小児看護．第3版．医学評論社，2004，p.46-70．

8）下条文武ほか監修．ダイナミックメディシン7．西村書店，2003，p.28-29．

9）浅倉次男監修．子どもの理解：こころと行動へのトータルアプローチ．小児看護臨時増刊号．2004，27（9），p.1067-1085．

10）木口チヨほか編．イラスト小児の生活援助：病院・家庭におけるケアの徹底図解－子どもにかかわるすべての人に．文光堂，2002，p.13-51．

11）氏家幸子監修．母子看護学，小児看護学．廣川書店，2003，p.22-99．

12）大野勉編．みる・きく・わかる新生児の症状・所見マスターブック．ネオネイタルケア秋季増刊．2003，p.14-17．

13）仁志田博司．新生児学入門．第4版．医学書院，2012，p.301-309．

14）S・J・カバナ．看護モデルを使う①オレムのセルフケアモデル．数間恵子ほか訳．医学書院，1993．

15）飯沼一宇ほか編．小児科学・新生児科学テキスト．全面改訂第5版．診断と治療社，2007，p.7-40，675．

16）山本多喜司監修．発達心理学用語辞典．北大路書房，1991，p.149．

17）東洋ほか編．発達心理学ハンドブック．福村出版，1992，p.410-411．

18）母子愛育会日本子ども家庭総合研究所．日本子ども資料年鑑2012．KTC中央出版，2012，p.149．

19）厚生労働統計協会編．国民衛生の動向・厚生の指標．2013/2014．2013，60（9），増刊．

20）R・J・ハヴィガースト．ハヴィガーストの発達課題と教育．児玉憲典ほか訳．川島書店，1997．

21）厚生労働省．日本人の食事摂取基準について．〈http://www.mhlw.go.jp/houdou/2009/05/h0529-1.html〉，（参照2014-09-05）．

22）松井陽ほか編．小児保健シリーズ：乳幼児健診とその周辺，いま知っておきたいこと．社団法人日本小児保健協会，2009，p.1-6．

23）鴨下重彦ほか編．こどもの病気の地図帳．講談社，2002，p.12．

24）Dekaban, A. S and, Sadowsky, D. Changes in brain weights during the span of human life：relation of brain weights to body heights and body weights. *Annals of Neurology*. 1978，4（4），p.345-356．

25）先天性代謝異常の新しい検査法（タンデムマス法）について．〈http://www.pref.miyagi.jp/uploaded/attachment/50204.pdf#search〉，（参照2014-09-05）．

26）厚生労働科学研究（成育疾患克服等次世代育成基盤研究事業）「タンデムマス導入による新生児マススクリーニング体制の整備と質的向上に関する研究」〈http://www.med.u-fukui.ac.jp/shouni/Msmsscreening/qa2012.pdf#search〉，（参照2014-09-05）．

27）特集 本当はやさしい タンデムマス・スクリーニング．小児内科．2014，46（4）．

3 | 幼児期の子どもの成長・発達と看護

1 幼児期とは

（1）幼児期の子どもの特徴 （表2.3-1）

　幼児期とは，1歳から就学前までの期間であり，諸器官の構造・機能が成人に近い状態にまで成長・成熟し，言語・思考などの精神活動も著しく活発になる時期である．

　この時期の特徴は，人が生きていくための基盤を形成することである．子どもは，社会生活を営む上で必要な**基本的生活習慣**（食事・排泄・睡眠・清潔・衣類着脱など日常生活に必要な知識や技能）や**社会的生活習慣**（マナーやルールなど社会文化的規範），対人関係能力などの獲得を通して，社会の一員として生きる基礎をつくる．そして，意欲や姿勢，態度といったその後の発達や学習に影響するものもこの時期に育むのであり，幼児期は人間の成長・発達において重要な時期だといえる．

（2）幼児期の心理的発達の特徴にみる基本的・社会的生活習慣獲得への支援 （表2.3-2）

　幼児期の発達課題は，人の生きていくための基盤を形成することであり，そのためには，幼児期の発達的特徴を踏まえて，①生きる意欲や学ぶ姿勢を育てる内的基礎作りと，②基本的生活習慣や社会的生活習慣，対人関係能力の獲得に向けた教育的な関わりが必要である．

表2.3-1 ●幼児期の発達の特徴と支援のポイント

年齢	自立過程	特　徴	支援のポイント
1歳	導入	自我が目覚め，自己主張が強くなる．友達への関心が強まり，同じ場所に集まって，同じことをしては顔を見合わせて楽しむ共鳴動作がみられるようになるが，思いを伝える言葉が未熟でトラブルも多い．	自己主張は自分を他とは違う一人の人間として認めてほしいという欲求の表れ．できるだけ訴えを受け止め，できないときは気持ちを受け止めつつできない理由を伝える．
2歳	習慣の行動化	「自分でやる」と一度は自分でやってみないと気がすまないが，時に「やって」と甘えたがることもあり，依存と自立の間で揺れている時期．何でも模倣し，友達と同じことをしたがる．感情の揺れが大きく，うまくいかないとかんしゃくを起こす．	自立したいという気持ちと依存していたい欲求の双方をしっかり受け止めて対応する．子どもの言葉に耳を傾け，言葉にならない部分は大人が言葉に置き換えて表現する（補助自我的関わり）．
3歳		身の回りのことが自立し，走る・跳ぶなどの基本的な運動機能も身につく．行動範囲が広がり，友達とぶつかりながらも遊び，会話を楽しむ．決まりを守ろうとし，守らない人に注意をする．	好奇心旺盛で事故が増える時期．遊びの中で安全な方法やルールを教える．子どもがやってほしがることは突き放さず応じる．友達と十分に関われる場所と時間を用意する．
4歳	習慣の内面化	見られている自分を意識し，他人からの評価が気になるなど自意識が強くなる．友達とのさまざまなトラブルから気持ちをコントロールする力も芽生える．行動的で好奇心も旺盛，「なぜ」「どうして」と世界を理解しようとする．	評価が気になるので，励ましたり，認める働きかけをする．自己統制が可能となるが心の葛藤を抱えているので気持ちを理解し，我慢できたことを認め，褒める．
5歳		大きくなったことを誇りに思い，そのように振る舞おうとする．見通しを立ててチャレンジすることが可能となり，同じ目的に向かって役割分担しやり遂げるなど，仲間意識が育つ．競い合う気持ちが育ち，結果や評価を気にし，満足感・失敗感を強くもつ．	大きくなったという誇りを認め，子どもが自分で判断したことを尊重していく．仲間との関わりに気を配り，自信がもてるよう，失敗したときは気持ちを受け止め，再チャレンジする気持ちを引き出す．

表2.3-2●生活習慣の形成過程と支援のポイント

年齢	自立過程	課題	支援のポイント
0歳〜	準備期	生活習慣獲得の前提となる基本的な能力（身体諸機能の成長と発達，知能，記憶，思考）を高める．"人間的意味ある世界"への気付き	主に遊びを通じて基礎的能力を高めるための働きかけを行うとともに，「手が汚いね，きれいにしようね」など，習慣の意味を伝え，習慣の獲得には意義があることを意識化させる．
1歳ごろ〜	導入期	前提：身体機能の成熟，技術を習得できる微細運動や認知のレベルに達していること．自立への興味・関心を高め，「自分でやりたい」という意欲を引き出し，持続させる．生活習慣の基本的動作の獲得	生活習慣に必要な動作が獲得できるように遊びに取り入れたり，大人が生活習慣行動を楽しげに行い，子どもの興味・関心を引く，子どものペースで自由にさせながら，子どもが困ったときにやり方を教える，やって見せるといったサポートが必要である．また，できないのが当然な時期であるという認識をもって関わることが大切である．
2歳ごろ〜	習慣の行動化	導入期で獲得した行動を熟練させ，まだ習得できていない行動のしかたは学び，一人でできる範囲を広げることと，できることが増えることに喜びを見いだし，自分の能力に自信がもてること．行動の意味への気付き：行動には意味や目的があることを学び，行動の習慣化の価値に気付く．	この時期が行動のしかたの熟練期であり，まだ失敗することも多く，いったんできていても一時的に後退することもあることを養育者が認識し，焦らず子どもの行動のしかたの熟練を待つことが大切である．また，習慣の意味や必要性を学ぶ機会を与えたり，子ども自身にも考えさせたり，判断させる機会をもたせ，子どもが自分の意思でこれらの行為を受け入れられるように関わる必要がある．
4歳ごろ〜	習慣の内面化	習慣の内面化：生活習慣行動の必要性や継続することによって得られる成果を見通し，子ども自身の意思で行動化できるようになること．社会的生活習慣の獲得：皆で楽しくすごすために，ルールや規則を守ることができるようになる．	子どもの知識欲の高まり，特に自己の身体や健康に対する興味を活用し，子ども自身が生活習慣行動の目的や意義を考え，子どもの意思で生活習慣行動に取り組み，目的達成する喜びを見いだせるよう支援する．また，社会性の発達に伴い自己統制能力が高まり，「社会的自我」が育つので，社会的生活習慣（トイレではノックをする，水を流す，スリッパを揃えるなど）が身につけられるように支援する必要もある．

●生きる意欲や育ち学ぶ姿勢を育てる内的基礎作り●

　人は生まれながらにして生きようとする力，育とうとする力（**自発性**）をもち，その力を基盤に自分自身で考え，判断し，自分の意思で行動しようとする**自主性**を発揮，社会のさまざまなことを学び，生きるための術を獲得していくと考えられている．幼児期は，自我の発達に伴ってこの**自主性が発現する時期**であり，子どもの「やりたい」という自発性と，目的を遂げようと行動する自主性が尊重されること，目的を達成した満足感や達成感が得られることによって自主性は確固としたものとして獲得され，強化されていく．

plus **α**

認定こども園制度

2006（平成18）年10月，「就学前の子どもに関する教育，保育等の総合的な提供の推進に関する法律」が制定され，就学前の教育・保育ニーズを満たす認定こども園（文部科学省・厚生労働省）制度が開始された．同園は就学前の子どもに幼児教育と保育の両方を提供するとともに，地域における子育て支援を総合的に提供する施設である．幼保連携型・幼稚園型・保育所型・地方裁量型があり，都道府県知事の認定で開設できる．一方，幼稚園（文部科学省）とは学校教育法に基づき，義務教育およびその後の教育の基礎を培うこと，保育を通して心身の成長を助長する目的で設置された施設であり，保育園（厚生労働省）は，保護者の委託を受けて保育に欠ける乳児または幼児を保育することを目的とした施設である．

しかしながら，運動機能や知的能力の未発達な幼児期の子どもにとって，「やりたい」という自発性や目的を遂げようと行動する自主性を発揮し続けることは，困難なことが多く，失敗や挫折を繰り返すと自主性が発現しにくくなる．また，周囲の大人から自主的な行動を禁止されたり，叱責される，やりたいと思わないことを命令・強制されると無気力を感じ，自発性が低下することもある．したがって，幼児期には，子どもの自主性を尊重し，"自分で決めたことを努力してやり遂げた"という体験をたくさん積ませ，子どもの自主性が確固としたものとなるように支援することが必要である．

●基本的生活習慣や社会的生活習慣，対人関係能力の獲得に向けた教育的な関わり●

子どもが基本的生活習慣や社会的生活習慣を獲得していく過程を支援するためには，子どもの自主性を尊重しつつ，子どもの認知レベルに応じた方法で教育的に関わることが必要であり，生活習慣の形成過程を準備期，導入期，習慣の行動化期，習慣の内面化期，自立期に区分し，それぞれの時期の発達的特徴と具体的な支援方法について述べる．

準備期

基本的生活習慣や社会的生活習慣を獲得するためには，身体諸機能の成長と発達，知能，記憶，思考といった基礎的能力の発達が必要であり，準備期には主に遊びを通じてこれらを発達させる働きかけを行う．また，子どもが"人間的意味ある世界"，つまり生活習慣に付与された社会の価値観や文化的意義が意識化できるよう働きかけることも必要である．

導入期

導入期の前提は，生活習慣獲得に必要な身体機能の成熟や微細運動の獲得，言語理解などの認知レベルが基準に達していることである．また，生活習慣を構成する動作を一連の行動様式として獲得することが目指されるが，大切なのは「興味がもてる」「やってみたい」という思いを子どもにもたせることであり，命令や強制は避け，満足するまで子どものペースでさせてみることである．

習慣化期（行動化）

生活習慣の基本動作を正しく習得し熟練することが重要な課題である．養育者は，子どもが基本的動作の習得・熟練に興味・関心がもてるように関わり，できるようになったことは頑張りを認めて共に喜び，小さな進歩も見逃さず褒めて自信をもたせるように関わることが大切である．

習慣化期（内面化）

生活習慣の必要性や目的を理解し，継続によって得られる成果を見通した上で，子ども自身の意思で行動化および行動の継続ができることが課題である．また，集団の中で生きるための知識と技術として社会的生活習慣を学ぶ必要があり，食事の準備や片づけなど社会的役割を果たす，社会的規範を守る，場所柄をわきまえて行動できるなど社会的自我の育成を支援する．

自立期

6歳前後であり，基本的生活習慣や社会的習慣を獲得し，より実社会で必要となる生活技術を学ぶ時期となる．

---

plus α

幼児期の言語（概念）獲得

1歳ごろ：聞いた単語と目の前の物を結びつけて覚える．

1歳半ごろ：言葉を発した人の顔を見て，その人がどこを見ていたかを確認し，今聞いた単語は何を指しているのか理解することが可能となり，語彙の獲得の幅が広がる．

1歳半～2歳：1日10語といった爆発的な勢いで単語を獲得するが，モノを指した言葉をその部分や属性ではなく全体を指すものだと理解する傾向（事物全体制約）や，そのモノの固有名詞ではなくカテゴリーの名前だと考える傾向（事物カテゴリー制約）がある．

2歳半ごろ：初めて聞いた言葉はカテゴリー名だと考えるが，名前を知るモノを指して新しい言葉を教えられるとそれは固有名詞であると考えるようになり，概念の階層の学習が進む．

3歳：語彙は800から2,000語まで増え，いまだ助詞の使い方には問題が残るが文法的に話すことができる．しかし，文章に含まれる言葉の数は4～5語であり，聞き取りも一つのセンテンスが長いものは理解できないことが多い．

4～5歳：概念の獲得がさらに進み，数や文字に関心をもつ子どもが増える．また，会話の中で相手の反応を察知し，相手の気持ちや理解度を推し量りながら自分の発言内容や態度を調整する「語用能力」の獲得も進む．

plus α

事物カテゴリー制約

2歳くらいの子どもに，隣家の犬を指して「リサちゃん（固有名詞）だよ」と教えると，どの犬（カテゴリー）を見ても「リサちゃん」と呼んでしまうなど．

以上のように，幼児期は，自分が生まれてきた社会の中で，人間らしく生きていくために必要な基礎的能力（意欲・態度・知識・生活技術など）を獲得していくとても重要な時期である．子どもの自分で自由にやりたいという意欲を大切にしつつ，決められた行動様式を覚えさせるしつけは，ある意味アンビバレントな面を包含しており，かなり高度な教育的手腕が求められる．そのため，この時期の子育ては家族にとって大きな負担であり，子育てへの不安を募らせる原因となっている．したがって，看護者は，家族が自信をもって子育てに関われるよう，子育てに必要な知識と技術を家族に教育する必要がある．

2 家族とその機能

（1）幼児期の子どもをもつ家族の抱える課題

幼児期の子どもを育てる家族は，家族発達理論（p.72参照）によると第3段階（学齢前期の子どもをもつ家族）であり，子どもの社会化が最も重要な課題である．

しかしながら，少子化・核家族化に伴い育児経験や知識が乏しいまま親となり，周囲からの支援も期待できない状況の中で子どもの養育に取り組む家族は多く，子育てを負担に感じる家族が急増している．

●家族の養育機能としつけ●

子どもは，自分が生まれてきた社会の中で，人間らしく生きていくために必要な基礎的能力（意欲・態度・知識・生活技術など）をさまざまな体験を通して獲得していく．家族には，子どもにこれらの基礎的能力を獲得させ社会化する役割があり，毎日の生活の中の"しつけ"を通して家庭は最初の教育の場として機能する．

"しつけ"とは，一般的に「大人が，子どもをその社会に適した人間に育てる目的で，日常生活における基本的習慣，人に対する適切な態度や行動を身につけさせるためにする指導や訓練のこと」で，家庭における初期教育と位置づけられている．つまり，しつけは子どもの社会的適応性の基盤作りをするものであり，家庭内における子どもの社会化に不可欠なものである．しかしながら，現在，しつけに関する悩みで子育てに不安を抱える親が全体の約4割に達しており，社会問題となっている．このしつけを困難にしている要因には，①しつけに対する誤った認識，②保護と自立のバランスの難しさがあげられる．

①**しつけに対する誤った認識**：しつけは，その語源である「しつけ糸（着物の型がくずれないようにしっかりとめておく糸）」が示すように，型にはめる，形を整えるという面がある．そのため，しつけと聞くと，型にはめなければならない，あるいは形を守らせなければならないと強制や命令，権威的な関わりで教え込むものであると誤解されやすい．また，愛の鞭（体罰）のように，しつけのためなら暴力も肯定されるといった社会通念もこの強制的・権威的なイメージを助長している．一方，子育ての一般常識として「子どもの自主性を尊重すること」の重要性は広く知られており，しつけの権威的・強制的・形式主義的なイメージと，子どもの**主体性**の尊重という両極端の子育て思想に家族が振り回されている現状にある．

②**保護と自立のバランスの難しさ**：子どもをしつける際，不快を取り除く保護の働き

plus-α

社会化

所属する社会の成員に必要な言語・態度・価値・動機・習慣などを身につけ，社会に容認された行動パターンを発達させること．

plus-α

幼児へのコミュニケーション支援

単語と発話の獲得に必要なのは周囲の人，特に親密な他者（親や家族）とのコミュニケーションである．元来，子どもは大人との会話を好み，しゃべろうとするが，言葉の獲得途中であるために，焦るとなかなか言葉が出てこなかったり，間違った用い方をしたりする．間違った文脈をうるさく訂正したり，不完全な幼児音を注意したりすると，子どもは吃音が固定したり，話さなくなったりすることもある．大人は落ち着いた態度で余裕をもって聞くようにし，子どもが安心して会話を楽しめるように支援することが必要であり，このことが子どものコミュニケーションへの意欲を高めることにつながる．

かけと，自己抑制を養う自立への働きかけという相反する援助のバランスを取ることが必要であり，これが崩れると**過保護**や**養育欠乏**となる．このバランスを取るためには，子どもの発達段階によって異なる特性や子ども個々の物事に対する反応の違いを把握して関わるだけでなく，子どもの「甘えたい」という要求を受け止め，時には一人でできることも手助けするといった，子どものその日その日の変化に応じた関わりが必要であり，子どもに対する豊富な知識と高度な教育技術が求められる．しかしながら，多くの家族はこの知識や技術を獲得する機会を得られぬまま子育てを行っており，子どもに対処することができていない現状がある．

(2) 家族の多様性と家族支援

個々の家族の養育機能の低下だけでなく，近年の家族の多様化や家族に対する価値観の変容が，家族の子育てに対する意識を変化させている．

日本は古くから「親子は一心同体」という母子関係の特徴があり，子は親の「分身」として強い絆で結ばれていると考えられてきた．しかしながら現在は，「分身」のために自己犠牲を惜しまない親子関係から，子どもを自己の「身代わり」として密着し，自己実現の手段の一つとして子育てする，つまり，親のニーズのために子育てをするという親中心の親子関係に変わってきているといわれている．また，子どもとの関わりを拒否したり，子どもに無関心，あるいは過剰に自立を強いて子どもの心身を傷つける，子どもに「**不適切な関わり（チャイルド・マルトリートメント）**」をする親も増えてきている．

このように，幼児期の子どもを育てている家族は，家族・家庭のあり方の多様化に伴うさまざまな問題を抱えており，それらを補完する役割を担うことが専門職者に求められている．したがって，看護職は，子育てに必要な知識と技術を家族に教育するだけでなく，家族の個々のウェルビーイング（well-being），つまり，経済的・健康的・情緒的・文化的ニーズに対応し充足できるよう支援する必要がある．また，根強い"子育ては親の責任"という社会的観念を払拭し，子育てを社会全体で支援する「子育ての社会化」のシステム作りにも貢献することが求められている．

3 食行動

(1) 幼児期の子どもにとっての食事の意義 （表2.3-3）

子どもにとって食事は，①健康の保持・増進と，健全な成長・発達に必要な栄養の摂取として重要であるが，幼児の場合，単に栄養摂取を目的にするだけでなく，潤いある楽しい食事とすることで，②望ましい食事行動を獲得する，③健康的な食習慣の基盤を形成する，といった幼児の発達を促す場として考えていく．また，「食からはじまる健やかガイド」[1]では，幼児期に①空腹で食欲が増すリズムがもてる，②食べたいもの，好きなものが増える，③家族や仲間と一緒に食べる楽しさを味わう，④栽培，収穫，調理を通して食べ物に触れる，⑤食べ物や身体のことを話題にできる子どもへ育成する，などが必要だとしている．看護者は，幼児期を"食を営む力"の基礎を培う重要な時期と認識して支援を行うことが求められている．

---

plus α

チャイルド・マルトリートメント

18歳未満の子どもに対する，おとな，あるいは行為の適否が判断可能な年齢の子どもによる身体的暴力，不当な扱い，明らかに不適切な養育，事故防止への配慮の欠如，言葉による脅かし，性的行為の強要などによって，明らかに危険が予測されたり，子どもが苦痛を受けたり，明らかに心身の問題が生じている状態．

plus α

チャイルド・マルトリートメントに対する家族援助の段階

レッド：要保護．児童相談所・警察の介入．子どもの保護・生命や安全を確認．

イエロー：要保護．関係機関の連携・セーフティネットワーク形成．子どもの見守り，保護者の支援．

グレー：個別啓発．子どもの見守り，育児相談，地域での子ども支援活動．

予防的啓発：地域での子ども支援活動・講演会．

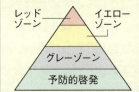

表2.3-3●幼児期の子どもの摂食習慣の留意点

①テレビやビデオを消して，食事に集中できる環境をつくる
②肘（椅子）の高さを食卓に合わせるだけでなく，踏み台を置いて足を接地させるなど，姿勢を安定させる
③前歯でかみ取る（咬断）習慣をつける
④早食いを避け，ゆっくり味わって食べる
⑤1回の取り込み量（一口量）を少なめにする
⑥十分に唾液が分泌されて食塊形成しやすくするために，口を閉じてよくかむ
⑦水分を補充しないで嚥下する（水分で食塊を流し込まない）．食卓に水，茶，牛乳を常時置かない
⑧薄味習慣で味覚を育てる
⑨食域を広げるには，食欲＝空腹を生む生活習慣（遊び，間食，飲料，就寝時間など）を工夫する
⑩家族一緒に食事をする機会に食べる楽しさを伝える

田中英一ほか．お母さんの疑問にこたえるすこやかな口　元気な子ども：小児歯科医からのメッセージ．医歯薬出版，2007，p.39.

（2）栄養に関わる幼児期の子どもの特徴

●消化・吸収に関わる臓器の成長と機能の成熟●

　幼児期では，乳歯の萌生によって咀嚼機能が向上し，舌・顎の運動筋の発達に伴う食べる機能（捕食・咀嚼・嚥下）の発達とあいまって，3〜6歳でほぼ成人と同様の食形態の摂取が可能となる．

　胃は，乳児期の筒状に近い形状から，3歳くらいで成人と同じ正常水平位へと変化し（p.84参照），胃容量も身体の成長に伴って増え（表2.3-4），食塊の胃での停滞時間も長くなる．消化・吸収機能は，各臓器で分泌される消化酵素の量や活性度によって異なり，2〜3歳でやっと成人レベルに近づく（表2.3-5）．

●幼児期の栄養摂取●

　栄養バランスのとれた食事をとることは，食習慣の形成上重要な時期に当たる幼児期の子どもにとって成長・発達に必要という以上の意味がある．しかしながら，「平成17年度乳幼児栄養調査結果」によると朝食に欠食が認められる子どもは約1割，偏食のある子は約3割，野菜や果物を毎日食べない子どもがそれぞれ約4割，約6割いるなど，食生活に問題を抱える子どもの増加が認められており，バランスのとれた栄養摂取を目指した支援が求められている．看護職がこの支援に取り組む際に指標とする「日本人の食事摂取基準」が2010年4月に改定された．この2010年版では，より個々の状態に合わせて細かく指導ができるように，1歳未満を0〜5カ月，6〜8カ月，9〜11カ月へと細分化された．また，推定エネルギー必要量は1歳未満で500〜700kcal/日，1〜2歳児で約900〜1,000kcal/日，3〜5歳児で約1,250〜1,300kcal/日と2005年版より低く設定され，近年の子どもの活動に関する詳細な調査結果から，各年齢の活動レベルの数値も1〜2歳で1.35，3〜5歳で1.45，6〜7歳で1.35〜1.75へと低く改定された（表2.3-6）．看護職はこの基準に基づき，個々の子どもの身体活動レベルや体重の増減に応じて指標を定め，必要なエネルギーや栄養素をその都度換算し，細やかに指導していくことが必要である．

　一方，幼児期の著しい身体組織の形成や成長を支える栄養素の摂取としては，タンパク質（主に動物性タンパク質）・ビタミン・カルシウム・鉄などの量が成人に比べ

plus-α

乳臼歯の生歯と咀嚼

第一乳臼歯が生え始めるのは1歳4カ月ごろだが上下乳臼歯の噛み合わせが完成するのは1歳8カ月ごろ，上下の第二乳臼歯が生え揃うのは2歳9カ月ごろであり，実際に奥歯で咀嚼することを学習するのは1歳8カ月から3歳までの間といわれている．

plus-α

乳幼児の食べにくい食物

①厚みのないもの：レタス，わかめ
②皮が口に残るもの：豆，トマト
③硬すぎるもの：かたまり肉，エビ，イカ
④弾力のあるもの：こんにゃく，かまぼこ，キノコ，タコ
⑤口の中でまとまらないもの：ブロッコリー，ひき肉
⑥唾液を吸うもの：パン，ゆで卵，サツマイモ
⑦匂いの強いもの：ニラ，椎茸
⑧誤飲しやすいもの：もち

表2.3-4●胃容量の変化

年　齢	胃容量（mL）	
	収縮時	拡張時
3カ月	140	170
6カ月	215	260
1歳	370	460
2歳	490	585
3歳	575	680
4歳	640	760
5歳	700	830
6歳	750	890
7歳	800	940

表2.3-5●消化機能の発達

消化液	消化酵素の活性
唾　液	乳児期は少ないが，年齢とともに増加 生後1年　50〜150mL/日，学童　500mL/日， 成人　1,000〜1,500mL/日
胃　液	ペプシン分泌：2歳で成人と差がなくなる． 胃液のpH：出生時は中性，乳児期はpH2〜4. 以降，年齢とともに低下（pH1〜2）する．
膵　液	アミラーゼ活性：2歳で成人の70〜90% トリプシン活性：2〜3歳で一定レベル リパーゼ活性：2〜3歳で成人レベルに達する．
腸　液	胎児期に完成．乳児期の分泌量は少ない．
腸内細菌叢	生後24時間で確立 母乳栄養児では99%がビフィズス菌，1%が大腸菌 や腸球菌

> **plus-α**
>
> **推定エネルギー必要量**
>
> 基礎代謝量（kcal/日）×身体活動レベル＋エネルギー蓄積量で算出される．
> エネルギー蓄積量とは，組織合成や増加に必要なエネルギー量であり，生後5カ月までは120 kcal/日，6〜11カ月15 kcal/日，1〜2歳15〜20kcal/日，3〜5歳10kcal/日である．

表2.3-6●1日あたりのエネルギー量および栄養素の摂取基準

年　齢	エネルギー（推定エネルギー必要量）kcal 男	女	タンパク質（推奨量）g 男	女	脂質（総エネルギーに占める割合）%エネルギー 男	女	Ca（推奨量）mg 男	女	鉄（推奨量）mg 男	女
0〜5カ月	550（母乳）	500（母乳）	10（目安量：母乳）		50		200（目安量：母乳）		0.5（目安量：母乳）	
6〜8カ月 9〜11カ月	650 700	600 650	15（目安量：母乳） 25		40		250（目安量：母乳）		5.0	4.5
1〜2歳	1,000	900	20	20	20以上30未満		400	400	4.0	4.5
3〜5歳	1,300	1,250	25	25	20以上30未満		600	550	5.5	5.5
6〜7歳	1,350〜1,700	1,250〜1,650	30	30	20以上30未満		600	550	6.5	6.5
8〜9歳	1,600〜2,050	1,500〜1,900	40	40	20以上30未満		650	750	8.5	8.0
10〜11歳	1,950〜2,500	1,750〜2,250	45	45	20以上30未満		700	700	10.0	9.5, 13.5（月経あり）

て多く規定されている．しかしながら，ビタミン類・ミネラル・微量元素・食物繊維などは，日本人全体の摂取量低下が問題となっており，特に，カルシウムと鉄，ビタミンD・C・Aなどは不足しやすいため，これらの栄養素が過不足なく取れるよう，子どもを含めた家族全体への教育が必要である．

（3）子どもの食行動の自立と支援のポイント（表2.3-7）

　子どもの食行動は，食物を捕食・咀嚼・嚥下することによって体内に取り込む摂食機能の発達と，自らの手や食具を使って食物を口まで運ぶ自食行動の獲得によって自立に向かう．

表2.3-7●食行動の自立過程と支援のポイント

年齢	摂食機能（捕食・咀嚼・嚥下）の発達	食行動の発達	援助のポイント
0歳前半（準備期）	原始反射による摂食：探索反射・吸啜反射・舌の蠕動運動（嚥下反射を伴わない乳児嚥下）によって摂食が行われる．生後2～3カ月ごろより飲んだり，飲まなかったりといった自律哺乳が可能になる．	原始反射を用いた哺乳から意図的な摂食の開始．「いただきます」「ごちそうさま」の挨拶を保護者がいい，挨拶を習慣づける．	指しゃぶりやおもちゃ舐めという遊びを通して口周囲の過敏性を低下させ，舌・顎・唇の協働運動を発達させる．
5～6カ月（導入期）	成人嚥下の訓練：口唇を閉じてゴックンと飲み込む成人嚥下の動きを獲得する．また，舌を意図的に動かして食塊を咽頭に送り，嚥下反射を誘発する動きを獲得する．	介助食べ．口腔内に乳首以外の物が入ること（スプーン）やミルク以外の味に慣れる．	子どもの口の大きさに合ったスプーンを用意する（口角間2/3程度の大きさ，スプーンのボール部分は約15～20mmの幅・深さ2mm程度）．舌の動きを獲得させるために，食物は口腔の前方に取り込まれるようスプーンの2/3以上を口腔に入れないよう注意する．
7～8カ月（習慣の行動化）	上唇による捕食の訓練：上唇を意図的に閉じ，スプーン上の食物を上唇を使って口腔内に取り込む．舌と顎の協調運動の訓練：食物を口蓋に舌で押しつけ潰すことを覚える．	手づかみ遊びの時期．食器の中に手を入れてぐちゃぐちゃとかき回す．食具（スプーンや皿）に興味を持ち自分で持ちたがるが，まだ食べる道具として使うというより持つことを楽しむ．食べる時間になったらおもちゃの片づけや手を洗うことを習慣づける．食事に集中できるように食事時間は30分程度とする．	大人の食べる姿を見せ，自食に興味がもてるようにする．嚥下に必要な前頸部の筋力が弱いため，過度な伸展がないように食物を口に運ぶときは，子どもの口の高さか，それより低い位置から水平にもっていく．手づかみ遊びは食物に興味が高まった証拠．食物の硬さに応じた把持力の調整や食物をつかむ・離すといった能力を獲得するために必要であり，できるだけ経験させる．大人と同じことがしたくて介助者の持つスプーンに手を伸ばしたり，持てないのに食器に手を出し食事介助の妨げになることもあるが，自分で食べたいという意欲の表れなので，叱らず子ども用のスプーンや食器を準備する．食事が楽しい雰囲気となるよう「おいしいね」と話しかけ，体験と快感情を結びつける．
9～11カ月	前歯を使った捕食の訓練：前歯を使って柔らかいものをかじりとったり，上唇を使ってスプーン上の食物をこさぎ取ることを覚える．咀嚼の訓練：硬い食物を舌で奥歯（歯肉）の位置に運び咀嚼することを覚える．	手づかみ食べ機能獲得期：①食物の硬さや形状に応じて把持する能力，②肩関節や上肢をコントロールし食物を口元まで運ぶ能力，③口唇の閉鎖と指を離すタイミングを合わせる能力，④一口で摂取できる量を決定し取り込む能力という手と口の協調運動を獲得する．	初期や中期よりやや深めのボールのスプーンを使う．舌と上顎で押しつぶせない食物を食事に取り入れる．つかみやすい形態の食物を準備する．しかし，まだ手と口の協調運動が未熟なため，こぼすことが多いので，汚しても大丈夫な環境を準備する．また，一口量の調整ができないために口一杯に食物を押し込み，むせたり嚥下できなくなることもあるため，注意して観察する．
1歳前半	2歳半～3歳半の間に第二乳臼歯の噛み合わせが完成する．それまでは，子どもの歯の成長を見ながら，徐々に固いものを食べさせ，咀嚼訓練を続ける．	家族と一緒に食べられるようになる．両手でコップや食器を持ってスープ等を飲める．30分程度で食べられるようになる．	自分で食べたがるようになるので，できるだけさせて，できたことは褒める．しかし，まだ手づかみになったり，かんしゃくを起こすこともあるが叱らない．子どもが食べやすいように工夫し，汚しても大丈夫な環境を準備する．スプーンやフォークの正しい持ち方を教える．
1歳後半		食具食べの機能獲得期：食具を用いた手と口の協調運動という新たな能力の獲得．①スプーンの握り方の発達：パームグリップ⇒フィンガーグリップ⇒ペングリップへ．②すくい動作の発達：直線的な動作ですくえず反対の手で食	偏食が出やすい時期だが，好みは成長とともに変わるので無理強いしない．子どもは大人をモデルとするので，大人がおいしそうに食べ「大きくなったらおいしさがわかるのよ」などと子どもの興味を引く言葉をかけると，

		物をスプーンに乗せる段階から，U字を描く動作ですくえるようになるまで発達．③スプーンと手と口の協調：スプーンが口角から入る段階から口の中央から入るようになる段階まで発達．④口唇を用いる捕食：口唇を使わず口の中に放り込む⇒歯で食物をそぎ取る⇒口唇で取り込む段階へと発達．	子どもの意欲が出る．
2歳前半 2歳後半		こぼさないで飲む．スプーンとお茶碗を別々の手で持って食べられる．食事の挨拶ができるようになる．「もっとちょうだい」「いらない」が言える．一人でだいたい食べられる．言われなくても食前に手を洗う．触ったものは取ることができる．	上手に食べられる子どもが増えるが，まだ失敗をすることも多く，こぼしたときの準備を整えておく．時間がかかるので焦らせない． 2歳4カ月ごろ，第二乳臼歯が生え揃い，本格的な咀嚼が可能となるので，よく噛んで食べる習慣をつけさせる．
3歳 （習慣の内面化） 4歳		箸を使う．箸と茶碗を別々の手で持って食べられる．食事の後片づけを習慣づける． こぼさず自分一人で食べられるようになる．よく噛んで食べられるようになる．	ほぼ一人で上手に食べられるようになったら，箸の持ち方を指導する． 正しい姿勢での食事（ひじをつかない，いぬぐいをしないなど）や迷い箸・刺し箸など日本食のマナーを教える．

●摂食機能の発達●

摂食機能とは，捕食（食物を口に取り込む）・咀嚼（食物を粉砕して唾液と混ぜる）・嚥下（食物を飲み込む）という三つの働きによって食物を摂取することであり，学習（離乳）によって獲得するものである（ナーシング・グラフィカ 小児看護学② 『小児看護技術』3章1節3参照）．

●自食行動の発達●

自食とは，自らの手（食具）を使って食物を口まで運び，その食物を口唇や前歯で取り込むことであり，食事を通した手と口の協調運動の訓練により，自食準備期，手づかみ食べ機能獲得期，食具食べ機能獲得期へと段階的に発達していく．

自食準備期

食物を目で確認し，自分の手でつかみ，口まで持ってくる一連の行動を遊びを通して獲得する時期であり，歯固め遊びや手づかみ遊びなどがこれにあたる．

手づかみ食べ機能獲得期

食べるという動作は，口と手の動きが協調すること（適量の食物を握りつぶさないように手でつかみ，口元まで上肢を屈曲して近づけ，1回量を前歯でちぎり咀嚼するという一連の動作）で成り立っており，この手づかみ食べ動作が上手にできないと，食具を使って食べることは難しくなる．したがって，1歳半ごろまでは手づかみ食べを十分に経験させ，食具は慣らす程度に使わせるようにし，食具食べへの準備を行う．

食具食べ機能獲得期

1歳ごろから食具を使用する機能を獲得していく．食具を使って食べるためには，まずスプーンが握れ，そのスプーンで食物をすくい，食物をこぼさないように口に運び，スプーンを口の中に入れ適量を歯でそぎとり咀嚼するという一連の手と口の協調が必要である．この時期に大切なことは，食具を使った口と手の協調の感覚を獲得す

---

plus-α

間食の意義

幼児の消化・吸収機能は未熟であり，間食によるエネルギーや栄養素の補完が必要である．一般に間食の適量は，1～2歳では1日のエネルギー必要量の10～15％・約100～150kcal，3歳以上の子どもでは15％・約200kcalを1日の目安とし，回数は1日1回（午後），食事時刻から2～3時間経過している時間帯に与えることが望ましい．また偏食や小食，肥満といった食行動の問題を引き起こさないよう内容への配慮が必要である．

ることと，一口量を覚えていくことであり，食べこぼさないようにフォークを使った
り，大人が食べさせると，子どもの摂食機能の獲得は阻害される．

●食行動の自立と社会化●

　幼児期に獲得すべき食行動には，先に述べた摂食機能・自食行動の発達だけでなく，
よく噛むことや主食・主菜・副菜を交互に食べるといった食べ方，「いただきます」「ご
ちそうさま」の挨拶，食事の間は歩き回らない，食べ物で遊ばないなど，社会の一員
として安全で他者に不快な思いをさせないための社会的生活習慣としての食行動もあ
る．この食行動獲得を通じて行われる社会化は，「食事」という文化を子どもが自身
の中に取り込み受け継いでいく，という社会構成員としての役割を学ぶことでもあり，
重要である．

　したがって，幼児期の子どもには"食に興味がもてる""楽しく食事がとれる"こと
を第一義に，大人や友人と食卓を囲み，和やかな雰囲気の中で食事が楽しめるよう支
援することが必要である．また，食行動の自律に向けた訓練においても子どもの自主
性を尊重し，やりたがることは満足するまでさせてみる，大人は子どものサポーター
として食行動獲得のペースを守り気長に接する，命令や強制は避け，大人は子どもに
手本を示す，といった支援が必要である．

(4) 健康的な食習慣の基盤形成 (表2.3-8)

　食習慣は健康増進や疾病予防など健康に直結しており，子どもが将来にわたって健
康な生活を送るためには，食習慣の基盤ができる幼児期に食への関心を高め，健康の
保持・増進に必要な食習慣について学ぶことが必要である．「食を学ぶ」というと「何
をどれだけ食べるか」という栄養摂取に関する内容を教えるととらえがちであるが，
幼児期の子どもにはそれ以上に，食を通じて人と関わる安心感や信頼感，自分で作る，
誰かのために作ることによる満足感や達成感など，"楽しく食べる"や"おいしく食べ
る"という食の基本的な目的を学ばせる必要がある．

　この教育として近年注目されているのが「**食育**」である．食育は，2005（平成17)
年度に制定された**食育基本法**に，①生きる上で基本であって，知育，徳育および体育
の基礎となるもので，②さまざまな経験を通じて「食」に関する知識と「食」を選択
する力を習得し，健全な食生活を実践することができる人間を育てることを目指すも
のであると位置づけられており，これまで，策定された食育推進基本計画（平成18

---

plus α

味覚嫌悪学習と味覚嗜好学習

幼児期は記憶も発達してくるので，ある食べ物を食べておなかが痛くなったり，下痢をしたりすると，その食べ物を嫌いになる．これを味覚嫌悪学習といい，食卓で嫌な思いをしたという経験でも学習される．一方，ある食べ物を食べたら元気になった，楽しく食べられたという経験によって，その食べ物を好きになる．これを味覚嗜好学習という．

plus α

食事改善のための指標

食事改善を目的とした指標には，推定平均必要量，推奨量，目安量，耐容上限量，目標量があり，小児の場合，摂取不足による健康障害回避のためには目安量あるいは推奨量を，過剰摂取の場合は耐容上限量を，生活習慣病予防を目的にする場合は目標量を指標として用いる．

表2.3-8●食習慣の基礎作りとしての食事

①食事のリズムの大切さ，規則的に
②なんでも食べられる元気な子
③薄味と和風料理に慣れさせよう
④与えよう，牛乳・乳製品を十分に
⑤一家そろって食べる食事の楽しさを
⑥心がけよう，手作りおやつの素晴らしさ
⑦保育所や幼稚園での食事に関心を
⑧外遊び，親子そろって習慣に

厚生労働省．食生活指針．

表2.3-9●幼児期の食育の五つの目標

①食と健康：食を通して健康な心と体を育て，自ら健康で安全な生活をつくり出す力を養う
②食と人間関係：食を通して，他の人々と親しみ支え合うために，自立心を育て，人とかかわる力を養う
③食と文化：食を通して，人々が築き，継承してきたさまざまな文化を理解し，つくり出す力を養う
④いのちの育ちと食：食を通して，自らも含めたすべてのいのちを大切にする力を養う
⑤料理と食：食を通じて，素材に目を向け，素材にかかわり，素材を調理することに関心を持つ力を養う

厚生労働省．楽しく食べる子どもに：保育所における食育に関する指針．
2004.

表2.3-10●咀嚼の働きと口腔および全身の健康への影響

1. 口腔の健康との関係
①咀嚼筋活動の低下，口腔周囲筋の活動の不均衡により歯列・咬合異常の誘因になる
②唾液分泌の減少，口腔周囲筋活動の不足により自浄性・清掃性を低下させ，虫歯，歯周疾患の誘因となる
③顎関節組織の抵抗力，耐性の低下により，顎関節症状の誘因となる
④普段「噛まない」と咀嚼力が低下し，噛めなくなる
2. 全身の健康との関係
①唾液，胃液の分泌を促進し，食物の消化吸収を助ける
②唾液成分のリゾチーム，ラクトペルオキターゼ，IgAを分泌し，疾病の予防，健康増進に役立つ
③血糖値を高め，神経性ヒスタミンを分泌し満腹中枢を刺激して，過食・肥満を防ぐ
④食物の味物質を溶出し味覚を感じ食欲を増進し，心理的満足感を得る
⑤脳の血液量を増加させて，知的発達を促進し老化の予防となる

赤坂守人. 子どものQOLのために，「噛むこと」「味わうこと」の大切さ. 小児保健研究. 2008, 67(2), p.250-256. を参考に作成

～22年）に基づいて「食育に関心を持っている国民の増加」や「朝食を欠食する子どもの減少」，「学校給食における地場産物を使用する割合の増加」などの目標達成に向けた取り組みが行われてきた．しかしながら，国民の食育に対する意識はいまだ十分ではなく，朝食を抜く子どもや若い世代が多いことから，目標達成に向けたさらなる取り組みが求められている（表2.3-9）．

　食と健康に関わる専門家である看護者は，家族への栄養指導を通じて子どもの肥満ややせ，朝食の欠食，偏食，孤食等，子どもの「食」に関する諸問題の改善に取り組むとともに，子ども自身が健康の維持・増進に必要な知識や技術を実生活に取り込み，生活の質の向上が図れるように食育への積極的な参加・協力を行うことが必要である．

(5) 幼児期の気になる食に関する問題

●生活習慣病●

　近年，食の欧米化に伴う脂肪や糖分の過剰摂取，やわらかい形状の食事が好まれるといった嗜好の変化，活動量の低下に伴う消費カロリーの減少や筋力低下に伴う基礎代謝の低下などにより，肥満・高血圧・高コレステロール血症といった生活習慣病予備軍の子どもが増えている．特に，幼児期の肥満は，学童・思春期・成人へと移行しやすいため，生活習慣病予防のためには，幼児期における食生活習慣の点検や指導が重要となる．具体的な指導としては①遊びの奨励，②食生活習慣や嗜好の点検（生活リズムの乱れ，間食，欠食，夜食，塩分の過剰摂取等の有無），③糖質の制限を行い，④成人のような減食はさせないといったことである．

●不適切な食行動（丸のみ，偏食，欠食）●

　幼児期には，遊び食べ，むら食い，偏食，小食など，子どもの食行動が問題となりやすい．遊び食べや偏食などは40%近い子どもにみられる問題で，原因はさまざまあると考えられるが，このような行動は，周囲の大人の考え方や子どもの特性にあった関わり方をすると比較的容易に修正が可能である．例えば，遊び食べは，おもちゃやテレビなど子どもの意識を食事から遠ざけるものを食卓近くに置かない，子どもが食事に集中できるように十分に遊ばせ空腹感を感じさせる，30分以上食卓に着かせないといったことで改善することが可能である．

plus α

子どもの味覚の発達

子どもは出生直後から甘味・酸味・塩味・苦味・旨味の五つを反射的に分別するが，この味覚反射は3～5カ月ごろに減退し，その後，随意的な感覚機能として発達する．幼児期は，敏感な味覚を育てる大切な学習時期であり，この時期に強い甘みや濃い塩味で育つと終生濃い味を好むようになるので，薄味の食習慣を心がける必要がある．

plus α

好き嫌いと新奇恐怖

子どもは初めて食べるものに対して用心深く，食べようとしない（新奇恐怖）．そのため好き嫌いをしているように見えるが，子どもにとっては自分の身体を危険から守る本能であり，ごく当たり前の反応である．したがって，大人がおいしそうに食べて見せ，新奇恐怖を払拭するような働きかけが必要となる．

また，近年の子どもは，やわらかい食事を好む傾向が強く，うまく噛めずに丸のみする子どもが増えている．第一乳臼歯が生え揃う前に硬い食物を与えると，子どもは噛まない，あるいは丸のみで対応しやすい（表2.3-10）．したがって第一乳臼歯の生え方をみながら適切な形態の食物を与え，第一乳臼歯の噛み合わせが完成する1歳8カ月ごろから徐々に硬い食物を与え咀嚼訓練を開始し，第二乳臼歯の噛み合わせが完成する2歳半から3歳半までは咀嚼訓練期間であるととらえて支援する必要がある．また，この時期に大人の噛んでいる姿を見せる，食事を急がせない，などの工夫も大切である．

　幼児期の食行動の問題の多くは，この時期のみで将来まで持続することの少ないものである．やめさせるために厳しく接するよりも，子どもが食事に楽しさを感じられるように配慮したり，活動量を増やし空腹感が感じられるようにするほうが効果的である．

4 排泄行動

(1) 幼児期の子どもの排泄の意義

　排泄行為は動物の生理現象であるが，その自立は人間らしさの基本である．乳児期は，好きな時に好きな場所で排泄をするという極めて自律的な排泄行為を行っているが，幼児期では，養育者（社会）の要請に従い決められた場所や方法で排泄を行う，より社会的な行動としての排泄行為を身につける，つまり，社会性の獲得として排泄行動が自立するのである．

(2) 排泄に関わる幼児期の子どもの特徴

● 排尿の神経支配と尿意の知覚 ●

　乳児は，排尿反射を抑制する機能や尿意を知覚する大脳皮質の発達が未熟であり，膀胱許容量も75mLと少ないために排尿は不随意的に行われる．1歳6カ月ごろになると，延髄による無意識の排尿抑制が生じ，膀胱への尿の貯留が可能となり，膀胱容量が増大し，排尿間隔が一定となる．そのため，膀胱への尿の貯留を"おなかが張る"と知覚し，モジモジするなどサインを出す子どもも増えてくる．2歳になると，大脳皮質で尿意として知覚し，随意的な排尿が可能となり（図2.3-1），昼間のおむつがい

> **plus α**
> **水分摂取量**
> 子どもは，①発汗や不感蒸泄が多く，②新陳代謝が活発なために多くの水分を必要とするが，③腎機能が未熟で濃縮能が低いため，不足に応じて水分を体内にとどめることが十分にできない．そのため，定期的な水分摂取が極めて重要である．1回の飲水量を乳児の場合は50～100mL，幼児では100～150mL程度とし，こまめな水分補給ができるように，乳児では昼間2回・夜間1回，幼児では午前1回・午後2～3回，計画的に飲水を促すとともに，常に水分摂取ができる環境を整える必要がある．

> **plus α**
> **子どものスポーツ飲料**
> 市販のスポーツ飲料（イオン飲料）は含まれる糖質濃度が高く肥満やう歯の原因となりやすいため，過激な運動や極端に汗をかいたとき以外は普通の水を与え，イオン飲料を水の代わりに与えない．

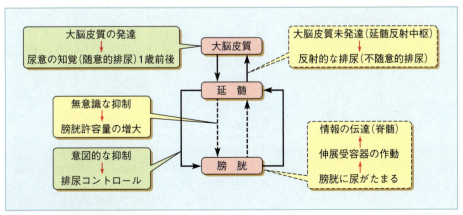

図2.3-1 ● 排尿神経支配図

らなくなる．夜間のおむつが外れるのは3〜4歳である．

●排便の神経支配と便意の知覚●

排便は，直腸内圧の上昇（40〜50mmHg以上）による延髄の排便中枢刺激と，それに伴う反射的ないきみ（横隔膜や腹筋の協働運動）の誘発により生じるが，幼児期になると，大脳皮質で便意を感じ，意識的にいきんだり，肛門括約筋を開いたりすることが可能となる．排便の自立は排尿より遅く，紙を使っての後始末までできるようになるのは4歳6カ月〜5歳ごろとなる．

（3）排泄行動の自立と援助のポイント（表2.3-11）

幼児期は，尿意・便意を感じ，自分の意思で特定の場所で排泄し後始末まですると

表2.3-11●排泄行動の自立と援助のポイント

年齢	自立過程	排泄の機能的発達	排泄行動の発達	援助のポイント
0歳	準備期	反射による不随意排尿と反射的ないきみによる不随意排便 膀胱許容量が小さく頻回な排尿	おむつへの排尿・排便	おむつはまめに交換する： 「おしっこ出て気持ちいいね」など，おむつ交換による快・不快の感覚を育むように声をかける．また，"きれいになって嬉しいね""気持ちいいね"と子どもの排泄を喜ぶような声かけをし，笑顔で対応する．反射的いきみを意識できるように声をかける．
1歳	導入期	"出たかも"がわかる時期 膀胱の容量が増えて排尿回数が減る．しかし，まだ排尿間隔は不安定． 尿意＝おしっこという認識はできないが，膀胱に尿がたまる感じや排尿を違和感や不快感として知覚し，サインを出す子どももいる．		"排泄は決められた場所で"： 排泄は決められた場所（トイレ）ですることを認識させるために，おむつ交換はできるだけ決まった場所で行う． トイレに興味・関心が持てるように援助する： 絵本を見せたり，大人のトイレの様子を見せるなど子どもの興味・関心がトイレやおまるに向くように援助する．
1歳6カ月		"出ちゃった"時期 大脳皮質での尿意・便意の知覚が可能となり，排尿の間隔も2〜3時間おきと一定になる．ただし，まだ排尿中枢が優位のため我慢ができず，尿意の知覚と同時に排尿してしまう．	トイレやおまるに座る練習をする． "ちっち"など排泄後に教える子どもが出てくる． 大人の助けを借りてパンツを下げトイレを使う． 大人と一緒に手を洗う．	子どもの示すサインや排尿間隔の把握をする： オムツ交換の間隔を調べ，排尿間隔が一定になってきているかを確認する．また，子どもの行動をよく観察し，子どもが示す排泄のサインを把握する． 子どものサインを見逃さず，トイレに誘う： トイレは子どもにとって怖い所であり，トイレやおまるに馴染めるように工夫し，嫌がるときは強制せず，座れたことを褒める．また，トイレ（おまる）に座らせるのは子どもが集中できる2〜3分を目安にし，できないのが当然の時期と考え，失敗してもしからない． "おしっこ"という言葉と排尿の感覚を結びつける： 排尿の感覚を育てるために，尿が出ている状態を見せたり（視覚的認知），排尿の音を聞かせる（聴覚的認知），放尿の快感（放尿感）を体験させ，自身から尿が出ていることを確認させるとともに，"おしっこ出たね"と声をかけ，排尿（感覚）＝おしっこ（言葉）が結びつけられるようにする．

年齢				
2歳前半	習慣化期：行動化	"出るかも？" 時期 尿意・便意を排泄前に教えることができるようになってくるが，少ししか我慢ができず，失敗も多い．	トイレに座って排泄できたり，できなかったり，尿意を教えたり，教えなかったりを繰り返す時期． 遊びに夢中だと失敗することも多い． 付き添えば一人で用を足すことも可能．	トイレやおまるでの排泄回数を増やしていく： 　トイレでの排泄の成功体験が積めるようにタイミングよく誘導し，成功したら褒める． 　楽しい遊びやテレビなど子どもが何かに夢中なときにトイレへ誘導することは避ける．
2歳後半		誘わなくても「おしっこ」と言える．	パンツを取れば一人で用がたせる（衣服の着脱・排泄の後始末は援助が必要である）． 昼間はおむつがいらなくなる．	おまるに誘ってうまく排泄できる割合が50％くらいになったら，おむつを外す練習の開始をする： 　失敗や後戻りもよくあることなので焦らず接することが大切である．また，トイレを怖がる子どもにはドアは開けたままで，大人がそばにいて安心させることが大切．
3歳		"トイレまで我慢できる" 時期 尿意や便意を伝え，一人でトイレに行ける．抗利尿ホルモンの分泌がまだ不十分なため，大脳による抑制ができない夜間はオムツが必要．	排尿の際，大人の助けを借りて紙を使い，水で流せる（一人で衣服の着脱・後始末ができる）． おもらしを恥ずかしいものと思うようになる．	排尿の後始末の練習をする： 　一人で後始末ができるように，脱ぎ着の楽な衣服を着せ，排尿の後始末のしかたを（紙を取りお尻を拭く→見て確認する→流す→パンツをはく→手を洗うの順番で）教える．しかし，まだ大人の確認と介助が必要である．
4歳半	習慣化期：内面化	"一人でできる" 時期	パンツを全部脱がなくても排泄ができるようになる． 夜間のおむつも外せるようになる． 排便後の後始末もできるようになる．	昼間の排泄の自立完了： 　4歳6カ月ごろに排便の後始末ができるようになり，排泄の自立が完了する． 　良い排泄習慣は規則正しい生活や適切な食生活からつくられることを教え，生活の見直しをさせる． 　友達のからかいから排泄は恥ずかしいことと感じることがある．からだのしくみと排泄物の関係を教え，人間にとっての排泄の重要性を教える．
5歳			遊びに夢中になっても，おもらしをしなくなる．	

いう排泄行動が確立する時期であるが，この自立過程への支援を**トイレット・トレーニング**といい，ゴールは子どもが一人でトイレに行き後始末ができるようになるまでで，5歳くらいで自立する．

準備期

　トイレット・トレーニング開始の前提は，おむつ交換による快・不快の感覚が育っていることと，養育者との間に愛着形成がなされていることである．1歳ごろから排尿間隔があいてくるので，子どもの排尿間隔や排尿前に示すサインを把握しておく必要がある．

導入期

　トイレット・トレーニング開始の時期であり，開始の目安は，①一人で歩行が可能となる，②言葉をある程度理解し，数語話す，③排尿間隔が1～2時間程度あくようになるころで，1歳6カ月～2歳ごろである．また，トイレ（おまる）での排泄に慣れることが課題である．導入は次の手順で進める．

①トイレやおまるに誘導する：おむつ交換のタイミングでトイレ（おまる）に誘導し，トイレ（おまる）に座ることに慣れさせる．

②放尿感，視覚的認知・聴覚的認知を学ばせる：尿意と排尿をするという感覚を育てる必要があり，放尿の際に「おしっこ出たね」と声をかけ放尿感と言葉を結びつける，放尿を見せ視覚的にとらえさせるなど，子どもが排尿体験を意識するように支援し，排尿を自然に出てしまうものから自分で出すものへと変化させていく．

この時期は，失敗することが当然の時期なのでしからず，うまくいったときに褒めるようにすることが次の段階に進む際に役立つ．

習慣化期（行動化）

自分で尿意を知らせ，大人が付き添えばトイレで排泄できるようになることが課題である．したがって，「おしっこ大丈夫？」と尿意の有無を子ども自身に考えさせ，尿意の大脳皮質での知覚を促進する．また，トイレに誘う回数を増やし，子どもがトイレでの排泄に慣れるよう支援する．お尻の拭き方や水の流し方，衣服の整え方などを毎日の行動の中で具体的に教え，自立させていく．

習慣化期（内面化）

ほぼ排泄行動は自立するので，和式トイレの使い方を教える，男の子は立って排尿する，ノックする，汚れたら片づけるなど，社会的生活習慣としての排泄行動を学ぶことが課題となる．また，規則正しい排泄習慣を獲得するために，生活リズムや食習慣に配慮することが大切である．

自立期

排泄の自立が完了する時期である．この時期は排泄習慣のつまずきとしておねしょや便秘，頻尿といったことが問題となる．

（4）排泄に関する問題

①おねしょ（夜尿症）：3～4歳を過ぎると大部分の子どもは夜間尿量を膀胱にためることが可能となりおねしょをしなくなるが，小学校入学後も失禁があるものを夜尿症という．夜尿症にはさまざまな要因があるが，子どもの生活の質や自尊感情を低下させるため，就寝前の水分制限や薬物療法などを行う．

②便秘：排便は回数が少なく，出る時間も朝食後と決まりやすく習慣化しやすい．しかしながら，遅寝遅起き，朝食抜き，昼間の活動不足など不規則な生活で容易に便秘となるので，規則正しい生活や朝食後にトイレに行くという排便習慣を獲得させていく．

（5）排泄行動の心理的意味

子どもにとって排泄とは，食物を取り入れ，消化し，捨て去るという一連の生理的プロセスであるが，同時に排泄行動という社会性の獲得のプロセスでもある．また，排泄の自立によって得られる有能感や排泄の快感がもたらす開放感は，子どもの自尊感情や生きる意欲を高める．しかしながら，養育者がこの自立過程の中で生じる子どもの依存感情を拒否したり，子どもの自主性を抑え，自分の都合に合わせるようなしつけをすると，子どもの自我が深く傷つき，自立を妨げることもある．養育者は子どもの自主性を尊重し，子どもの発達を見極めた上で保護と自立のバランスを上手にと

---

plus-α

トイレット・トレーニング開始の目安

アメリカ小児科学会はトイレット・トレーニングのガイドラインにおいて，トイレット・トレーニング開始を年齢ではなく個人の発達に応じて行うことが望ましいと，以下の七つの項目を提示している．

①親のまねをするようになる．

②持ち物を決まった場所に片づけることができるようになる．

③自分の意思で「いや」が言える．

④トイレット・トレーニングに関心を示す．

⑤歩く，座ることができる．

⑥排尿・排便の開始を知らせることができる．

⑦ズボンやパンツを自分で下ろしたり，上げたりできる．

---

plus-α

おねしょ対策

①おねしょは子どもに劣等感をもたせるのでしからないことが大切で，子どもを焦らせない関わりが必要である．

②睡眠覚醒リズムが乱れると抗利尿ホルモンの分泌が減少するので，夜間に排尿のために起こさず，質の高い睡眠を取らせる．

③夜間に水分摂取が多くならないように生活指導を行う．

④頻尿が固定しないように排尿の促しはやめたほうがよい．

って関わる必要がある.

5 睡眠行動

（1）幼児期の子どもにとっての睡眠の意義

睡眠には，筋の緊張の抑制に伴う身体の疲労回復や組織損傷の修復，脳の活動低下に伴う精神機能の回復といった役割があるが,子どもにとっての睡眠にはこのほかに,成長ホルモンの分泌に伴う身体発育の促進や，睡眠覚醒リズムの確立に伴う社会生活への適応の促進，最も発達の著しい時期にある脳の機能回復を助け，情緒や知能の発達を促進するといった，子どもの成長・発達や生活の質を高める役割がある.

（2）睡眠に関わる幼児期の子どもの特徴

●睡眠の生理学●

24時間周期の地球での生活に適応するためには，25時間周期である人間の**体内時計**（**サーカディアン・リズム**）を地球時間に同調させる必要がある．この同調を促進する因子として，目覚めてすぐに朝日を浴びる，朝食を食べる，時計やテレビといった時間を認識できる社会環境などがあり，特に，朝に光を浴びることが重要であるといわれている.

また，この体内時計は生まれたばかりのころは機能せず，生後3〜4カ月ごろに朝の光，食事，社会的環境を手がかりに24時間周期の地球時間に同調する．一方，子どもの睡眠の多相性はしばらく続き，生後6〜7カ月ごろは午前と午後に1回ずつの生理的な昼寝が，1歳3カ月ごろからは午後1回の昼寝が必要となる．成人と同じ睡眠覚醒リズムが形成されるのは4〜5歳である.

人間は，この睡眠覚醒リズムを作り出すことで，夜の安らかな眠りと昼間のしっかりとした覚醒，活動しやすい状態を手に入れるが，夜間に強い光（コンビニエンスストアやガソリンスタンドなどの照明）を浴びると容易に睡眠覚醒リズムは崩れ，地球時間との同調ができなくなる．この現象は成人も子どもも同様であり，規則的な睡眠覚醒リズムを確立するためには，夜間に強い光を浴びない，一定の時間に就寝させる，早起きし朝日を浴びる，朝食を食べるなどが必要である.

また，人間の睡眠覚醒リズム形成には体内時計だけでなく，**メラトニンやコルチゾール**といったさまざまなホルモンも関与しており，これらのメカニズムを理解した上で子どもの睡眠を支援することは，子どもの生活の質を高めるために重要である.

●睡眠の質と量●

人間に必要な睡眠時間は，年齢や個人差によって大きく異なる．子どもの1日の総睡眠時間は，3カ月で14〜15時間，1歳で11〜13時間，1歳6カ月〜3歳で約12時間と，年齢が進むにつれ減少する．また，睡眠の質も異なり，新生児の睡眠の約50％はレム睡眠という浅い眠りだが，2歳ごろには20〜25％まで減じ，代わりにノンレム睡眠という深い眠り（熟睡）の割合が増加し，生後3カ月には睡眠の約50％を占め，幼児期から学童期では特に深いノンレム睡眠の占める割合が高くなる．これは，精神活動の活発化するこの時期の子どもの脳の疲弊を避け，回復を助けるためと考えられており，子どもの睡眠の量と質を確保することは，子どもの大脳皮質の発達を助け，

---

plus α

体内時計の臨界期

体内時計（サーカディアン・リズム）の臨界期は生後3〜4カ月ごろといわれており，この時期までに規則正しい生活をさせていないと概日リズム睡眠障害を起こしやすい.

plus α

メラトニン

メラトニンは松果体から分泌される睡眠誘導ホルモンであり，太陽の光（強い光）を浴びた15〜16時間後に分泌されるという特性がある．また，メラトニンには抗酸化作用と性的成熟の抑制作用があり，1〜5歳のころに最も分泌量が増加する．これは，新陳代謝の著しいこの時期にメラトニンのもつ抗酸化作用が欠かせないからと考えられている．また，メラトニンは光により分泌が抑制される．照度300ルクス（明るい居間の照度）に2時間照射されるとメラトニンの分泌抑制が起こる．そのため，親が就寝するまで居間で子どもを寝かせたり，寝室の照明をつけて就寝させたり，夜間にコンビニエンスストアやガソリンスタンドの照明（1,000〜2,000ルクス）の照射を受けるとメラトニンの分泌が抑制され，睡眠誘導がされず体内時計を地球時間に合わせることができない.

精神活動（情緒・知能・思考）を活発化し，人間としての成長・発達を支援することになる．また，昼間十分に運動すると，学習機能の向上や感情の抑制，社会性や共感性の獲得に役立つ脳由来神経栄養因子セロトニンが活性化することが知られており，子どもの情緒的な安定や知能の発達を支えるためには，昼間の十分な活動が必要で，このためにも幼児期の子どもの睡眠の量と質を保障することは重要である（図2.3-2）．

このように，幼児期に社会生活を営む上で欠かせない睡眠覚醒リズムが形成されるが，先に述べたように社会環境の影響を強く受ける．そのため，現代のように24時間強い光があふれた環境下で，朝の欠食や野外での活動の低下によって体内時計を24時間周期にリセットする機会を奪われると，睡眠の量も質も確保が難しくなり，睡眠覚醒リズムの形成さえ困難となる．したがって，養育者は子どもの睡眠を確保するために意図的に介入する必要がある．

(3) 幼児期の子どもの睡眠のしつけ

幼児期の身体・精神両面の成長・発達には24時間周期の社会生活に適応する必要があるが，睡眠のメカニズムからすると子どもにとって早寝早起きより体内時計に即した遅寝遅起きのほうが楽であり，放置すると睡眠覚醒リズムを乱しやすい．また，周囲の大人が夜型の生活パターンを送っているとその影響を受けやすく，実際，1歳過ぎても睡眠覚醒リズムが確立していない子どもが約30％に及ぶと言われている．したがって，子どもの睡眠覚醒リズムを正しく形成するためには，寝かしつけるという"しつけ"が必要となる．

睡眠に関わるしつけとして，就寝・起床時間を一定にする，就寝時・起床時の挨拶（あいさつ）ができるようになる，就寝に即した衣類から活動に適した衣類への交換が自力でできるなどがあるが，これらの動作を身につけ実施することによって，子どもは就寝・覚醒の時間を認識し，体内時計の修正を行うことが可能となる．また，良質な睡眠を得られるように入眠の儀式として絵本を読み聞かせる，子守唄を聞かせるなど，大人との交流をもつことや入眠時に大人がそばにいて安心して眠れる環境を提供することも重要である．

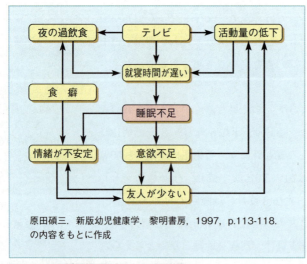

図2.3-2●睡眠不足がもたらす影響

plus α
コルチゾール

コルチゾールは覚醒に作用する副腎から分泌されるホルモンで，明け方の覚醒直前に分泌される．このホルモンには，代謝を促進して体温を上昇させ覚醒を促す働きと，覚醒後のストレスへの対処を身体に促す作用がある．夜更かしや寝不足によってコルチゾールの分泌量が低下すると，体温上昇が生じず，ストレスへの耐性も低下し，身体が重く感じたり，思考がまとまらずボーッとしたり，イライラするといった"キレ"やすい状態を引き起こすと考えられている．

plus α
レム睡眠とノンレム睡眠

成人は90〜100分周期でレム睡眠とノンレム睡眠を繰り返すことが知られているが，小児の場合はこの周期は短く，生後3カ月で50〜60分，1〜4歳で60〜80分，5歳以降は成人と同様の90分周期となる．

plus α
冬，眠くなるわけ

冬は戸外でも太陽光が1万ルクスにしかならず（夏は10万ルクス），また，室内で過ごすことが増えるために光を浴びる機会が減り体内時計を地球時間に合わせる機能が十分に働かず眠気を感じる．ちなみに，晴天の窓際（南）1万ルクス，晴天の窓際（北）1,000〜2,000ルクスである．

(4) 睡眠に関わる問題

入眠儀式

　指しゃぶりやおしゃぶりを離さない，哺乳瓶を持ちたがる，特定のタオルやぬいぐるみを離さないなど，入眠時に何らかの儀式をしている子どもは多い．親は癖になるのではと心配するが，これらは子ども一般にみられる現象で問題はなく，かえって子どもの睡眠の質を高めるために重要な要素になる．

寝つきの悪い子ども，目覚めの悪い子ども

　先に述べた体内時計の特徴から，子どもを早く眠らせようとベッドに入れても眠れないことが多い．それよりも早起きをさせ，太陽光線を浴びて体内時計をリセットするほうが効果的である．また，できるだけ身体を動かす機会を多く与えることも目覚めや寝つきの悪さを改善することにつながる．

遅寝，遅起き

　人間の睡眠の特徴として，睡眠時間が減れば睡眠時間を確保しようとする生理的機能（恒常性維持機構）が働く．しかしながら，これを放置するとさらに遅寝を誘発し，昼間の活動量を低下させ，睡眠の質を悪化させるといった悪循環となる．したがって，遅寝をしたときも起床は常に一定を保つことが望ましい．また，「たまのことだから」と子どもの夜更かしを容認する傾向もあるが，睡眠覚醒リズムは容易に乱れ，元の状態に戻るのに時間を要する．したがって，睡眠時間を一定に保つ努力を大人がすべきである．特に，幼稚園や保育園に通っている子どもは，遅寝をしても早く起きなくてはならないので確実に睡眠時間が減り，成長・発達に悪影響を与えるので夜更かしは控えるべきである．

6 清潔行動

（1）幼児期の子どもにとっての清潔の意義

　清潔の習慣は，子どもが将来にわたって自分の健康を守る手段を得るという点で重要であるが，生命維持への強い欲求によって獲得される食事や排泄などとは異なり，清潔観念は教えなければ身につかないものである．したがって，清潔習慣の獲得のためには，大人が清潔な環境を整え，清潔が心地よいものであることを子どもに体感させることから始め，"汚い" "きれい"という感覚を育てながら徐々に清潔行動への興味・関心を高め，子ども自身がその意義や必要性を理解して自主的に日常生活の中に組み込めるように支援する必要がある．

（2）清潔に関わる幼児期の子どもの特徴

●皮膚の生理的特徴●

　幼児期は，体表面積に比べ汗腺が多く汗をかきやすいうえに，新陳代謝が盛んで活動量も多いため皮膚が汚染されやすいが，皮膚の結合線維間の間隙が多く，角質層も薄いため保湿機能や機械的防護力が低く，皮脂の分泌量も少ないために皮膚表面がアルカリ性に傾き細菌などへの保護作用も弱いといった特徴があり，外傷や感染を起こしやすい．

---

plus α　子どもの昼寝

子どもの睡眠は幼若なほど多相性を呈するが，徐々に移行し，4〜5歳ごろに生理的に昼寝を必要としなくなる．また，昼寝は夜間の睡眠の質を左右するため，遅くとも15時半には起こすほうがよい．

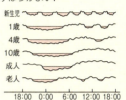

plus α　小児の睡眠障害

睡眠障害国際分類第2版によると，小児の主な睡眠障害として生活習慣や睡眠環境が原因で思春期や青年期に生じる「不適切睡眠衛生」と，乳児期や幼児期の子どもが寝床に入ることを嫌がったり，なかなか寝付けないために不眠に陥る「小児行動性不眠」がある（アメリカ睡眠医学会2005）．

plus α　閉塞性睡眠時無呼吸症候群

子どもの場合，5〜8歳にかけて口蓋扁桃，咽頭扁桃のサイズが最大になることで生じることが多く，米国での有病率は2％と言われている．主な症状としていびきや吸気時の陥没呼吸，多動，攻撃的行動，多汗がある．子どもにいびきがある場合は異常所見ととらえ精査する必要がある．

●口腔内の生理的特徴●

　口腔内は，唾液の分泌による自浄作用と出生直後から定着し始める口腔内常在細菌
叢によって感染から守られている．しかしながら，幼児期は唾液の分泌が少なく，口
腔内常在細菌叢の定着完了も生後19〜31カ月であり，乳歯の萌生や顎の成長に伴う
口腔内環境の変化，食生活の変化（口腔内を酸性化する糖質摂取の増加），口腔ケア
能力の未熟さなどにより，むし歯をはじめとする感染症を誘発しやすいという特徴が
ある．

（3）清潔行動の自律と援助のポイント（表2.3-12，表2.3-13）

　清潔行動には，洗顔・手洗い・洗髪・入浴などの身体の清潔，歯磨きやうがいによ
る口腔の清潔など，子どもの身体を清潔に保つ行為から，清潔な衣服を身に着ける，
身の回りの整理整頓を行うといった社会生活上必要な行為まで獲得すべき範囲は広
く，細かな動作や決まった手順で実施する必要があるため，認知や微細運動が未発達
な幼児期の子どもには困難なことも多い．したがって，幼児期前期の子どもには，教
えるというより養育者が手本を示して「まねたい」と思わせたり，遊びの中に清潔動
作を取り入れるなどの支援が必要である．また，この時期は上手にできることや早く
できることよりも，子どもの自主性が尊重され「一人でできた」という満足感がもて
ることが大切である．「早く早く」と焦らせず，子どもが助けを求めるまでは子ども
に任せ，助けを求めたときに頑張りを認めつつ必要な手助けをするといった支援が必
要である．

　幼児期後期には，清潔行動のほとんどが自立しているが，子ども自身が健康の保持・
増進のためという目的をもって清潔行動が行え，習慣化できるようになることが課題
となる．この時期は，自分の成長や健康に興味・関心が高まる時期であり，絵本など
を使って清潔の目的や意義を伝えたり，子ども自身に考えさせるなどの支援が必要で
ある．一方，大人が子どもに清潔を求めすぎると，外遊びを嫌うなど弊害が生じるこ
ともあるので，過度の制限をしないように注意する必要もある．

（4）子どもの感染予防

●子どもの体力強化●

　幼児期の子どもは，活動範囲の広がりに伴いさまざまな病原体に曝露される危険性
が高まる．しかしながら，その免疫機能は未熟であり，感染予防行動も獲得段階にあ
るため感染を起こしやすい．したがって，早期の感染予防行動の獲得と，子ども自身
の自衛的体力強化が必要であり，体力の増進のための心身の鍛錬，予防接種による能
動的免疫の確保が課題である．

●国の感染症対策●

　わが国の感染症対策は，1897（明治30）年に制定された「伝染病予防法」や1948（昭
和23）年制定の「予防接種法」，1951（昭和26）年制定の「結核予防法」等に基づい
て行われてきたが，エボラ出血熱・HIV感染・C型肝炎などこれまで存在してこなか
った新たな感染症の発見や海外渡航者の急増，生物テロの脅威などから，感染症に対
する包括的な取り組みが求められ，1998年に「感染症の予防及び感染症の患者に対す
る医療に関する法律（感染症法）」が制定された．また，2006年12月（平成18年12月

---

plus α

子どもの皮脂の分泌量

幼児期の子どもの皮脂の分泌は
極めて少なく，皮膚は乾燥傾向
にある．

	新生児	小児	成人
顔	0.33	0.09	0.19〜0.25
胸部	0.06	0.02	0.12〜0.15
上腹部	0.07	0.0007	0.08〜0.09

表皮皮脂（mg/1.5cm³）.
Schaaf, 1957.

---

plus α

子どもの汗腺

子どもの汗腺の分泌能は成人の
1/2〜1/5だが，単位面積あた
りの能動汗腺数は3〜10倍で発
汗が多い．

---

plus α

感染の窓

新生児にむし歯の原因となるミ
ュータンス菌などは存在しない．
口腔内常在細菌叢が定着する生
後19〜31カ月は「感染の窓」
と呼ばれ，最もむし歯などがう
つりやすい時期であり，口腔ケ
アを十分する必要がある．

→感染症法については，ナーシ
ング・グラフィカ 疾病の成り
立ち③『臨床微生物・医動物』
4章1節2参照．

---

plus α

免疫動態

子どもの造血機能は未熟であり，
自己の免疫機能が高まるのは，
IgMで1歳，IgGで5〜6歳，
IgAで10歳になってからである．

表2.3-12●清潔行動の発達の目安と援助のポイント

年齢	自立過程	手洗い・洗顔	入　浴	衣類の着脱	援助のポイント
0歳	準備期	手や顔を拭く.			快・不快の感覚を育てる. 「きれいにしようね」と優しく声をかける. 清潔習慣をつけたい場面では必ず手を拭いて習慣を意識づける.
1歳前半	導入期	大人のまねで手を洗うが,手をこすり合わせたり,石けんをすすぐことはできない.	シャンプーやお風呂を嫌がる子もいるので,遊びを取り入れる.	着替えようという意欲が出てくる. 帽子・靴下を自分で脱ぐ.	食事の前,外出後など「手をきれいにしようね」など声をかけ,タオルで手を拭くなど,清潔の大切さを意識化させる.
1歳後半	導入期	「きれい」「きたない」がわかるようになり,手が汚れると洗いたがるようになる.石けんを使って,手の平をこすり合わせるようになる.	身体を洗ってもらうのに協力する.「腕を洗うよ」と言うと腕を差し出すようになる.	服を脱ぎたがるようになる. ズボンやスカートは足首まで脱げる.	大人の行動をじっと見て模倣しようとするので,手本を見せる. やりたい意欲が強くなったら,時間がかかってもやらせ,できないときは,さりげなく手助けをする. ボタン・ファスナー・ひも・ホックなど,衣類の着脱に関わる動作を遊びの中に取り入れる.
2歳	習慣の行動化	一人で手を洗おうとするが,まだ袖口を濡らすこともある. 片方ずつ,抑えてもらえば鼻をかめる. 自分で顔を拭ける.	身体を洗うことに意欲をもつようになり,胸やおなかを洗い始める.洗髪は怖がる子どもが多いので介助が必要.	2歳で洋服を一人で脱ごうとし,2歳半で一人で着ようとする.靴下を一人ではける.靴を一人ではける.	2歳児は,依存しつつ自立する. 自立しようと頑張りつつも,時に大人に依存して,こころの安定をはかる時期なので,子どもが望めば手伝うことも必要. 時間がかかってもできることをやらせてみる. 不足部分を補うようにする.
3歳	習慣の内面化	一応,一人で洗顔・手洗いができるようになるが,汚れに気付いて洗うということが難しく,「ここが汚れているよ」と指摘されれば一人でかなりきれいに洗える.	髪はシャンプーハットなどの工夫をすれば自分で洗える.	前の見えるボタンをかけられる. パンツを一人ではける.服を一人で脱げる.	ボタンなどのない,脱ぎ着が簡単な衣服を着せる.脱いだものの片づけを教え,できたら褒める. 着る順番に衣類を並べたり,衣類の前後がわかるように目印をつけたり配慮する.
4歳	習慣の内面化	顔を洗って拭く,手を洗う,鼻をかむ,髪をとかすなどが一人でできる.	髪の毛を一人で洗え,身体も洗える.	シャツや上着の前後を間違えずに着ることができる. 両袖に正しく腕を通せる.	清潔にする目的を自分なりにもって取り組めるようになるので,清潔行動の目的が理解できるように声をかける.
5歳	自立	病気の予防と清潔との関連を理解して真面目に取り組むことができる.		全部一人で脱ぎ,だいたい一人で着ることができるようになる.	ほぼ独り立ちし,対人関係,おしゃれとしての清潔に気を配れるようになる.

制定,19年4月施行)には結核に対する取り組みの強化を目指し「結核予防法」も「感染症法」に統合され,2008年5月の改正では新型インフルエンザ等感染症などの規定が加わった.

●予防接種法●

　予防接種は法律の制定以来,社会全体で伝染病の流行を阻止することを目的に義務

表2.3-13●口腔の清潔行動の発達の目安と援助のポイント

年齢	自立過程	口腔の状態と子どもの発達	援助のポイント
0歳	準備期	歯は生えていない.	口の周りの過敏性をなくしていく: 　スキンシップとして顔や口の周りを触る. ガーゼや綿棒で歯を拭く: 　口の中に物が入ることに慣れさせるために, 遊びの一貫として歯ブラシを渡す.
6カ月	導入期	乳歯が生え始める: 　遊びの一貫として歯ブラシを口に持っていく. 　歯ブラシをくわえたり, 噛む.	機嫌のよいときに膝に寝かせて軽く歯磨きをする: 　1日1回は軽く磨く.
1歳	習慣の行動化	前歯の上下が生え揃う: 　大人の歯磨きに興味を示す. 　歯ブラシを口に入れて動かすまねをする. 乳歯の奥歯が生え始める: 　歯を磨かれることに慣れる. 　歯ブラシを持たせると, 歯をこすることはできる. 　はじめは飲み込んだりするが, 口をゆすげる.	歯磨きは親が行う: 　大人の行動を模倣しようとするので, 歯磨きする姿を見せたり, 一緒にしようと声をかける. 歯磨きを習慣化する: 　できれば毎食後の歯磨きを目指す. 　寝る前の歯磨きを家族と一緒にする. 子どもが自分で磨こうとする意欲を大切にする: 　子どもに磨かせた後, 親が仕上げ磨きをする.
2歳		短いブクブクができる: 　歯磨きが一人でできるようになるが, 仕上げ磨きは必要.	ブクブクうがいの練習をさせる.
3歳	習慣の内面化	乳歯が生え揃う: 　自分で汚れを落とすことができるようになる. 　前歯と奥歯を磨き分けることができる.	仕上げ磨きは親が行う: 　子どもが磨きにくいところは介助する. 　食後の歯磨きを定着させる. 子どもに磨き方を教える: 　磨いて見せたり, 手を添えて正しい磨き方を示す.
4歳		歯磨き・うがい・口をすすぐなどが, 一人でできる.	子どもが磨いた後に, 鏡を見せたり, 触らせるなど自分の磨いた結果を確認させ興味をもたせる.
5歳		食後の歯磨き・外出後のうがい・手洗いなどが習慣化し, 言われなくてもできる.	うまく磨けたら褒める. 子ども自身に歯磨きの目的を理解させる.

接種という強制的な形式で実施されてきた. しかしながら, 医療の進歩, 生活環境の改善, 予防接種に対する国民の意識の変化などにより, ①予防接種法の理念の見直し, ②接種の義務付けの緩和, ③予防接種対象疾患の見直し, ④健康被害救済制度の充実を大きな柱とした予防接種法の改正が1994（平成6）年に行われた. この改正により, 個人の意思や体調に応じた個別接種が可能となり, 予防接種対象疾患もジフテリア・百日咳・ポリオ・麻疹・風疹・日本脳炎・破傷風の七つに整理された. 2006年には「結核予防法」が廃法となり, BCGも予防接種法で実施されることとなった. また, 2007年の10代から20代を中心に発生した麻疹の流行を受け, 2012年までに麻疹排除を目標に掲げた『麻しんに関する特定感染症予防指針』（平成19年12月制定, 20年1月施行）が示された. この指針では, 平成20年から24年の5年間に限って, 定期の予防接種に中学1年と高校3年に相当する年齢を対象とした補足接種を実施することが示されている. さらに, 全数報告の義務化など, 予防接種法施行令や予防接種実施規則も一部改正された.

●予防接種の種類と留意点●

予防接種法に定められた対象疾患とワクチン, および法律によらない任意予防接種

---

plus α

Hib

ヘモフィルス・インフルエンザ菌b型は細菌性髄膜炎や敗血症などの重篤な感染症を引き起こす細菌である. 我が国では年間約600人の子どもがこの細菌で髄膜炎を発症し, そのうち約5％が死亡, 約25％に何らかの後遺症が残るといった現状であったが, 2006年にHibワクチンが認可され, 2008年12月以降に任意接種が可能となり, 細菌性髄膜炎の予防が期待されている. 接種時の注意点はp.123参照.

については表2.3-14に示すとおりである．国民の免疫保有率の向上のためには予防接種の接種率を上げる必要があるが，努力義務規定への変更や副反応への不安，接種計画の複雑さなどから毎年数％の未接種者が出ており，予防接種の意義や有効性，副反応とその対応等について保護者へ正しい情報を提供していく必要がある．また，医療機関における個別接種が増えつつあるため，家族に対して保健指導が行えるよう，各ワクチンの特徴（図2.3-3）や予防接種実施上の留意点（接種不適応者と接種要注意者とその対応，表2.3-15），副反応への対応方法（表2.3-16）等について理解をしておく必要がある．

予防接種に用いるワクチンには生ワクチンと不活化ワクチン，トキソイドの3種類がある．生ワクチンは，弱毒化した病原体を生体内に接種することにより細胞性免疫と液性免疫の両方を惹起するもので，一回で比較的強い免疫を惹起できる利点がある一方，体内で弱毒株が増殖することで発熱や発疹など全身症状を伴うこともあるなどの問題点がある．不活化ワクチンは，無毒化・不活化処理を行った病原体を体内に接種することで液性免疫を惹起するもので，体内増殖がないため臨床症状は出ず，免疫不全児にも投与できるが，長期に抗体を維持するためには複数回の接種が必要となる．トキソイドは毒素を免疫原性を保ったまま無毒化したもので，抗毒素抗体を産生させる目的で接種する．

種類	対象疾患
生ワクチン	麻疹・風疹・BCG・ムンプス・水痘
不活化ワクチン	日本脳炎・百日咳・インフルエンザ・B型肝炎・肺炎球菌・Hib・ポリオ（IPV）
トキソイド	ジフテリア・破傷風

ワクチン接種の間隔
ウイルスの干渉を防止するために不活化ワクチン・トキソイドは次の接種までに6日以上，生ワクチンは27日以上間隔をあける必要がある．

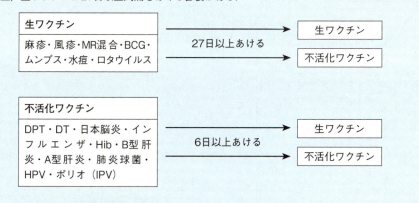

図2.3-3●ワクチンの種類と接種間隔

plus α

肺炎球菌ワクチン

肺炎球菌は，小児期の主な侵襲性重症感染症の原因菌で，わが国の子どもの細菌性髄膜炎の約20～30％，菌血症の約70％，細菌性肺炎の約40％，細菌性中耳炎の約30％がこの菌由来で発症しており，本ワクチンの4回接種による抗体保有率が97～100％と高いことから，2010年2月の接種開始で上記疾患の減少が期待されている．

MRワクチン（麻疹風疹2種混合生ワクチン）

麻疹と風疹のワクチン接種は，2006（平成18）年4月より麻疹風疹2種混合生ワクチンとして生後12～24カ月未満の間と5～7歳未満の間にそれぞれ1回ずつの接種に変更された．

MRワクチンの2回接種法の意義

麻疹ワクチンの抗体陽転率は95～99％といわれ，接種をしても数％の抗体陰性者（1次ワクチン不応：PVF；primary vaccine failure）が出る．また，いったん抗体が産生されてもさまざまな理由で減弱する2次ワクチン不応（SVF；secondary vaccine failure）もある．そのため，麻疹等の流行を抑制するためにはPVF者やSVF者への新たな免疫付与が必要であり，2回接種法が実施されることとなった．

表2.3-14 ● 子どもの予防接種（2014年8月現在）

	疾患とワクチンの種類	対象年齢	標準的な接種期間	回数	方法	接種時の注意点
定期接種	DPT-IPV混合ワクチン（四種混合） ジフテリア 百日咳 破傷風 不活化ポリオワクチン	Ⅰ期初回： 生後3カ月～7歳6カ月未満	生後3カ月～1歳未満	3	皮下	〔4種混合を接種する場合〕 1回0.5mLを皮下接種する. Ⅰ期初回はそれぞれ20日以上おいて3回接種（標準的接種期間20～56日） 3～8週間の間隔で左右交互の腕に接種する. Ⅰ期追加は初回接種（3回）終了後，6カ月以上の間隔をおく. 〈副反応〉 DTP：発赤・腫脹・硬結といった局所反応が最も多く，初回接種後7日目までに13.2%，追加接種では40.6%に認める. 数日で自然に治癒するが，硬結は縮小しながら数カ月続くことがある. DT：局所反応が最も多く，接種後7日目までに28.5%に認める.
		Ⅰ期追加： 生後3カ月～7歳6カ月未満	Ⅰ期初回（3回）終了後12カ月～18カ月未満	1		
	DTワクチン ジフテリア 破傷風	Ⅱ期：11歳～13歳未満	11歳～12歳未満までの間	1		
	DPTワクチン ジフテリア 百日咳 破傷風	Ⅰ期初回： 生後3カ月～90カ月未満	生後3カ月～12カ月未満までの間	3	皮下	〔3種混合を接種する場合〕
		Ⅰ期追加： 生後3カ月～90カ月未満	Ⅰ期初回接種終了後1年～1年半未満までの間	1		
	DTワクチン ジフテリア 破傷風	Ⅱ期：11歳～13歳未満	11歳～12歳未満までの間	1		
	ポリオ （不活化・単独） 2012年9月開始	Ⅰ期初回： 生後3カ月～90カ月に達するまでの間	生後3カ月～12カ月に達するまでの間に3回	3	皮下	2012年4月薬事法に基づき承認. 2012年9月1日から単独の不活化ワクチンとして接種開始. Ⅰ期初回接種：20日～56日間の間隔をあけて3回皮下注 Ⅰ期追加接種：初回接種（3回）終了後，6カ月以上の間隔をあけて1回皮下注
		Ⅰ期追加： 生後3カ月～90カ月に達するまでの間	Ⅰ期接種終了後12カ月に達した時から18カ月に達するまでの間（最低6カ月後）	1		
	BCG 結核	生後6カ月未満	生後3カ月～8カ月未満までの間	1	経皮	やむを得ない事情が認められる場合は，生後1歳未満までに接種. 接種部位は，上腕外側のほぼ中央部とする（肩峰に近い部分ではケロイドの発生率が高い）. 〈副反応〉 接種後10日前後から小さな発赤や膨隆が生じ，1カ月後に最も強くなる. その後，痂皮が生じ，接種後3カ月ごろには落屑し，小さな瘢痕を残すのみとなる. WHOは皮下接種を推奨しているが，日本では管針法（直径2cm位の円の中に9本の針があるスタンプ状の管針で腕に塗り広げたワクチンを植え込む）を実施しており，皮下注と同等の効果が実証されている.

	MRワクチン 麻疹・風疹	I期: 生後12カ月〜 24カ月未満	小学校就学前の1年間（就学前年4/1〜3/31）の間にある者	1	皮下	I期の予防接種はできるだけ早期に行う. 〈副反応〉 接種後4日〜14日までに約25％の子どもが発熱を，約10％の子どもが発疹を経験している.
		II期: 5歳〜7歳未満	3〜4歳未満までの間	1		
	日本脳炎ワクチン （不活化） 日本脳炎	I期初回: 生後6カ月〜 90カ月未満	標準として3歳	2	皮下	I期初回と2回目の間隔：6日〜28日. I期追加接種の時期：初回接種後おおむね1年後. 〈2012年度以降に積極的な接種が勧奨となる対象〉 I期接種（初回2回と追加1回）の標準的年齢：3歳，4歳. 標準的年齢として8歳，9歳，10歳でI期接種が行われていないもの. 1995年6月1日〜2007年4月1日までに生まれたもので接種を受けていないものは，20歳までの間に定期予防接種が受けられるようになった（2011年5月定期予防接種法施行令改正に伴う措置）. 2007年4月2日〜2009年10月1日までに生まれたもので2010年3月31日以前にI期接種を逃した者も，不足分の回数を予防接種法に基づいて接種できるようになった（2010年8月予防接種実施規則の改正に伴う措置）. なお，II期接種の積極的な勧奨はワクチン不足のため行われていない. 2009年2月，Vero細胞を使用した乾燥細胞培養日本脳炎ワクチンが薬事法上の承認を受け，同年6月より定期予防接種のI期で使用が開始され，2010年8月からはII期にも使用可能となっている.
		I期追加: 生後6カ月〜 90カ月未満	標準として4歳	1		
		II期: 9歳〜13歳未満	9歳〜10歳未満までの間	1		
任意接種	Hib （インフルエンザ菌b型）	生後2カ月〜5歳未満	初回接種：生後2カ月〜7カ月未満で1回接種し，4週間〜8週間の間隔で2回実施 追加接種：3回目の接種からおおむね1年の間隔をおいて接種	3 1	皮下	2008年12月より接種開始. ＊標準的な接種機会を逃した者は以下に従う. 接種開始が生後7カ月〜12カ月未満の場合，4週間〜8週間の間隔をあけて2回接種. 2回目の接種後おおむね1年間の間隔をあけて1回接種. 接種開始が1歳〜5歳未満の場合，通常，1回接種.
	肺炎球菌 （7価結合型）	生後2カ月〜9歳以下	初回接種：生後2カ月〜7カ月未満で接種開始. 27日間以上の間隔で3回接種し，3回目の接種が12カ月未満までに完了する. 追加接種：3回目の接種から60日以上の間隔で生後12カ月〜15カ月の間に行う.	3 1	皮下	2010年2月より接種開始. ＊標準的な接種機会を逃したものは以下に従う. 接種開始が生後7カ月〜12カ月未満の場合，27日以上の間隔をあけて2回接種，追加接種は60日以上の間隔をあけて1歳以降に1回接種. 接種開始が1歳〜2歳未満の場合，60日以上の間隔をあけて2回接種. 接種開始が2歳〜9歳以下の場合，1回のみ接種.

HPV （ヒトパピローマ ウイルス）	11歳 ～ 45歳 の女性	11 ～ 16歳	3	筋 肉	2009年12月より接種開始. *サーバリックスの場合（子宮頸がんを引き起こす原因であるヒトパピローマウイルスの16型と18型の感染を防ぐ）. 1回0.5mLを6カ月間に3回接種（初回接種から1カ月後，6カ月後）する. *ガーダジルの場合（子宮頸がんを引き起こす原因であるヒトパピローマウイルスの16型と18型と，尖圭コンジローマの原因の90％を占めるヒトパピローマウイルスの6型と11型の感染を防ぐ）. 1回0.5mLを6カ月間に3回接種（初回接種から2カ月後，6カ月後）する.
インフルエンザ	全年齢		1	皮 下	生後6カ月～13歳未満：年2回1週間～4週間の間をおいて接種 生後13歳以上：年1～2回1週間～4週間の間をおいて接種
水 痘	1歳以上の未罹 患者		1	皮 下	1歳を過ぎたらできるだけ早く接種することが望ましい.
流行性耳下腺炎	1歳以上の未罹 患者		1	皮 下	1歳を過ぎたらできるだけ早く接種することが望ましい.
B型肝炎	全年齢		2	皮 下	4週間隔で2回，20週～24週を経過した後に1回. 母子感染防止事業. 出生後できるだけ早く，生後2，3，5カ月に接種.

【MRワクチン開始に伴う措置】

- 第Ⅰ～第Ⅳ期いずれも原則MRワクチンを接種する. しかし，標準的接種期間内に麻疹ワクチン・風疹ワクチンのいずれか一方を受けた者，あるいは単抗原ワクチン接種を希望する者は単抗原ワクチンを接種する.
- 既に，麻疹ワクチン・風疹ワクチンを単体で接種している場合（改正前に麻疹・風疹の単体ワクチンを接種した者）は，小学校に就学する前の1年間にMRワクチンを接種する.
- MRワクチン接種前に麻疹・風疹いずれかに罹患した場合でもMRワクチンの接種を行う.
- MRワクチン接種の標準的接種期間前（12カ月未満）に麻疹・風疹に罹患した場合は，通常通り標準的接種期間にMRワクチンを接種する. 輸血またはガンマグロブリン製剤の投与を受けた者は，通常3カ月以上の間をおいて接種する（ガンマグロブリン製剤を200mg/kg以上の投与を受けた者は6カ月以上の間をおいて接種する）.
- 個別接種については原則，保護者の同伴が必要だが，第Ⅲ・第Ⅳ期に関しては予防接種予診票の同意事項欄に保護者の署名があれば，同伴は必要ない.

【ジフテリア・百日咳・破傷風ワクチン】

- ジフテリア・百日咳・破傷風いずれかに罹患した場合でもDPT混合ワクチンの接種を行う.

【日本脳炎ワクチン再開に伴う借置】

- 2005年の積極的勧奨差し控えにより，2010年3月31日までに全く接種していない生後6～90月までおよび9歳以上13歳未満の者は，2010年8月27日以降，希望すれば定期予防接種として第Ⅰ期を受けることができる.
- 第Ⅰ期の3回接種が完了していない場合は，残りの回数を第Ⅰ期または第Ⅱ期の年齢で定期予防接種として受けることができる.
- 定期予防接種希望者が90月～9歳未満の場合については，9歳になるのを待って予防接種法に基づいて接種する.

【Hib・肺炎球菌・HPVワクチン】

- 予防接種法の一部改正に伴い，2013（平成25）年4月1日よりHib・肺炎球菌・HPVワクチンは定期予防接種となった. ただし，HPVワクチンに関してはその副作用の報告があり，同年6月14日より積極的な推奨は差し控えられることとなった. 「積極的推奨の差し控え」は接種の中止ではないため，希望者は定期予防接種として接種を受けることは可能である.
- HPVワクチンについては，初交前の11～45歳までの女性に接種が勧められている.
- 2010年11月より2年間「子宮頸がん等ワクチン接種緊急促進事業」が実施され，公費助成の対象となっていた. 2012年に事業の延長が決まり，公費助成の期間が2013年3月31日までとなった（公費の対象は13歳となる日の属する年度の初日から，16歳となる日の属する年度の末日までの間にある女性）.

【不活化ポリオワクチン開始にともなう措置】

- 2012年8月に予防接種実施規則，定期予防接種実施要領を改正．
- 生ワクチンをすでに2回接種している場合は，不活化ワクチンの接種は必要ない．また，生ワクチンを1回接種している場合は，Ⅰ期の不活化ワクチンを2回，Ⅰ期追加の不活化ワクチンを1回接種する．
- 2012年11月にDPT-IPV（ジフテリア・百日咳・破傷風・不活化ポリオワクチン）4種混合ワクチンを導入．それまでは単独の不活化ポリオワクチンが使用されていた．

【BCGワクチン】

- 接種後の骨炎や骨髄炎を抑制するために，接種年齢を引き上げ，1歳未満までとなる予定（標準的な接種期間は生後5月～8月未満となる）．

表2.3-15● 予防接種不適応者・要注意者

接種不適応	明らかに発熱のある者
	重篤な急性疾患にかかっていることが明らかな者
	その疾患の予防接種の接種液の成分によってアナフィラキシーを呈したことが明らかな者
	ポリオ・麻疹・風疹の予防接種対象者については，妊娠していることが明らかな者
	その他，予防接種を行うことが不適応な状態にある者
接種要注意	心臓血管系疾患・腎臓疾患・肝臓疾患・血液疾患および発育障害などの基礎疾患を有することが明らかな者
	前回の予防接種で2日以内に発熱のみられた者，全身性発疹などのアレルギーを補う症状を呈したことのある者
	過去に痙攣の既往がある者
	接種しようとする接種液の成分によってアナフィラキシーを呈する恐れのある者

plus-α

ブースター効果

1回の接種だけではワクチンが体内で作った抗体の力が弱まる場合があり，3種混合ワクチンのようにある程度の間隔をあけて同じワクチンを追加接種し，長期間効果が続くように抗体の力を強めることをいう．

表2.3-16● 各ワクチンの代表的な副反応とその対応

ワクチン	ワクチンの特徴と接種上の注意点	副反応
BCG	結核の重症型である髄膜炎や粟粒結核は乳児期に好発するため，BCGは乳児期早期に接種する必要がある．しかし，新生児期の子どもの免疫動態はまだ不明確なため，生後3カ月以降～6カ月未満での接種が勧められる．	接種後10日～4週間のあいだに接種部に発赤・硬結・腫脹・痂皮形成といった一連の変化が生じ，1～3カ月で消褪する．
ポリオ	ポリオウイルスには1型・2型・3型の3種類があり，ポリオワクチンはこの3種類を不活化・無毒化したものである．不活化ワクチンでは腸管粘膜における分泌型IgA抗体産生が不十分になり，腸管でのポリオウイルスの一次増殖が起こる可能性がある．腸管から血中へのウイルスの侵入は中和抗体で抑えられ，VAPPは防御できる．	・接種部位の発赤　数% ・硬結　　　　　数～10% ・圧痛　　　　　10～30% ・VAPP　　　　なし
DPT・DT	DPTは，ジフテリアと破傷風，百日咳に対して実施されるワクチンである．百日咳は，母親からの移行抗体が十分ではなく，ジフテリアや破傷風に比べ乳児期早期より罹患しやすく，特に，生後6カ月未満の乳児は重症化しやすい．したがって，生後3カ月になったらできるだけ早く接種を考える．	DPT：発赤・腫脹・硬結といった局所反応が最も多く，接種後7日目までに約13%，追加接種では約40%に認める．数日で自然に治癒するが硬結は縮小しながら数カ月続くことがある．また，その出現時期は，初回接種後は0～2日目，7～8日目にそのピークが認められ，2回目以降は接種後0～2日目に出現するようになる． DT：局所反応が最も多く，接種後7日目までに約28%に認める．
麻疹	麻疹は最も感染力の強いウイルスであり，感受性者であれば100%感染するが，生後6～9カ月ごろまでは母体からの経胎盤免疫（抗麻疹IgG抗体）によって感染予防効果が期待できるため，1歳以降なるべく早期に接種をすべきである．また，周囲の麻疹流行状況によっては，生後9カ月（時に6カ月）から麻疹ワクチンの接種を勧めることがある．ただ，乳児期のワクチン接種では抗体獲得率が低いといわれており，1歳以降の定期MRワクチン接種は受けるべきである．	麻疹ワクチンは発熱率の比較的高いワクチンで，ウイルスが体内で増殖する期間（接種後5～14日）の後に約13%に37.5度以上の発熱が認められる．また，約6%に麻疹様の発疹が認められる．

7 遊びの意義

(1) 遊びの定義と意義

　ホイジンガ（Huizinga, J.）が人間を「ホモ・ルーデンス（遊ぶ人）」と定義したように，遊びは人間の重要な特徴の一つである．遊びは，楽しみや喜びを求める，自由で自発的な，創造性に富んだ活動で，日常の生活から切り離された強制的でない活動である，と定義されており，子どもはこの活動を通じて身体的・教育的・社会的・治療的な効果（表2.3-17）を得て成長・発達しているのである．

　また，遊びは生活そのものであり，遊びを通じて生活の主体となる基盤を獲得する，遊びを通じて対人関係を学び社会性を養うとともに自己実現をする，遊びの中で得た生き生きとした感情と体験は文化を創造する根源的エネルギーとなる，といった意義もある．

(2) 遊びの分類

　遊びが子どもの発達を促すことはよく知られているが，フレーベル（Frobel, FW.）が遊びを「発達の最高段階」と呼んでいるように，子どもの発達に伴って遊びも変化する．そのため，子どもの遊びをみることで子どもの現在の発達の姿をみることができる．

●子どもの認知発達による遊びの分類〔ビューラー（Bühler, K.）〕●

①**機能遊び**：身体を動かす「運動遊び」や視覚，聴覚，触覚など感覚器官を使う「感覚遊び」のことであり，単に飛んだり跳ねたり，肌触りを楽しんだりする行動がこの遊びに分類される．

②**想像遊び**：「ごっこ遊び」「模倣遊び」「役割遊び」「象徴遊び」とも呼ばれ，ままごと遊びのように現実世界を模倣する遊びと，「ヒーローごっこ」のように非現実の

---

plus-α

コッホ現象

結核罹患者にBCGを行うと接種後10日以内に接種部に発赤・腫脹・化膿等が生じる現象．2週～1カ月で治癒する．このような症状がある場合は早急に受診するよう家族に指導する．

---

plus-α

HPVワクチン

発がん性の高い高リスク型ヒトパピローマウイルス（HPV）が性交渉で子宮頸部基底細胞に持続感染することによって発生する子宮頸がんを予防するワクチンである．わが国の子宮頸がんの組織から検出されるHPVの60～70％を占めるのがHPV16型・18型であり，感染前であれば本ワクチン接種によりほぼ100％感染が予防できると言われている．そのため，性交渉の経験がないであろう11～16歳女子が接種可能である．接種時の注意点はp.124参照．

表2.3-17●遊びの効果

身体的効果	遊ぶことによって身体機能や運動機能，手先の巧緻性が発達する．
教育的効果	遊ぶことによって，さまざまな精神的発達がもたらされる． ①情緒の発達 　遊びの中で現実では充足されない欲求を満たすことができ，欲求不満耐性が高まる，自由な感情表現ができる，など． ②自我意識の発達 　3項関係のなかで自己に気付く． 　友人や物と遊ぶ中で自我意識が発達するなど． ③社会性の発達 　親や友人との遊びの中で，協調や譲り合い，競争，自己主張，助け合いなどを学ぶ． ④知性の発達 　遊びの中で，創造や想像，判断，類推，比較などを学ぶ． ⑤道徳性の発達 　善悪の判断や思いやり，正義感などを学ぶ．
社会的効果	遊ぶことにより，他者を認知し，他者とともに過ごすことに喜びや連帯感を感じることができる．
治療的効果	自由な雰囲気の中で遊ぶことによって，怒りや不満など抑圧された情緒を表出したり，現実生活の中では充足することができない願望を満たすことができ，それによって精神的に健康な生活を取り戻すことが可能になる．

世界を想像する遊びが含まれる．幼児期の特性を最も顕著に示す遊びで，2歳ごろからはじまり，3〜4歳ごろ最も盛んになる．

③受容遊び：「観賞的遊び」とも呼ばれる．絵本やテレビ，音楽，劇などを見て，聞いて楽しむといった受け身的な遊びであり，2歳ごろから出現し，徐々に増加する．

④創造遊び：「構成的遊び」とも呼ばれ，積み木や粘土，紙などさまざまな素材を用いて創作することを楽しむ遊びであり，折り紙や絵を描くことも含まれる．この遊びは幼児期を通して増加し，より複雑化する．

●子どもの社会性の発達による遊びの分類〔パーテン（Parten, M.）〕●

①一人遊び：乳児期に多くみられる遊びの形態で，玩具を相手に一人で遊ぶ．ほかの子どもの近くで遊んでいるが，相互のやり取りはなく，全く違う遊びにそれぞれが専念している状態である．

②傍観者的遊び：遊びに参加するのではなく，ほかの子どものそばで，その子が遊ぶ姿を見て楽しさを感じる遊びであり，2歳ごろに頻度が高くなる．

③並行遊び：3歳ごろに多くみられる遊びの形態で，ほかの子どもの近くで，同じような玩具を用いて遊んでいるが相互のやり取りはない遊び．ほかの子どもと同じ遊びをしている．「あの子と一緒」ということに楽しさを見いだしている点で，一人遊びよりも社会性の発達が認められる．

④連合遊び：3, 4歳ごろにみられる遊びの形態で，同じ内容の遊びを複数名で同時に行い，おもちゃの貸し借りやその遊びに関する会話があるなど，相互のやり取りが成立した遊びである．ただし，一緒に遊んでいる子どもはほぼ同じ行動をしており，分業したり，リーダーシップをとる子どもはまだいない．

⑤協同遊びまたは組織化された遊び：5歳以降にみられる．幼児期の仲間遊びの完成といえる遊びである．共通の目標を持って組織を作り，仲間と決めたルールに沿って遊ぶことであり，遊ぶ相手との意図の調整という困難な課題を解決することができる能力が発達している必要がある．リーダーシップをとる子どもが「ガキ大将」となるなど，子どもの中に社会的地位が生まれる．

（3）遊びへの援助のポイント

①遊びを強制しない：遊びの本質は自発性である．命令や指示をして遊ばせることは遊びではない．しかし，遊ぶ子どもを放置しても能力や態度は伸びないので，子どもの能力が発展するような介入を遊びの中でさりげなく行っていく．

②遊びの時間・場所・仲間を保障する：子どもが思う存分遊ぶためには，遊びを満喫する時間と身体を自由に動かせる場所，一緒に楽しめる友達の存在が不可欠である．これらを事前に整えておくことが大切である．

③失敗を責めない：幼児期後半には，友達と同じ目的に向かって役割を分担し，一つのことを成し遂げる喜びを味わうような遊びが出てくる．しかしながら，うまく役割を果たせず失敗することもあるため，子どもを責めたり焦らせたりせず，子どもが最後までやり遂げられるよう励ましたり，解決のヒントを与え子どもの試行錯誤を後押しするなどの支援が必要である．

④遊びを触発していく：「遊びなさい」と命令するのではなく，子どもが遊びたくな

---

plus α

遊びの五つの定義

遊びは，
①年齢に応じて楽しみ，面白さを追求する活動である．
②本来自主的・自発的で自由な活動である．
③身体的機能，能力の発達を促す活動である．
④知的能力を発達させる活動である．
⑤人と人とを結び，交友性や社会性を形成する活動である．
子どもはこれらの活動を通じて身体的・教育的・社会的・治療的な効果を得て成長・発達している．

plus α

遊びと言葉の獲得

幼児期は，遊びを通じた他者との相互関係の中で概念（＝ことば）を獲得していく．

2カ月ごろ	クーイング（過渡的喃語）
6カ月ごろ	バブリング（規準喃語）
1歳前後	初語
1歳〜	一語文
1歳半〜	二語文
2歳〜	助詞の出現
2歳半前後	疑問形・否定形の出現
2歳半〜3歳	日常会話の成立

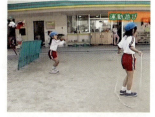

●幼児期の子どもの世界〈動画〉

るようなきっかけや遊びを面白くする仕掛けを行う.

⑤子どもの遊びを発展させる：遊びを発展させるためには，子どもの創意と工夫を促すような助言が必要である．したがって，子どもが何をおもしろがっているのかを把握し，子どもの思いが遊びに反映されるように支援する.

8 安全の確保と現状

(1) 子どもの事故の現状

近年，医療の進歩や子どもの衛生・栄養状態の改善に伴い，感染症による死亡が著しく減少するなど疾病構造に大きな変化がみられるが，子どもの事故はその対策の遅れから小児期の死因順位の第1位を占め続けてきた．このような現状を踏まえ，「健やか親子21（2000〜2014年）」や「次世代育成支援対策推進法」が策定され，事故による死亡率の半減を目標にさまざまな取り組みが行われ，不慮の事故による死亡者数は減少傾向を示している．しかしながら，不慮の事故が死亡原因で占める割合は高く，2012（平成24）年度では5〜9歳で死因の第1位，1〜4歳，10〜14歳，で死因順位の第2位であった（表2.3-18）.

不慮の事故による死亡率・数を引き下げるためには，安全な子育て環境の確保が必要であり，「健やか親子21第2回中間評価報告書（2010年）」で，近年の不慮の事故の死亡率改善は事故防止対策を実施している家庭の増加が寄与していると報告されているように，親への啓蒙活動の重要性である．一方，同報告書では，市町村による乳幼児健診時における事故防止への取り組みが減少傾向にあると危惧されている．看護職は，地域保健の場や保育園，外来，入院期間を通じて子どもや家族に関わる機会が多く，実際に事故に遭遇した子どもや家族にも接する．そのため，事故防止に対する啓蒙活動が実施しやすく，また効果的に実施できる職種といえる．したがって，子どもの発達段階ごとに生じやすい事故とその対策，事故発生時の対応や応急処置の方法など，あらゆる機会を使って子どもと家族に教育を実施していく必要がある.

(2) 子どもの事故の原因と特徴 （図2.3-4，表2.3-19）

子どもの事故は，発達段階と強い関係性を示す.

①**身体的特性**：0歳では不慮の窒息が，1〜4歳では転倒・転落や不慮の溺死および溺水が多いが，これは「うまく身体のバランスがとれない」「離乳食を通じて嚥下方法を訓練している」「力を加減できない」といった身体機能の未熟性や外遊びの

表2.3-18●小児期の死因順位（2012年）

年　齢	第1位	第2位	第3位
1〜4歳	先天奇形等	不慮の事故	悪性新生物
5〜9歳	不慮の事故	悪性新生物	先天奇形等
10〜14歳	悪性新生物	不慮の事故	自殺

厚生労働省．人口動態統計.

plus **α**

概念の発達

概念とは，事物の本質的な特徴を理解する思考様式のことであり，その獲得には事物にどのような特徴があるかを知る「内包（ワンワンと鳴く，4本足で歩く）」と，同じ特徴をもつ事物を同じ仲間として考えられる「外延（柴犬やチワワも犬）」を理解する必要がある.

plus **α**

遊びを阻害する因子

①恐怖
②見通しのもてない不安
③怒り
④孤独感・疎外感
⑤自尊感情の脅かし
⑥自己概念の脅かし
⑦劣等感

plus **α**

子どもの視力と視野

子どもの視力・視野は成長とともに発達する.
視力は
新生児：0.01
1カ月：形がわかる
2カ月：色がわかる
4〜5カ月：両目の連動
1歳：0.1（両眼視：立体的に見ることができる）
2歳：0.5
3歳：0.8
4歳：1.0（完成）
視野は
4歳：垂直70°（成人120°）
　　水平90°（成人150°）

表2.3-19●子どもの事故の特徴

年　齢	事故の特徴
乳児期前半	自分で移動ができないので柔らかい寝具や吐物による窒息といった受身的な事故が多い．
乳児期後半	寝返り，はいはい，つかまり立ちなど移動が可能となり，ベッドからの転落や段差での転倒などが多い．また，微細運動の発達に伴い物をつかんだりつまめるようになり，異物の誤嚥による窒息が増える．
1～2歳	何でも口に持っていく時期であり，食べ物とそうでないものの区別がつかないため，たばこや洗剤等家庭用品の誤飲・誤嚥が多くなる．歩行だけでなく，よじ登ったりドアの開閉もできるようになり，家庭内のあらゆる場所に移動可能となるが，身体的には頭部が大きく，重心が高い位置にあるので転倒・転落しやすく，頭部の重さを支えられるほど上肢の筋力が発達していないために浴槽や洗濯機等への転落による溺死が増える．
2～3歳	行動力が増し戸外での遊びが増えるが，何が危険かの判断能力が未発達で，二つのことを同時に考えることも困難なため，何かに夢中になると衝動的な行動をとりやすく，交通事故や戸外での溺死が増える．また，大人の模倣をしたがる時期であり，火遊びによる火災との遭遇も多い．
幼児期後期	冒険心が旺盛で行動範囲も広がるので，親の目の届かない所での事故が増え，対処が遅れることもある．

減少による運動機能の未発達性が事故につながっている．したがって，日ごろから十分な身体活動を促し運動機能を発達させることが，危険な状況への機敏な対応を可能にする．また，日常生活で遭遇するさまざまな場面をとらえて，危険を意識化し，どのように回避すべきかを体験を通して学ばせる必要がある．

②**知的特性**：幼児期は，危険と安全の区別を体験を通して学んでいる時期である．また，現実的でない万能感をもっている子どもも多く，"何でもできる"と誤認し，危険をあえて冒すことがあり，子どもの好奇心も時に安全への不安を凌駕（りょうが）し，子どもを危険な行動に走らせる．万能感や好奇心は，子どもの成長・発達の原動力なので大切にしつつ，子どもが起こしやすい事故を事前に予測し，養育者の安全管理のもと子どもの"ヒヤリ・ハット体験"を生かし，危険に対する注意力を身につけさせる必要がある．

③**精神的特性**：幼児期は，身体的苦痛や精神的恐怖など，身体と心の安全に関して敏感な時期でもある．子どもに危険を理解させることで慎重な行動をとらせることも可能である．

（3）事故防止と安全教育

最近まで，事故はAccidentと呼ばれ，不幸な出来事で避けられないものと思われてきた．しかしながら，現在では子どもの発達と特性（個々の身体的特徴，運動機能，心理的・精神的特性）を理解し，事故への気配りがあれば予防可能なものであると認識されている．

●**環境の調整**●

子どもの事故はその多くが家庭内で生じている．したがって，子どもの事故防止のためには，大人にとって安全な環境も子どもにとっては危険なものに変化しうることを養育者が認識し，年齢ごとの発達特性を考慮した環境整備が必要である．

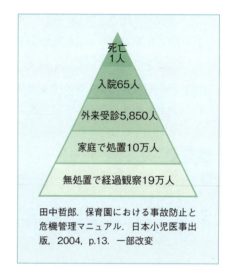

田中哲郎．保育園における事故防止と危機管理マニュアル．日本小児医事出版，2004，p.13．一部改変

図2.3-4●子どもの事故の氷山図

●安全教育●

　安全教育を子ども自身に行うことはもちろんだが，子どもの事故の主要な発生場所が家庭であることを考えると，家族の事故防止に対する認識を高め，家庭の中にあるリスクに対する管理や具体的な事故防止策，応急処置の方法などを教育する必要がある．

①子どもへの安全教育：子どものセーフティ能力を高めるためには，日常生活の場面で，体験を通して安全の習慣や態度を身につけることが必要である．特に，遊びの中に潜む危険を認識させながら安全に対する意識を高め，身を守る対処方法を体験的に学ばせることが重要である．また，幼児期後半は，見通しを立てることが可能となり，ルールを守る意識も高まるので，事故がなぜ起こるのか，なぜ安全のルールを守る必要があるのかを子ども自身に考えさせたり，安全に対するルールを自分で決めさせるなど，発達の特性を生かして支援する必要がある．

②家族への安全教育：子どもが一時的にしろ禁止を理解し従えるのは1歳3カ月ごろで，命令を理解して行動できるのは1歳6カ月ごろといわれている．したがって，それ以前の年齢の子どもの場合，養育者が積極的に子どもの周りから危険なものを取り除く必要があり，家庭の中の子どもの事故につながりやすいものを具体的に示し，管理を徹底するように指導する．また，一度説明して守れたからといってその理解が長期にわたって持続するとは限らないなど，事故を引き起こす子どもの特性についても理解が進むように支援する．

> ### plus α
>
> **自己中心性と事故**
>
> 幼児期の子どもは自己中心性のために相手の立場で考えることができず，相手から見えないかもしれないということを理解することは難しい．また，二つのことを同時に考えることは苦手であり，何かに夢中になると，危険について意識することができなくなる．

引用・参考文献

1）厚生労働省．楽しく食べる子どもに：食からはじまる健やかガイド．2004.
2）馬場一雄監修．小児生理学．改訂．へるす出版，2005.
3）高野陽ほか．子どもの栄養と食生活．第4版．医歯薬出版，2005，p.31-50.
4）二木武ほか編．小児の発達栄養行動：摂食から排泄まで／生理・心理・臨床．新版．医歯薬出版，2002，p.205-235.

4 | 学童期の子どもの成長・発達と看護

1 学童期とは

（1）学童期という年齢区分

　学童は，一般に，小学校に学ぶ児童，小学生を指す．「児童福祉法」では，乳児（満1歳に満たない者），幼児（満1歳から，小学校就学の始期に達するまでの者），少年（小学校就学の始期から，満18歳に達するまでの者）に分類し，児童とは満18歳に満たない者と定義している．「学校教育法」では，満6歳〜12歳までを学齢児童という．「母子及び父子並びに寡婦福祉法」では，児童は20歳に満たない者をいう．医療の領域では，児童ではなく学童という語が，学齢児童を意味して慣用されている．

（2）学童期の発達課題

　学童期の発達課題として，ハヴィガーストは，三つの領域において著しい発達を示すことを述べている．一つは，幼児期の家庭の中を中心とした生活から学校など地域での生活が広がり，仲間関係が特に重要になってくることである．二つ目に，神経と筋肉を用いて遊技をしたり仕事をしたりする身体的な発達であり，三つ目には，認知の発達で，直感的で自己中心的な思考から脱却し始め，概念や論理や記号など抽象的論理的思考へと移っていくことである．道徳的判断の基準も変化がみられ，権威者である大人の判断を絶対として取り入れてきた幼児期から，少しずつ自分の利益や欲求に役立つという理由で正しいことをする段階を経て，他者の期待に添い承認を得るためによいことをする段階へと移っていく[1]．

　学童期は，日中のほとんどの時間を学校という場で過ごすが，学校教育は，子どもがそれぞれ自己の発達課題を達成できるように社会が用意した環境である．学校のカリキュラムも，例えば低学年では実際に植物を育てる体験をしながらその成長を学習したりするが，高学年になると植物の葉の中ででんぷんが作られているなど目には見えなくても植物の営みを理解したり，算数では円周率のような抽象的概念を理解するようになるなど，子どもの認知発達に相応して組み立てられている（表2.4-1）．また，学校は，同学年集団で日々遊んだり，クラスという集団や仲間を意識し，社会的な発達課題を学ぶ場所といえる．

　文部科学省が定めている学習指導要領においても「生きる力」を育むことが基本理念として挙げられており，子どもたちが変化の激しいこれからの社会を生きていけるように，主体的な判断や問題解決能力，思いやる心など豊かな人間性を身につけ，たくましく生きることができることを目指して取り組まれている．

2 身体的成長

（1）身体的成長と栄養

　2013（平成25）年度の児童生徒の身長・体重・座高の全国平均値は表2.4-2のとおりである．

　男女とも学童期後期から思春期に身長の第二発育急進期があるが，10歳と11歳の間

---

plus α

生きる力

・基礎・基本を確実に身につけ，いかに社会が変化しようと，自ら課題を見つけ，主体的に判断し，行動し，よりよく問題を解決する資質や能力

・自らを律しつつ，他人とともに協調し，他人を思いやる心や感動する心などの豊かな人間性

・たくましく生きるための健康や体力　など

表2.4-1●小学校でからだや健康に関連した学習をする内容と学年（文部科学省，平成23年の学習指導要領より）

〈小学校3年4年の体育：保健〉
（1）健康の大切さを認識するとともに，健康によい生活について理解できるようにする.
　ア．心や体の調子がよいなどの健康の状態は，主体の要因や周囲の環境の要因が関わっていること.
　イ．毎日を健康に過ごすには，食事，運動，休養および睡眠の調和のとれた生活を続けること，また，体の清潔を保つことなどが必要であること.
　ウ．毎日を健康に過ごすには，明るさの調節，換気などの生活環境を整えることなどが必要であること.
（2）体の発育・発達について理解できるようにする.
　ア．体は，年齢に伴って変化すること．また，体の発育・発達には，個人差があること.
　イ．体は，思春期になると次第に大人の体に近づき，体つきが変わったり，初経，精通などが起こったりすること．また，異性への関心が芽生えること.
　ウ．体をよりよく発育・発達させるには，調和のとれた食事，適切な運動，休養および睡眠が必要であること.

〈小学校5年6年の体育：保健〉
（1）心の発達および不安，悩みへの対処について理解できるようにする.
　ア．心は，いろいろな生活経験を通して，年齢に伴って発達すること.
　イ．心と体は，相互に影響し合うこと.
　ウ．不安や悩みへの対処には，大人や友達に相談する，仲間と遊ぶ，運動をするなどいろいろな方法があること.
（2）けがの防止について理解するとともに，けがなどの簡単な手当ができるようにする.
　ア．交通事故や身の回りの生活の危険が原因となって起こるけがの防止には，周囲の危険に気付くこと，的確な判断の下に安全に行動すること，環境を安全に整えることが必要であること.
　イ．けがの簡単な手当は，速やかに行う必要があること.
（3）病気の予防について理解できるようにする.
　ア．病気は，病原体，体の抵抗力，生活行動，環境が関わり合って起こること.
　イ．病原体が主な要因となって起こる病気の予防には，病原体が体に入るのを防ぐことや病原体に対する体の抵抗力を高めることが必要であること.
　ウ．生活習慣病など生活行動が主な要因となって起こる病気の予防には，栄養の偏りのない食事をとること，口腔の衛生を保つことなど，望ましい生活習慣を身に付ける必要があること.
　エ．喫煙，飲酒，薬物乱用などの行為は，健康を損なう原因となること.
　オ．地域では，保健に関わるさまざまな活動が行われていること.

〈小学校4年の理科：生命・地球─（1）人の体のつくりと運動〉
　人や他の動物の体の動きを観察したり資料を活用したりして，骨や筋肉の動きを調べ，人の体のつくりと運動との関わりについての考えをもつことができるようにする.
　ア．人の体には骨と筋肉があること.
　イ．人が体を動かすことができるのは，骨，筋肉の働きによること.

〈小学校6年の理科：生命・地球─（1）人の体のつくりと働き〉
　人や他の動物を観察したり資料を活用したりして，呼吸，消化，排出および循環の働きを調べ，人や他の動物の体のつくりと働きについての考えをもつことができるようにする.
　ア．体内に酸素が取り入れられ，体外に二酸化炭素などが出されていること.
　イ．食べ物は，口，胃，腸などを通る間に消化，吸収され，吸収されなかった物は排出されること.
　ウ．血液は，心臓の働きで体内を巡り，養分，酸素および二酸化炭素などを運んでいること.
　エ．体内には，生命活動を維持するためのさまざまな臓器があること.

で女子が男子を上回っている．この時期は身長の伸びる速さに男女差が著しく，女子はこの時期に身長の急進期がある．これは，第二次性徴の発現が男児より2年ほど早いことと関係している．体格は，頭部と身長との比率が6歳で6等身，12歳で7等身で，成人の8等身に近づきバランスがとれてくる．また，骨の成長とともに，脂肪が

とれて筋の発達が増し，神経も成長するため，学童は微細運動，粗大運動とも，より複雑で高度な協調運動ができるようになっていく．学童期の成長の評価を行う方法の一つとして，6歳以上の場合，身長と体重から判定するローレル指数，肥満度がある（p.163参照）．

学童期の推定エネルギー必要量は，表2.4-3のとおりである．

体脂肪量は，身体全体に分布する体脂肪の総量をいい，体脂肪率（体重に占める脂肪の割合）として，体内の脂肪状態を数値として知ることができる．体脂肪は，学童前期では男女差はないが，思春期後期になると女子の体脂肪量の絶対量は男子の約2倍になり，性差が著しくなる．生活習慣が確立しスポーツが盛んになる学童期の体脂肪は，食生活や運動の習慣に影響を受けて変化しやすい．

20本ある乳歯から永久歯への生え替わりは，6歳ごろの下顎切歯の脱落から始まり，10〜13歳くらいまでに生え替わって28本となる．第三大臼歯は17〜21歳に生え，生えそろうと永久歯は32本となる．

(2) 生理・解剖学的特徴

学童期のバイタルサインは，脈拍は10〜11歳で70〜110回／分で，呼吸数18〜22回／分である．呼吸運動で使われる胸郭の形は，水平面でみると乳児期の丸に近い形から幼児期に入って横径の発育が急速になり，学童期に入ると成人とほぼ似た形となる．また，横隔膜の位置も，幼児期よりさらに下がり，筋肉の発達，肺容量の増加と

表2.4-2●児童の身長・体重・座高

年齢（歳）	身長（cm）		体重（kg）		座高（cm）	
	男	女	男	女	男	女
6	116.6	115.6	21.3	20.9	64.8	64.4
7	122.4	121.6	23.9	23.5	67.6	67.3
8	128.2	127.3	27.1	26.4	70.2	69.9
9	133.6	133.6	30.4	30.0	72.6	72.8
10	139.0	140.1	34.3	34.0	75.0	75.8
11	145.0	146.8	38.3	39.0	77.6	79.3

文部科学省．平成25年度学校保健統計調査．

表2.4-3●身体活動レベル（PAL）別推定エネルギー必要量（kcal/日）

年齢（歳）	男			女		
	身体活動レベル			身体活動レベル		
	Ⅰ（低い）	Ⅱ（ふつう）	Ⅲ（高い）	Ⅰ（低い）	Ⅱ（ふつう）	Ⅲ（高い）
6〜7	1,350	1,550	1,700	1,250	1,450	1,650
8〜9	1,600	1,800	2,050	1,500	1,700	1,900
10〜11	1,950	2,250	2,500	1,750	2,000	2,250

厚生労働省．日本人の食事摂取基準（2010年版）．

ともに，胸腹式呼吸（3〜7歳）から胸式呼吸へと移行する．体温は，36.8℃前後で，体内の新陳代謝も高く，成人よりまだ若干高い．血圧は収縮期圧120〜100（mmHg），拡張期圧60〜70（mmHg）で，値はほぼ成人に近づいてきている．

血液学的特徴としては，造血臓器である骨髄が，乳児期はすべてが赤色髄で活動性であったのが徐々に脂肪化して6歳以降の脛骨・四肢骨の骨髄は漸次黄色髄となる．成長しても胸骨や椎骨は赤色髄のままであるため，幼児の骨髄穿刺は脛骨で行われるが，中学生では腸骨などで行われる．

スキャモンの臓器別発育曲線（p.78参照）では，全身の外形計測値や呼吸器，消化器など一般型は学童前期では乳幼児期とは異なりスピードは緩やかであるが，学童後期ごろから再び急進の曲線となる．脳など神経系型はほぼ成熟時に近く，大脳の重量は4歳時点で成人の80％に達する．胸腺やリンパ節などのリンパ系型は10歳前後で成熟時の倍の発育を見せ，生殖器型の発育は学童期は緩やかで二次性徴以降急速に発達する．

学童の必要水分量は，80mL/kg/日で，運動も活発になってくるため夏季など学童期であっても脱水には注意を要する．

3　機能的発達

（1）心理・社会的発達の側面

●認　知●

学校に入って読み書きや算数の学習などが始まる．6歳ごろでは，左右を理解したり形の認識ができ，7歳ごろでは5分という時間の感覚がわかるようになり，学校においてもそのような発達段階相当に学習する内容が各学年に組み込まれている．8〜9歳は，ピアジェのいう**具体的操作位相**に入り，月日・週・曜日などの概念がわかる（p.66参照）．サンタクロースは実在の人物ではないと知るのもほぼこの時期である．因果関係で物事を考えることができるが，学童前期では誤った理解をすることもある．塩分の多いポテトチップスはあまり食べないほうがよいと指導を受けた腎炎の子どもが，ポテトチップスを食べたからこんな病気になったのだと誤解してしまうなどといったことである．

10〜12歳は，**形式的操作位相**に入り，論理的思考・抽象概念の思考が可能となる．例えば，円周率といった実態が目に見えないものについても概念として理解できるようになる．また，算数のように命題を論証的に証明して結論を導いたり，一般的な法則性として理解するようになる．前述のように学校でも，身体や健康のことを学習し，理解できる認知能力を有するため，病気の子どもが自分の身体の内部で起こっていることを説明によって正しく理解したり，検査データと症状とを結びつけて理解していくことも可能である．単に「安静にしなさい」などといった指示はこの時期の子どもの納得を得られるものではなく，論理立った説明が必要である．

学童中期になると，仲間集団が自分の承認を生み出す存在ともなり，自分自身の能力に対する評価を意識するようになる．また，考えが多面的で未来予測可能となるため，自分の将来についても自分の能力と現実的な状況とを照らし合わせながら思考す

る．そのためクラスの中で自分の成績に対して劣等感をもつ子どもは，自己概念にも影響を及ぼす場合もある．成功や失敗の体験から，自分が頑張れば相当の能力が得られ，周りからも承認されるということを学習する時期である．エリクソンは，その時期を「Ⅳ. 勤勉性 対 劣等感」の段階であるとしている（p.64参照）．長期に入院している子どもなどは，高学年では学業に対する遅れだけではなく，仲間集団にうまく戻れるかどうかを気にかけることが多い．

近年，インターネットやテレビなどメディアの影響で，子どもが適正に理解・処理できない状態のまま，認知発達に合わない有害な情報も子どもの生活に流れ込んでいる．メディアの拡大は子どもの時間的空間的世界を広げている利点もあるが，アニメーションで見た映像で「電池を入れ替えれば死んでもまた生き返ると考える」など，その子どもの認知能力を超えた心理社会的な影響も見逃せず，**メディア・リテラシー**（電子メディアを中心とした情報の読み書き能力）教育の必要性がいわれている．

●情　緒●

学童期の子どもは，乳幼児期からの親と子どもとの基本的信頼が土台となるものの，学校社会を中心とした担任や級友との相互作用の中で，学業に対する達成感や，道徳性などを学習し，その後の社会の中で建設的な言動をとる基盤となる自尊感情や自己概念を形成する．エリクソンは学童期の主要な心理社会的危機は，前期は「Ⅲ. 積極性 対 罪悪感」，中期は「Ⅳ. 勤勉性 対 劣等感」の克服であるとしており，そこに生じる情緒的なコントロールもまた学童期に求められる社会的学習である．

●言語・コミュニケーション●

幼児期の言語が，話すこと，聞くこと中心であったのに対し，学童期になると，読むこと，書くことへの世界に入る．これは，具体的現象が目の前に存在するという世界から，時間・空間を超えて文章から状況を理解したり想像したりして，自分の考えを文字というこれまでとは異なる手段で表現することが可能となることを意味する．学童期は，就学とともに語彙量も増え，コミュニケーションの手段として強力なものとなる．また，学童中期以降になると，これまで獲得してきた言語を駆使して，詩や物語を創造する力ももつ．身体の症状を表現する言葉も，幼児期のように単に泣いたりぐずったりするのではなく，痛みの種類を「キリキリ痛い」など言語で区別して表現したり，痛みの程度も学童後期くらいになると，「10が一番すごい痛さとすると今は7くらい」（p.357参照）と，認知できたことを言語化できる．

看護の場面では生活指導などで，子どもに言語や文字，媒体を活用して説明を行ったりするが，子どもの発達段階にあった適切な言語表現，漢字等を使用することも学童期では大切なことである（表2.4-4）．

表2.4-4●小学校で学習する漢字数

学　年	1	2	3	4	5	6	合計
漢字の読み（字）	80	160	200	200	185	181	1,006

文部科学省小学校学習指導要領第2章第1節国語（2009（平成21）年4月1日〜）

●遊　び●

　遊びは，身体的成長の状況，社会性の発達の状況，認知発達の状況などが関係してより広く発展していく．学童期は，筋肉・骨とも成長する時期であり，また神経系も成熟し筋肉運動と協調して，より細かい動き，高度で複雑な動きが可能となり，いろいろな動きを組み合わせて複雑に身体を使ったり，スポーツに類する遊びも増える．また，幼児期の自己中心性がしだいに減少し，友達とともに行う集団遊びが発達し，自分たちでゲームを作り出したり，ルールを守るよう合意したり，その中からリーダー的存在も出てくるなど遊びを通した認知・社会的発達が著しい．

　遊びは，前述のあらゆる発達の要素を自然な形で取り込むことができ，また楽しみながら発達を促すことができるが，近年では，身体面でも活動性がなく，創造性も少なく，友達との摩擦からの学びも生じにくいコンピューターゲームなどの遊びに興じる時間が長く，子どもの成長発達への影響が危惧される．小学校の高学年でゲーム専用のコンピューターを個人で所有している子どもは約5割おり[2]，入院中の子どもの格好の遊び道具ともなっているが，子どもの発達を考慮したベッド上安静の方法を工夫することも看護者の大切な役割である．

●社会性●

　エリクソン[3]によると，学童期に入った当初の心理社会的危機は，幼児期から引き続き「積極性 対 罪悪感」が存在しているが，学童期は「勤勉性 対 劣等感」が中心となっていく．

　家族との親密な関係によって情緒的安定を保ち，家族の是認によって満足していた幼児期から，学童期に入ると同年代同士の同性の友達と付き合うことで社会的習慣を身につけ，仲間集団から認められることを望むことが多くなる．集団活動においても，個人として頑張るだけではなく，チームの一員として努力し，自分が役割をしっかり遂行することによりチームに貢献できることを学ぶ．競争や勝負を意識するようになる半面，負けたり失敗したりする経験や自分の能力の不足を感じたときは，劣等感を抱きやすい．とりわけ学校は，学童期の子どもにとっては重要かつ権威的な位置づけにあり，学校での失敗は仲間集団からはじかれる要因となりがちである．そのため，子ども自身の目標に向かって成功の体験ができるように，周りの大人が励ますことが大切となる．相互作用が育まれる仲間集団は，家族から，その後の社会生活へとつながる過渡期として重要な役割を果たしている．学校はその役割を果たす場として大切となるため，入院などで長期間学校を離れたり入退院を繰り返すことは学童期の子どもにとって将来の社会性に影響を与えかねない．病気が治って退院したあと不登校になる子どももおり，入院していても学習の遅れへの対処だけではなく，級友との社会的つながりが保たれクラスの中に自己存在を感じられるような配慮が非常に重要である．

(2) 精神・運動機能の発達

　前述の身体的成長の項および遊びで述べたように，学童期は，筋肉・骨とも成長する時期であり，また神経系も成熟し筋肉運動と協調して，縄跳びをしたり自転車に乗るなど，より細かい動き，高度で複雑な動きが可能となる．8・9歳では運動のスピ

ードとなめらかさが増し，いろいろな動きを組み合わせて複雑に身体を使ったり，スポーツとしても楽しむ．文部科学省では，自分の体力や運動能力の現状を確かめることができるよう毎年，握力・反復横とび・50m走・ソフトボール投げなど体力テストを行っている．戦後，身長や体重は伸びを見せ体格は向上しているにもかかわらず学童の体力は全体として低下するという現象があったが，各地域・学校で体力向上に取り組んだ結果，近年改善がみられている（図2.4-1）．

（3）日常生活習慣

日常生活習慣は，トイレに行く・紙で始末をするなどの排泄面，箸を使って食べる食行為，身体を清潔にする・洗髪・手洗いなどの清潔行為，あらゆる衣類の着脱やボタンかけなど，幼児期後期からほとんどが一人でできるようになっている．身体・運動面ではできるようになっているが，このような日常生活習慣が，親の管理下から遠ざかり，学校で過ごす時間が長くなるなど子ども自身のコントロール下に置かれることが，学童期以降の特徴である．つまりセルフケアにおいて日常生活面は親の特別な援助を必要としない発達段階であり，生活習慣の完成期ともいえる．しかし，好奇心ゆえ興味関心がどんどん外へと広がる時期であるため，日常生活習慣はおろそかにな

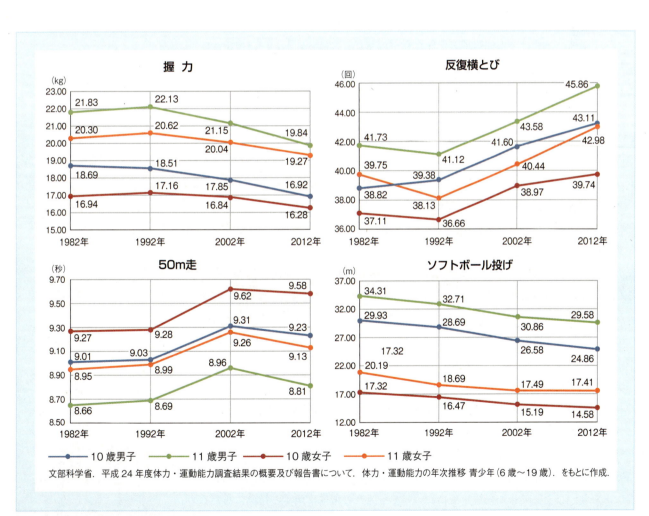

文部科学省．平成24年度体力・運動能力調査結果の概要及び報告書について．体力・運動能力の年次推移 青少年（6歳〜19歳）．をもとに作成．

図2.4-1●体力テストの状況（平均値），性・年齢別年次推移

りがちであり，自分の力のみで適切な方法や内容で生活習慣がよりよく継続できることには限りがある．学童期においてそれが継続できるためには，子どもができていることに対して周りの大人が承認したり見守ったり，また確認することが重要な意味をもつ．

こころの健康と生活習慣の関連において，全国の小学生を対象とした調査では[4]，自己効力感が高いほど不安傾向が少なく生活習慣における問題行動が少なく，また問題行動が少ないほど身体的訴えが少ないなど，子どもの生活習慣と心身の状態とは関連があることを説明している．学童期の生活習慣の確立は，これから生涯にわたって自己管理する力の礎であり，自己効力感がもてるよう親や看護者も，できないところを指摘して注意するだけではなく，できているところを認め，子ども自らがよりよい生活習慣を積み重ねられるような働きかけが大切となる．

(4) 学校保健

乳幼児期に，「母子保健法」によって，乳児健診や1歳半健康診査，3歳児健康診査が実施されているのに対し，学童期における健康を継続的に評価し守っているのは「**学校保健安全法**」〔2009（平成21）年4月，学校保健法から改称〕に基づいて行われている学校保健である．乳幼児期は指導の対象としているのは主に保護者であるのに対し，学童期は保護者はもとより，教育として，児童そのものに大きな重点が置かれる．学校保健の構成は，保健管理と保健教育からなり，保健管理としては健康診断などが実施され，保健教育には保健学習と保健指導があり，保健学習とは学習指導要領に基づく教科としての体育の中の保健などである．

また，学校環境については，文部科学省が学校保健安全法に基づき，2009（平成21）年から「学校環境衛生基準」を策定し施行している．定期的に学校環境衛生の維持・改善を図ることを目的として，教室の換気・採光・騒音，飲料水の水質，学校の清潔やネズミ・衛生害虫等，水泳プールの水質などの基準が設けられ，検査等が実施されている．

学校における健康診断は，「学校保健安全法」に基づいて実施されるものであり，**定期健康診断**は，毎年6月30日までに行うものと規定されている．定期健康診断の検査項目は**表2.4-5**のとおりである．健康診断が実施され，その結果は21日以内に本人および保護者に通知され，九つの基準により，必要な医療や検査を受けるよう指示するなど，さまざまな措置がとられる．また結核の検査の事後措置については**表2.4-6**に基づいて行われる．学校における予防すべき感染症は，結核のほか，**表2.4-7**のようにあげられている．「学校保健安全法」によって，感染症にかかっている者などの出席の停止の基準が決められている．

学校の中で健康に関する専門家である**養護教諭**は，「学校教育法」に基づいて全国ほとんどの小学校に配置されている．職務としては，同法では「児童の養護を 掌 る」とされているが，1972（昭和47）年の保健体育審議会の答申で「養護教諭は，専門的立場からすべての児童・生徒の健康および環境衛生の実態を的確に把握して，疾病や情緒障害，体力，栄養に関する問題等心身の健康に問題を持つ児童・生徒の個別の指導にあたり，また，健康な児童・生徒についても健康の増進に関する指導にあたるのみならず，一般教員の行う教育活動にも積極的に協力する役割を持つものである」と

---

plus α

自己効力

self-efficacy．心理学者バンデューラ（Bandura, A.）が提唱した概念．自己効力とは，「その行動を実際に自分ができる」という自信をもつこと．

---

plus α

健康診断の事後措置

1. 疾病の予防措置を行うこと．
2. 必要な医療を受けるよう指示すること．
3. 必要な検査，予防接種を受けるよう指示すること．
4. 療養のため必要な期間学校において学習しないよう指導すること．
5. 特別支援学級への編入について指導および助言を行うこと．
6. 学習または運動・作業の軽減，停止，変更を制限すること．
7. 修学旅行，対外運動競技等への参加を制限すること．
8. 机または腰掛の調整，座席の変更および学級の編成の適正を図ること．
9. その他発育，健康状態等に応じて適当な保健指導を行うこと．

（学校保健安全法施行規則より）

表2.4-5 ● 定期健康診断の検査項目と実施学年　　2006（平成18）年1月31日改定

項　目	検査・診察方法			発見される疾病異常	幼稚園	小学校 1年	2年	3年	4年	5年	6年	中学校 1年	2年	3年	高等学校 1年	2年	3年	大学
保健調査	アンケート				○	◎	○	○	○	○	○	○	○	○	○	○	○	○
身　長					◎	◎	◎	◎	◎	◎	◎	◎	◎	◎	◎	◎	◎	◎
体　重					◎	◎	◎	◎	◎	◎	◎	◎	◎	◎	◎	◎	◎	◎
座　高					◎	◎	◎	◎	◎	◎	◎	◎	◎	◎	◎	◎	◎	△
栄養状態				栄養不良 肥満傾向・貧血等	◎	◎	◎	◎	◎	◎	◎	◎	◎	◎	◎	◎	◎	◎
脊柱・胸郭				骨・関節の異常等 ＊四肢についても診察	◎	◎	◎	◎	◎	◎	◎	◎	◎	◎	◎	◎	◎	△
視　力	視力表	裸眼の者	裸眼視力	屈折異常，不同視など	◎	◎	◎	◎	◎	◎	◎	◎	◎	◎	◎	◎	◎	△
		眼鏡等をしている者	矯正視力		◎	◎	◎	◎	◎	◎	◎	◎	◎	◎	◎	◎	◎	△
			裸眼視力		△	△	△	△	△	△	△	△	△	△	△	△	△	△
聴　力	オージオメータ			聴力障害	◎	◎	◎	◎	◎	◎	◎	◎	◎	◎	◎	◎	◎	△
眼				感染性疾患，その他の外眼部疾患，眼位等	◎	◎	◎	◎	◎	◎	◎	◎	◎	◎	◎	◎	◎	◎
耳　鼻 咽　頭				耳疾患，鼻・副鼻腔疾患 口腔咽喉頭疾患 音声言語異常等	◎	◎	◎	◎	◎	◎	◎	◎	◎	◎	◎	◎	◎	◎
皮　膚				感染性皮膚疾患 湿疹等	◎	◎	◎	◎	◎	◎	◎	◎	◎	◎	◎	◎	◎	◎
歯および 口腔				う歯，歯周疾患 歯列・咬合の異常 顎関節症症状・発音障害	◎	◎	◎	◎	◎	◎	◎	◎	◎	◎	◎	◎	◎	△
結　核	問診・学校医による診察			結核		◎	◎	◎	◎	◎	◎	◎	◎	◎				
	エックス線間接撮影														◎			◎ 1学年（入学時）
	エックス線直接撮影 ツベルクリン反応検査 喀痰検査等					○	○	○	○	○	○	○	○	○				
	エックス線直接撮影 喀痰検査・聴診・打診等														○			○
心　臓	臨床医学的検査 その他の検査			心臓の疾病 心臓の異常	◎	◎	◎	◎	◎	◎	◎	◎	◎	◎	◎	◎	◎	◎
	心電図検査				△	◎	△	△	△	△	△	◎	△	△	◎	△	△	△
尿	試験紙法			腎臓の疾患	◎	◎	◎	◎	◎	◎	◎	◎	◎	◎	◎	◎	◎	△
				糖尿病	△													△
寄生虫卵	直接塗抹法 セロハンテープ法			回虫卵 ぎょう虫卵等	◎	◎	◎	◎	△	△	△	△	△	△	△	△	△	△
呼吸器 循環器 消化器 神経系	臨床医学的検査 その他の検査			結核疾患，心臓疾患 腎臓疾患，ヘルニア 言語障害，精神障害 骨・関節の異常 四肢運動障害	◎	◎	◎	◎	◎	◎	◎	◎	◎	◎	◎	◎	◎	◎

注：◎はほぼ全員に実施されるもの，○は必要時または必要者に実施されるもの，△は検査項目から除くことができるもの
厚生労働統計協会編．国民衛生の動向 2013/2014．2013，60（9），p.375．

表2.4-6●結核の有無の検査の結果に基づく措置

区　分		内　容
生活規正の面	A（要休業）	授業を休む必要のあるもの
	B（要軽業）	授業に制限を加える必要のあるもの
	C（要注意）	授業をほぼ平常に行ってもよいもの
	D（健　康）	全く平常の生活でよいもの
医療の面	1（要医療）	医師による直接の医療行為を必要とするもの
	2（要観察）	医師による直接の医療行為を必要としないが，定期的に医師の観察指導を必要とするもの
	3（健　康）	医師による直接，間接の医療行為を全く必要としないもの

学校保健安全法施行規則 別表第1

表2.4-7●学校において予防すべき感染症の出席停止の基準

	感染症の種類	出席停止の期間の基準	考え方
第一種	エボラ出血熱／クリミア・コンゴ出血熱／痘そう／南米出血熱／ペスト／マールブルグ病／ラッサ熱／急性灰白髄炎／ジフテリア／重症急性呼吸器症候群（病原体がコロナウイルス属SARSコロナウイルスであるものに限る）／鳥インフルエンザ（病原体がインフルエンザウイルスA属インフルエンザAウイルスであってその血清亜型がH5N1であるものに限る）／感染症予防法に規定される新型インフルエンザ等感染症，指定感染症および新感染症	治癒するまで	感染症法の一類感染症および二類感染症（結核を除く）
第二種	インフルエンザ（鳥インフルエンザ〔H5N1〕および新型インフルエンザを除く）	発症した後5日を経過し，かつ解熱した後2日（幼児にあっては，3日）を経過するまで	飛沫感染する感染症で児童生徒の罹患が多く，学校において流行を広げる可能性が高いもの
	百日咳	特有の咳が消失するまで，または5日間の適正な抗菌性物質製剤による治療が終了するまで	
	麻　疹	解熱した後3日を経過するまで	
	流行性耳下腺炎	耳下腺，顎下腺または舌下腺の腫脹が発現した後5日を経過し，かつ，全身状態が良好になるまで	
	風　疹	発疹が消失するまで	
	水　痘	すべての発疹が痂皮化するまで	
	咽頭結膜熱	主要症状が消退した後2日を経過するまで	
	結　核 髄膜炎菌性髄膜炎	病状により学校医その他の医師において感染の恐れがないと認めるまで	
第三種	コレラ／細菌性赤痢／腸管出血性大腸菌感染症／腸チフス／パラチフス／流行性角結膜炎／急性出血性結膜炎／その他の感染病	病状により学校医その他の医師において伝染の恐れがないと認めるまで	学校教育活動を通じ，学校において流行を広げる可能性があるもの

厚生労働統計協会編．国民衛生の動向 2013/2014，2013，60（9）増刊，p.376.

述べられている．また，1997（平成9）年には，養護教諭の新たな役割として，いじめなど心の健康問題に対する養護教諭の健康相談活動の重要性が盛り込まれた．さらに，1998（平成10）年「教育職員免許法」の改正によって，養護教諭が保健科の授業を担当できる制度が発足し，ますます学校における学童期の子どもの健康をサポートする職種として期待されている．近年，小児も早期退院の傾向にあり，慢性疾患の子どもや障害をもっている子どもが学校の中でも生活コントロールが必要であったり医療的な介入が必要であったりするなど，その個別対応も養護教諭の重要な役割となる．また，2009（平成21）年の学校保健安全法により，養護教諭を中心として関係教職員等と連携した組織的な保健指導の充実が新たに盛り込まれた．それと同時に，学校における救急処置，健康相談または保健指導を行うにあたり，地域の医療関係機関等との連携に努めることが加えられた．

近年，子どもの安全を脅かす事件，事故が頻発し，自然災害も含め総合的な学校安全計画の策定による充実など，学校安全体制の強化も重要課題となっている．

4 学童によくみられる健康問題

すべての年齢層のうち最も死亡率が低いのは，10〜14歳である．2012（平成24）年の，5〜9歳の死因は第1位：不慮の事故，第2位：悪性新生物，第3位：先天奇形等，10〜14歳は第1位：悪性新生物，第2位：不慮の事故，第3位：自殺となっており（p.128，表2.3-18参照），学童期は他の年齢層と比べ身体的健康面の対策だけでは予防が十分にできない特徴をもっている．5〜9歳および10〜14歳ともに交通事故による死亡が最も多い（表2.4-8）．溺死及び溺水も第2位と多いが，好奇心旺盛な学童期であることや，日本は海や川が豊富な地形であることも関連が深い．

●定期健康診断の結果●

学校保健統計調査によると，「学校保健安全法」により毎学年6月30日までに行われる定期健康診断の結果における，主な疾患・異常被患率では，幼稚園から中学校まですべての年齢で，むし歯（う歯）が最も高く，表2.4-9のように小学校児童では約6割を占める．次いで，裸眼視力1.0未満の者の被患率が高い[5]．学校保健教育では，小・中学校では2011年度から学習指導要領が改訂され，そこでは，感染症，心の健康，生活習慣病の予防，薬物乱用防止，性に関する問題行動への対応などの充実が求められている[5]．

●肥満や食生活の乱れ●

文部科学省の平成25年度学校保健統計調査では，肥満傾向児の出現率は，男子では10〜12歳と15〜17歳で10％を超えており，女子では11歳が8.69％で最も高い状態で，平成18年度以降減少傾向にあ

plus α

肥満・痩身傾向児

2005年度までは，性別・年齢別に身長別平均体重を求め，平均体重120％以上を「肥満傾向児」，80％以下を「痩身傾向児」としていたが，2006年度から，性別，年齢別，身長別標準体重から肥満度を算出し，肥満度20％以上を「肥満傾向児」，−20％以下を「痩身傾向児」としている．

肥満度（過体重度）＝〔実測体重（kg）−身長別標準体重（kg）〕／身長別標準体重（kg）×100（％）

表2.4-8●不慮の事故の死因別死亡数及び割合（2012年）

	5〜9歳	10〜14歳
総　数	103 （100.0）	95 （100.0）
交通事故	43 （41.7）	36 （37.9）
転倒・転落	4 （3.9）	12 （12.6）
不慮の溺死及び溺水	30 （29.1）	25 （26.3）
その他の不慮の窒息	9 （8.7）	5 （5.3）
煙，火および火災への曝露	13 （12.6）	9 （9.5）
その他	4 （3.9）	8 （8.4）

（　）内は割合（％）．
厚生労働省．平成24年人口動態調査．

表2.4-9●小学校児童の主な疾病・異常被患率

疾病・異常	罹患率（%）						
	小学校計	6歳	7	8	9	10	11
1 むし歯（う歯）	57.20	52.06	58.72	63.10	63.53	57.36	48.45
2 裸眼視力1.0未満 計	29.91	18.03	21.03	26.29	32.88	37.60	42.31
3 鼻・副鼻腔疾患	12.50	14.32	11.80	12.30	12.46	13.06	11.17
4 耳疾患	5.52	8.73	6.14	5.31	4.96	4.46	3.77
5 眼の疾病・異常	5.34	5.68	4.84	5.45	5.62	5.36	5.08
6 歯列・咬合	4.23	2.43	3.69	4.74	4.61	4.75	5.06
7 ぜん息	4.34	4.81	4.64	4.26	4.25	4.14	3.99
8 アトピー性皮膚炎	3.30	3.46	3.44	3.25	3.32	3.23	3.10
9 心電図異常	2.51	2.51	－	－	－	－	－
10 栄養状態	1.48	0.74	1.05	1.40	1.79	1.90	1.94

2011（平成23）年度 学校保健統計調査

ったが，23年度以降はほぼ横ばいに推移している．厚生労働省では，小児期でも肥満度が高いと，中性脂肪，血圧，血糖などの上昇，またHDLコレステロール値の低下が見られ，メタボリックシンドロームを発症している可能性が高いとし，小児期メタボリックシンドロームの診断基準（6〜15歳）（表2.4-10）を策定している．メタボリックシンドロームは，運動，食事，休養などの生活習慣に問題があって生ずる健康障害であり，その一つの原因である肥満は摂取エネルギーが消費エネルギーに比し過剰な状態であり，その原因とされる生活習慣には，今日の食習慣の変遷や日常の時間の使い方などに原因があると考えられる．インスタントラーメンやファストフードが外食産業などにより24時間手に入り，飲料も昔に比べジュースなど高カロリーのものが多く，自動販売機などで手軽に手に入りやすい．学童期の子どもは塾や習い事が増え，室内でもテレビやコンピューターゲームなどで遊び，走り回ってエネルギーを消費して遊ぶことが極端に減った．小児肥満の改善の支援は，医療機関が家庭と学校とも共同して行っていく必要性があるが，学童期の肥満の子どもには，単に体重を減らす目的であるより，環境を整え子どもが前向きに取り組み心理的にも自分に自信がつくような介入が重要となる．また，保護者への指導もさることながら，子どものセルフケア能力を査定して，学童期の発達段階にあわせた子ども自身への看護介入が欠かせない．子どもが自信をつけられるよう子ども自身に働きかける一つの方法として**ライフスキル教育プログラム**がある（p.145参照）．

　肥満だけではなく，食生活の変化や多様化が進む中，偏食や欠食など，子どもの食

表2.4-10●小児期メタボリックシンドロームの診断基準（6〜15歳）

ウエスト周囲径と選択項目（2項目以上該当）により診断される．
①ウエスト周囲径
中学生80cm以上，小学生75cm以上 もしくは
ウエスト周囲径(cm)÷身長(cm)＝0.5以上
②選択項目（これらの項目のうち2項目以上）
■トリグリセライド（中性脂肪）：120mg/dL以上 かつ／または
　HDLコレステロール：40mg/dL未満
■収縮期（最大）血圧：125mmHg以上 かつ／または
　拡張期（最小）血圧：70mmHg以上
■空腹時血糖：100mg/dL以上

生活の乱れは深刻であり，食に関する指導（食育）の推進のために2005（平成17）年から**栄養教諭制度**が創設された．2009（平成21）年の「学校給食法」の一部改正により，学校給食を活用した食に関する指導の充実においても，栄養教諭による推進が求められている．

●不登校●

文部科学省の調査によると，2011年度の不登校児童は22,622人で，ほぼ横ばいであるものの，まだまだ多い状態である．不登校に陥った主たるきっかけは，小学生では，本人の問題，家庭生活での影響，学校生活での影響の順となっている．学校でのいじめや友人がいないなどのほか，学業不振，先生との相性や，家庭内での両親の不和，離婚なども理由として目立つ（p.156，表2.5-4参照）．学校では，養護教諭が相談を行ったり，**スクールカウンセラー**が配置されているところもある．また，病気による欠席が不登校のきっかけである場合もあり，長期に入院が必要な場合は，入院当初から在籍校と連絡が取れていることが重要である．入院中に院内学級など学業面でのサポートが得られていても，特に高学年では，重要他者が友人へと移行していく時期であり，交友関係がとぎれないよう配慮することが重要ポイントである．看護者がその重要性を知って，学校との緊密な関係を継続できるよう親に助言することによって，退院後に子どもが学校における居場所を失わないですむのである．

●特別支援教育と看護●

障害をもっている子どもについては，特別支援学校（養護学校）への義務化が1979（昭和54）年に実現し，どのような障害をもっていても教育を受ける権利を保障する特殊教育として一応の成果をみた．そのような中，「学校教育法」制定後約50年が過ぎ，これまでの「特殊教育」から「**特別支援教育**」としてこれまで以上に子ども一人ひとりに質的に充実した教育の機会を保障することを目指して，2003年ごろから「特別支援教育」の用語を使用している．また，最近，約6％いると推定されるLD児，ADHD児，高機能自閉症児への教育的な関わりが課題となり，そのような子どもも特別支援教育の対象である．そのような子どもが疾病に罹患して入院してくる場合もあるが，それだけではなく，強いこだわりのために食生活がひどく偏ったり，多動のため睡眠障害が起こるなどの問題をもつことがある．看護者はそのような発達障害のある子どもへの系統だったアプローチを理解するとともに，健康課題への支援が求められる．

また，特別支援学校への義務化に伴い，吸引や経管栄養，人工呼吸器など医療的ケア（p.274参照）を必要とする子どもも特別支援学校などに通っている．この傾向は，小児医療が在宅療養へと方向転換してきていることもあり，ますます増えることが考えられる．医療的ケアの実施に際し保護者に四六時中，学校に待機してもらわなくてもよいよう，安全な医療的ケアを保障するため特別支援学校への看護師の配置が求められている．厚生労働省の検討班は医療的ケアに関するモデル事業の成果を踏まえ検討した内容を，2004年に「盲・聾・養護学校におけるたんの吸引等の取扱いについて」として文部科学省に通知を出した．ここでは，看護師の適正な配置など医療安全の確保になるような一定の条件が示されるとともに，当該条件が満たされれば，教員によるたんの吸引等を許容することはやむを得ないという考え方が示された．この中で，

---

plus α

栄養教諭制度

近年，子どもの食生活の乱れが指摘されており，子どもが将来にわたって健康に生活していけるよう「食の自己管理能力」や「望ましい食習慣」を子どもたちに身につけさせることが必要となっているため，栄養教諭普通免許が新設された．食に関する指導と学校給食の管理を一体化させた職務である．

plus α

スクールカウンセラー

児童生徒の不登校や問題行動等の対応に当たって，臨床心理に関して高度に専門的な知識・経験を有する「スクールカウンセラー」を公立中学校を中心に配置し，職務内容としては，児童生徒のカウンセリングのほか，教職者や保護者への助言・援助を行う．

plus α

LD

Learning disabilitiesの略で，学習障害と呼ばれている．書き言葉または話し言葉を理解すること，あるいは使用することに関係する一つまたはそれ以上の基本的な認知過程および心理過程に生じる障害．話す，読む，単語や文章を書く，または算数計算をする能力に関して年齢に応じた障害として顕在化する．

特別支援学校の看護師が，校内の医療的ケアの委員会に参加するという位置づけや，児童生徒が学校にいる時間帯は看護師が学校に常駐することなどが盛り込まれている．病院とは異なる教育の場で看護職として勤務する際，医療的ケアの技術はもちろん，看護職としての専門性，機能を適切に認識し，学校現場の他の教員とよりよい連携をとって役割を果たすことが求められる．その後，介護保険法等の一部改正による社会福祉士及び介護福祉士法の一部改正に伴い，2012（平成24）年4月より一定の研修を受けた介護職員等（教員を含む）は，一定の条件の下にたんの吸引等の医療的ケア（特定行為という）ができるようになり，法的にも位置づけられるようになった．現在，人工呼吸器を装着している子どもが特別支援学校に1,270人，小・中学校にも48人在籍しているなど（平成25年文部科学省調査），学校における医療的ケアへの看護職による支援はますます重要性を増している．

現在，特別支援学校に勤務する看護師は全国に1,354人おり（平成25年文部科学省調査），学校に看護師が配置されることにより，子どもや教員，保護者にとっても安心を与えることにつながっている．

5 学童期の子どものセルフケアの発達と看護

(1) 学童期の子どもと親とのセルフケアの相補関係

学童期の子どもは，日常生活における生活習慣を確立していく時期にあり，心理社会的にも重要他者が親から友人に移行し，家庭を中心とした社会から学校社会を中心とした人間関係の中で自己を成長させていく．自立に向けて学童期の子どものセルフケアは拡大し，思春期でほぼ一個の自立した存在に至るまで，親の見守りとのバランスを変化させるプロセスを歩んではじめて，学童期の子どもとしての適切なセルフケアは達成される（p.62，図1.5-2参照）．

(2) 学童期の子どもの看護

学童期の子どもは，毎日学校に行くことを通して社会関係や認知的な広がりが著しく拡大し，親の保護や子ども自身の依存が存在しながらも，学童中期・後期と成長発達する中でセルフケア能力が格段に向上する．小学校に入学したばかりの6歳と12歳とでは大きな差があり，看護者は「学童」というひとくくりにして関わることは決してできない．

また，小学生の生活習慣が幼児期における生活習慣と強い関係があり，幼児期における子どもの生活習慣の傾向が学童期まで継続するとされている．そのことは，学童期の看護を述べる際，幼児期からの継続として目を向けて子どもや家族を理解していく必要があることを示している．

次に，前述の学童期の身体的発達，機能的発達の中の認知社会的発達や生活習慣などからその子どものセルフケア状況をアセスメントし，さらに親と子どものセルフケア能力のバランスをアセスメントする．オレムのセルフケア理論[6]（p.59参照）では，アセスメントされた子どものセルフケア不足（子どものセルフケア能力が疾病や障害，入院，治療等によって十分に発揮できない，もしくはもともと子どもが有しているセルフケア能力が十分でない）について，保護者や看護者などが学童期の子どもの

---

plus-α

ADHD

Attention deficit hyperactivity disorderの略で，注意欠陥・多動性障害と呼ばれている．発達的に不適切な程度の注意の欠陥，衝動性，および過活動によって，家庭，学校，および対人関係状況で顕在化する小児・思春期の障害．

---

plus-α

特定行為

研修により一定の条件下で教員が実施できる医療的ケアをさす．
・口腔内の喀痰吸引
・鼻腔内の喀痰吸引
・気管カニューレ内部の喀痰吸引
・胃ろうまたは腸ろうによる経管栄養
・経鼻経管栄養

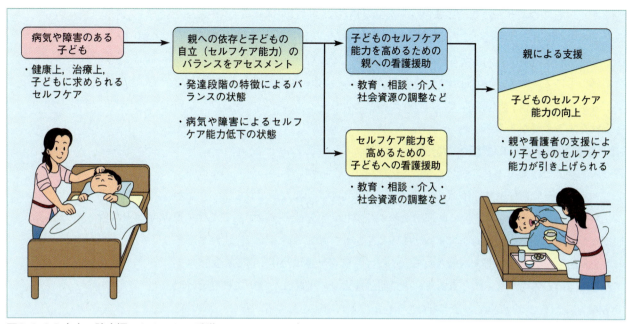

図2.4-2●疾病・障害児のセルフケア看護

発達段階に合わせた代償，支持や教育，ガイダンスといった方法でサポートしていく看護援助を行う（図2.4-2）．わからないところを教える，十分でないところを伝えるといった認知面への働きかけの場合も，学童期に芽生える友人との競争意識や仲間意識に働きかけたり，生活指導のパンフレットを作成する場合などは，使用する言語や文字はその子どもの発達段階に適合するよう配慮が必要である．

　また，学童期の子どもが疾患をもちながら生活管理を行えるようになるためには，単に必要な技術を子どもが習得できるようにするだけではなく，子ども自身がそれを受け止め，関心を向け，長期間継続できる必要がある．そのためには，自己効力感や自尊感情など子どもの心理社会的な安定とともに，前述のセルフケアの相補関係にあるように親や学校などのサポートする環境がないと難しい．

　ライフスキルは，WHOが1994（平成6）年に提唱したもので，日常生活で生じるさまざまな問題や要求に対して，建設的かつ効果的に対処するために必要な心理社会的能力を意味する[7]．それには，意思決定－問題解決，創造的思考－批判的能力，コミュニケーション－対人関係，自己意識－共感性，情動への対処－ストレスへの対処など，心理社会的能力が含まれ，その向上が身体的，精神的，社会的健康を増進する上で重要な役割を果たしているとして，青少年を対象とした学校における教育プログラムを提唱している．日本においても，健康的な食生活指導のための小学校高学年を対象とした食生活教育プログラムなどが開発されている．

　学童期以降の子どもが幼児期の子どもと大きく異なることとして，退院後に家庭に戻ると同時に，学校社会に戻るというところに大きな特徴がある．疾患や医療的ケアを有しながら日常生活を送る子どもに，これまでの「日常」ができる限り取り戻せるよう，また新たな生活に楽しみが見いだせるよう，学校という場との調整やつながりが非常に重要である．入院に至った学童の場合も，急性期を脱したときから学校との

つながりがもてるよう保護者にも依頼し，学業の遅れにだけ目を向けるのではなく，級友とのつながりを保ち続けることの大切さを保護者にも伝えていく必要がある．看護者は，退院後の学校での生活も視野に入れた生活指導を行うとともに，クラスの社会関係の中にスムーズに溶け込めているかを，外来や入院中に出会う子どもに確認し，子どもが疾病や障害，いじめなどに負けない自己を成長させることができるような働きかけをする必要がある．

（3）学童期の子どもの家族への看護

セルフケアの相補関係で述べたように，学童期は子どもが思春期の自立的な方向に一歩一歩向かう時期であり，子どもが成長するのと同時に，親も子どもを見守りながら一歩一歩保護姿勢から手を引く時期である．しかし，先天性の疾患であったり，長期療養が必要な疾患や医療的ケアを抱えている子どもを育てている親は，これまで子どもを保護しケアを行ってきた経過から，子どもの自立が遅れたり，自立のタイミングがうまくつかめなくなることもある．学童期は親自身の子離れを始める格好の時期である．例えば，二分脊椎症の子どもは，それまで親に導尿をしてもらっていたのを，就学を機に自己導尿の訓練を始めることも多い．そのように，小学校に上がるということは，親元を離れる時間が増え，自分で実施し，自分で判断するチャンスが増えることである．親は，子どもの自立的な生活を促進する役割が求められるが，親自身の葛藤が生じることも多く，また，自責の念が強い親は，子どもの世話や自分の役割が薄くなることによって，自分の役立ち感が得られず，不安になりやすい．

看護者は，子どもの発達段階や経過を確認しながら親と子どものセルフケアの相補関係がどのようであるかをアセスメントし，子どもにとっても親にとっても自立のタイミングが図れるよう，親に「そろそろ子どもが自分でしてみるようにしていきましょうか」など声をかけることも必要となる．その際，親が子どもの状態を既に受容し，自責の念から解放されていることは重要である．

疾患や障害をもつ子どもと親のセルフケアの相補関係を順調に育む支援は，その子どもが青年期に至ったときのアイデンティティ確立にも関係することであり，看護者が認識しておくべき重要な援助である．

引用・参考文献

1）R・J・ハヴィガースト．人間の発達課題と教育．荘司雅子監訳．玉川大学出版部，1995.

2）恩賜財団母子愛育会・日本子ども家庭総合研究所編．日本子ども資料年鑑．KTC中央出版，2005.

3）B・M・ニューマンほか．生涯発達心理学：エリクソンによる人間の一生とその可能性．新版．福富護訳．川島書店，1997.

4）文部科学省.心の健康と生活習慣に関する指導.文部科学省，2004.

5）厚生労働統計協会編．国民衛生の動向 2013/2014. 2013, 60(9).

6）C・M・デニス．オレム看護論入門：セルフケア不足看護理論へのアプローチ．小野寺杜紀監訳．医学書院，1999.

7）WHO編．WHOライフスキル教育プログラム．川端徹朗ほか監訳．大修館書店，1997.

8）JKYB研究会編.ライフスキルを育む食生活教育.東山書房，2000.

9）柏木惠子．子どもの「自己」の発達．東京大学出版会，1989.

10）遠藤辰雄ほか．セルフ・エスティームの心理学：自己価値の探究．ナカニシヤ出版，1994.

11）永野重史編．道徳性の発達と教育：コールバーグ理論の展開．新曜社，1994.

12）内閣府．平成16年版青少年白書：青少年の現状と施策．2004.

13）日本学校保健会編．学校保健の動向．日本学校保健会，2004.

14）杉浦守邦監修．改訂学校保健．第4版．東山書房，2003.

15）山口修一．子どもの肥満対策：学童肥満．小児科診療．2000, 63(6), p.837-843.

16）文部科学省．特別支援学校等における医療的ケアへの今後の対応について（通知）平成23年12月20日．

5 | 思春期の人々の成長・発達と看護

1 思春期とは

　思春期（puberty）は，身体が急激な成長を遂げ，性ホルモンの分泌が促進されることによって出現する**第二次性徴**を始まりとし，それらの身体的変容が収束し，性機能が完成・安定するまでの期間，医学的には長骨骨端線の閉鎖までの期間をいう．一般的には中学から高校に通う時期である．しかし，近年の体格の向上により，思春期の始まりを特徴づけるこのような身体の急激な成長と変化は低年齢化しており，事実上小学5・6年から高校生までの時期といえよう．また，生物学的な第二次性徴に伴う身体的過程と，子どもから大人社会へ向かう移行期の葛藤と適応の心理的過程がずれるため，厳密に区別して前者の身体的過程を思春期，後者の心理的過程を**青年期**（adolescence）と呼んでいる場合もある．青年期は，およそ12・13歳から22・23歳までの10年間をいい，中学生・高校生・大学生の年代に相当する．

　思春期は，身体発育と精神発達の不均衡に悩み，社会的には親離れをするという子どもから大人への移行期であり，**アイデンティティ**（自我同一性）の確立に向けて試行錯誤する時期である．アイデンティティはエリクソンが提唱した概念で，「自分が自分として，生き生きとした社会的存在として生き続けている」という自己意識である（p.63参照）．思春期になると自分に向かって「自分とは何か」「どこからきたのか」「どこにいくのか」「自分は何になりたいのか」「何のために生きているのか」などを問い，その答えを模索しながら人格的に発達していく．いいかえれば，過去からの自分を認め，現実の自分を知り，さらに未来における自分を求めていく，生涯を通じて極めて重要な時期といえる．また，アイデンティティは基本的信頼，自律性，自発性，勤勉性といったこれまでの発達課題が確立されて初めて問題にし得る精神発達の側面である．

　子どもにとって大人への移行期である思春期は，身体的・精神的・社会的に大きな変化に適応しなければならず，その過程では多くの困難に直面する．その中で，うまく適応できずに，肥満や拒食症，いじめや不登校などの心身の健康問題，非行や薬物乱用などの反社会的・逸脱行動が起こりやすい．特に，近年の**発育促進現象**による思春期開始の低年齢化は，学童期の期間が短縮され，より未熟で弱い自我で身体の成熟に伴って生じる強い衝動に対応しなければならないために，思春期を乗り越えることを困難にしているといわれており，問題行動に結びつきやすい状況にある．

2 身体的成長

（1）体格と体力

　思春期の人々の身長・体重については，表2.5-1に示すとおりである．女子のほうが男子より**発育急進期**が早く出現するために11歳では全体的に女子のほうが大きいが，14歳では男子のほうが女子より大きくなる．近年の体格の向上についてみてみると，1960（昭和35）年の11歳の身長・体重では男子が136.2cm・30.7kg，女子が138.1cm・

---

plus α

発育促進現象

栄養状態の改善，高度産業化，都市化などによる近年の体格の増大や性成熟の低年齢化の現象をいう．この100年の間に身長が男性は11.5cm，女性は11.1cm伸び，性成熟については平均初経年齢が15歳前後から12歳半ばまで低年齢化している．

---

plus α

発育急進期（growth spurt）

成長が一時的に急進する時期のことをいう．思春期における発育急進期は個人差が著しく，早い者では9歳過ぎ，遅い者では13歳過ぎになる．

表2.5-1 ●思春期の平均身長・体重の推移

区分（年度）		男　子			女　子		
		小学生 11歳	中学生 14歳	高校生 17歳	小学生 11歳	中学生 14歳	高校生 17歳
身長 (cm)	1960（昭和35）	136.2	155.1	165.0	138.1	150.7	153.7
	1970（　　45）	140.5	160.5	167.8	142.9	154.2	155.6
	1980（　　55）	142.9	163.6	169.7	144.9	156.0	157.0
	1990（平成2）	144.4	164.5	170.4	146.3	156.4	157.9
	2000（　　12）	145.3	165.5	170.8	147.1	156.8	158.1
	2005（　　17）	145.1	165.4	170.8	146.9	156.8	158.0
	2010（　　22）	145.0	165.1	170.7	146.8	156.5	158.0
	2013（　　25）	145.0	165.0	170.7	146.8	156.5	158.0
体重 (kg)	1960（昭和35）	30.7	45.3	56.1	32.3	45.3	50.4
	1970（　　45）	33.8	49.6	58.7	35.7	48.3	52.1
	1980（　　55）	36.2	52.4	60.6	37.3	49.6	52.1
	1990（平成2）	38.0	54.2	62.0	38.9	50.2	52.8
	2000（　　12）	39.4	55.4	62.6	40.1	50.7	53.1
	2005（　　17）	39.1	55.3	63.8	39.5	50.8	53.7
	2010（　　22）	38.4	54.4	63.1	39.0	50.0	52.9
	2013（　　25）	38.3	54.0	62.8	39.0	49.9	52.9

文部科学省．平成25年度学校保健統計調査．

32.3kgに対して，2010（平成22）年の11歳の身長・体重は，男子が145.0cm・38.4kg，女子が146.8cm・39.0kgで，この50年間に男女とも同じ年齢の身長が約9cm，体重が約7〜8kg増加し，発育促進現象がみられる．また，1990（平成2）年度以降の増加率は横ばいであるが，1960年の17歳の身長・体重では男子が165.0cm・56.1kg，女子が153.7cm・50.4kgに対して，2010年の17歳の身長・体重は，男子が170.7cm・63.1kg，女子が158.0cm・52.9kgと大型化していることがわかる．

一方，体力については，学童期から思春期にかけて運動能力が急激に発達する時期であり，肩・腕・手首の筋力が向上し，道具を使って細かい作業が正確に速く行えるようになる．文部科学省が行った2010年度の体力運動能力調査[1]では，12歳から19歳までの運動能力は，1980年代後半から低下傾向がみられていたが，1998年度を境に緩やかな回復傾向を示し，2010年度は1985年度に近い状態になっている．

（2）第二次性徴

思春期になると男子は筋肉や骨の発達が著しく，女子では皮下脂肪の蓄積が盛んになり，いわゆる男性らしい体つき，女性らしい体つきが出現してくる．第二次性徴は，主に脳下垂体前葉からの**性腺刺激ホルモン**が，男子では精巣（睾丸）からの**男性ホル**

モン（テストステロン）と副腎からの男性ホルモン（アンドロゲン），女子では卵巣からの**卵胞ホルモン（エストロゲン）**と**黄体ホルモン（プロゲステロン）**の分泌を促し，各種ホルモンの相互の働きにより起こってくる（図2.5-1）．思春期初期においては，女子のほうが男子に比べて全体的に体格が大きいため，男子より女子のほうが早く性的変化が訪れる．

また，第二次性徴は一定の順序に従って現れる（図2.5-2）．女子では乳房が大きくなり，乳腺のしこりを触れるようになる．10歳を超えると**初経**（月経の開始）がみられるようになり，12歳で半数を超え，14～15歳でほとんどの者に認められるようになる．一方，男子では陰茎，睾丸，陰嚢が大きくなり，12歳ごろから**射精**（精液の射出）が多くなり，14～15歳でほとんどの者に認められるようになる．また，声変わりは11歳ごろから始まり，14～15歳で一般的に認められるようになる．近年の発育促進現象により，第二次性徴の出現も低年齢化している（図2.5-3）．また，第二次性徴の出現とともに，「異性に近づきたい」，「身体に触れたい」などの性的欲求が高まってくる．一般に性的欲求には，性差があるといわれている．

思春期における成長は，発育急進期が個人によって異なること，急速に身体各部位に性差が現れ始め，しかも各部位の成長が一様でないことから，最も体つきの変化が激しく，個人差が目立つ．そのため，対応にあたっては個人の性徴過程を経時的にとらえていく必要がある．

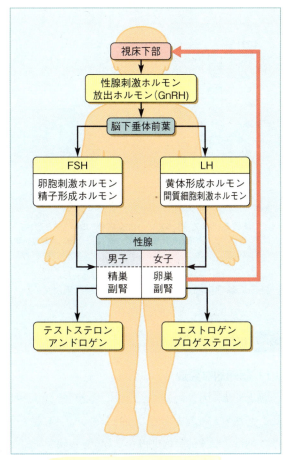

図2.5-1●性ホルモン分泌のメカニズム

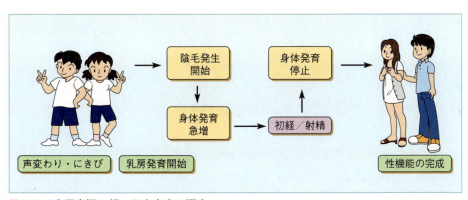

図2.5-2●思春期に起こる出来事の順序

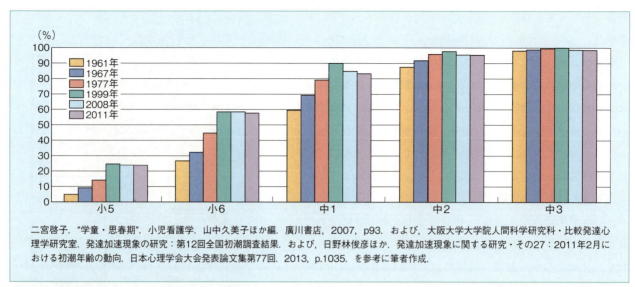

二宮啓子. "学童・思春期". 小児看護学. 山中久美子ほか編. 廣川書店, 2007, p93. および, 大阪大学大学院人間科学研究科・比較発達心理学研究室. 発達加速現象の研究：第12回全国初潮調査結果. および, 日野林俊彦ほか. 発達加速現象に関する研究・その27：2011年2月における初潮年齢の動向. 日本心理学会大会発表論文集第77回. 2013, p.1035. を参考に筆者作成.

図2.5-3●都市部女子の初経時期の推移（累計）

3 機能的発達

(1) 認知的な発達

思春期は，身体的成長と同様に，論理的思考，抽象概念の理解，推理・問題解決能力，想像力，批判力などの知的発達が急速に進む．ピアジェの認知的発達理論では，思春期は「形式的操作位相」であり，仮説演繹的な思考能力を獲得する時期とされている（p.67参照）．思考の対象が実際に見ることができる現象そのものではなく，命題であるという点がこの段階の特徴である．例えば，数学における負の数の概念のように，事物から離れて頭の中だけで，仮説に基づいて考えることが可能になる．頭の中で論理的な組み合わせが可能になり，ある組み合わせがよくないとわかるともう一度やり直してみることもできる．また，さまざまな観点から相対的に考えることができるようになり，ほかの人の立場から異なる視点で見たらどう見えるか，ということがわかるようになる．さらに，時間的展望についての認識も変わり，すぐ先の未来だけでなく，ずっと先の将来についても関心を払うようになる．

(2) 自意識の高まりと情緒的変化

身体の急激な成長，ホルモンの分泌形態の変化は，思春期の人々に**自意識の高まり**とさまざまな**情緒的変化**をもたらす．

思春期の人々は，身体の急激な成長と性的成熟により変化する自分の身体に必然的に注意が向くようになる．第二次性徴は，初経や精通といったそれまでになかった新たなことが次々と連続して出現してくる．このような急激な変化を遂げる新たな自分の身体を受け入れることは容易なことではなく，羞恥心や罪悪感を伴いやすい．

また，身体の急激な変化とともに，思春期になると自分を見る「もう一人の自分」が意識されるようになる．もう一人の自分は，自分を観察し，批判したり，賞賛したり，恥じたりする．自分がほかの人からどう見えているのかが気になり始め，自分の外見に気を配るようになる．容姿に対して敏感になり，世間に認められるような美形

になるために努力したり，流行を追い，奇抜な服装や髪型にしたりすることもあれば，逆にこうしたことを強く軽蔑し，わざと関心がないような態度を示して無頓着を装うこともある．このようにもう一人の自分は，自分を観察して自己理解を深め，自分を発見し，より適切な自己評価をしていく．その過程では，必然的に孤独を感じる．このように自己にとっての真実と向き合わざるを得ないために多くの人がさまざまな不安や悩みをもち苦しむ．特に，第二次性徴による変化やその時期は個人差が大きいことから，思春期の人々にとってそれは大きな悩みとなる．その内容はさまざまであるが，共通して心配していることは，**普通（正常）なのか，みんなと同じかどうか**ということである．早い・遅い・大きい・小さいに関する悩みについては，いずれはほかの人と同じようになることを伝えるとともに，身体の変化を喜ばしいこととして受け入れられるように援助することが重要である．肯定的なボディイメージの形成には，他者からの反応が大きく関与するため，周囲の人が思春期の人々の身体的変化について，冗談を言ったり，からかうことを避けるほかに，否定的な言葉を安易に口にしないようにすることが必要である．

（3）精神的自立と親離れ

　思春期は，著しい身体発達と自我の発達により，学童期までの親に依存する状態から脱却して，**精神的に自立**し，もはや子どもではないという態度と行動をとろうとする．これまでは親の言うことはすべて正しいと思い，大人の権威を素直に受け入れていたが，このころになると親の言動に間違いや矛盾を発見し，親を批判して理屈で攻撃するようになる．これまでと違って単にだだをこねるような抵抗ではなく，親もたじろぐような指摘をする場合もあるが，親も自分と同じく欠点も苦手もある一人の人間に過ぎないとわかってくるため，親に従うばかりでなく自分なりに，自立してやっていこうとする．この試みが親離れとして表面化するのである．しかし，自立願望を強める一方，これまでどおり親に依存し守られていたい気持ちを捨てきれないため，依存と独立の葛藤に悩んだり，自己主張としての反抗を示したりする．この思春期の**心理的離乳**が始まると，思春期の人々と親双方における**アンビバレントな感情**によって，両者の関係は極めて不安定で，複雑な様相を呈することになる．それによって，思春期の人々は情緒的および社会的孤独を感じやすくなり，対人的な関心は友達関係へと向かう．

（4）交友関係

　思春期の交友関係の特徴は，これまでの遊び仲間から特定の同性同年輩の「**親友」との関係**が生じてくることである．アイデンティティの確立に苦悩する思春期の人々は，一方で孤独感・孤立感を癒してくれる相手として，自分の内面世界を共有できる，価値観や性格の共通性の高い少数の友達を選択し，親密な関係を形成しようとする．多くの友達との幅広い付き合いから，少数の者との友情を深める付き合いへと関係のあり方が変化していく．また一方で，対等であるがゆえに，相互の信頼関係を崩すまいとして，ある種の緊張感をもってお互いに接するようになる．友達から自己の盲点を指摘されるなど，相手に映る自己像を知ることにより，自己理解を深めたり，行動の適切さを学習したりする．そして，同性とのこのような交友関係が基盤となって異

plus-α

心理的離乳

親や家族との心理的依存関係から抜け出して，心理社会的に自主独立を目指す過程をいう．母親への依存関係から自立する離乳と類似していることから，ホリングワース（Hollingworth, L.S.）によって命名された．心理的離乳は強い分離不安を伴う．

性との親密な関係を構築できるようになっていくと考えられている.

　しかし，このような関係は近年変化してきている．現代の中学生と高校生の交友関係では，「友達に悩みを打ち明けて嫌われたくない」，「そんなことを相談しては友達に悪い」という言葉が象徴するように，自分をガードし，他人に対して問題になることは避けて，できるだけ表面的に協調していくような希薄な人間関係になっていること[2]が明らかにされている．人と深く関わることによって自分を失う不安が強く，強い連帯感をもったり強い友情と絆をもったりすることができないために，親友関係が希薄になったり，形成されにくくなったりしている．このように，親友関係を体験することなく異性関係に入ることから，種々の問題が生じやすい状況にあるといえる.

　また，もう一つ思春期の交友関係において重要なことは，**兄・姉的，あるいは先輩といった少し年長の同性の人との関係**である．この時期に理想像として選ばれるのは趣味，特技，生活背景が自分と共通する少し年長の同性の先輩である．思春期の人々は，親の意見や忠告などは受け入れようとしないが，兄・姉的な人の意見や忠告には耳を傾ける．こうしたことは，非行少年や少女の立ち直る過程で特徴的にみられる.

4 　思春期の人々によくみられる健康問題

（1）思春期の人々の生活と健康問題

　思春期は，入院・外来受療率については，学童期と並んで低く，比較的安定した時期である．その中で，最も多い健康問題は，むし歯（う歯）と視力低下である．2013年度の疾病・異常被患率（表2.5-2）では，むし歯（う歯）が中学生44.59％，高校生55.12％で，裸眼視力1.0未満が中学生52.79％，高校生65.84％であった.

　一方，近年の少子化の進行に伴う高学歴志向のための受験戦争の激化や深夜のテレビ・DVDの視聴，携帯電話やスマートフォン，パソコンの家庭への普及による**ライフスタイルの夜型化**が思春期の人々にさまざまな健康問題を引き起こしていることが明らかになっている．2010（平成22）年の「児童生徒の健康状態サーベイランス事業調査」[3]によると，中学生の就寝時刻の平均値は23時22分，高校生の平均値は23時57分で，睡眠時間は中学生7時間14分，高校生6時間36分であった．1981（昭和56）年度の同調査と比較すると，中学生では30分以上就寝時刻が遅くなり，その分睡眠時間も短くなっている．そのため，睡眠不足を感じる者が中学生の50〜60％，高校生の60％に及んでいる．夜型化（就寝時刻が遅いこと）による影響として，朝の覚醒状態の不良，朝食の欠食，そして朝の排泄の不良へと結びついていくこと，深夜0時を過ぎての覚醒は成長ホルモンの分泌ピークを妨げ，成長ホルモン分泌の低下をもたらす可能性があること，肥満になりやすいこと，夜更かし・睡眠不足は生理的に歪んだ条件づけをし自律神経の失調や疲れやすい慢性疲労感をきたすことがあげられる．このような悪循環が最近増加している思春期の人々の心身症や問題行動にも影響を与えていると考えられている．適度な運動を行って肉体的疲労とともに快適な睡眠を導き，その悪循環を断ち切り，規則正しい生活習慣を身につけていくことが大切である.

　肥満，2型糖尿病，摂食障害の発症も増えている．過食や不規則な生活による肥満は，糖尿病，高脂血症，高血圧，動脈硬化など生活習慣病の原因となる．母親の就

表2.5-2 ●思春期の人々の年齢別・性別の主な疾病・異常被患率〔2013（平成25）年度〕(%)

区　分		むし歯 （う歯）	裸眼視力 1.0未満	尿タンパ ク検出	鼻・副鼻 腔疾患	心電図 異常	喘　息
小学校	10歳	53.85	38.64	0.83	12.57	－	4.02
	11歳	44.58	43.36	1.38	10.14	－	3.75
	計*	54.14	30.52	0.74	12.07	2.62	4.15
中学校	12歳	41.52	47.63	2.16	12.96	3.44	3.38
	13歳	44.34	54.06	2.60	10.70	－	3.27
	14歳	47.83	56.59	2.59	9.70	－	3.01
	計	44.59	52.79	2.45	11.11	3.44	3.22
高等学校	15歳	50.54	64.69	3.29	9.62	3.19	1.99
	16歳	55.23	66.32	2.48	7.90	－	1.87
	17歳	59.92	66.65	2.23	8.69	－	1.84
	計	55.12	65.84	2.68	8.74	3.19	1.90
男	小　学　校	55.89	27.34	0.51	14.86	2.89	5.02
	中　学　校	43.11	47.56	2.75	12.90	3.68	3.90
	高等学校	53.08	61.25	3.19	9.62	3.90	2.18
女	小　学　校	52.30	33.84	0.98	9.14	2.33	3.24
	中　学　校	46.14	58.26	2.13	9.23	3.19	2.51
	高等学校	57.20	70.53	2.16	7.86	2.45	1.62

＊小学校の計は6～11歳までの全学年分の計を表す．
文部科学省．平成25年度学校保健統計調査より作成．

労率の増加や食品産業のめざましい発展により，安価で豊富な食品が手に入りやすく，インスタント食品やスナック菓子・ジュース類を間食として多量に摂取している子どもが増えている．特に，ひとり親世帯の子どもに肥満が目立つことが報告されている．また，学校以外で運動しない子どもは年齢が上がるごとに増えており，高校生になると10人に1人の割合となっている．このような過食，生活の夜型化，運動不足などが明らかにされており，不規則な生活がもたらす健康への悪影響や規則正しい生活，正しい栄養・運動がもたらす健康への利益についての知識を思春期の人々に提供し，生活習慣病の予防に向けての理解を促すことが必要である．摂食障害については，思春期に発症することが多く，圧倒的に女子が多いことから，思春期や前思春期における身体的変化・性的成熟へのとまどいや，それに伴う自我同一性葛藤が重要な発症要因とされている．通常はダイエットから始まるが，ストレスによる食欲不振が体重減少のきっかけになることもある．極端な食事制限は，成長の障害，貧血を生じ，さらに卵巣機能を障害し，無月経を招く．また，骨量（骨密度）が減少し，骨粗しょう症を生じる．そのため，誤ったダイエットの弊害や，やせすぎの危険性を教えて，発症の予防や早期発見を目指すことが思春期保健の重要な課題といえる．同時に本人がすぐ

→摂食障害については，ナーシング・グラフィカ 疾病の成り立ち④『臨床栄養学』3章3節3参照．

に相談に行けるように学校における健康指導や心理相談を充実させること，母子保健センターにおける相談事業などの本人や家族がソーシャルサポートを得るための情報を与えることが大切である．

2012年度の死因順位が最も高かったのは，10〜14歳では悪性新生物で，次いで不慮の事故であった（p.128，表2.3-18参照）．15〜19歳では自殺が最も多く，次いで不慮の事故であった．不慮の事故では，思春期の人々の運転による二輪車事故が増加しており，無謀な運転によるものや，安全確認などの注意を怠るといったものが原因とされている．また，自殺の原因・動機では，学校生活での問題と家庭生活での問題が主であり，自殺者は女子より男子のほうが多い．思春期になると，大人としてのプライドも芽生えるため，他者に助けを求めることが難しく，その一方で問題が起きても解決するための対処能力は未熟なことが多い．そのため，自殺という突発的な行動に走る危険性も高い．

(2) いじめ，不登校，校内暴力

●いじめ●

近年，学校現場で「力が弱かったり，動作が鈍い子をおもしろ半分にいじめる」，「仲間外れや無視」，「ひやかし，からかい」，「言葉での脅し」などのやり方でいじめが行われ，深刻な問題になっている．

いじめ苦による子どもたちの自殺事件等の影響により，文部科学省のいじめの状況に関する調査は，2006（平成18）年度から，いじめを「該当児童生徒が，一定の人間関係のあるものから，心理的，物理的な攻撃を受けたことにより，精神的な苦痛を感じているもの．なお起こった場所は学校の内外を問わない」と定義し，調査対象は「いじめの発生学校数・発生件数」から「いじめ認知学校数・認知件数」に改められた．その結果，いじめに関する調査結果は大きく変化し，2012（平成24）年に全国の小・中・高校でいじめと認知された件数は，中学校63,634件，高校16,274件で（表2.5-3），2011（平成23）年度の発生件数に比べ，2倍以上の増加になっている．また学年別では，中学1年をピークに徐々に減少している．これは，この時期の発達上の特徴である仲間以外の友達に対する排他性，情緒の不安定さ，衝動コントロールの未熟さなどが関係している．

●不登校●

最近非常に社会的な問題になっているのは**不登校**である．2012年度の中学生の不登校生徒数は9万1,446人で，過去最多であった2001（平成13）年度

表2.5-3●男女別，学年別いじめの発生件数〔2012（平成24）年度〕 (件)

区　分		男　子	女　子	計
小学校	1年生	8,483	6.543	15,026
	2年生	10,634	8,282	18,916
	3年生	11,930	9,213	21,143
	4年生	12,235	9,662	21,897
	5年生	11,690	9,688	21,378
	6年生	10,359	8,664	19,023
	小　計	65,331	52,052	117,383
中学校	1年生	1,6738	12,786	29,524
	2年生	12,070	9,684	21,754
	3年生	7,002	5,354	12,356
	小　計	35,810	27,824	63,634
高等学校	1年生	4,653	2,959	7,612
	2年生	2,969	2,125	5,094
	3年生	1,902	1,666	3,568
	小　計	9,524	6,750	16,274
特別支援学校	小学部	46	31	77
	中学部	98	39	137
	高等部	406	197	603
	小　計	550	267	817
合　計		111,215	86,893	198,108

文部科学省初等中等教育局児童生徒課．平成24年度児童生徒の問題行動等生徒指導上の諸問題に関する調査．

の11万2,211人と比較すると減少しているものの，まだまだ多い状態である．中学生の不登校に陥った直接の主たるきっかけとしては，無気力，不安など情緒的混乱などの本人に係る状況が最も多く，次いで友達関係をめぐる問題や学業の不振などの学校に係る状況，親子関係をめぐる問題を中心とする家庭に係る状況であった（表2.5-4）．しかし，不登校の原因は，子どもの個人的な要因だけでなく，親子関係（親の態度），教師と子どもとの関係，教育システムのあり方など，さまざまな要因が複雑に絡み合っているといわれている．1999（平成11）年10月に行われた調査では保健室に来た児童生徒は約3万6,800人で，そのうち，5,200人が**心身症**と判断され，ほぼ7人に1人が心身症であったと報告されている．そのため，学校における児童・生徒の心身の健康に対する指導体制の一層の充実を図る目的の一環として，1995（平成7）年度より学校に**スクールカウンセラー**（p.143参照）が配置され，徐々に充足してきている．また，社会資源として，教育センターでの電話相談などの相談事業があり，活用することができる．

●校内暴力●

中学・高校の校内暴力の件数は，2012年度では中学校31,204件，高校9,837件で，中学校は過去最多の39,382件であった2009（平成21）年以降，減少傾向にある（表2.5-5）．主なものは生徒間の暴力であり，半数以上を占めている．

これらの健康問題は，中学生で多く，高校生になると激減しており，精神発達が進むに従い減少するという発達上の特徴がみられる．

(3) 喫煙と飲酒

●喫　煙●

2009（平成21）年度に未成年を対象に行われた調査[4]では，喫煙経験者は全体の9.9％で，1999（平成11）年度に実施した調査より17％低下していた．これは最近の喫煙に関する施策の影響による成人の喫煙者の減少に影響を受けているものと考えられるが，思春期の喫煙はまだ多い状況である．また，喫煙の動機としては，①好奇心，②友達のすすめ，③大人の仲間入りの順に多かった．思春期の喫煙は，友達に喫煙者がいる場合では高率になっており，友達への同調や，誘いを断りにくいというこの時期の友達関係の特徴を反映している．そのため，喫煙する心理・情緒的背景に目を向けるとともに，禁煙に対する周囲への啓発活動を行い，喫煙を防止する環境を整え，思春期の人たちが禁煙への意思決定をできるように援助することが必要である．

●飲　酒●

2006（平成18）年に中学・高校生を対象に行われた全国調査[5]によると，2000（平成12）年の調査に比べ，中学生の飲酒経験者は60から40％へ，高校生では75から60％に減少したことに加え，1回あたりの飲酒量の減少，中学生・高校生自身が酒を購入することや親から飲酒を勧められる経験の減少など，飲酒行動の変化が認められたことが報告されている．しかし一方で，リスクの高い飲酒をしている者は減少していないことが明らかになった．

また，喫煙も飲酒も開始年齢が早いほど，成人時の喫煙量・飲酒量が多いことが指摘されている．2001年の「未成年者の喫煙・飲酒禁止法」の改正により，販売者は年

表2.5-4●不登校となったきっかけ別児童生徒数と割合〔2011（平成23）年度〕　　　　　〔人，（　）は％〕

区　分		小学生		中学生		計	
学校に関わる状況	いじめ	359 (1.6)	③ 5,934 (26.5)	2,011 (2.1)	②34,897 (37.0)	2,370 (2.0)	②40,831 (34.7)
	いじめを除く友人関係をめぐる問題	2,279 (10.1)		③14,948 (15.8)		③17,227 (14.7)	
	教職員との関係をめぐる問題	737 (3.3)		1,399 (1.5)		2,136 (1.8)	
	学業の不振	1,686 (7.5)		⑤8,423 (8.9)		10,109 (8.6)	
	進路にかかる不安	105 (0.5)		1,215 (1.3)		1,320 (1.1)	
	クラブ活動，部活動等への不適応	42 (0.2)		2,049 (2.2)		2,091 (1.8)	
	学校のきまり等をめぐる問題	148 (0.7)		2,243 (2.4)		2,391 (2.0)	
	入学，転編入学，進級時の不適応	578 (2.6)		2,609 (2.8)		3,187 (2.7)	
家庭に関わる状況	家庭の生活環境の急激な変化	④2,300 (10.2)	② 7,987 (35.3)	4,606 (4.9)	③16,280 (17.2)	6,906 (5.9)	③24.267 (20.7)
	親子関係をめぐる問題	③4,478 (19.8)		8,285 (8.7)		④12,763 (10.9)	
	家庭内の不和	1,209 (5.3)		3,389 (3.6)		4,598 (3.9)	
本人に関わる状況	病気による欠席	⑤2,292 (10.1)	①17,661 (78.0)	7,275 (7.7)	①75,164 (79.3)	9,567 (8.1)	①92,825 (78.9)
	あそび・非行	287 (1.3)		④11,014 (11.6)		⑤11,301 (9.6)	
	無気力	②5,078 (22.4)		①23,598 (24.9)		②28,676 (24.4)	
	不安など情緒的混乱	①7,549 (33.4)		②23,577 (24.9)		①31,126 (26.5)	
	意図的な拒否	1,119 (4.9)		4,559 (4.8)		5,678 (4.8)	
	上記「病気による欠席」から「意図的な拒否」までのいずれにも該当しない，本人に関わる問題	1,336 (5.9)		5,141 (5.4)		6,477 (5.5)	
その他		1,554 (6.9)	④ 1,554 (6.9)	1,665 (1.8)	⑤ 1,665 (1.8)	3,219 (2.7)	④ 3,219 (2.7)
不　明		425 (1.9)	⑤ 425 (1.9)	1,842 (1.9)	④ 1,842 (1.9)	2,267 (1.9)	⑤ 2,267 (1.9)

注1）国公私立小学校，中学校．複数回答．

注2）丸付き数字は，順位を示す．

注3）パーセンテージは，各区分における不登校児童生徒数に対する割合．

文部科学省初等中等教育局「児童生徒の問題行動等生徒指導上の諸問題に関する調査」2011.

表2.5-5●校内暴力の発生件数の推移 (件)

区分（年度）	小学校	中学校	高等学校
1985（昭和60）	−	2,441	642
1990（平成2）	−	3,090	1,419
1995（　　7）	−	5,954	2,077
2000（　　12）	1,331	27,293	5,971
2005（　　17）	2,018	23,115	5,150
2006（　　18）	3,494	27,540	8,985
2007（　　19）	4,807	33,525	9,603
2008（　　20）	5,996	39,161	9,221
2009（　　21）	6,600	39,382	8,926
2010（　　22）	6,579	38,705	9,010
2011（　　23）	6,646	35,443	8,323
2012（　　24）	6,677	31,204	9,837

注1）昭和60〜平成8年度の校内暴力は，学校生活に起因して起こった暴力行為.
注2）平成9年度からの暴力行為とは，自校の児童生徒が起こした暴力行為. また，暴力行為の発生を「学校内」「学校外」別に調査するようになったため，「学校内」で起きた暴力行為を校内暴力として提示した.
注3）平成8年度までは公立中・高等学校を対象としていたが，平成9年度からは公立小学校，平成18年度からは国私立学校も対象となった.

文部科学省初等中等教育局「生徒指導上の諸問題の現状について」.

齢確認することなど，国が未成年者の喫煙・飲酒防止に積極的に取り組むようになり，効果を上げてきている. 社会的な規制とともに，喫煙・飲酒の開始を阻止する教育を早期から行うことが必要である. また，喫煙・飲酒をしている思春期の人々に対しては，その行動を起こしている裏にある心理を探り，根本的な対応をすることが必要である.

(4) 性意識の変化と性の逸脱行動

●性意識●

　マスメディアによる性情報の氾濫が思春期の人々を混乱させ，彼らの性意識に大きな影響を与えている. 性に関する情報は，雑誌，テレビ，DVD，インターネットあるいは友達や先輩などから得ているが，必ずしも正しい情報とは限らず，誤った情報も多い. また，近年，女子高校生の援助交際が社会問題になったり，中学2年生の出会い系サイトの利用経験が2.4％で，そこで知り合った人との接触を31.7％が行っている事実が明らかにされるなど，性道徳・行動に対する意識も変化してきている.

●性行動年齢・妊娠●

　高校生の性行為経験率は，2005年が男子26.6％，女子30.3％で上昇し続けていたが，2011年の調査[6]では，男子14.6％，女子22.5％に減少し，男子は1993年，女子は1999年の水準に下がった. 中学生の性行為経験率は，男子4％，女子5％であった. 初体験の時期は，男女とも15〜16歳が多かった. 性行為に至った動機は，「好きだった・

愛していたから」「好奇心から」「経験したいと思っていたから」の順に多かった。また、高校生の約77％，大学生の約90％が初めての性行為の際に避妊を実行したと回答しており，避妊に関する知識や意識は高まってきているが，まだ十分とは言えない状況である。12～19歳女子の人口千人あたりの人工妊娠中絶率は2012年度は7.0％で，最も高かった2001年度からは件数・実施率とも減少しているが，15歳以下は1,476件と増加している（p.38，図1.4-9参照）。10代の妊娠は，安易な性行為で起こっており，セックスパートナーが複数であったり，人工妊娠中絶を繰り返していることが指摘されている。また，10代の出生率は，女子の人口千人あたり4.5で2001年度から減少傾向となっている。10代の出産の場合は，経済的能力が乏しく，検診の機会が少ないため周産期管理が貧弱になり，母体への影響だけでなく低出生体重児の出産の頻度も高くなるなどの問題も指摘されている。

●性感染症●

性行動の活発化に伴い，性感染症の問題も軽視できないが，主な性感染症である性器クラミジア，性器ヘルペス，尖圭コンジローマ，淋菌，梅毒の19歳以下の罹患者の報告数は，学校教育での避妊や性感染症予防を含めた性教育の普及により，2002～2003年度をピークに減少傾向が見られている。その中で最も多い性感染症は性器クラミジアで，2012年度は2,835人であった。性感染症は放置すると男子は尿道炎，女子は腟炎や子宮内膜炎，最悪の場合は不妊症を引き起こす。

●対　策●

これらの対策としては，①男女の身体や性の理解，②避妊法の指導，③安易なセックスはよくないという大人の明確な態度，④困ったら相談にのるという大人の姿勢が大切である。同時に，愛する気持ちを伝えたり，性的欲求を適切にコントロールする能力や，マスメディアの性情報を見極める判断力を育てていくことが必要である。また，最近では，思春期の性の問題への対応は，従来の一方的な知識の提供では十分でないことが認識され，高校生・大学生などの希望者が性教育の知識や指導方法を学び，同年輩仲間同士で相談活動を行うピアカウンセリングや，集団へ仲間教育を行うピアエデュケーションが新しい性教育法として注目されている。

> **plus α**
>
> **性感染症**
>
> STD；sexually transmitted diseases. 梅毒，淋病，軟性下疳，鼠径リンパ肉芽腫症，性器ヘルペス，カンジダ症，トリコモナス症，クラミジア，エイズなど20以上の疾患が引き起こす，性行為を感染経路として広がる感染症で，不妊の原因になる。

5　思春期の人々のセルフケアの発達と看護

（1）思春期の人々を取り巻く環境の特徴とセルフケア行動

思春期の人々は成長・発達に伴い，健康を維持しながら，自分の生活を自分で調整し組み立てていくことができるという力，すなわちセルフケア能力が高まる。しかし，第二次性徴など内分泌系の急激な発達に伴う身体的・精神的変化に加え，受験や就職，生活の変化などの社会的な変化に適応しながら生活していかなければならず，思春期の人々は多くのストレスを体験している。

学校生活に加えて，思春期の人々に影響を及ぼしている環境として，学習塾・習い事，アルバイトがあげられる。小学生の高学年から中学生にかけて，学習塾に通っている子どもが激増し，中学生では，全体でほぼ6～7割の者が学習塾へ行ったり習い事に行ったりしている[7]。高校生になると，クラブ活動に代わる課外活動として，ア

ルバイトをする者が増えてくる．学習塾・習い事やアルバイトなどの活動は夕食の時間と重なることも多く，間食やファストフードの摂取が増えるなど食事行動の乱れや夜型化の生活につながることが多い．

このような状況の中で，セルフケア行動の実際では，「やることが多くて大変」「めんどう」などの気持ちをもっている者が多い．高いストレスの状態は，セルフケア行動に影響を及ぼし，不登校，飲酒，喫煙の動機になるため，できるだけストレスの多い出来事を重ねないように援助することが重要である．

（2）思春期の親子関係とセルフケア行動

思春期は親子関係についても大きな変化がみられる．思春期になると，親子の会話が少なくなる．親は子どもの考えていることがわかりにくくなり，思春期の人々のニーズとずれた対応をしていることがよくある．また，思春期の人々は内面的な成長に見合った行動がとれるようになるためには時間が必要であるが，大人のように見え，子どものようにふるまう時期には親がそのことを理解できず，親のストレスは最大となる．子どもの行動を見ている親は，健康に関する知識を十分もっているにもかかわらず，セルフケア行動ができないことが気になり，「運動しなさい」「間食をやめなさい」などの子どもへの忠告の回数が増えたり，言っても聞かないとあきらめて何も言わなくなってしまったりする．しかし，思春期の人々にとっては嫌なことを何度も言われるのは苦痛であるが，何も言われないのも苦痛である．このような状況により，思春期の人々のストレスが高まるために物事に対してうまく対処できず，悪循環を起こしていることも多い．

一方，親は親自身の自己実現や発達課題を達成するために努力している．その上，自立と依存の葛藤に揺れ動き，さまざまな問題提起をする思春期の子どもの傍らに，じっと居続け，その試行錯誤を見守り，時に必要に応じて手を貸す営みは容易なことではなく，どのように子どもに接したらよいのかという態度を決めがたい状況にある．

グリーンバーグ（Greenberg, MT.）らの研究[8, 9]では，両親への愛着の質が友達への愛着の質より有意に思春期の人々の健康生活に影響を与えていたこと，温かい親との関係が背景にある自立の発達は思春期の人々の自律性や適切な適応を促進させていたことが述べられている．ペンダー（Pender, NJ.）の研究[10]では，親との頻繁なコミュニケーションがあり，しかもその時間が長い思春期の人々は，飲酒や喫煙を始める率が低かったことを提示し，親が子どもの行動に注意を払い，肯定的な親子関係を結ぶことが，不適切な行動を遠ざけ飲酒・喫煙をしている友達を選びにくくする要因となっていたと述べられている．また，日常生活行動は，子どもと親の間に相関がみられることから，夜型の生活や食習慣など，家族全体の生活のあり方を調整していくことによって改善されるものも多い．思春期においては親の重要性は薄れ，友達関係が大きな位置を占めるが，対人関係が広がり，新たな価値観や行動の自律性を獲得していく背景には，親からの愛情ある支えが必要である．

（3）思春期の人々のセルフケアへの看護

思春期は，生涯にわたる生活習慣を形成する上で重要な時期である．さまざまな生活習慣の中でも特に，飲酒・喫煙など発達途上にある心身に悪影響をもたらすものを

避けたり，過食や運動不足など望ましくない生活習慣に陥らないような支援が必要である．そして，思春期の人々がアイデンティティを確立していく過程で経験する一つひとつの葛藤や混乱に一緒に向き合い，彼らのもつ力を最大限に引き出し，困難に対処できるように支援していくことが重要である．また，健康を促し，疾病を予防するためには，思春期の人々，親を中心とする家族，ケア提供者とが協力して，思春期の人々のセルフケア能力を高めることが大切である．

●思春期の人々に対して●

　思春期の人々のセルフケア行動を行いやすくするためには，まず，思春期の人々の健康や生活についての考えや気持ちを理解し，否定せずに共感的な態度で話を聞くこと，彼らの実際の生活の中の問題点に自分自身が気付けるようにセルフケア行動を振り返る機会を提供することが大切である．その際には，生活行動の頻度や認識を視覚的にとらえられる教育教材を使うと効果的である．また，頑張っているところを褒め，自分のセルフケア行動を適切に評価できるように促すことが大切である．セルフケア困難に陥っている人ほど自分のセルフケア行動を過大評価する傾向が明らかにされている[11]ため，過大評価している場合は適切に評価できるように根拠を提示しながら説明する必要がある．その上で，思春期の人々の価値観を尊重しながら，彼らが自主的に設定した目標に近づけるようにできるだけ負担感の少ない具体的なセルフケア方法を一緒に考え，彼らの決定を促すことが重要である．行動変容を促す場合，思春期の人々の価値観や関心事を抜きに援助してもうまくいかない．負担の大きいセルフケア行動を促しても彼らは受け入れないだろう．周囲の協力を得ながら自分にもできそうだと思えるような方法を提示し，きっかけを与えることにより，再び頑張ってみようと彼らのもっている力を引き出すことができる．

　そして，思春期の人々がソーシャルサポートを得られるようにすることが大切である．特に同じ年齢・状況の仲間からのサポートはつらい気持ちを共有しあえたり，自分にもできそう，頑張ろうと思えたりする体験に結びつきやすい．

●親や家族に対して●

　一方，思春期の人々の親や家族のケア能力を高めるための支援としては，まず，親や家族の話を共感的な態度でよく聞き，彼らの思いや気持ちを理解し尊重すること，家族が努力していることを積極的に認めて褒めることが大切である．また，親に対して，思春期に通常みられる身体的発達，性的・社会的・情緒的発達，思春期にみられる情緒的問題の兆し，支援的な親としての行動，健康な生活習慣に関しての知識を提供しておくことが必要である．さらに，親子がお互いに考えや気持ちを理解し，日常生活に対する親子の認識の相違を低減させるように思春期の人々と親の橋渡しを行うことが重要である．セルフケア困難な状態に陥った思春期の人々は，セルフケア行動に対する親子の認識の相違が大きいことが予測される．思春期の人々がセルフケア行動をどのように考えているのか，大切にしていることは何か，親や家族にセルフケア行動を行うために手伝ってほしいと思っていることは何かを親に伝えることにより，親はどのように子どもに接すればよいのか，今行っている接し方でよいのかどうかが理解できる．このことにより，支援的な親の行動をとることができるようになる．ま

た，思春期の人々にとって自分の努力が親に認められ，褒められることは大きなセルフケア行動への動機づけとなるため，子どもが頑張っているときはできるだけ褒めるように親にお願いしておくことが効果的である．その際には，褒めるタイミングに気を付けることが大切であり，時間が経ってから褒めたり，努力がみられないときに褒めたりすると「わざとらしい」などと言われ，逆効果になることもあるので注意するように事前に話しておくとよい．

引用・参考文献

1）文部科学省．平成24年度体力・運動能力調査結果の概要及び報告書について．〈http://www.mext.go.jp/b_menu/houdou/toukei/chousa04/tairyoku/kekka/k_detail/1340101.htm〉，（参照2014-09-05）．

2）天野奈緒美．思春期の対人関係と支援者のかかわり方のポイント．小児看護．2005，28(2)，p.177-180.

3）日本学校保健会．平成22年度児童生徒の健康サーベイランス事業報告書．2010，p.22-32.

4）内閣府．平成20年度 青少年有害環境対策推進事業（青少年の酒類・たばこを取得・使用させない取組に関する意識調査）報告書．2009.

5）鈴木健二ほか．3回の全国調査における中学生・高校生の飲酒の減少傾向．日本アルコール・薬物医学会雑誌．2007，42，p.138-151.

6）日本性教育協会編．「若者の性」白書：第7回青少年の性行動全国調査報告．小学館，2013.

7）日本子ども家庭総合研究所編．日本子ども資料年鑑2012. KTC中央出版，2012.

8）Greenberg, MT. et al. The Nature and Importance of Attachment Relations to Parents and Peers During Adolescence. Journal of Youth and Adolescence. 1983, 12, p.373-386.

9）Greenberger, E. et al. Toward a Concept of Psychosocial Maturity. Journal of Youth and Adolescence. 1974, 3, p.329-358.

10）Pender, NJ. ヘルスプロモーション：セルフケアと専門家によるケアのための科学の出現．Quality Nursing. 1997, 3 (5)，p.13-18.

11）二宮啓子．思春期の糖尿病患児と親の療養生活に対する認識の相違が血糖コントロールに及ぼす影響．日本糖尿病教育・看護学会誌．2002，6(2)，p.104-112.

12）清水凡生編．総合思春期学．診断と治療社，2001.

13）筒井真優美編著．小児看護学．日総研出版，2003.

14）中野綾美．思春期．小児看護学．山崎美恵子監修．金芳堂，1996，（明解看護学双書，4）.

15）二宮啓子．思春期のセルフケア困難の特徴と看護のポイント．小児看護．2005，28(2)，p.205-209.

16）加藤隆勝ほか編．青年心理学概論．誠信書房，1997.

17）厚生労働統計協会編．国民衛生の動向・厚生の指標．2013/2014，60(9) 臨時増刊.

18）馬場一雄監修．改訂小児生理学．へるす出版，1994.

19）日本こども家庭総合研究所編．日本子ども資料年鑑2013. KTC中央出版，2013.

20）母子衛生研究会編．母子保健の主なる統計．母子保健事業団，2005.

21）今村榮一ほか編著．新・小児保健．第9版．診断と治療社，2013.

22）山中久美子ほか編．小児看護学．廣川書店，2002.

23）中野昭一編．図解生理学．第2版．医学書院，2000.

24）二宮啓子．"学童・思春期"．小児看護学．山中久美子ほか編．廣川書店，2007，p.93.

25）大阪大学大学院人間科学研究科・比較発達心理学研究室．発達加速現象の研究：第12回全国初潮調査結果.

26）日野林俊彦ほか．発達加速現象に関する研究・その27：2011年2月における初潮年齢の動向．日本心理学会大会発表論文集第77回．2013，p.1035.

6 | 発育の評価

　子どもの発育の評価は，①子どもの理解，②発育の記録，③援助の必要性の判定，④援助効果の判定を行うために必要である．評価方法は観察法と検査法に大別されるが，一つの方法ですべての発育を評価することは困難である．発育に関してどのようなことが知りたいのかによって評価方法を選択し，総合的に評価していくことが重要である[1].

1 形態的成長の観察と評価

（1）フィジカルアセスメント

　フィジカルアセスメントは，看護者が子どもの健康状態について判断し，看護ケアを計画・実施するために健康歴の聴取（主訴，現病歴，発達歴，家族歴，個人歴など）とともに行われる．発育途上の子どもの身体的および心理社会的側面を含む情報は，看護を展開していく上で重要である．成長発達過程にある子どもは，言語能力や認知能力が未熟であるので，明確に自分の身体変化について表現することができない．そこで，第三者によるフィジカルアセスメントが必要かつ重要になり，看護者には，子どもの訴えを大切にしつつ，本当はどこが異常なのかを把握する能力が求められる．また，子どもは解剖学的にも生理学的にも発育途上であるために症状が急変しやすいので，フィジカルアセスメントにより，症状の把握や予測が大切になる．フィジカルアセスメントや健康歴の聴取は，子どもや家族と最初に対面したときから始まり，看護を実践する過程においても常に行われる．その過程において，子どもと家族関係のあり方を観察し，養育者による育児や健康増進や疾病予防などへの関わりの糸口を見いだすことが可能となる．

　子どもの発達段階あるいは性別によってフィジカルアセスメントの内容が多少異なるが，問診・視診・聴診・打診・触診の五つの技術を用いて，①バイタルサイン，一般状態，②皮膚，頭髪，爪，③耳，鼻，口腔，咽頭，④眼，⑤頭部，⑥リンパ系，⑦胸部，⑧呼吸器系，⑨循環器系，⑩腹部，⑪肛門，直腸，⑫筋骨格系，⑬心理社会的発達，⑭神経系，⑮生殖器などの状態を評価する．健康診査のときには，頭から足へと観察をしていくが，発熱などの症状を呈しているときは，症状のあるところから全身へと観察を拡大させていく．

　フィジカルアセスメントは，子どもに恐怖や不安を抱かせない適切な場所で，安全で安楽な体位で行うことが重要である．例えば，小さな子どもの場合は，母親に抱いてもらった状態で行うなどの工夫が必要である．また，観察の過程に子どもを参加させたり，遊びの要素を取り入れた関わりは子どもの不安を軽減させる．

（2）身体発育の評価

　子どもの身体発育の評価として，身体の釣り合いや栄養状態を判断するための指数算出は重要である．

●全身の釣り合いの観察●

　子どもの発育を評価する視点として，身体各部の釣り合い，頭部と身長の釣り合い

などバランスを観察する．例えば，新生児は4頭身（身長が頭部の4倍），1〜2歳は5頭身，6歳は6頭身，12〜15歳は7頭身を目安にして，身体のバランスを評価する．

●標準値（パーセンタイル値）との比較●

体重，身長，頭囲，胸囲などの測定値は，厚生労働省が10年ごとに発表する乳幼児身体発育値を利用して，評価をする．現在使用されているのは「平成22年 乳幼児身体発育値」である（図2.6-1）．発育値はパーセンタイルで示されている．

判定基準は

    3パーセンタイル未満と97パーセンタイルを超える場合　要精密検査

    10パーセンタイル未満と90パーセンタイルを超える場合　要経過観察

    10パーセンタイルから90パーセンタイルまで　　　　　　　発育上問題なし

学童期の子どもの場合は，定期健康診断時の計測値を集計した学校保健統計を用いる（表2.6-1，表2.6-2）．

●指数による評価方法●

次のような評価法がある．

カウプ（Kaup）指数

乳幼児期の子どもの発育状態の判断を行うもの．

$$体重(g)／身長(cm)^2×10$$

判定基準は

    22以上 太りすぎ　　19〜22 太り気味　　15〜19 標準　　13〜15 やせ気味

    13未満 やせすぎ

表2.6-3にパーセンタイル値を示した．

ローレル（Rohrer）指数

学童期以後の子どもの発育状態の判断を行うもの．

$$体重(kg)／身長(cm)^3×10^7　もしくは　体重(kg)／身長(m)^3×10$$

判定基準は

    160以上 肥満　　145付近 正常　　100以下 やせ

肥満度（%）

幼児・学童期の子どもの肥満の判定を行うもの．

$$\frac{実測体重−標準体重(身長相当)}{標準体重(身長相当)}×100$$

判定基準は

    幼児期の子どもの場合　15%以上を肥満

    学童期の子どもの場合

      20〜30% 軽度肥満　　30〜50% 中等度肥満　　50%以上 高度肥満

表2.6-4に標準体重の計算式を示した．

---

plus α

パーセンタイル値

データを小さいほうから並べて，何%に位置するかを示す数値のこと．小さいほうから数えて全体の100α%に位置する値を100αパーセンタイルという（0≦α≦1）．30パーセンタイルであれば，最小値から数えて30%に位置する値を示す．50パーセンタイルは中央値を示す．

plus α

指数の計算式の例

①60cm，7,000gの乳児期の子どものカウプ指数

$7000/60^2×10≒19.4$

②125cm，30kgの学童期の子どものローレル指数

$30/125^3×10^7=153.6$

$30/1.25^3×10=153.6$

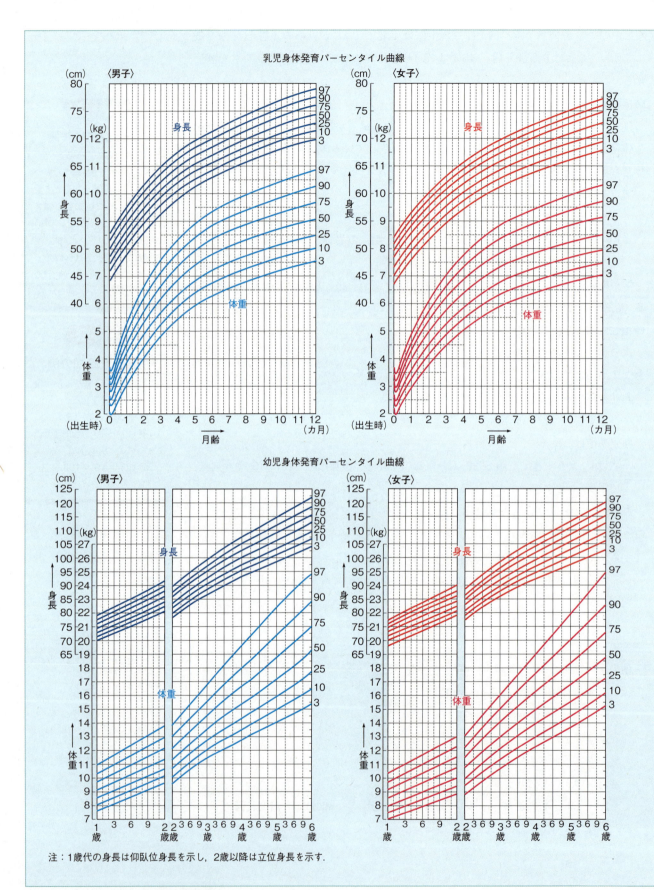

図2.6-1 ●平成22年 乳幼児身体発育値

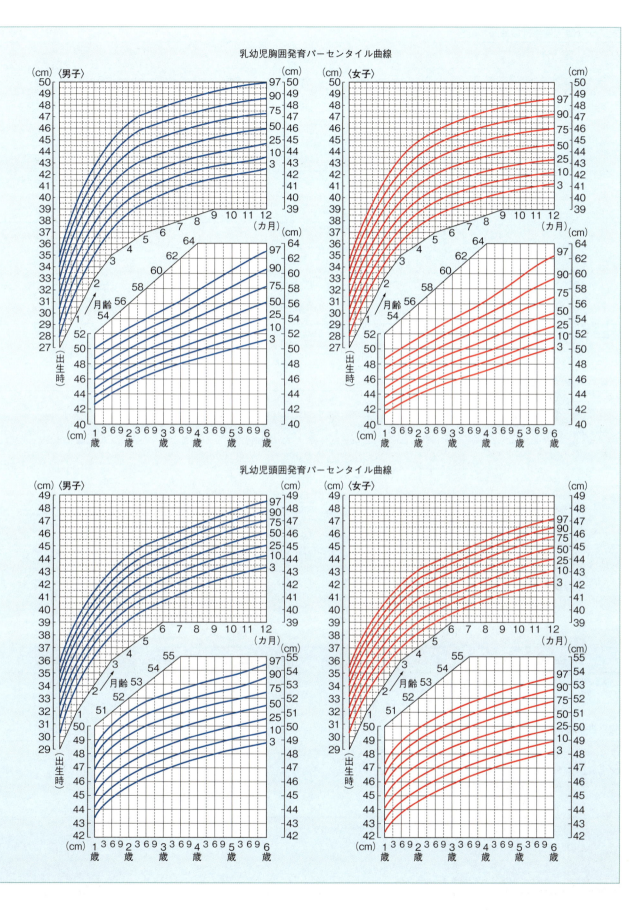

表2.6-1●児童生徒の身長の推移

(単位 cm)

区 分 年 度	男				女			
	6歳	11	14	17	6歳	11	14	17
昭和25 ('50)	108.6	131.1	147.3	161.8	107.8	131.7	146.6	152.7
35 ('60)	111.7	136.2	155.1	165.0	110.6	138.1	150.7	153.7
45 ('70)	114.5	140.5	160.5	167.8	113.6	142.9	154.2	155.6
55 ('80)	115.8	142.9	163.6	169.7	114.9	144.9	156.0	157.0
平成 2 ('90)	116.8	144.4	164.5	170.4	116.0	146.3	156.4	157.9
12 ('00)	116.7	145.3	165.5	170.8	115.8	147.1	156.8	158.1
17 ('05)	116.6	145.1	165.4	170.8	115.8	146.9	156.8	158.0
22 ('10)	116.7	145.0	165.1	170.7	115.8	146.8	156.5	158.0
25 ('13)	116.6	145.0	165.0	170.7	115.6	146.8	156.5	158.0

文部科学省. 平成25年度学校保健統計調査.

表2.6-2●児童生徒の体重の推移

(単位 kg)

区 分 年 度	男				女			
	6歳	11	14	17	6歳	11	14	17
昭和25 ('50)	18.5	28.7	39.7	52.6	17.9	28.8	41.2	49.1
35 ('60)	19.1	30.7	45.3	56.1	18.5	32.3	45.3	50.4
45 ('70)	20.1	33.8	49.6	58.7	19.5	35.7	48.3	52.1
55 ('80)	20.8	36.2	52.4	60.6	20.3	37.3	49.6	52.1
平成 2 ('90)	21.5	38.0	54.2	62.0	21.1	38.9	50.2	52.8
12 ('00)	21.8	39.4	55.4	62.6	21.3	40.1	50.7	53.1
17 ('05)	21.6	39.1	55.3	63.8	21.1	39.5	50.8	53.7
22 ('10)	21.4	38.4	54.4	63.1	21.0	39.0	50.0	52.9
25 ('13)	21.3	38.3	54.0	62.8	20.9	39.0	49.9	52.9

文部科学省. 平成25年度学校保健統計調査.

表2.6-4●標準体重（kg）の計算式

男 子	身長70〜118cmの幼児の標準体重＝0.00183×（実測身長）^{2}−0.071×実測身長＋4.43 5歳児＝0.381×実測身長−23.099 6歳児＝0.440×実測身長−30.134 7歳児＝0.489×実測身長−36.294
女 子	身長70〜118cmの幼児の標準体重＝0.00234×（実測身長）^{2}−0.157×実測身長＋7.71 5歳児＝0.379×実測身長−22.923 6歳児＝0.433×実測身長−29.331 7歳児＝0.484×実測身長−35.640

表2.6-3●カウプ指数パーセンタイル値（平成22年調査）

年・月・日齢	男子							女子						
パーセンタイル中央値	3	10	25	50	75	90	97	3	10	25	50	75	90	97
出生時	10.9	11.6	12.1	12.5	13.0	13.2	13.6	11.0	11.6	12.1	12.5	12.7	13.1	13.6
30日	12.6	13.3	13.9	14.4	14.9	15.3	15.7	12.6	13.1	13.5	14.0	14.5	14.9	15.2
0年1～2月未満	13.6	14.3	14.9	15.5	16.0	16.4	16.8	13.5	14.0	14.5	15.0	15.5	15.9	16.3
2～3	14.8	15.5	16.1	16.7	17.2	17.6	18.0	14.8	15.2	15.6	16.1	16.6	17.1	17.5
3～4	15.5	16.1	16.7	17.3	17.7	18.1	18.5	15.4	15.8	16.2	16.7	17.2	17.6	18.1
4～5	15.8	16.4	16.9	17.5	17.9	18.3	18.6	15.8	16.1	16.5	16.9	17.4	17.9	18.3
5～6	15.9	16.5	17.0	17.5	17.9	18.2	18.5	15.9	16.2	16.5	17.0	17.4	17.9	18.3
6～7	15.9	16.4	16.9	17.4	17.8	18.1	18.4	15.9	16.2	16.5	16.9	17.4	17.8	18.3
7～8	15.9	16.4	16.8	17.2	17.6	17.9	18.2	15.8	16.1	16.4	16.8	17.2	17.7	18.1
8～9	15.8	16.3	16.7	17.1	17.4	17.7	18.0	15.8	16.0	16.3	16.6	17.1	17.5	17.9
9～10	15.8	16.1	16.5	16.9	17.3	17.6	17.9	15.6	15.9	16.1	16.5	16.9	17.3	17.8
10～11	15.7	16.0	16.4	16.8	17.1	17.4	17.7	15.5	15.7	16.0	16.4	16.8	17.2	17.6
11～12	15.6	15.9	16.3	16.6	17.0	17.3	17.6	15.4	15.6	15.9	16.2	16.6	17.0	17.5
1年0～1月未満	15.5	15.9	16.2	16.5	16.8	17.1	17.4	15.3	15.5	15.8	16.1	16.5	16.9	17.3
1～2	15.5	15.8	16.1	16.4	16.7	17.0	17.3	15.2	15.4	15.7	16.0	16.4	16.8	17.2
2～3	15.4	15.7	16.0	16.3	16.6	16.9	17.2	15.1	15.3	15.6	15.9	16.3	16.7	17.1
3～4	15.4	15.6	15.9	16.2	16.5	16.8	17.1	15.0	15.2	15.5	15.8	16.2	16.5	16.9
4～5	15.3	15.5	15.8	16.1	16.4	16.7	17.1	14.9	15.1	15.4	15.7	16.1	16.4	16.8
5～6	15.3	15.5	15.7	16.0	16.3	16.6	17.0	14.8	15.0	15.3	15.6	16.0	16.3	16.7
6～7	15.2	15.4	15.6	15.9	16.2	16.6	16.9	14.7	15.0	15.2	15.5	15.9	16.2	16.6
7～8	15.2	15.3	15.6	15.8	16.2	16.5	16.8	14.6	14.9	15.1	15.4	15.8	16.1	16.5
8～9	15.1	15.3	15.5	15.8	16.1	16.4	16.8	14.5	14.8	15.0	15.4	15.7	16.0	16.4
9～10	15.1	15.2	15.4	15.7	16.0	16.4	16.7	14.5	14.7	15.0	15.3	15.6	16.0	16.3
10～11	15.0	15.2	15.4	15.6	16.0	16.3	16.7	14.4	14.6	14.9	15.2	15.6	15.9	16.2
11～12	15.0	15.1	15.3	15.6	15.9	16.2	16.6	14.3	14.6	14.9	15.2	15.5	15.8	16.1
2年0～6月未満	15.3	15.4	15.6	15.9	16.2	16.6	17.0	14.6	14.9	15.2	15.5	15.9	16.2	16.5
6～12	15.1	15.2	15.4	15.6	16.0	16.4	16.9	14.4	14.7	15.0	15.4	15.8	16.1	16.4
3年0～6月未満	14.9	15.0	15.2	15.5	15.8	16.3	16.8	14.4	14.7	15.0	15.4	15.8	16.0	16.6
6～12	14.7	14.8	15.0	15.3	15.7	16.2	16.8	14.3	14.6	14.9	15.3	15.8	16.2	16.7
4年0～6月未満	14.5	14.6	14.9	15.2	15.6	16.2	16.9	14.3	14.5	14.8	15.3	15.8	16.3	16.9
6～12	14.3	14.5	14.7	15.1	15.6	16.2	17.0	14.2	14.4	14.7	15.2	15.7	16.3	17.1
5年0～6月未満	14.2	14.4	14.7	15.0	15.6	16.2	17.1	14.3	14.4	14.6	15.0	15.6	16.3	17.2
6～12	14.1	14.3	14.6	15.0	15.6	16.2	16.9	14.3	14.4	14.6	14.9	15.5	16.3	17.3
6年0～6月未満	13.8	14.2	14.6	15.1	15.6	16.0	16.5	14.5	14.4	14.5	14.9	15.5	16.3	17.4

2 心理社会的発達の評価法

　子どもの発達を検討するときには，神経系・運動機能系，社会性などの発達を評価することも必要である．評価のためには，観察法や検査法のためにいろいろな方法が開発されている（表2.6-5）．外見上の発育の遅れはないが，発達上の問題を抱えている可能性のある子どもを早期に発見することを目的としている「**スクリーニング検査**」（USDT：上田式子どもの発達簡易検査，図2.6-2）や，発達上の診断を行う「**発達診断**」（遠城寺式・乳幼児分析的発達検査表－九大小児科改訂版，図2.6-3）などがある．質問紙を母親に回答してもらう方法，子どもに何らかの課題を提示し実施の様子を観察する方法など方法は多様化している．子どものどのようなことを知りたいのか，得られた結果をどのように看護ケアに活用するのかなどを考慮し，検査方法を検討することは重要である．

> **plus α**
>
> **日本版DENVER Ⅱ（デンバー発達判定法）**
>
> 0～6歳の発達判定法．Denver Development Screening Test（1967）の改訂版で，日本小児保健協会発育委員会が翻訳し，日本の健康な子どもで標準化したもの．「個人－社会」「微細運動－適応」「言語」「粗大運動」の4領域，125項目による記録票を用いる．多数の子どもを対象とする健康診査においては，予備判定法（保護者記入が約10分間，判定が約3分間）を用い，簡便に判定できる．

表2.6-5●心理社会的発達の評価の方法

検査法	適応年齢	特　徴
上田式子どもの発達簡易検査	0～7歳	発達に問題を抱えている可能性のある子どもを早期に発見することを目的としているスクリーニング検査で，診断のために行うものではない．
日本総合愛育研究所作成 乳幼児の精神発達スクリーニング検査	0～5歳	健康審査票，母親に記入してもらう質問紙，直接観察した項目から総合的に発達状況を把握する．
遠城寺式・乳幼児分析的発達検査表（九大小児科改訂版）	0～5歳	「運動（移動運動・手の運動）」「社会性（基本的習慣・対人関係）」「言語（発語・言語理解）」の領域にわたって，項目別に測定し，グラフ化することで発達障害を分析する．
乳幼児精神発達質問紙（津守・稲毛式）	0～3歳 3～7歳	「運動」「探索・操作」「社会」「食事・排泄・生活習慣」「理解・言語」の5領域による質問紙を用いる．母親の観察に基づく報告によって判断される．用具なども必要とせず，子どもの検査時の状態に左右されることがない．
MMCベビーテスト	2～30カ月	乳幼児の精神発達の現状を測定し，診断するものである．
田中・ビネー知能検査	2歳～成人	幼児には動作性の検査項目が追加されている．

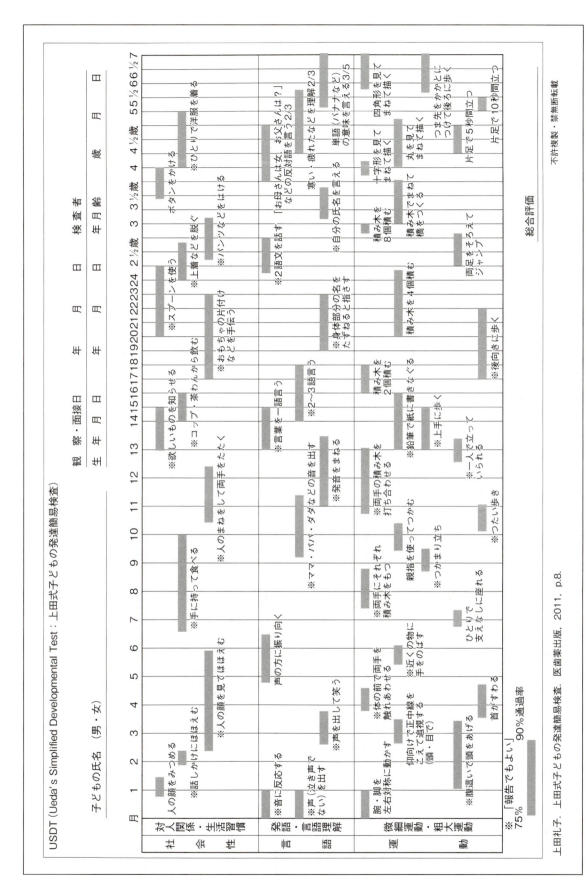

図2.6-2 ● USDT

遠城寺式・乳幼児分析的発達検査表　（九大小児科改訂版）　（抜粋）

氏名		男　外来番号		検査年月日	1.　年　月　日	3.　年　月　日
		女　外来番号			2.　年　月　日	4.　年　月　日

生年月日　　年　月　日生　　診断

年:月	移動運動	手の運動	基本的習慣	対人関係	発語	言語理解
4:8	スキップができる	紙飛行機を自分で折る	ひとりで着衣ができる	砂場で二人以上で協力して一つの山を作る	文章の復唱（2/3）子供が二人ブランコに乗っています。山の上に大きな月が出ました。きのうお母さんと買物に行きました。	左右がわかる
4:4	ブランコに立ちのりしてこぐ	はずむボールをつかむ	信号を見て正しく道路をわたる	ジャンケンで勝負をきめる	四数詞の復唱（2/3）5－2－4－9 / 6－8－3－5 / 7－3－2－8	数の概念がわかる（5まで）
4:0	片足で数歩とぶ	紙を直線にそって切る	入浴時、ある程度自分で体を洗う	母親にことわって友達の家に遊びに行く	両親の姓名、住所を言う	用途による物の指示(5/5)（本、鉛筆、時計、いす、電燈、）
3:8	幅とび（両足をそろえて前にとぶ）	十字をかく	鼻をかむ	友達と順番にものを使う（ブランコなど）	文章の復唱（2/3）きれいな花が咲いています。飛行機は空を飛びます。じょうずに歌をうたいます。	数の概念がわかる（3まで）
3:4	でんぐりがえしをする	ボタンをはめる	顔をひとりで洗う	「こうしていい？」と許可を求める	同年齢の子供と会話ができる	高い、低いがわかる
3:0	片足で2～3秒立つ	はさみを使って紙を切る	上着を自分で脱ぐ	ままごとで役を演じることができる	二語文の復唱（2/3）小さな人形、赤いふうせん、おいしいお菓子	赤、青、黄、緑がわかる（4/4）
0:11	つたい歩きをする	おもちゃの車を手で走らせる	コップを自分で持って飲む	人見知りをする	音声をまねようとする	「バイバイ」や「さようなら」のことばに反応する
0:10	つかまって立ちあがる	びんのふたを、あけたりしめたりする	泣かずに欲求を示す	身ぶりをまねする（オツムテンテンなど）	さかんにおしゃべりをする（喃語）	「いけません」と言うと、ちょっと手をひっこめる
0:9	ものにつかまって立っている	おもちゃのたいこをたたく	コップなどを両手で口に持っていく	おもちゃをとられると不快を示す	タ、ダ、チャなどの音声が出る	
0:8	ひとりで座って遊ぶ	親指と人さし指でつかもうとする	顔をふこうとするといやがる	鏡を見て笑いかけたり話しかけたりする	マ、バ、パなどの音声が出る	
0:7	腹ばいで体をまわす	おもちゃを一方の手から他方に持ちかえる	コップから飲む	親しみと怒った顔がわかる	おもちゃなどに向って声を出す	親の話し方で感情をききわける（禁止など）
0:6	寝がえりをする	手を出してものをつかむ	ビスケットなどを自分で食べる	鏡に映った自分の顔に反応する	人に向って声を出す	
0:5	横向きに寝かせると寝がえりをする	ガラガラを振る	おもちゃを見ると動きが活発になる	人を見ると笑いかける	キャーキャーいう	母の声と他の人の声をききわける
0:4	首がすわる	おもちゃをつかんでいる	さじから飲むことができる	あやされると声を出して笑う	声を出して笑う	
0:3	あおむけにして体をおこしたとき頭を保つ	頬にふれたものを取ろうとして手を動かす	顔に布をかけられて不快を示す	人の声がする方に向く	泣かずに声を出す（アー、ウァ、など）	人の声でしずまる
0:2	腹ばいで頭をちょっとあげる	手を口に持っていってしゃぶる	満腹になると乳首を舌でおし出したり顔をそむけたりする	人の顔をじいっと見つめる	いろいろな泣き声を出す	
0:1 / 0:0	あおむけでときどき左右に首の向きをかえる	手にふれたものをつかむ	空腹時に抱くと顔を乳の方に向けてほしがる	泣いているとき抱きあげるとしずまる	元気な声で泣く	大きな音に反応する

暦年齢	移動の運動	手の運動	基本的習慣	対人関係	発語	言語理解
	移動運動	手の運動	基本的習慣	対人関係	発　語	言語理解
	運　　動		社　会　性		言　　語	

© 遠城寺宗徳　　発行元　〒108 東京都港区三田2丁目19－30　　慶應義塾大学出版会

図2.6-3●遠城寺式・乳幼児分析的発達検査表（九大小児科改訂版）

引用・参考文献

1）小林登ほか監修. 乳幼児発育評価マニュアル. 文光堂, 2000, p.4-27.

2）小野田千枝子監修. こどものフィジカルアセスメント. 金原出版, 2001, p.3-15.

3）阿部敏明ほか編. 小児科学新生児学テキスト. 全面改訂第4版. 診断と治療社, 2003, p.11-18.

4）加藤則子ほか. 乳幼児身体発育値：平成12年厚生省調査. 日本小児保健協会, 2002, p.18-25,（小児保健シリーズ, 56）.

5）上田礼子. 日本版デンバー式発達スクリーニング検査：JDDST-RとJPDQ. 増補版. 医歯薬出版, 2004.

6）遠城寺宗徳ほか. 遠城寺式乳幼児分析的発達検査法. 九大小児科改訂版. 慶應義塾大学出版会, 1994.

7）平山宗宏監修. 乳幼児の発達の見方と指導：乳幼児の精神発達スクリーニング. 日本小児医事出版社, 1993.

8）津守真ほか. 乳幼児精神発達診断法：0才〜3才まで. 増補版. 大日本図書, 1995.

9）津守真ほか. 乳幼児精神発達診断法：3才〜7才まで. 大日本図書, 1995.

10）上田礼子. 上田式子どもの発達簡易検査. 医歯薬出版, 2011, p.8.

11）福岡地区小児科医会乳幼児保健委員会編. 乳幼児健診マニュアル. 第4版. 医学書院, 2011, p.16.

重要用語

成長	主体性	ライフスキル
発達	予防接種	思春期
臨界期	遊び	第二次性徴
発達課題	事故防止と安全教育	アイデンティティ
乳児期	学童期	精神的自立
原始反射	具体的操作位相	親離れ
粗大運動	形式的操作位相	交友関係
微細運動	積極性 対 罪悪感	いじめ
情緒の分化	勤勉性 対 劣等感	不登校
離乳食	セルフケア	校内暴力
乳幼児突然死症候群（SIDS）	学校保健	喫煙
幼児期	学校保健安全法	飲酒
基本的生活習慣	定期健康診断	性の逸脱行動
社会的生活習慣	養護教諭	発達スクリーニング検査
しつけ	生活習慣病	発達診断

学習参考文献

❶飯沼一宇ほか編. 小児科学・新生児科学テキスト. 全面改訂第5版. 診療と治療社, 2007.
小児・新生児の疾患, 病態生理が理解しやすい.

❷筒井真優美. 小児看護学：子どもと家族の示す行動への判断とケア. 第5版. 日総研出版, 2008.
看護師が病院での看護実践の中で, どのように子どもと家族と関わりながら看護技術を駆使すればよいか書かれている.

❸中野綾美. 小児看護学. 第2版. 金芳堂, 2005, （明解看護学双書, 4）.
子どもを権利を有する一人の人としてとらえ, 子どもを理解し, 子どもの権利を尊重しながら, 発達段階に応じた看護実践ができるように編集されている.

❹及川郁子. 健康な子どもの看護. メヂカルフレンド社, 2006, （新版小児看護叢書, 1）.
病気の子どもの看護をする前に, 健康な子どもを理解するのに役立つ.

❺木口チヨほか. イラスト小児対症ケア：症状看護と生活援助技術の徹底図解−子どもにかかわるすべての人に. 文光堂, 1990.
乳児の看護の実際について, 絵を用い, 詳細に紹介されている. 目で見て看護が習得できる参考書の一つである.

❻鴨下重彦ほか監修. こどもの病気の地図帳. 講談社, 2002.
子どもの発達にはじまり, 代表的な症状・疾患に関する内容が丁寧にわかりやすく解説されている.

❼二木武ほか編. 小児の発達栄養行動：摂食から排泄まで／生理・心理・臨床. 新版. 医歯薬出版, 1995.
子どもの食行動や排泄行動の自立過程を解剖生理から理解でき, これらの自立過程の心理的な意義とその支援が具体的に理解できる.

❽帆足英一監修. 実習保育学. 第4版. 日本小児医事出版, 2008.
子どもの各年齢ごとの発達的特徴を踏まえ, 養育者としてのどのような支援が必要かを具体的に示している.

❾小田豊ほか編. 家族援助論. 北大路書房, 2005.
養育期にある家族の現状と子育て支援のあり方について理解を深めることができる.

❿鯨岡峻ほか. よくわかる保育心理学. ミネルヴァ書房, 2004.
今後, 協働することが求められている保育職についてその専門性を理解することができる.

⓫子安増生編. よくわかる認知発達とその支援. ミネルヴァ書房, 2005.
ピアジェの認知理論を基盤としながらもその限界を示しながら, 子どもの認知がどのように発達するのか, どのような問題が生じるのかを理解することに役立つ.

⑫B・M・ニューマンほか. 生涯発達心理学：エリクソンによる人間の一生とその可能性. 新版. 福富護訳. 川島書店, 1998.

エリクソンの心理社会的発達理論が，子どもだけではなく生涯を通して記されている. 発達課題や，心理社会的危機としてよく知られる「積極性vs.罪悪感」など単独では理解しにくい言葉も，例を加えながら説明されわかりやすい.

⑬日本学校保健会編. 学校保健の動向. 平成25年度版. 日本学校保健会，2013.

学童期の子どもが，健康や環境衛生等についてどのような状況にあるのか，学校という場においてどのような健康管理を受けているのかなどの動向が理解できる.

⑭厚生労働統計協会編. 国民衛生の動向2013/2014. 2013，60（9）増刊.

看護職であれば誰でも馴染みの，保健・医療・福祉，保険，薬事，生活環境，労働衛生，学校保健等に関する統計書. 毎年発刊されており，母子保健や学校保健などの動向を信頼できるデータとして知ることができる.

⑮清水凡生編. 総合思春期学. 診断と治療社，2001.

この文献は，思春期の心理学，思春期の医学，思春期の看護学，思春期における支援対策の4章からなっており，健康な思春期の子どもの身体的・心理的な特徴について詳細に書かれているほか，思春期に多い疾患とその治療や看護について書かれており，多面的に思春期を理解するのに役立つ.

学習達成チェック

☐ 子どもの成長・発達過程を知ることの重要性が理解できる.

☐ 成長・発達の一般的原理が理解できる.

☐ 成長・発達に影響する要因について列挙できる.

☐ 乳児の身体的特徴を理解し，看護実践に応用できる.

☐ 乳児の機能的発達の特徴を理解し，看護実践に応用できる.

☐ 乳児の心理・社会的発達を理解し，入院生活中も適切な援助ができる.

☐ 乳児によくみられる健康問題を理解し，家族へ予防的な関わりがもてる.

☐ 乳児の普遍的セルフケア要件に関連した看護が実践できる.

☐ 乳児の発達上のセルフケア要件に関連した看護が実践できる.

☐ 乳児の健康逸脱によるセルフケア要件に関連した看護が実践できる.

☐ 地域での保健サービスの内容を把握し，乳児のいる家族へ説明することができる.

☐ 幼児期の発達課題と支援のポイントを理解し，看護実践に応用できる.

☐ 幼児の生活習慣形成過程を理解し，支援のポイントを用いた看護実践ができる.

☐ 幼児を育てる家族の抱える課題を理解し，家族支援を行うことができる.

☐ 幼児の主体性を尊重したセルフケア能力の育成ができる.

☐ 学童期の身体的成長と機能的発達の特徴を理解し，看護実践に応用できる.

☐ 学童期に必要なセルフケア拡大と親による支援のバランスとはどのような状態かを理解し，看護実践に応用できる.

☐ 学校保健として行われる定期健康診断，保健学習や保健指導について理解し，説明できる.

☐ 学童期によくみられる健康問題と支援のポイントを予防的な視点も踏まえて理解し，説明できる.

☐ 学童期の疾患や障害をもつ子どもおよび家族に対するセルフケア確立に向けた援助の方向性や社会システムを理解し，看護実践に応用できる.

☐ 思春期の人々は，どのような身体的成長と機能的発達を体験しているのだろうか.

☐ 思春期の人々は，どのような状況的危機と発達的危機に直面しているのだろうか.

☐ 思春期の子どもを育てている親は，どのような体験をしているのだろうか.

☐ 思春期の人々のセルフケアを支援するには，どのようにしたらよいのだろうか.

☐ 思春期の人々の親や家族のケア能力を高めるための支援をするには，どうしたらよいのだろうか.

☐ 子どもの発達段階に応じたフィジカルアセスメントができる.

☐ 子どもの身体発育の評価を目安とした看護実践をすることができる.

☐ 神経系・運動機能系に関する評価法の種類や特徴を理解し，看護実践に応用することができる.

☐ 社会性などの評価法の種類や特徴を理解し，看護実践に応用することができる.

健康障害をもつ子ども・家族への看護

3

学習目標

- 子どもの病気の理解について発達的特徴と関連させて理解できる.
- 病気や入院による子どもとその家族への影響について理解できる.
- 疾病や入院に伴う子どもとその家族のストレスを緩和する支援について理解できる.
- 発熱時,脱水時,痙攣時,呼吸困難時,生命徴候が危険な状況のアセスメントの視点と必要な看護ケアについて理解できる.
- 急性期にある子どもの家族の心理を理解し,必要な援助について理解できる.
- 慢性期にある子どもとその家族,子どものエンパワーメントを支援する上で必要な援助を理解できる.
- 子どもの死の概念発達とその特徴,終末期にある子どもとその家族について理解できる.
- 終末期にある子どもの緩和ケアや,QOLを支援する上で必要な視点について理解できる.
- 子どもの検査・処置における看護者の役割を理解し,子どもが受ける検査・処置において適切に援助することができる.
- 子どもの手術の特徴を理解し,手術を受ける子どもをイメージすることができる.
- 手術を受ける子どもの術前看護,術後看護を理解し,その家族への援助がイメージできる.
- 小児外来ではどのような健康問題をもった子どもたちや家族が受診するか理解できる.
- 日常的疾患,慢性的・長期的な健康問題で受診する子どもや家族への援助が理解できる.
- 外来環境を考える上で必要な条件や,小児外来看護の課題について理解できる.
- 入院生活から在宅療養に移行する子どもと家族を支える看護者の役割が理解できる.
- 在宅療養を行っている子どもや家族への必要な援助と継続的支援の重要性を理解できる.
- 災害時支援優先度が高いとされる子どもと家族の災害時の状況がイメージできる.
- 災害による子どもへの影響を理解し,健やかに生活できるための支援について考えられる.
- 虐待を受けている,またその可能性のある子どもと家族への支援について理解できる.

学習項目

1 健康障害や入院が子どもと家族に及ぼす影響と看護
1 子どもの病気の理解
2 健康障害に伴う子どものストレスと対処
3 子どものストレス対処への支援
4 子どもの健康障害に伴う家族のストレス
5 病気の子どもの家族のストレス対処に対する援助

2 急性期にある子どもと家族への看護
1 発熱時のアセスメントと看護
2 脱水時のアセスメントと看護
3 痙攣時のアセスメントと看護
4 呼吸困難時のアセスメントと看護
5 嘔吐・下痢時のアセスメントと看護
6 生命徴候が危険な状況のアセスメントと看護
7 急性期にある子どもの家族への援助

3 慢性期にある子どもと家族への看護
1 慢性期の特徴
2 慢性期にある子どもと家族
3 慢性期にある子どもと家族のエンパワーメントを支援する看護
4 今後の課題

4 終末期にある子どもと家族への看護
1 子どもの死の概念発達
2 終末期にある子どもと家族の心理
3 終末期にある子どもの身体徴候
4 緩和ケア
5 終末期にある子どもと家族への援助

5 検査や処置を受ける子どもと家族への看護
1 子どもへの説明と同意
2 子どもの安全・安楽の援助
3 子どもの力を引き出す援助
4 検査や処置を受ける子どもと家族への援助
5 事例紹介(1)
6 事例紹介(2)

6 手術を受ける子どもと家族への看護
1 手術を受ける子どもの特徴
2 手術の時期と種類
3 手術を受ける子どものプレパレーション
4 手術を受ける子どもの身体面の術前看護
5 手術を受ける子どもの術後看護
6 手術を受ける子どもの家族への看護

7 外来における子どもと家族への看護
1 外来看護の果たす役割
2 外来における子どもと家族への援助
3 小児外来の環境
4 外来看護の現状の課題と今後の展望

8 在宅における子どもと家族への看護
1 小児在宅医療の意義
2 小児在宅ケアの現状
3 在宅療養を必要とする子どもと家族の特徴
4 在宅療養を行う子どもと家族への看護
5 在宅療養の継続における看護

9 災害を受けた子どもと家族への看護
1 災害と災害看護
2 災害を受けた子どもの心と身体への影響
3 災害時の子どもと家族への看護
4 子どもや家族を看護する者への支援

10 被虐待児(虐待を受けている可能性のある子ども)と家族への看護
1 虐待の定義
2 虐待が子どもに与える影響
3 虐待のサイン
4 被虐待児および家族への看護

1 健康障害や入院が子どもと家族に及ぼす影響と看護

1 子どもの病気の理解（図3.1-1）

(1) 認知の発達の特徴による病気の理解

●乳児期●

　この時期の子どもの認知は，身体感覚運動を中心にして発達している時期であり，「病気」は明確な概念としてではなく，痛みや，倦怠感，押さえつけられた不快，動けない不快など，子どもの身体的な苦痛や不快，違和感それ自体が理解（感じ方）である．また愛着が形成された子どもにとっては，病気は親密な関係にある親から離される不安や恐怖感，不安定感をもたらす．また，受けた経験が明確に記憶されるようになると，自分に直接恐怖や不快・苦痛をもたらす人（看護者や医師など）や物（聴診器など）に対して強い警戒心をもつようになる．乳児にとってこのような過去の経験からの恐怖や不快の再現も，子どもにとっては病気の理解（感じ方）のしかたといえる．

●幼児期●

　2歳ごろになると子どもは自己がもつイメージを表象する機能が発達し，「びょうき」という言葉を扱うようになる．幼児期は「原因と結果」の考えが進むことで認知

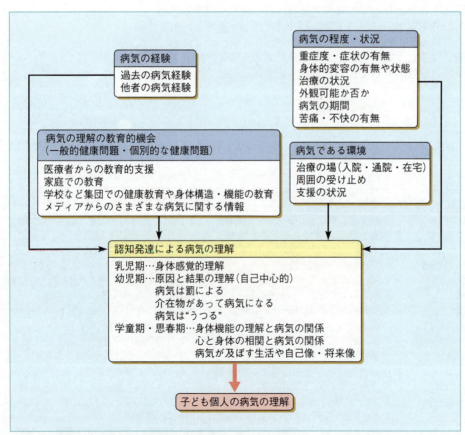

図3.1-1 ● 子どもの病気の理解と関係要因

的な「病気」の理解が始まる時期である．しかし，前操作位相（p.66参照）にある幼児は「自己中心的（子ども側からの視点でとらえる）」であること，現実を判断する経験の乏しさなどにより，正しく病気を理解することが困難なこともある．幼児期の理解で特徴となるのは**「罰としての病気」**というとらえ方である．小畑によれば，幼児期は特にしつけのために罰が利用されること，因果関係が理解しやすいことが関係しているという[1]．「○○をしないと嫌なこと（結果）が起こる」，「言われたとおりにしないと楽しみがなくなる」といった因果関係は，子どもの印象に残りやすい．病気という嫌な"結果"が生じると，その原因として「よい子でなかった」ことに結びつけやすいのである．幼児期のこの理解は，子どもに保健行動を教えるのを容易にする一方で，「お母さんに言われたのに遅く寝たから歯が痛くなった」「いけないことする○○ちゃんは，おなか痛くなる」といった不適切な理解にも結びつく．ときには，「罰としての病気」という理解が病気になった子どもの自尊心を脅かす危険性もあるので注意しなくてはならない．

また，幼児期は自己中心性と，身体のしくみについての理解の浅さから，「手術で悪いところを取るから身体がなくなってしまう」，「管を入れたら身体に穴があいたままになる」「浣腸＝注射」といった理解に通じるため，個々の子どもがどのような理解をしているか注意深く把握する必要がある．

幼児期後期には，汚いもの（便など）に触れたら「うつる」という理解から始まり，何かを介在して「病気」になるという**「感染の概念」**が生まれる[2]．アニメのキャラクターが「びょうき」の原因に象徴され，そのイメージを通して「病気」を理解することも可能になるため，病気の説明にも利用しやすい．

●学童期●

学童期になると，病気や治療は，子どもの身体構造や機能の理解，経験の積み重ね，因果関係の理解の深まりとともに，かなり正確に理解されるようになる．この時期は具体的操作位相であり，具体的な症状を経験したり，目に見える変化がある場合には病気を正確に理解しやすいが，たとえ自分がそれを経験していなくても，図や写真などを用いたり，子どもが経験していることに置き換えて説明されると，（具体的）操作が可能となり，身体内部で生じている事象も理解できる．因果関係では，病気が身体を攻撃する外部からの原因（例えば「ばい菌」や「事故」）とその結果の病気（症状やけが）という構図だけでなく，病気が身体機能の低下によって生じることや（例：食べすぎが胃腸の働きを低下させ，腹痛が生じる），**「健康への悪影響」**[2]の理解も深まる．したがって予防行動の理由がわかり，病気の治療には，原因を取り除くだけでなく，身体機能を回復させる目的（例：安静にする）があることも理解可能となる時期である．また，「サッカーはいつまでできないのだろうか？」など病気が及ぼす自分の生活への影響についても考えるようになる．

●思春期●

「病気」の概念のとらえ方は形式的操作位相に入ることで広がり，子どもの社会的経験や子ども自身の思考の深まりによって，「今ここにある痛みや苦痛・不快」だけではなく，「治療のために入院している自分の状況」や「自分をみじめにさせる」など，

子どもの心理面や生活，自己のイメージに及ぼす影響までが「病気」という体験の範疇に含まれるようになる．また，正常な判断ができない混乱した心の状態や，強い不安をもつ状況など心理的状態の異常も大きな意味での「病気」に含めて考えるようになる．さらに，心の状態が身体の健康にも影響を与えるといった心身相関的な病気のとらえ方も可能になる．

（2）子どもの病気の理解に影響を与えるその他の要因

子どもの病気の理解は，上記の認知的発達によるだけではなく，病気の状態，症状の有無や内容，その程度，目に見える状態と見えない状態，病気の期間，他者の病気経験も含めた子ども自身の病気に関する経験，病気の理解への教育の状況などによって異なる．

喘息で苦しんでいる小学校1，2年生が外からは見えない肺を絵に描いたり，腎臓病の子どもが腎臓の位置をわかっているのは[3]，子どもが身体の変化や病気を必ずしも正しく理解しているとは限らないものの，「身体イメージ」に病気が強く結びついて理解されていることを示すものである．また，家族が病気をもっている場合や，家族内で健康に注意することが強調されていると，注射をすると病気がよくなって普通に過ごせることが理解できたり，うがいをすることが健康を守るといった理解が進む．

病気の期間が短く，子ども自身が終結に向けためどを立てやすい（例えば「手術のために三つ寝て我慢する」）場合には，「病気」は子どもにとって仮の状態として認識されるが[4]，慢性・長期的な子どもの病気の理解は複雑である．子どもたちの中には病気であることが自分にとって通常の状態として理解される場合もあるが[5]，「今は点滴しなくていいんだから病気じゃないよ」と，症状や治療があるそのときだけを「病気」として理解している場合もある．「病気である自己」のとらえ方は，子どもの自己概念により変化する．先天性疾患をもつ子どもの場合，同世代の他者との関係の中で自己の違いに気付くころ（幼児期）から，他者との違いの中で，自分が病気をもつ存在であることを意識し始めることになる．

2 健康障害に伴う子どものストレスと対処

（1）健康障害に伴う子どものストレス

健康障害に伴うストレスは，疾病や治療からだけでなく，環境や人との関係の変化などからさまざまな形で生じてくる．

●症状や治療・検査・制限がもたらす身体的苦痛や不快●

身体的苦痛や不快は，疾病の症状そのものによるもの，治療や検査のために生じるもの，また身体的拘束など活動制限による場合などがある．苦痛や不快は病気の子どもにとって最も大きなストレスといえるだろう．痛みのような明確な苦痛は表現しやすいが，倦怠感，むかむかした感じ，ふらつきなどの不快は，年少児ほどうまく表現できないため，周囲も把握しにくい．子どもが苦痛の原因や対処のしかたが理解できない場合，対処してもうまく改善しない場合や，不安や恐怖などが重なった場合には，身体的苦痛や不快はさらに強く感じられることになる．

●治療や検査や自分の身体の状況に対する恐怖や不安●

治療や検査を受ける際に恐怖心が生じるのは当然であるが，特に入院中の子どもたちはいつ自分が怖いことをされるのかわからないといった緊張感をもっている．ほかの子どもが検査に行くのを見ながら，「ぼくはしないよね，ね」と確認している姿は小学生でもよくみられる．また今まで経験したことのないつらい症状は「自分は死んでしまうのではないか」「動けなくなってしまうのではないか」と感じさせる場合もある．苦痛がもたらすものは苦痛そのものだけではなく，常につきまとう恐怖感という形でのストレスにもなっている．

●日常生活が安楽に営めない●

疾病による身体機能の低下は，身体各部位の運動を制限し，移動範囲や活動状態を変化させる．また食事や睡眠，清潔，排泄，衣服の着脱などの基本的生活行動，遊びや学習，集団生活への参加など日常生活の変化をもたらすことになる．また入院状況では，今までの日常生活とは異なった特殊なパターンの生活を余儀なくされることになる．

●親密な関係や所属からの分離と新たな関係づくりへの負担●

入院や通院生活など，子どもが治療の環境に適応するためのストレスは大きい．特に治療や処置の場は子どもの安全感を脅かす．また，見知らぬ人に指示されたり，周囲の子どもと新しい関係をつくるなど，緊張の中で子どもは環境に対応していくことになる．

乳幼児期は分離不安が強い時期であり，病気により身体的にも心理的にも脅かされている子どもにとっては，自己を保護する存在である家族からの分離は最も大きな不安の一つといってよい．学童になると，仲間との関係が重要になり学校やクラブ活動など仲間集団に所属していないことが所属感への大きな脅かしとなる．

●自己調整力への脅かし●

入院生活では多くの制限が子どもたちに課せられる．医療の場では子どもたちが決定できることは非常に限られ，子どもたちの自己コントロール感は減少する．疾病により症状があったり，運動機能に問題が生じた子どもは自分の身体が自由にならない感覚をもつ．また自覚症状がないにもかかわらず安静を強いられるような（例えば，ネフローゼで尿タンパクが一定量以上出現している状況など）子どもは，安静の目的が身体機能を回復するためということがわかったとしても，本来子どもたちが強くもっている運動の欲求を抑えなくてはならない．幼児期には自分で自分のことができるようになった満足感が損なわれ，学童期には劣等感や無力感が生じることがある．また学童以上になると，病気のことで常に親や医療者から観察され注目を受けていることで拘束感をもち，煩わしく感じることがある．

●自己概念への脅かし●

幼児期には自己の身体像（ボディイメージ）について注目を向けるようになる．容姿の変化がある子どもは，入院中には気にしないように見えても，病院の外ではほかの子どもに変化を指摘されたり，自分自身でもほかの子どもとの違いに気付き傷つくことがある．学童以上になると，特に仲間との違いが子どもの自己概念を脅かすこと

---

plus α

ボディイメージ

自己の身体に関する知覚やイメージをボディイメージ（body image）という．子どもは，さまざまな経験に伴う自己の身体の知覚や，価値づけを変化させながらボディイメージを形成し，変化させていく．健康障害や身体への侵襲によりボディイメージが変化すると，子ども自身の自己概念に影響することがある．

になり，退院前から気にするようになる．思春期などは特にその傾向が強くなり，社会関係を避けるといった問題が生じることもある．また，疾病の転帰の予測から自分の将来像の変更を考えなくてはならない子どももあり，年長になるほど葛藤は大きくなる．また常に受身的な関係性をとる中で自らが決定していく姿勢を放棄してしまう問題も生ずる．

(2) 病気をもつ子どものストレスへの反応や対処

●ストレス・コーピングモデル（図3.1-2）●

ラザルス（Lazarus, R.S.）らの**認知－対処モデル**に基づくと[6]，子どもは，健康障害に伴い受けるさまざまな出来事に対し，それを評価してストレスを確認する（ストレスの認知）．**一次評価**では，「自分にとってどうなのか？」の評価をする．病気により経験する出来事を子どもは必ずしも「脅威」として受け止めるだけではない．「無害」であるとする場合も，時には「挑戦」としてとらえる場合もある．**二次評価**では，「自分は何ができるのか？」を評価する．子どもは自分が使える資源と自分の力を評価する．そして子どもはコーピングによってストレスに対応していく．コーピングには積極的に自分で状況を変えようとする**問題解決中心型**と，自分では状況を変化させるこ

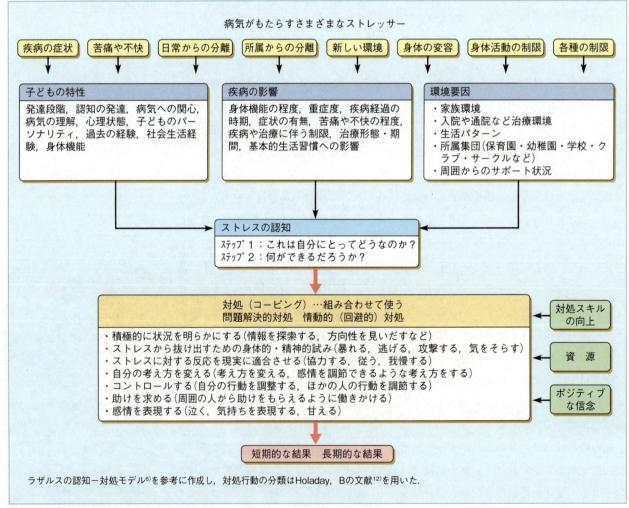

図3.1-2●子どものストレス・コーピング

とが困難な場合に自分に起こる痛手を回避しようとする**情動中心型**がある．状況に応じてさまざまなコーピングが使われた結果，子どもに短期的・長期的な影響をもたらすという構図である．病気の子どもが常に積極的に問題解決のため対処しなくてはならないわけではない．力を発揮できるまで問題に直面せず，依存したり，防衛することが重要な時期もある．

●子どものストレスへの反応や対処行動●

乳幼児期

　乳児期にはすべてのストレスに身体感覚的な反応を示すことが多い．泣いたり，暴れたりと抗議を示したり，嫌なものを振り払う，逃げようとすることで抵抗する．幼児期でも特に強い恐怖や不安を感じている場合には同様の反応を示す．親密な他者（多くは親）への愛着形成ができるころからは，入院や治療・処置場面などでの分離不安による反応が非常に強い．子どもの愛着形成を研究したボウルビィは重要他者から引き離された乳児の変化を観察し，分離不安に対する子どもの対処行動を示している（表3.1-1）[7, 8]．家族と分離した子どもは親を探索するなど問題解決的対処行動をとるが，それが無理であるととらえると，情動的対処によりその苦痛から回避しようとする．最後の段階は一見適応したように見えるが，子どもの中では基本的な信頼感が崩れているのであり，「慣れて泣かなくなった」と判断するのは危険である．

　幼児期までの子どもは特に予期できなかった急激なストレスに対して積極的に対処するのは困難なことが多い．またストレスが強い場合，長期にわたる場合には，食事がとれない，眠れないなど日常生活行動に変化が生じたり，多動あるいは不活発になるなどの行動の変容が現れたり，時には下痢や嘔吐，チックなどの身体反応を示すこともある．これらは情動的対処行動といえる．幼児期ではおもらしをするなどの**退行**を示す場合もある．

　しかし，幼児前期でも何度か経験を重ねてどう行動すればよいのか子ども自身ができることを知ると，何らかの問題解決のための行動をとるようになる．例えば2歳の

---

plus α

退行

より年少時期の発達段階に思考や行動が戻ること．幼児期の「赤ちゃんがえり」といわれるような状況．これにより安定感を取り戻そうとする防衛的な反応といえる．

表3.1-1●親から分離した子どもの反応

第1段階　抵抗（protest）

　分離の初期に生じる．分離をしようとする親を追いかけたり，いなくなった親を探したり，大泣きして抗議し，自分の能力を最大限に発揮して親を取り戻す努力をする．子どもは強い悲しみを示し，親が戻ってくるのではないかという期待をしていることが示される．親を求める気持ちの強さから他者の関わりや慰めにも拒否的になる．

第2段階　絶望（despair）

　親を取り戻すことに絶望しているようにみえるが，親のことで心は奪われている．子どもは非活動的で，抑うつ的になり，周囲にも何の要求もしなくなる．深い悲哀の状態にあるようにみえる．静かな段階なので分離の悲しみが減少したと誤解されることがある．

第3段階　脱愛着（detachment）

　子どもは周囲に関心を示すようになり，周囲と関係したり遊ぶことができ，食べ物も受け入れる．はた目には子どもが満足して適応しているように受け取れる．しかし，親が現れても，子どもに通常みられる愛着行動が示されなくなり，親への関心を失ったようになる．親との分離による感情的な苦痛から回避しようとする防衛反応である．

J・ボウルビィの著書[7, 8]から，親から分離した子どもの反応をまとめた．

子どもでも「処置のときに動かない」などの行動がとれる．自己の安全が確保できることを経験から学んでいるのである．家族との分離のストレスも親がいなくなってしまうのではなく，また来ることが理解できるようになると，遊びに集中することで"気を紛らわす"などの対処をとるようになる．また幼児後期になると，はじめてのことであってもきちんと説明を受けると，受けなければならないストレスをどのように対処できるか考え，自ら準備することもできる．この時期には，情報探索が積極的に行われる．

学童期・思春期

学童期では疾病や治療に関する理解が進み，きちんと説明を受けることによって，自分自身で納得し，療養生活を送り，治療を受けることができるようになる．しかし学童期の子どもにとっては，病気や治療の理解が深まるだけに，病気の予後や自分の身体の変化への不安，将来への不安，身体像の変容からくる脅かし，仲間からの疎外などのストレスが大きい．また治療の理由が理解できても，長期にわたるさまざまな制限は子どもの我慢の限界を超えることもある．泣いたり，感情をぶつけるという反応は少なくなるが，いら立ちをみせたり，寡黙になる，時には抑うつ的な反応が生じてくる．親や医療者に乱暴な言葉を用いたり無視する態度をとる子どももいる．逆に感情を表出できずに我慢してしまい，一見おだやかに過ごしているように見えてもストレスを発散できずにいる子どももいる．

しかし，学童期になると情動的対応だけではなく，過去の経験を生かしたり，他者の助けを引き出しながら積極的な問題解決の方法を探索していくこともできるようになる．また病気の経験を一つの挑戦ととらえて自ら対処していくことにより成功経験に結びつけ満足感を得ることもできる．

3 子どものストレス対処への支援

ストレス対処への支援の第一は，環境の改善を含め，不必要なストレス源となりうることを取り除くこと，また予測できるストレスに対しては，それが最小限になるように準備することである．そして，子どもが適切にストレスに対処できない部分を補い，同時に子ども自身がストレスに有効に対処していくことのできる能力を向上させられるよう支援する．表3.1-2に，入院中の子どもが抱えるストレスと特に陥りやすい時期，具体的な支援内容を示す．

子どもの**対処能力**を高めるためには，**対処できる手段**をもつ（社会的スキル，問題解決のためのスキルの向上），**活用できる資源**（手段的ソーシャルサポート，物質的資源）がある，さらに安心感や**自分への信頼感**がもてる（情緒的ソーシャルサポート，ポジティブな信念）ことが重要である（表3.1-3）．

(1) 子どもの対処スキルの向上への援助

●病気や治療・検査に関する知識や対応方法を獲得する●

病気や治療・検査はなぜ行われるのか，どのように行われるのか，そこで生じる感覚はどのようなものか，子ども自身はどのようにしていればよいのか，苦痛や不快が生じないように何が準備されているのかを知ることで，子どもたちはストレスへの

---

plus α

社会的スキル

社会的な状況や対人関係で必要な行動や関係性構築のスキルである．子どもがストレスに適切に対処していく上では重要な能力であり，意思決定やコミュニケーション能力，社会的ルールを知って行動できるなど多様である．

---

plus α

ソーシャルサポート

個人が結ぶ社会的関係が，個人への支援的な性質をもつときにこのように呼ばれる．社会的支援は情緒的（心理的）な支援と情報や人手，物質的支援が得られる手段的（物質的）支援とに分けられる．

表3.1-2●入院中の子どもが抱えるストレスおよび支援内容

ストレス	特に陥りやすい時期	支　援
苦痛や不快	全発達段階	・苦痛や不快が可能な限り生じないように予防的に対応する. ・苦痛が生じないような対応方法を子どもに伝える. ・処置や検査は最小限の時間ですませる. ・感情を表現できるようにし，慰めるように援助する. ・苦痛に気持ちが集中しないような対処が使えるように援助する.
不安や恐怖	乳幼児	・病棟の環境を改善し，常に安心できる場所を確保する. ・恐怖を生じる場所は一定にする. ・雰囲気を明るくし，不必要な医療器具が目につかないようにする. ・治療・処置の場に気を紛らわせるもの（玩具や絵など）を準備し，気持ちを静める環境（音楽など）を整える. ・子どもが恐怖を感じる場面などでは優しくタッチや抱っこをし，声をかける．家族と協力して恐怖感を減少する. ・気をそらし，気を紛らわす方法を提案する. ・幼児期には特に「切る，刺す」などの言葉に注意する.
分離不安	乳幼児	・面会時間の調整・家族同室など ・検査や処置時の家族の参加 ・家族を待つ間，ほかに目を向けられる遊びの援助 ・抱っこや遊びなどを行う，脅かさない存在が寄り添う
日常生活が安楽に過ごせない	全発達段階	・日常生活について可能な限り安楽に過ごせるように計画（食事，排泄，清潔，睡眠，遊び，移動など） ・子どもの生活習慣の尊重
所属感の低下	学童以上	・友人の面会の調整・連絡（電話・手紙など）の促しや協力 ・学校の教員との協力 ・病棟での仲間づくりの促進 ・季節の行事などで社会へのつながりの強化 ・院内学級・訪問教育などの機会が得られるように支援
自己調整感の低下	幼児期以上	・さまざまな制限を最小限にする. ・検査・治療やさまざまな場面で選択や決定権をもてるようにする. ・行われることを予告し，対応方法が理解できるようにする（予告する時期に注意する）. ・生活行動のスケジュールを子どもが立て，自分でできることは自分で行えるようにする. ・幼児期は親による生活習慣のしつけが継続されるようにする. ・子ども自身の情報が子どもに伝わるようにする. ・入院・外来など子ども自身が操作しやすい設備にする.
生活環境の変化への不安定感	乳幼児〜学童前期	・オリエンテーションの工夫 ・子どもの慣れ親しんだ持ち物やテリトリーの尊重 ・プライバシーの尊重 ・他児との交流の中で慣れるようにする. ・プライマリー制などで安心感を得られるようにする.
感情の発散の制限	幼児期以上	・親や他者に甘えたり，感情を発散できるように援助する. ・遊びの時間を十分確保する. ・子どもが自分の状況の代理となるような遊びができるようにする（病院ごっこ，人形を自分の状態に見立てるなど）. ・プライマリーナースや適切な人により，きちんと気持ちを聞く機会をもつ（幼児後期以上）. ・活動制限を最小限にし，可能な運動ができるようにする.

自己概念の脅かし	学童後期	・身体の変化についての情報を提供し，回復の予測や最終的なイメージがつくようにし，対応方法を協力して検討する． ・所属集団とのつながりをもてるようにする． ・親や周囲が一人の自分の力をもった個人として尊重する． ・家族や教師，友人との協力により，仲間に自己の疾病や療養生活について正しい認識ができるようにする．

表3.1-3●健康障害をもつ子どもの対処への各時期の支援

	スキルの向上	安全感，自分への信頼・自信	資源の活用
乳児期	・運動能力の向上により，子どもが危険を回避したり，運動制限によるストレスが緩和されるようにする． ・子どもに反応的に関わることでコミュニケーション能力を向上させる． ・安心した環境で行われる処置は恐怖にならないことを学ぶ．	・安心できる環境づくり（親がそばにいられる） ・抱っこや遊びの中で安全・安心感をつくる．	・家族との協力 ・子どもが安心して遊べる環境づくり
幼児期	・病気や治療の理解を促す（ぬいぐるみや絵本などを活用）． ・疾病への具体的対処技術獲得の支援（例：手洗い，うがい，「へんだな？」という状態を教える，ゼイゼイしたら水を飲む） ・検査や処置・治療で何をしたらよいのか，できる行動を理解する（例：採血では手だけ動かさない，ここだけは触らない）． ・怖い処置のときに気を紛らわす方法を学ぶ．	・安心できる環境づくり（分離不安の軽減） ・子どもの個人の領域（領分）を大切にする． ・できたことを褒める．挑戦を励ます． ・可能な治療や療養活動に参加する．子どもの選択権・決定権を多くする． ・基本的日常生活行動の獲得を促す． ・遊びの場で自己の有能感を取り戻す．	・家族との協力 ・友達と一緒 ・絵本や映像の活用 ・保育士やチャイルドライフ・スペシャリスト，幼稚園教諭との協力
学童期・思春期	・病気や治療の理解を促す（理由や目的，しくみを明確にする）． ・長期的な疾病の見通しや，生活の状態が予測できるような情報を提供する． ・自分でできる療養行動の範囲を広げ，その方法が理解できるように支援する．特に集団生活（学校）の中でも自分で身体状況の判断をし，療養行動がとれるように知識と技術の獲得の支援を行う． ・何が自分の不安やストレスになっているかを明確化する方法を得て，状況に応じて上手に助けを求められるようにする．	・個人の領域が守られる． ・所属集団へのつながりの強化 ・病気での不当な差別などがないように学校などと協力 ・子どもの決定や選択を尊重する． ・子どものがんばりを認める． ・子どもがとっている方法が正しいことを保障する． ・自分の集中できること，得意なことなどで自己の能力を確認する． ・さまざまな役割を果たすことで自信をつける．	・家族との協力 ・仲間・友人との交流 ・学校・教師・養護教諭との連携 ・チャイルドライフ・スペシャリストなど専門職との協働 ・パンフレットやビデオ，実物に接触など子どもの病気や治療の理解を促進する教材 ・相談窓口・相談相手がある． ・病気をもち生活する気持ちを相互にわかり合え，具体的な手段を得られる場（患者会，ピアグループなど）

対処の準備ができる．認知的な学習が難しい乳児期の子どもであっても，やさしく声をかけられ安心感の中で処置が行われると，安全であることを学習し，次第に同じ処置の場面で暴れずにじっとしていることができるようになる．幼児期以上では，子どもの理解度に合わせ，病気や治療・検査について適切な教材を用いて説明し，子ども自身が自分に生じている出来事を理解し，自分なりの対応が準備できるようにする．

●過去の経験を生かす●

過去の同じような出来事（病気でなくてもよい）での対処方法を，ストレスフルな状況に出合った際に用いることができる．嫌な薬を飲まなくてはいけない子どもに，「前に鼻をつまんでエイって飲んだら大丈夫だったね」など過去の成功経験を思い出してもらうなどである．幼児後期以上であれば，「どうやってがんばろうか」と聞くと，過去の経験から自分なりに探し出すこともできる．看護者が現実に適合するように補助的な援助をすると，対処は成功しやすくなり，子どもは自分の経験が生きることを知ることができる．また，「○○ちゃんが動かなかったから，あっという間に検査が終わったね」など，どのような対処がストレスに有効であったかをその都度フィードバックすると，子どもは次に生かすことができる．

●ストレスに向かい合わなくてすむ方法を獲得する●

避けられない苦痛や不快，制限などがある場合，苦痛そのものに向かい合わなくてもよいようにする情動的対処は危機を回避するのに有効である．気を紛らす方法（「検査しているあいだ，あの歌を歌おうか？」）や，ストレス源に直面しない方法（「怖かったら見なくてもいいよ」）を状況に合わせて準備できるようにする．

●助けを求める●

ストレスがあることを訴えたり，どうしてほしいのかを伝えて助けをもらえる技術は重要である．幼児期の子どもでも助けがほしいのに言えなかったり，学童期・思春期では助けを求めるべきではないととらえることもある．ストレスの内容によって誰がどのような助けになるのかは異なるが，子どもが表現できるように援助する．子どもに気持ちや意思を確認したり，「こうやって言ってみたら？」とコミュニケーション方法獲得への援助を行う．子どもが訴えや相談の窓口となれる人を決めておくことも重要である．

●ストレスを発散する●

ストレスフルな状況に子どもが積極的に対応している状態でも，また自己を守ることで精いっぱいの自我の弱った状況であっても，遊びは子どもたちが自分で操作でき，自由にその中に自分を投入できる場である．子どもの身体的，心理的状態に合わせて子どもが遊べる，楽しめるように援助することはストレスの発散のために必ず考えるべきである．活動制限のある子どもであれば，疾病の状態に悪影響が及ばない範囲で身体を動かすことで運動欲求を満たしたり，運動以外の遊びで代償するなどの工夫が必要である．学童以上では子どもが趣味など楽しみの機会がもてるようにする．また甘える，気持ちを話す，時には怒りや悲しみをぶつけるなど感情を表出できる機会がもてるようにすることもストレス発散には重要な援助である．

●子ども自身がストレスに気付き対処方法を検討する●

形式的操作位相に至った子どもでは，一般的な（成人での）生活上のストレスマネジメントの方法を応用することができる．すなわち，①ストレスに気付く，②ストレスの原因を探り対処すべきかを検討する，③過去の経験と結びつけて対処方法を判断する，④ストレスの発散を検討する，などである．プライマリーナースや家族，あるいは専門家とともに子どもが自己の経験を考える機会をもち，学習しながら実施する．

（2）安心感をもち，自分への信頼感がもてる

　基本的な安全の感覚をもたないと，子どもが自分の力を発揮するのは困難である．身体が思うようにならないことも自分の身体への信頼感が低下するため，身体機能の回復への援助は子どもの自信につながる．苦痛や恐怖感を減少させる環境づくり，抱っこをしたり，甘えさせるなど**保護的な援助**を行うことも子どもの低下した自我機能を守ることになる．

　子どもがある状況や目標に対して，自分でやっていけるという感覚（自己効力感）をもつには，健康障害や入院状況でも，子どもが扱える事象をできるだけ増やすことである．乳児なら自由に体を動かせること，幼児は自由に動けることや基本的生活行動を可能な限り自分でできるように援助することもそれに該当する．幼児期もそうだが，学童以上で特に重要なのは，子ども自身が治療や生活の方法について意思決定できる場面を可能な限り多くし，それを尊重することである．

　子どもにとって，自分が行ったことが正しい，大丈夫，意味があると認められることは自信につながる．たとえ子どもの行動が適切でない場合でも，子どもの自尊心が低下しないように配慮する．例えば喘息の子どもが花火の煙で発作を起こしたとき，その行動を責めるのではなく，花火をとても見たかったんだという気持ちを認めることで，子どもは自尊心を保ち，次への行動改善に目を向けることができる．

　学校など子どもの社会への所属の支援は子どもの居場所をつくり，安定感や自信への援助になる．さらにさまざまな疑問や不安，問題をもったときに助けを得られる存在を知り，そこに行くことができると考えることは，子どものやっていけるという自信を強化する．具体的に問題の解決ができたり，気持ちを話し合える相手がいることが重要な手段的，**情緒的ソーシャルネットワーク**をもつことになる．

4　子どもの健康障害に伴う家族のストレス

　一人の子どもが病気をもつことは家族全体にさまざまな影響をもたらす．また，家族のストレスは子どもと相互に影響し合う（図3.1-3）．

●子どもの病気や治療に伴う苦痛や不快への心痛●

　子どもの状態を理解していても，子どもが症状や治療により苦痛や不快を経験していること自体が親にとっては強いストレスといえる．少しでも子どもの苦痛を少なくすることが親・家族の強い願いであり，治療の必要性を理解しながらも葛藤を感じることもある．

●子どもの病気の状況・進行・予後に対する不安●

　子どもの健康状態が回復するのか，将来の状態はどうなるのかということが，病気になった子どもの家族にとって最大の関心事である．特に急激に生命の危機状況に陥った子どもの家族の不安は子どもの生命の回復に集中する．疾病の原因，重症度，治療の状況や方法，期間，回復の見込み，障害の程度，後遺症の有無などさまざまな要因が家族のストレスに影響する[9]．家族がこれらの状況に関して知識がない場合や情報が不足するとそのストレスは増強する．

---

plus **α**

自我機能の低下

「自我」は，人格を統合したり，現実に適応していくための中心的機能をもつ心的領域のことをいう．病気の経験によるストレスが大きい場合，困難に直面する自我の力が脅かされ，現実に適応できるような力を発揮できなくなる状態を示す．子どもが安心するケアなど，ストレス緩和の働きかけは，自我機能を強めることにつながる．

plus **α**

自己効力感

self-efficacy．ある状況や結果をもたらすために自分が力を発揮できるという予期や自信．自己効力感を高めるには，自分やほかの人の成功経験や，能力があると説得されたり励ましを受けること，行動する上での生理的な反応や感情が影響するといわれる．

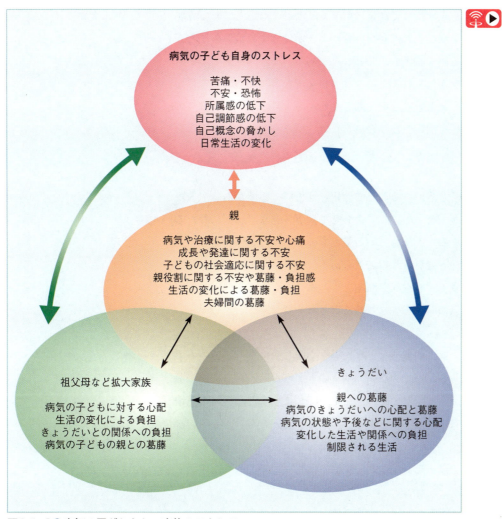

図3.1-3●病気の子どもをもつ家族のストレス

●子どもの発達や社会適応に関する不安●

　疾病による発達への影響や，子どもが保育園・幼稚園や学校など集団生活に入れるか，うまく子どもが集団の中に入って生活することができるかなどについての不安をもつ．さらに将来の進路や就職，結婚など子どもの人生について不安や心配をもっている．

●親役割に伴う不安や葛藤●

　直接親に原因がないことでも子どもが病気や障害をもったり，事故に遭った場合，親は自責の念をもつことが多い．特に遺伝性の疾患などでは，子どもをもったこと自体に責任を感じることもある．また子どもの病気をもっと早く発見できなかったのか，もっとしてあげられることはなかったかといった気持ちになり，親としての自信が低下する．特に集中治療が必要な場合などでは子どもに親が直接してあげられることが少なく，医療者にゆだねなければならない状態では親としての無力感に陥ることもある．

　病気があることで子どもへの親としての態度に迷いをもつこともある．過剰に保護

的になったり，逆に子どもの自立を期待して非常に厳しく子どもに対応してしまう場合もある．時には子どもの病気を受け入れ，向かい合うことができずに病気の子どもを育てることを放棄してしまう危険な状況も生じることがある．また，病気の子どものきょうだいに関わることに手をかけられなかったり，祖父母などに頼らざるを得ない状況になることも親の無力感や気遣いなどを生じさせる．さらに，子どもの病気のために親自身が社会的活動や関係を制限したり変更しなければならないことに葛藤を感じることもある．

●家族全体の生活の変化●

家族の生活は，病気をもった子どもがいることで変化させていく必要がある．入院している場合には，家族の生活が子どもの入院に合わせて変更される．長期にわたる場合，親が就業をやめる場合もある．入院している子どものきょうだいの世話をするために祖父母など拡大家族の生活も変更されることもある．また，きょうだいがさまざまな我慢を強いられる場合も多く，心理的な問題を生じることもある．経済的負担など生活そのものに子どもの病気が問題を生じさせることもある．

●家族間での葛藤や緊張●

病気をもつ子どものきょうだいは，病気のきょうだいを心配し愛情をもっている半面，きょうだいに安心して接することができない，病気のきょうだいのために親の関心が自分に向けられない寂しさ，きょうだいに憎悪を抱いてしまうなど，複雑な感情をもつことになる．また同様に親に対してもさまざまな複雑な思いをもち，心理的に不安定になることがある[10]．

夫婦間の関係も子どもが病気や障害をもつことや生活の変化などによって問題が生じることもある．

●病気の子どもを引き受けていく不安や葛藤，負担感●

家族はまずは子どもが病気になったこと自体を受け入れていくプロセスで悲嘆や葛藤などを経験する．そして家庭で疾病や障害をもつ子どもを育てていく親は，病気をもちながらの子どもの生活や成長への手助けを自分たちが引き受けていかなければならないことに重い責任感や緊張感，負担感を感じることも多い．また医療者の観察がないところで，うまく健康の状態判断，管理ができるのかについて不安をもつことも多い[11]．

病気をもつ子ども自身もストレスをもっているために感情をぶつけてきたり，依存的になることに親は対応しなければならず，難しい子どもとの関わりに迷うこともある．また同様にきょうだいの心理状態や成長についての難しさに対応していかなければならない．

5　病気の子どもの家族のストレス対処に対する援助

家族がストレスに対処していくためには，ストレスに影響する要因がアセスメントされ，ストレスを予防・除去したり，ストレスに対応できる力を増強させる支援が必要である．また，特に病気の子どもをもつ親は，親自身が子どもと時間をともにしながら親役割を獲得していること，家族として発達している過程であること，また，家

族も子どもが病気であることや障害をもつことについて，現実的な対応ができるまでには時間が必要であり，そこには段階があることを看護者側が認識していることが重要である．

●病気や治療に関する情報を適切に受け取れる●

病気や治療に関しての情報が，必要時家族に説明されているか確認する．子どもの健康状態が急激に変化した場合や家族の心理状態が不安定な状況下での説明は，家族から「わかりました」という言葉があったとしても情報を適切に受け取っているとは限らない．理解しやすい言葉を使用する，文書で読み返せるようにする，時間をおいて繰り返すなどの配慮が必要である．特に病状や治療の目安を知ること，現在行われていることのメリット，デメリット，デメリットへの対処などが伝えられるようにする．家族の関心は疾病の経過によって異なる．家族が得たい内容は何かを把握しながら情報を提供する．また，きょうだいにも病気のことが理解されるように説明への支援が必要であり，家族と協力していく．

●病気の子どもを受け入れていくプロセスが適応的に働く●

子どもが重症であったり，障害が生じる場合，生命の危機が予測される状況では特に親が病気の子どもを受け入れていくプロセスに看護者は注意を払う必要がある．衝撃から否認，悲嘆や怒りなどの感情表出の時期，また現実を受け入れ始める時期などをアセスメントし，心理状態に見合ったケアを計画する．家族による子どものケアへの参加は有効な支援となることが多い．適切な時期を見極めながら援助する．

●病気の子どもの健康管理や生活，成長に関わるための手段を得る●

家族が家庭で病気の子どもを育てていくことができる知識や技術を提供する．入院状況であれば，説明を聞く，看護者のモデルを見る，一緒に実践するなどのステップを踏みながら療養の技術を獲得できるように支援する．同時に異常の判断や緊急時の対処など起こりうる事態を含めてイメージでき対応できるように支援する．家族の誰がどのような役割を担うのかを把握し，病気の子どものきょうだいや祖父母を含めた支援が必要である．

さらに，子ども自身が自律して療養生活行動をとっていけるような家族からの働きかけを支援する．これには徐々に子どもにケアを移譲していくイメージを家族にもってもらうことも大切である．

家族の生活の変化に合わせて，外来や訪問看護での指導などの内容も変化させるように計画する．就園，就学への援助は家族に非常に求められている．早期に集団生活の情報を入手し，関係者と準備が行えるように関わる．子ども自身がどれだけ療養行動が可能かが就園・就学の鍵になることも多い．家族とともに子どものレベルに合わせたセルフケアへの働きかけをすすめていく．

●家族成員それぞれの気持ちが理解され支援される●

子どもの両親についてはそれぞれがどのような思いをもっているのか理解され，サポートが得られる機会が必要である．病気をもつ子どもの親同士の交流の場が有効になることもある．父親は常に母親のサポート役のようにみられがちであり，父親であることの重圧を理解されないこともある．父親への別個のサポートも重要である．両

親にはさまざまな葛藤があることや，子どもが病気をもって大変だと思う気持ちをもっていることを看護者は理解し，時には「迷われる気持ちもおありでしょう」や，「おつらかったでしょうね」など，両親が「わかってもらっている」と感じられる言葉を両親との相互作用の中で見つけ，伝えられるようなコミュニケーション技術をもつことが必要である．

きょうだいについては家族と協力し，きょうだいの思いを表出する場や，親に十分甘えられる機会をもつなど，きょうだいの気持ちが受け入れられる場や機会がもてるように支援する．入院している子どもにきょうだいが面会できたり，関わる時間をもてるように調整することもきょうだい間の気持ちの調整に役立つ．

●家族間の調整が適切に行われる●

家族間での役割分担がバランスよく働いているのかを家族から情報収集しながら，家族自身が調整の必要なことがらに気付けるように援助する．必要時に専門家からの援助や社会資源を活用できるようにし，家族成員のどこかに過剰な負担が生じないように配慮する．

●有効な社会資源を得る●

社会制度やさまざまな物的・人的資源を活用して家族の支援が行われるようにする．特に，家庭で子どもが療養していくにあたっては，子どもの成長や家族の生活スタイルの変化によって必要となる資源が異なっていくため，家族がサポートを受けたいときに相談できる窓口の情報が提供されていることが必要である．子どもの発達やライフサイクルに合った，教育や心理・社会的発達に関する社会資源を広く視野に入れておく．

引用・参考文献

1）小畑文也．子ども・病気・身体2．小児看護．1999，22（8），p.1009-1011．

2）前掲書1）のp.1011．

3）小畑文也．子ども・病気・身体6．小児看護．1999，22（13），p.1751-1752．

4）平林優子．入院体験において子どもが獲得する入院生活の仕方の意味とその変化の過程：短期入院の幼児後期の子どもを対象として．日本看護科学学会誌．1994，14（3），p.104-105．

5）Gull, HJ. The Chronically ill patient's adaptation to hospitalization. Nurs Clin North Am. 1987, 22（3）, p.593-601.

6）R・S・ラザルスほか．ストレスの心理学：認知的評価と対処の研究．本明寛ほか訳．実務教育出版，1991．

7）J・ボウルヴィ．母子関係の理論：愛着行動．新版1．黒田実郎ほか訳．岩崎学術出版社，1991，p.29-40．

8）J・ボウルヴィ．母子関係の理論：分離不安．新版2．黒田実郎ほか訳．岩崎学術出版社，1991，p.3-35．

9）藤原千恵子ほか．入院する乳幼児を持つ両親の不安に関する研究．小児保健研究．1998，57（6），p.817-824．

10）大田にわほか．母親付き添いによる長期入院が家族に及ぼす影響：家に残されたきょうだいの精神面への影響．岡山医療短期大学紀要．1992，3，p.55-61．

11）村田恵子ほか．慢性疾患患児の在宅ケアに関する家族の困難と影響因子．神戸大学医療短期大学部紀要．1997，19，p.45-51．

12）Holaday, B．子どもと親に与える入院の影響に関する看護研究．看護研究．1994，27，p.102-111．

13）青木雅子．あたりまえさの創造：ボディイメージの形成過程からとらえた先天性心疾患患者の小児期における自己構築．日本看護科学学会誌．2009，29（3），p.43-51．

2 | 急性期にある子どもと家族への看護

1 発熱時のアセスメントと看護

(1) 発熱のメカニズム

小児科の一般外来，救急外来を訪れる子どもの主訴で最も多いのが発熱であり，全体の40〜50％を占めている．ここでは，発熱のメカニズムと子どもの発熱の特徴について説明する．

●発　熱●

発熱とは，体温調節中枢の機能が異常（熱の産生と放散機能のアンバランス）をきたし，正常体温以上に高くなった状態で，生体防御反応の一つである．体温が異常に上昇した状態を高体温という．高体温には**発熱**と**うつ熱**がある．発熱は，発熱物質（パイロジェン：pyrogen）が体温調節中枢に作用することによって，体温のセットポイント（設定値）が上昇するためと考えられており，うつ熱は，セットポイントが正常にもかかわらず，体温の産生（温熱中枢）と放散（冷中枢）のバランスがとれず，体熱の放散が妨げられ体内に熱がこもってしまう状態である．

●発熱のメカニズム●

機械的刺激による発熱は，脳出血，脳腫瘍，頭蓋骨骨折などにより，体温調節中枢が機械的に損傷される．精神的刺激による発熱は解離性障害や神経症にみられ，大脳皮質から体温中枢が影響を受けることから起こる．化学的刺激による発熱は，生体内に細菌やウイルス，真菌，抗原などの外因性発熱物質の侵入や組織の壊死により，単球やマクロファージなどが活性化されて，内因性発熱物質を産生する．その内因性発熱物質が脳内でのプロスタグランジンの産生を誘発し，視床下部にある体温調節中枢を刺激し，体温のセットポイントが高く設定され，熱放散が抑制され，熱の産生が促進されることで体温上昇が起こる．

(2) 小児の発熱の特徴

●小児における発熱の原因●

小児期の発熱のほとんどは細菌性あるいはウイルス性感染症であり，気管支炎・髄膜炎・中耳炎や水痘・風疹などの感染による発熱が最も多い．発熱を呈する疾患は感染症，膠原病，血液疾患，悪性腫瘍，その他特殊なものとして薬剤性発熱，心因性発熱などがある．急な発熱は，風邪や上気道炎の一症状，川崎病や若年性リウマチなどの膠原病の初期症状や急性リンパ性白血病の発症に伴うものである．また，小児は知恵熱，生歯熱，夏季熱，脱水などの体液異常，熱射病・うつ熱などの高温高湿環境や自律神経異常，内分泌異常，体温中枢障害などの疾患以外の原因による発熱を認めることがある．

●小児が発熱しやすい特徴●

小児は次のような，成人よりも発熱しやすい解剖学的・生理的特徴を有している．
①体重の割合に比べ基礎代謝が大きく，かつ，発熱体としての小児の熱容量は小さいため，体温が安定しにくい．

---

plus α

体温調節中枢

温熱中枢（熱産生）と寒冷中枢（熱放散）による体温調節中枢は視床下部にある．

→体熱の産生と拡散については，ナーシング・グラフィカ 小児看護学②『小児看護技術』9章1節1図9.1-3参照.

plus α

内因性発熱物質

インターロイキン，インターフェロンなどのこと．これらは発熱を起こすとともに生体の免疫能を増強させ，感染した微生物から身を守る働きを担っている．

plus α

熱の持続時間と病状

通常のウイルス感染は1，2日で解熱．3〜4日以上なら中等症以上，5日以上は重症．2週間以上は不明熱の精査が必要である．

②体温調節中枢が未発達であるため，体温は不安定で高体温になりやすく，環境温度の影響を受け変動しやすい（気温，室温，衣服など）．

③体重に比べて体表面積が大きく，皮下脂肪層が少なく，筋肉層も薄いため，熱放散が大きい．

④発汗機構が未熟である．

⑤皮膚血管の温度に対する反応が緩慢である．

⑥免疫力が弱いために細菌やウイルスによる感染症に罹患しやすい（5，6カ月から1歳までの間に母胎由来の抗体が消失するために感染しやすい）．

⑦新陳代謝が盛んで運動が活発なため，成人に比べて体温が高い．

●小児の発熱で注意すべき点●

一般的に体温は小児では成人よりやや高く，37.5℃以上を発熱とする．発熱から病因を診断する過程は臨床的観察が特に重要であり，随伴症状や検査所見上から総合的に判断しなければならない．新生児，特に母乳栄養児では水分不足による軽度の発熱を認めたり，3カ月以下の乳児の38.0℃以上の発熱は重篤な感染症であることが多い．6カ月以上6歳未満の小児では38.0℃以上の発熱で痙攣を起こすことがあるため，熱性痙攣（p.196参照）の既往がある場合には，特に注意が必要である．小児では，**熱の高さと疾患の重症度は必ずしも比例しない**．

（3）発熱の身体への影響

発熱の身体への影響には，表3.2-1のようなものがある．小児では，特に脱水により重篤な状態を招く危険性があるため，早期に適切な対処を行う必要がある．

表3.2-1●発熱の身体への影響

基礎代謝の亢進	倦怠感，熱感，発汗
循環器系への影響	心拍数・脈拍数の増加，心悸亢進，血圧の低下
呼吸器系への影響	呼吸数の増加
消化機能の低下	食欲不振，嘔気・嘔吐，下痢，便秘
腎機能の低下	タンパク尿
脱　水	口渇，尿量の減少，皮膚・粘膜の乾燥
中枢神経機能障害	頭重感，頭痛，めまい，嘔気・嘔吐，精神作業能力の低下
筋・骨格系への影響	関節痛，筋肉痛
精神面への影響	不安や苦痛など

---

plus-α

発熱児に対するスクリーニング検査

生後3カ月未満の乳児には原則として初診時にスクリーニングを行う必要がある．生後3カ月以降の小児では，全身状態が良好な場合は発熱3日以上を目安にする．また，全身状態が良くない場合は初診時にスクリーニングを行う．

plus-α

感染症迅速診断キットの種類

溶連菌，インフルエンザ，ロタウイルス，RSウイルス，アデノウイルス．

plus-α

重症細菌感染症の徴候

・ぐったりした元気のない様子
・視線が合わない
・周囲に無関心
・多呼吸・努力性呼吸
・末梢の循環不全を示す皮膚の変化

plus-α

基礎代謝

体温1℃上昇に対して，7〜13%の代謝亢進がみられる．

（4）発熱時のアセスメントと看護ケア

●アセスメント（表3.2-2）●

表3.2-2●発熱時のアセスメント

問　診	健康時あるいは平常時の体温の確認 体温の変動に関連する要因（年齢，生体リズム，ストレスなどの精神活動，食事や運動，睡眠などの生活要因，環境温度）との関係 他の医療機関を受診している場合，そこでの診断と治療内容（薬の使用状況） 予防接種歴 発熱や伝染性疾患に罹患した人との接触の有無の確認（家族の最近の罹患状況，保育所，幼稚園，託児所，学校における伝染性疾患の流行），地域における伝染性疾患の流行 熱性痙攣の既往（時期，回数），痙攣の有無・様子・持続時間 来院前の状態（過ごし方）
測定方法	バイタルサイン測定は年齢に合った方法で正しく行われたか，同じ部位で行われたか，体温計の種類の違いはないか，体温計の故障はないか
発熱の状態	突然の発熱か，発熱の程度，熱型（稽留熱，弛張熱，間欠熱，波状熱）*，持続時間，解熱の状態
バイタルサインの変化	呼吸（数，深さ，リズムの異常），心拍・脈拍（数，強さ，リズムの異常），血圧
随伴症状	呼吸器症状：咳嗽，喘鳴，咽頭痛，嗄声，呼吸困難など 消化器症状：下痢，悪心・嘔吐，腹痛など 神経症状：頭痛，痙攣など 泌尿器症状：頻尿，乏尿，排尿時痛（泣く様子など），残尿感 皮膚症状：発疹，出血斑，発赤，腫脹，硬性浮腫 眼症状：眼脂，充血，羞明 耳症状：耳痛，耳漏，耳を触る動作 口腔内症状：アフタ，コプリック斑，咽頭発赤，いちご舌
全身状態	意識状態（刺激への反応），顔つき，顔色・皮膚色・粘膜の色，チアノーゼの有無・程度 発汗の有無や程度 疾患に特異的な所見 頸部や腋窩，鼠径部のリンパ節腫脹 肝脾腫の有無 疼痛の有無（関節痛，腰背部痛，筋肉痛，歯痛など） 脱水の有無（口渇，口唇・皮膚の乾燥，皮膚の弾力性，眼球のくぼみ）
一般状態 ※普段の様子との比較	表情，言葉数，言動の様子，機嫌の良否，活気の有無・程度，啼泣の状態（声の種類，声の大きさ，持続時間），遊んでいる様子
食事・哺乳状態 ※普段の様子との比較	哺乳量・哺乳回数，食事摂取量・内容，食欲低下の有無，水分摂取量・回数，最終の飲食時間
生活環境状態	気候，室温，湿度，衣服などが適切か否か
臨床検査所見	血液検査所見：白血球数やその分画，赤血球数，ヘモグロビン値，ヘマトクリット値，血小板数，血沈，CRP，血液培養，血液ガス 胸部X線所見：異常陰影 尿検査所見：タンパク，糖，ウロビリノーゲン，潜血，沈渣，細菌培養（必要時） 便検査所見：潜血，細菌培養（必要時） SpO_2
薬の効果および副作用	投与された薬の内容・量，投与方法，投与時間，作用・副作用

＊ナーシング・グラフィカ 小児看護学② 『小児看護技術』 9章1節1表9.1-3参照.

● 看護ケア ●

　体温調節中枢の調節により，体温上昇時には悪寒を生じ，解熱時には発汗がみられるようになる．このメカニズムを念頭に置いた，タイムリーなケアが必要となる．

体温上昇時のケア（図3.2-1）

①安静・安楽な体位の保持：体温上昇に伴い基礎代謝が亢進し，倦怠感が出現したり，体力の消耗も激しいため，静かな環境を整える．必要に応じ，子どもの家族（両親）にそばにいてもらったり，子どもの好きなリネン（毛布やタオルケットなど），タオル，ぬいぐるみを使用する．

②保温：体温調節中枢のセットポイントに体温が上昇するまで，身体の中心部は高温になり，四肢末梢は冷感を訴えるため，体表面は風通しをよくし，手足は保温する．温罨法，保温性の高い衣類や寝衣を工夫する．電気毛布や温枕を使用する場合は，熱傷に注意する．

③解熱薬の使用：必要に応じて解熱薬を使用するが，使用時は確実な投与を行う．また，体温がセットポイント到達時に解熱効果がでるよう，投与時間を考える．

④抗痙攣薬の使用：熱性痙攣の既往がある場合は，痙攣の予防目的で体温のセットポイント到達前に抗痙攣薬の坐剤を投与しておく．

高体温維持時のケア

①冷罨法の使用：動脈が体表面近くを通っている部位，頸部，腋窩，鼠径部などを氷嚢や氷枕，アイスパック（約4時間効果が持続）で冷却する．

②環境調整：空調管理や室内の換気を行い，涼しさを感じられるようにする．

解熱時のケア

　身体の清潔保持・更衣：子どもの苦痛を最小限にしながら，解熱時や発汗が多いときには適宜保清・更衣を行っていく．あらかじめ身体と寝衣の間にタオルを入れておくと，こまめに取り換えることができ，更衣による負担を軽減できる．

脱水予防のケア

　水分・栄養の補給：経口摂取が可能な場合には，できるだけ水分や消化のよいもの，

---

plus α

解熱薬の使用

基礎疾患のない小児では，39℃未満の発熱には，必ずしも解熱薬の投与は必要でない．

・使用する場合：
　第1選択
　　アセトアミノフェン
　　1回10mg/kg
　　6時間以上あけて
　　1日2〜3回
　第2選択
　　イブプロフェン
　　1回3〜6mg/kg
　　1日2回まで

※3カ月未満の乳児では，解熱薬使用により過度に体温低下をきたすことがあるので，原則として使用しないほうが望ましい．

plus α

冷罨法の根拠

体温調節中枢のセットポイントと実際の体温が一致すると，悪寒・戦慄は消失し，子どもは身体の熱さを感じるため，冷罨法を行うとよい．高熱でも悪寒，戦慄がみられるときは冷罨法は行わない．また，高熱でも元気に遊んでいるときには，必要ない場合もある．

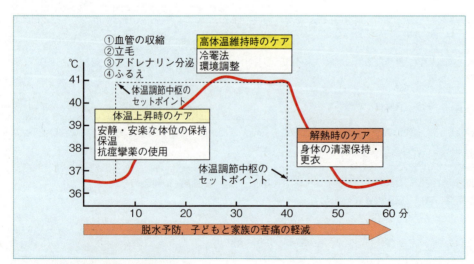

図3.2-1 ● 体温の変化と看護ケア

子どもが食べたいものをとってもらう．入院中は子どもの状態に応じて食べやすい食事形態に変更する．また，経口摂取が不可能な場合は，点滴管理を行い，指示された輸液の内容・量が確実に投与されているか時間ごとに確認する．

子どもの苦痛を軽減するケア

上記の対症ケアを適切に行うことのほか，ベッド上で遊べる環境を整えたり，家族の付き添いを見守ることが必要である．

家族の苦痛を軽減するケア

家族は発熱による脳神経系の障害や肺炎が心配であるため，発熱の原因や病状，および今後の見通しについてわかりやすく説明する．また，子どもの苦痛を軽減すること自体が家族のケアにもつながる．子どもが発熱しているときには家族も気がかりで眠れない場合が多いので，子どもの状態が少し落ち着いたときに休息できるように場所や時間を確保するケアも必要である．

2 脱水時のアセスメントと看護

（1）脱 水

脱水（dehydration）とは，水分摂取が不足した状態あるいは身体から水分が失われた状態である[1]．水分は，皮膚，肺，腎，消化管の4経路から失われ，同時に電解質も失われる[2]．

（2）脱水の種類

脱水は，血清ナトリウム濃度によって3型に分けられる．**等張性脱水**とは，ナトリウムと水が細胞外液の組成と同じ割合で喪失した場合に起こり，子どもの脱水の約80％を占める．**低張性脱水**とは，ナトリウムが水よりも多く欠乏したため脱水と同時に低ナトリウム血症を起こす．**高張性脱水**とは，水だけの喪失，または食塩を低張に含んだ水の喪失によって起こる．前者は水分摂取不足，後者は高度な不感蒸泄，尿崩症，浸透圧利尿の際にみられる[2]（表3.2-3，表3.2-4）．

等張性・低張性脱水の症状としては，ぐったり，腱反射の減弱，筋緊張の低下，重症では嗜眠，昏睡となる．高張性脱水では，うとうとしても周囲の刺激に過敏に反応し，筋緊張の高まりなどがみられるが，進行すると筋攣縮や痙攣を起こす．

（3）成人に比べて脱水になりやすい理由[1, 2, 4, 5]

子どもは，解剖学的な理由などにより，体液の喪失や摂取量の減少をきたしやすく脱水になりやすい．

①身体の水分含有量は成人よりも高い：水分は成人では体重の約60％を占めているが，新生児では約80％と多いため，成人よりも水分の喪失の影響を強く受けやすい．

②細胞外液の占める割合が成人よりも高い：細胞内液は約40％であり成人とほぼ変わらないが，細胞外液は約40％から年齢とともに約20％に減少するため，脱水に傾きやすい（p.84，表2.2-3も参照）．

③不感蒸泄が多い：発達・発育の途上にあるためエネルギー消費量やそれに伴う不感蒸泄が多くなる．

④病的状態下で摂取水分量の低下，排泄の増加が容易に起こりやすい：胃腸炎などの

---

plus α

細胞内液と細胞外液

身体の中の水分はその局在により細胞内液と細胞外液とに分けられる．細胞外液は，その局在により血漿（血管内）と間質液（血管外）とに分けられる[3]．

plus α

不感蒸泄

呼吸器や体表面から蒸発して失われる水分のことを不感蒸泄という．ナーシング・グラフィカ人体の構造と機能①『解剖生理学』3章3節参照．

感染症に罹患すると哺乳量が著しく減ったり，嘔吐・下痢によって大量の水分が喪失してしまう．

⑤腎機能が未熟である：腎からの水の排泄（尿量）は，尿中に排泄すべき溶質の量と体内の水分量とによって決定される．2歳までには成人と同等に尿を濃縮することができるようになる．また，尿の希釈力は生後2週～2カ月ごろに成人と同等の能力となる．

（4）脱水時のアセスメントと看護

脱水時の観察項目（表3.2-5）から，脱水がどのような原因で，どのような状態にあるのかを経時的にみていくことが重症度の見極めとなる．脱水が軽度であれば，経口補液療法を行う．重症の場合は，輸液療法（急速初期輸液・維持輸液）を行う．輸液中は特に体動制限が強いられるなど，子どもは身体的・精神的に苦痛を伴うので，それを考慮した関わりが必要である．また，子どもの脱水に早く気付けなかったこと，脱水が危険であると認識していなかったことで自分を責める家族もある．したがって，家族の思いを受け止めながら，脱水症状の予防や早期発見のアドバイスを行っていく．

plus-α

経口補液療法

軽症の脱水の予防と治療を目的とし，経口にて水分・電解質を補充するといった，最も安全な治療法である．

plus-α

急速初期輸液・維持輸液

急速初期輸液とは，脱水による循環障害を急速な輸液によって改善させることを目的とし，維持輸液とは，急速初期輸液が終了後，経口投与が可能となるまで行う輸液のことである[4]．

表3.2-3●脱水症のタイプと臨床症状

		等張性	低張性	高張性
血清Na濃度		130～150mEq/L	＜130mEq/L	≧150mEq/L
喪失症	水	110～150mL/kg	40～80mL/kg	20～170mL/kg
	Na	7～11mEq/kg	10～14mEq/kg	2～5mEq/kg
	K	7～11mEq/kg	10～14mEq/kg	2～5mEq/kg
	Cl+HCO$_3^-$	14～22mEq/kg	20～28mEq/kg	4～10mEq/kg
神経症状		嗜眠	嗜眠	興奮
腱反射		減弱	減弱	亢進
血圧		低下	かなり低下	やや低下
脈		速脈	速脈	やや速脈
皮膚	緊張度	低下	かなり低下	軽度
	感触	乾燥	ねっとり	ねばねば
	粘膜	乾燥	やや湿った	乾燥
	大泉門，眼窩の陥凹	著明	著明	軽度
チアノーゼ		あり	あり	軽度

森川昭廣ほか編．標準小児科学．第5版．医学書院，2003，p.187．

plus-α

NaとKの単位

体重1kgあたりの喪失量を示す場合は「mEq/kg」が使われる．血液中に含まれるイオン量を示す時には「mEq/L」が使われる．

表3.2-4●脱水がみられる原因（疾患など）

体液の喪失	
発熱	高熱性疾患などの発熱によって不感蒸泄量の増加
下痢	急性・慢性の下痢症，ロタウイルスなどの下痢症によって，腸液内に含まれる水分や電解質の喪失
嘔吐を繰り返す	急性の嘔吐症，アセトン血性嘔吐症，イレウスなどによって，胃液に含まれる水分や電解質の喪失
高温環境にいる	酷暑場所や炎天下でのスポーツなどによる水分摂取の不足
多尿	尿崩症，慢性腎不全，副腎皮質機能不全，糖尿病など
皮膚からの喪失	やけどや嚢胞性線維症など，分泌物や滲出液の流出
呼吸による喪失	多呼吸，気管支喘息，肺炎など
その他	胃液などの持続吸引，利尿薬の使用など
摂取量の減少	
水分摂取が困難	意識障害や口内炎，呼吸困難，嚥下困難，不適切な養育など
食欲低下	消化器疾患など

表3.2-5●脱水時の観察と看護のポイント

観察のポイント	看護のポイント
①バイタルサイン（頻脈，発熱，多呼吸，血圧低下，末梢冷感など） ②体重の減少 ③排尿の性状・量・回数，最終の排尿時間 ④排便の性状・量・回数 ⑤皮膚の状態（口唇・口腔粘膜の乾燥，ツルゴールの低下など） ⑥眼窩や大泉門の陥没 ⑦意識状態（表情，痙攣の有無，脱力感） ⑧検査データ値 　血液検査：電解質値，ヘモグロビン，ヘマトクリット，総タンパク，尿素窒素，クレアチニンなど 　尿検査：尿比重，ケトン体，糖，タンパク，尿沈査，クレアチニンなど	①水分バランス（＝水分摂取量の合計－水分喪失量の合計）のチェック ②輸液管理と輸液による副作用の早期発見 ③体重測定 ④皮膚・粘膜の清潔に努める：二次感染や合併症の予防（粘膜や皮膚の乾燥や吐物によって皮膚が汚染されやすく感染しやすい） ⑤水分をとれるようにする工夫（嘔吐や下痢に注意しながら医師に確認し，スポーツ飲料など本人の好むものを摂取していけるように促す） ⑥環境の整備： 　室温・湿度に注意を払う． 　寝具・寝衣の選択や交換を行う． 　休息がとれるようなベッド周囲や危険の防止に努める． ⑦不安・苦痛軽減を図る．

plus-α

体重減少

体重減少の程度は，脱水の重症度を示す客観的な指標である．乳児では体重の5％未満，5～10％，10％以上の減少，幼児以降では3％未満，3～9％，9％以上の減少をそれぞれ軽度，中等度，重度の脱水と呼ぶ[5]．

plus-α

ツルゴール

皮膚緊張感のこと．皮膚をつまんで持ち上げて離したとき，その部位が周囲の皮膚の位置に回復するまでの速度が遅れている状態をツルゴールの低下という．

3　痙攣時のアセスメントと看護

（1）痙　攣

　痙攣（convulsion, spasm）とは，突発的に繰り返して起こる身体の一部あるいはすべての筋の収縮を意味し，子どもによくみられる．また，**痙攣重積状態**とは，痙攣の持続した状態が続いたり，意識状態が回復せず30分以上も断続的に痙攣を繰り返す状態である[9]．

（2）痙攣を起こす原因

　痙攣自体はさまざまな原因によって起こるが，その原因が脳にある場合と，脳以外

表3.2-6 ● 乳児期から小児期痙攣の鑑別疾患

1. 感染	熱性痙攣，髄膜炎（細菌，ウイルス，真菌），脳炎，脳症，脳膿瘍
2. てんかん	症候性―頭部外傷，低酸素性虚血性脳症，分娩外傷，硬膜下血腫などの後遺症，側頭葉てんかん，前頭葉てんかん，後頭葉てんかん，ウエスト症候群，レノックス・ガストー症候群
	特発性―中心・側頭部棘波をもつ良性小児てんかん，後頭部棘波をもつ小児てんかん，小児欠神てんかん，若年性ミオクロニーてんかん
	機会性―熱性痙攣，下痢に伴う良性乳児痙攣
3. 代謝異常症	フェニルケトン尿症，ガラクトース血症，糖原病，テイ・サックス病，ゴーシェ病，ニーマン・ピック病，クラッベ病，ミトコンドリア病，副甲状腺機能低下症
4. 神経皮膚症候群	結節性硬化症，スタージ・ウェーバー症候群
5. 脱髄性疾患	多発性硬化症，急性散在性脳脊髄炎
6. 変性疾患	副腎白質萎縮症，カナバン病，ハンチントン病
7. その他	脳腫瘍，急性壊死性脳症，高血圧性脳症，急性腎不全，出血性尿毒症候群，脳血管障害―くも膜下出血，動静脈奇形血管腫の破壊，出血，中毒

森川昭廣ほか編. 標準小児科学. 第5版. 医学書院, 2003, p.551.

に原因がある場合とに分けられる．子どもの場合，痙攣を呈する疾患の主要なものはてんかんであるため，てんかんとてんかん以外のものとの鑑別が重要である（表3.2-6）．

痙攣の種類には，全身または四肢に持続的な筋の硬直状態が起こり伸展硬直する**強直性痙攣**，持続的に筋の収縮と弛緩を繰り返す**間代性痙攣**，強直性痙攣に次いで間代性痙攣が起こり，徐々に間隔が長くなって消失する**強直間代性痙攣**がある[10]．

熱性痙攣とは，頭蓋内の異常を伴わない発熱（38.0℃以上）に伴って起こる，短時間の全身性の痙攣である．発熱の上昇期に痙攣が出現することが多く，予後はほとんどが良好である．小児人口の3〜4％にみられ，そのうち30〜40％に再発，初発年齢が小さいものほど再発率が高い[6]．初発年齢は乳幼児期の子どもであり，3カ月未満あるいは5歳以降で初発することは極めて少ない．原因として，子どもの脳は発達途上であり，調整機能が未熟なため発熱に伴う酸素消費量の増大や，発熱による脳神経細胞の興奮の高まりなどがいわれている[6]．また，家族歴がみられることが多いため，熱性痙攣と家族歴の関係を情報収集することは鑑別に役立つ．

(3) 痙攣時のアセスメントと看護

痙攣時と痙攣後の観察内容ならびに看護のポイントは，表3.2-7に示すとおりである．家庭で痙攣を起こして，病院を受診するころには痙攣が治まっていることも多い．そのため，家族に痙攣前後や痙攣時の状況を尋ねることにより，状況を把握していかなければならない．家族は，子どもの痙攣の出現により動揺しているため，家族の気持ちを察しながら具体的に聴いていく必要がある．家族が痙攣時の状況を話しやすいように尋ねる工夫も必要である．その際，痙攣の既往の確認，既往があれば以前と今回の違い，薬物（坐薬など）の使用の有無や投与時間も確認する．

痙攣の原因・種類・状況などによっては，呼吸管理や輸液管理，薬物管理が必要と

---

plus α

てんかん
脳の電気的活動の過剰興奮により，脳機能が一時的に傷害される病態をてんかん発作といい，てんかん発作を起こす疾患をてんかんと呼んでいる[8]．

plus α

悪寒などの"ふるえ"と"痙攣"の鑑別
ふるえは，四肢の動きの往復運動のリズムが小刻みであり，往と復の速度は同じである．痙攣は，急速相と緩速相があり，往と復の速度が異なる[7]．

plus α

髄膜刺激症状の特徴
項部硬直：項部の前屈をさせると痛みのためできない状態．
ブルジンスキー徴候：項部を前屈させると股関節や膝関節が屈曲する状態．
ケルニッヒ徴候：股関節を90°に屈曲させると下腿が伸びず痛みを伴い，股関節を伸ばすことができない状態．

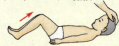
ブルジンスキー徴候

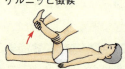
ケルニッヒ徴候

表3.2-7 ● 痙攣時の観察と看護のポイント

観察項目		観察内容	看護のポイント
痙攣時	痙攣の様式	部位や広がり：全身性・部分性，広がり方 種類：強直性，間代性，強直間代性 形：体を硬く突っ張る，ピクピク震える，両手を挙げる，など 持続時間と時間的経過	・嘔気がある場合には，ガーグルベースンなどを準備し，吐物による窒息防止に努める．また，嘔吐時は速やかに顔を横に向け，気道を確保する． ・酸素飽和度が低い場合やチアノーゼが出現しているときには，酸素投与をする可能性があるため準備をしておく． ・呼吸状態の悪化により人工呼吸器による呼吸管理が必要となる． ・輸液管理が必要なことがあるため，ライン確保の準備も考慮しておく． ・ベッド上の危険物除去や転落を防止する．
	全身状態	発熱状況：体温・熱の上がりはじめ，など 意識状態・機嫌：ぼーっとしている，声をかけても返事がない，など 心拍数，酸素飽和度，呼吸状態（不規則性・無呼吸など），顔色，末梢冷感，チアノーゼ，嘔気・嘔吐，など	
	神経学的所見	眼振・瞳孔の左右差，対光反射，眼球固定偏位，凝視，髄膜刺激症状，など	
痙攣後	全身状態	意識状態・機嫌：意識の明瞭さ，会話や発声，機嫌が戻る，視線が合う，など 麻痺の有無・部位や程度，心拍数，呼吸状態，酸素飽和度，体温などバイタルサインの変化，顔色，嘔気・嘔吐，頭痛，痙攣後入眠に移行，など	・再度痙攣が起こる可能性があるため，ベッド周囲などの環境整備を行い，安全・安楽を図る． ・痙攣後，特に年少の子どもは見知らぬ医療者に囲まれ混乱することが多い．よって，母親の早期の面会を促すなど，子どもが落ち着けるように関わる．また，子どもが理解できる言葉で現状を説明していく．
	神経学的所見	眼振・瞳孔の左右差，対光反射，眼球固定偏位，髄膜刺激症状の有無，など	

なる場合もある．発熱に対してはクーリングを行うほか水分を多めに摂取し，安静を保つことである．また，鎮静薬や鎮痙薬を投与する場合には，呼吸をはじめ全身状態，副作用の出現に注意して観察を行う．熱性痙攣の場合，再発予防としてジアゼパム坐薬の発熱時間欠投与法が有効である．そのため，熱性痙攣を繰り返す子どもに対しては，発熱時に家庭でジアゼパム坐薬を直腸内に挿入するように医師から説明を受けて帰宅することがほとんどである．よって，家族が確実に，安全に坐薬挿入できるように詳しく手技などを説明し，家族の疑問に応えていく．

4 呼吸困難時のアセスメントと看護

(1) 呼吸困難

呼吸困難（dyspnea）とは，息苦しいという自覚的な症状であるが，多呼吸，陥没呼吸，呻吟，チアノーゼなどの他覚症状も含め，呼吸運動に努力を必要とする状態をいう．

(2) 成人に比べて呼吸困難を呈しやすい解剖学的な理由

子どもは，胸郭の未発達や1回換気量が少なく，また，気道内径が小さく気管支の壁が柔らかいため，胸腔内が虚脱しやすいことなどによって呼吸困難に陥りやすい[14]（表3.2-8）．

(3) 呼吸困難となる原因

呼吸困難となる原因の多くは，呼吸器疾患である（表3.2-9）が，基礎疾患として心疾患や神経・筋疾患，血液疾患，心因性疾患などでも起こる．そのため，呼吸困難となる経過や状況，進行によっても，その対応のしかたは異なってくる．年少の場合，

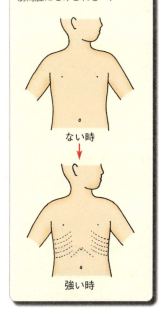

plus α

陥没呼吸

吸気性の呼吸困難の強さを示す努力呼吸である．陥没は，胸骨上窩，肋間腔，胸骨・肋骨下でよく観察され，特に胸骨上窩でみられやすい．重症なものでは，肋間腔にもみられる[13]．

ない時

強い時

表3.2-8●子どもの呼吸器系の特徴

①体重あたりの酸素消費量は成人の2倍であるが，肺の面積が少ないため，多呼吸で呼吸予備力が小さい.
②呼吸中枢が未熟なため，呼吸障害時には呼吸回数を増やすがその結果，呼吸抑制をきたしやすい.
③気管が細く柔らかいため，分泌物増加で気道抵抗が増加し，無気肺を起こしやすい.
④舌根が相対的に大きく舌根沈下しやすい.
⑤横隔膜による腹式呼吸が主体なため，腹部膨満などの腹圧上昇による呼吸障害をきたしやすい.
⑥胸郭が円筒で肋骨が水平位（ほとんど深吸気位）なため，深呼吸ができない.

表3.2-9●呼吸困難を引き起こす呼吸器疾患

	急性呼吸困難	その他の呼吸困難
閉塞性換気障害	クループ 異物吸引 後鼻孔閉鎖 喉頭浮腫 気管支喘息発作 気管・気管支狭窄 気管支炎 百日咳	喉頭軟化症 口腔・鼻腔・喉頭腫瘍 巨舌 小顎症 血管輪 慢性気管支炎 肺気腫 縦隔腫瘍 気管食道瘻
拘束性換気障害	肺炎 肺出血 無気肺 気胸 膿胸 乳び胸 横隔膜ヘルニア 新生児呼吸窮迫症候群 新生児胎便吸引症候群	肺低形成 肺水腫 ウイルソン・ミキティ症候群 肺気管支異形成 多発性肺囊胞症 肺線維症 気管支拡張症
中枢性換気障害	先天性中枢性低換気症候群 脳幹部梗塞 脳炎	原発性中枢性低換気症候群 アーノルド・キアリ奇形

鈴木恵子. "呼吸器疾患をもつ子どもの観察". 小児Ⅱ. 桑野タイ子ほか編. 中央法規出版, 2011, p.62, （新看護観察のキーポイントシリーズ）.

子どもによっては呼吸がしにくいことを，「おなかが痛い」「頭が痛い」などと表現することもある[15]. また，呼吸困難のある子どもが風邪などの二次感染を合併すると，呼吸状態が急激に悪化してしまうため，環境整備など感染予防に努めることが重要である.

（4）呼吸困難時のアセスメント

呼吸困難な状況にある子どもに対して，呼吸器疾患の有無や基礎疾患との関連も含めて呼吸状態を観察し，現在の状況が緊急を要するのかをアセスメントしていくことが重要である（表3.2-10）.

（5）呼吸困難時の子どもへの看護

呼吸困難な状態は，子どもにとって苦痛であり恐怖の体験である. 少しでも楽に行えるように，体位の工夫や吸引，必要なときに瞬時に酸素吸入などができるように準

---

plus-α

呻吟

呼気時に起こる低い短いうめき声のことをいう.

plus-α

チアノーゼ

ギリシャ語で"青い色"という意味であり，皮膚や粘膜，口唇などが青紫～赤紫に見える状態である. これは毛細血管内を流れる血液中の還元ヘモグロビンの絶対量が5g/dL以上になったときに認められる[12].

→閉塞性換気障害と拘束性換気障害については，ナーシング・グラフィカ 人体の構造と機能①『解剖生理学』6章2節1参照.

plus-α

新生児呼吸窮迫症候群（RDS）

RDS；respiratory distress syndromeは，一次的あるいは二次的にサーファクタント（肺表面活性物質）が欠乏することによって起こり，頻呼吸，陥没呼吸，呻吟，チアノーゼを四主徴とする[16].

plus-α

新生児胎便吸引症候群（MAS）

MAS；meconium aspiration syndromeは，胎便による混濁した羊水を吸引することによって起こる呼吸障害であり，胎児仮死に続くことが多く，出生後早期の適切な処置によって予後が左右される[17].

表3.2-10●呼吸困難時の観察のポイント

観察項目		観察ポイント
呼吸に関すること	呼吸をみるときに留意すること	・安静時の呼吸状態を観察し，比較をすること
	呼吸数	・年齢に応じた呼吸数値からみた判断（多呼吸，徐呼吸など）
	呼吸音	・聴取の音の大きさ，左右差，雑音の有無・程度（湿性ラ音，乾性ラ音など）
	呼吸の型	・努力呼吸（鼻翼呼吸，下顎呼吸，肩呼吸）の有無 ・胸郭の動きや広がりの違い・程度（シーソー呼吸，陥没呼吸など）
	呼吸のリズム	・呼吸の深さや速さの規則性 異常呼吸 正常呼吸　チェーン・ストークス呼吸 クスマウル大呼吸　ビオー呼吸
	咳嗽・喘鳴の有無や程度	・持続時間，出現時間 ・喀痰の性状や量など ・吸気性喘鳴，呼気性喘鳴
全身状態に関すること	バイタルサイン	・心拍数や血圧の上昇，発熱の状況など
	意識状態，機嫌のよさ・悪さ	・問いかけへの反応，活気の程度，顔色や落ち着き具合など（意識状態：p.209参照）
	哺乳状況・食欲，嘔気・嘔吐，発汗・排尿状態，睡眠状況	・哺乳の速度・1回摂取量・食事摂取量，嘔吐の頻度・吐物の性状，発汗の程度，排尿回数・量・性状と脱水との関連など

備を整えておくことによって，呼吸困難が軽減するように努める．

①体位の工夫：気道の圧迫を避け，横隔膜を下げることにより呼吸面積を広げる体位を工夫し，呼吸をしやすくする．肩枕の挿入，側臥位，ファーラー位，起座位など（図3.2-2）．

②口鼻腔の吸引：貯留している分泌物を吸引し，気道の確保を行う．吸引圧・吸引チューブの大きさは子どもの年齢や体格に合わせて選択し，短時間で確実・安全に施行する．

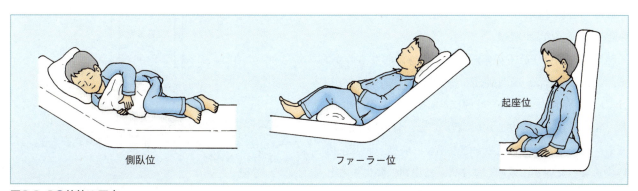

図3.2-2●体位の工夫

③酸素療法：低酸素血症など組織への酸素供給不足の改善や予防として，鼻カニューラ，酸素マスク，酸素テント，ヘッドボックスを子どもの年齢に応じて使用して投与する．その際，加湿を行い粘膜の乾燥を防ぐ．鼻カニューラを使用するときは，固定のテープの選択，貼る位置の工夫を行う．

④吸入療法：気道粘膜に蒸留水や薬物を直接投与し，乾燥の防止や粘膜の浮腫の軽減，分泌物の排出促進，気管支平滑筋の弛緩，気道炎症の軽減などの作用を目的とする．吸入療法は効果的に気道に到達させることができ，定量噴霧式吸入器やネブライザーなどを用いて吸入を行う．

⑤呼吸理学療法：気道内に貯留する痰や血液の排泄を助け，肺のガス交換を改善させたり，肺の合併症の予防などのために行う．分泌物の排出を行いたい肺野を高くして，重力によって分泌物の移動を行う**体位変換（体位ドレナージ）**がある．また，換気ではなく痰の移動を促進させる目的で，呼気を介助しながら胸郭を圧迫する手法（**スクイージング**）がある．これらは病態に合わせて使い分ける必要があり，吸入療法と併用したりしている[19, 20]．

また，ぬいぐるみを洗濯可能なもの（例えばタオル地のもの）に取り替えたり，手洗いの励行や家族が風邪をひいたりしないように，家族の健康に関するアドバイスをするなど，二次感染予防にも配慮していく．

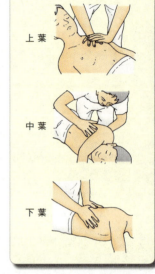

plus-α
スクイージングの部位
上葉→仰臥位により第2～4肋間，中葉→側臥位により第4～8肋間，下葉→側臥位により第8～10肋間に両手を乗せて，呼気運動の方向に合わせて押し下げる．呼気が終了したら手を密着したまま力を抜く[18]．

上葉
中葉
下葉

5 嘔吐・下痢時のアセスメントと看護

(1) 嘔吐とは

嘔吐（vomitimg）とは，胃内容物が腸管や胸腹壁筋の収縮により口から排出することであり，胃内容物が事前に口腔内に流出する逆流（regurgitation）や，吐きたいという主観的感覚である悪心（nausea）とは区別される[21]．

● 嘔吐となる原因 ●

嘔吐の発生機序

嘔吐は，延髄にある嘔吐中枢や化学受容体引金帯への刺激で起こる．嘔吐中枢への直接的な刺激や大脳皮質刺激による**中枢性嘔吐**，種々の臓器から求心性に迷走神経や交感神経を介して嘔吐中枢を刺激したり，化学受容体引金帯からドパミンを介して嘔吐中枢を刺激する**末梢性嘔吐**に分類される[22]（図3.2-3）．

嘔吐と子どもの年齢の特徴

嘔吐の原因は子どもの年齢によって特徴的なものがある．新生児期では，噴門括約筋や中枢神経機能の発達が十分ではないため，出生後一時的に羊水を嘔吐することがある．乳児期も噴門括約筋がまだ緩いこと，胃の形態が筒状であるため，ミルクの飲みすぎや啼泣，咳嗽，腹部圧迫，体位によって容易に嘔吐しやすい．幼児期以降になると，感染による嘔吐のほかに，不安や緊張による心因性嘔吐，

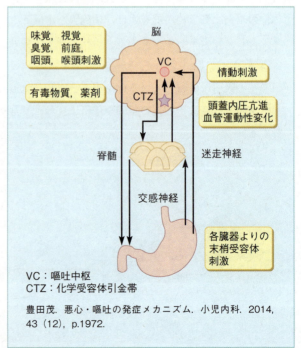

VC：嘔吐中枢
CTZ：化学受容体引金帯

豊田茂．悪心・嘔吐の発症メカニズム．小児内科．2014, 43 (12), p.1972.

図3.2-3 ● 嘔吐のメカニズム

表3.2-11●小児期の嘔吐と主な鑑別疾患

	新生児期	乳幼児期	学童・思春期
器質的異常	肥厚性幽門狭窄症* 胃・食道逆流現象 十二指腸閉鎖・狭窄 回腸閉鎖 Hirschsprung病 腸回旋異常・輪状膵	腸重積* Hirschsprung病 異物誤飲 腸回旋異常	腸閉塞（絞扼性イレウス）*
感染性	尿路感染症 壊死性腸炎 TORCH感染 細菌性髄膜炎*	ウイルス性胃腸炎 細菌性腸炎 肝炎・虫垂炎 尿路感染症 膵炎・肺炎 心筋炎・細菌性髄膜炎*	ウイルス性胃腸炎 細菌性腸炎 肝炎・虫垂炎 尿路感染症 膵炎・肺炎 心筋炎・細菌性髄膜炎*
外傷性		閉鎖性頭部外傷* （脳振盪・硬膜下出血）	閉鎖性頭部外傷* （脳振盪・硬膜下出血）
頭蓋内圧亢進	水頭症 頭蓋内出血 （硬膜下・くも膜下）	脳腫瘍 硬膜下出血 水頭症 脳膿瘍	脳腫瘍 脳血管障害 （もやもや病など）
代謝性	先天代謝異常症 副腎性器症候群 周産期の薬物曝露 治療薬の過剰投与	先天代謝異常症 尿毒症 乳糖不耐症 薬物の過剰投与 薬物誤飲	糖尿病性ケトアシドーシス 尿毒症 薬物の過剰投与 薬物誤飲

＊緊急性が高く見逃せない疾患
Lewis DA et al. 当直医のための救急マニュアル：小児科編. 黒川清総監訳, 衞藤義勝監訳. エルゼビア・ジャパン, 2001, p.284より引用, 一部改変.

乗り物酔いなどの前庭器官の刺激による嘔吐もみられる[23]. したがって, 子どもの月齢や年齢は, 生理的な嘔吐や嘔吐を呈する原因疾患を特定する上でも重要な情報となる（表3.2-11）.

●嘔吐時のアセスメント●

嘔吐する子どもの年齢や既往歴などの基礎情報, 発症時の様子や現在までの経過を家族から情報収集することは, 嘔吐の原因を明らかにする上での材料となる. また, 嘔吐を呈する子どもの多くは, 発熱や呼吸器症状などを伴うことが多い. そのため, 消化器疾患だけではない原因が潜んでいることを念頭に, 生理的な嘔吐であるのか否か, 嘔吐を繰り返すことにより脱水症状に陥っていないか等, 緊急性をアセスメントし対応することが重要である（表3.2-12）.

●嘔吐時の子どもへの看護●

嘔吐は子どもにとって, 不快感だけでなく, 吐物による誤嚥や窒息の危険性をも伴い, 体力を消耗する苦痛な体験である. また, 嘔吐は腹痛を伴うことも多いが, 年少児であればあるほど腹痛の自覚症状の有無について, 言葉を通して表現することが難しい. したがって看護者には, 子どもの苦痛の緩和に努めながら, 発達段階に応じた子どもの表現力や子どもの発するサインを理解することが求められる.

---

plus α

吐物の血液混入

逆流性食道炎や食道静脈瘤などによる食道からの出血は鮮血である. 胃酸の存在によりコーヒー残渣様となる場合は, 胃から十二指腸にかけての出血を考慮する[28].

表3.2-12●嘔吐時のアセスメントのポイント

基礎情報		月齢・年齢，既往歴，発育歴，周囲の流行疾患の有無，アレルギー歴，食事歴，母親の妊娠・分娩歴（羊水過多など）
全身状態の観察		①バイタルサイン（呼吸，脈拍／心拍数，体温，血圧），意識状態，体位，機嫌，活動力の低下 ②脱水症状の評価：体重の減少，排尿・排便回数と量，口渇，水分摂取状況，皮膚の緊張度・色調，啼泣時の涙，大泉門の状態，口唇・舌・口腔粘膜の乾燥，目の落ちくぼみ，四肢冷感　など ③頭部・腹部打撲などの外傷の有無
発症時の様子	いつから	突然，時々，徐々に，今日から，昨日から，〇〇前から　など
	どのような時	寝ている時，起きた時，食後，咳嗽時，泣いている時，怒られた時，理由もなく　など
発症後の経過	随伴症状	①発熱，発疹，咳嗽，鼻汁 ②消化器症状（嘔気，悪心，腹痛，下痢，便秘，腹部膨満，食欲不振） ■持続的な腹痛：腹膜刺激症状（ブルンベルグ徴候，筋性防御）の有無 ③脳神経症状（頭痛，意識障害，瞳孔所見，麻痺の有無，項部硬直，けいれん）
	特徴	①前駆症状の有無，嘔吐の出現時期，嘔吐の様子 ■出生後早期であり，胆汁が含まれない嘔吐：閉塞部位がファーター乳頭より口側にあると判断 ■噴水様嘔吐：肥厚性幽門狭窄症　など ■悪心なく頭痛などを伴う嘔吐：脳圧亢進による脳腫瘍，脳出血，脳炎，髄膜炎 ■間欠的な腹痛を伴う嘔吐：腸重積 ②吐物の性状（色，におい，混入物の有無）・量・回数 ■羊水様：初期嘔吐 ■泡沫状：先天性食道閉鎖 ■胆汁様：十二指腸より遠位に腸閉塞がある（十二指腸閉鎖，腸回転異常症，空腸閉鎖等） ■コーヒー残渣様：上部消化管からの出血がある ■便状様：下部消化管閉鎖　など ■血性：新生児メレナ，急性胃粘膜病変 ■ミルク様：胃食道逆流，胃軸捻転，初期嘔吐，肥厚性幽門狭窄症，哺乳量過多，空気嚥下　など ③食事内容や食事時間との関係 ■授乳の量や時間，授乳時の体位，授乳後の排気の有無　など ■水分摂取は可能か，水分摂取のたびに嘔吐を繰り返していないか ④精神的，心理的刺激 ⑤異物誤飲や誤嚥の有無
	主な検査	血液検査（CRP，WBC，AST・ALT，電解質，血糖，BUN，アンモニア　など） 一般検尿（尿中電解質，尿中ケトン体　など） 腹部X線撮影

吐物による誤嚥や窒息の予防

嘔吐時，新生児や乳児では吐物が口や鼻から吐き出すことがある．仰臥位の場合は，吐物が気管内に入り込み，肺炎や窒息を誘発する危険性がある．そのため，嘔吐することが予測される場合には，子どもの体位を側臥位とし，吐物による誤嚥や窒息予防に努める．

脱水に対する援助

子どもは成人に比べて細胞外液の割合が高く，嘔吐により大量の水分を喪失する．特に乳幼児では腎機能も未熟であるため，容易に脱水に陥りやすいという特徴がある．したがって，脱水徴候をアセスメントし，軽度であるならば少量ずつ経口からの水分補給を行う（p.194参照）．重度である場合は輸液療法を行い，電解質のバランスを補正する．

苦痛の緩和

繰り返す嘔吐に対して，制吐薬が処方されることがある．内服が難しい場合には，坐薬や輸液療法により投与することになる．いずれにせよ投与に伴う苦痛が生じるため，子どもが経験したことのある処置であるかどうかを確認し，子どもが理解できる言葉を用いて説明し，実施する．

吐物の臭気等によって嘔気が誘発されるため，吐物は速やかに除去し，汚染した衣類は着替えるなど，安楽に過ごすことのできる環境整備を行う．さらに，家族も子どもの嘔吐が緊急であればあるほど，動揺も大きくなる．したがって，家族が現状を正しくとらえることができるように医師からの説明内容を確認し，補足しながら，家族が子どものそばに付き添えるような場の提供を行うことが大切となる．受診後は家族が家庭で子どもを見守ることができるよう，嘔吐時や嘔吐後の対応，感染予防などについての具体的な情報提供が看護者の役割となる．

(2) 下痢とは

下痢（diarrhea）とは，通常よりも便中水分量が増加した状態であり，便の硬度が低下したり，排便回数が増加する症状である[24]．

●下痢となる原因●

下痢の発生機序による分類[24]

吸収低下や分泌亢進などの**分泌性**，消化不良や輸送欠損などの**浸透圧性**，蠕動亢進（通過時間の減少）や蠕動低下（神経筋単位の障害等）の**運動性**，面積減少や消化能力低下の**腸面積**，炎症や粘膜表面面積の減少などの**炎症性**に分類される．

下痢の発生時期による分類

急激に発症し72時間以内で改善し，少なくとも2週間以内に軽快する**急性下痢**と，2週間以上遷延する**慢性下痢**に分類される（表3.2-13，表3.2-14参照）[24]．

●急性下痢の特徴[25, 26]●

主に腸管感染であり，ウイルス性によるものが多い．感染経路は糞口感染で，潜伏期間は一般的に1〜3日と短い．ロタウイルスやノロウイルスでは，空気感染，飛沫感染，人を介した接触感染も見られるため，集団生活や院内感染などへの注意が必要である．中でも，ロタウイルス感染症は，2歳以下の乳幼児に好発し，冬季に流行す

---

plus α

ウイルス感染の主病変は小腸

ウイルス感染では，小腸絨毛先端の成熟した吸収細胞が選択的に障害され，管腔内に落屑する．再生してくる未熟な上皮細胞は分泌能よりも吸収能に劣るため，水分・電解質の排出が多くなる[25]．

表3.2-13●急性下痢の原因

哺育過誤		授乳過剰など
腸管感染	ウイルス性	ロタウイルス，腸管アデノウイルス，ノロウイルス，エンテロウイルス（エコー，コクサッキーなど），サイトメガロウイルスなど
	細菌性	サルモネラ，カンピロバクター，エルシニア，大腸菌（病原性大腸菌，腸管出血性大腸菌など），ブドウ球菌など
	寄生虫性	クリプトスポリジウム，ジアルジア，アメーバ赤痢，ランブル鞭毛虫など
腸管外感染		尿路感染，上下気道感染，中耳炎，敗血症，髄膜炎
その他		川崎病，薬剤（抗菌薬，下剤など），中毒（鉛，有機リンなど）

豊田茂. 下痢・便秘. 五十嵐隆編. 中山書店, 2010, p.3, （小児科臨床ピクシス18）.

表3.2-14●慢性下痢の原因

小腸疾患	粘膜の異常	食物アレルギー，腸炎後症候群，Crohn病，ランブル鞭毛虫症，消化管リンパ拡張症
	解剖学的異常	盲係蹄症候群，仮性腸閉塞症，短腸症候群
	先天異常による転送異常，吸収不全	先天性クロール下痢症，Na^+/H^+exchange defect，糖質分解酵素欠損（乳糖不耐症），無βリポタンパク血症，腸性肢端皮膚炎
大腸疾患		潰瘍性大腸炎，Crohn病，ベーチェット病，ヒルシュスプルング病，過敏性腸症候群
膵疾患		嚢胞性線維症，シュバッハマン症候群，慢性膵炎
肝胆道疾患		胆汁うっ滞（胆道閉鎖，新生児肝炎），胆汁酸脱抱合
内分泌異常		ホルモン産生異常腫瘍（神経芽腫など），甲状腺機能亢進症，副腎皮質不全
免疫不全症		

横田俊一郎. 症状別検査の選び方・進め方. 五十嵐隆編. 中山書店, 2011, p164, （小児科臨床ピクシス24）. より一部改変

る傾向が見られる．嘔吐，発熱，下痢を主徴とした胃腸炎を起こし，下痢は水様性で米のとぎ汁様の白色便であり，悪臭はないことが特徴である．一方，ノロウイルス感染症は，秋季に流行することが多いが，牡蠣などを介してウイルス性食中毒の原因となり，乳幼児から成人まで幅広く感染する．

細菌性による急性下痢では，一般的に激しい腹痛や下血，腐敗臭を伴うことが多い．サルモネラ菌やカンピロバクター菌などは，食べ物やペットを介して感染するため，家族内での同一症状の有無，海外渡航歴やペット飼育の有無などの問診が重要である．

さらに，腸管内に原因がなくても腸管外感染による腸管運動の亢進や，投与した抗菌薬の影響で，水様便や泥状便になることがある．

●慢性下痢の特徴 [25, 27] ●

2週間以上下痢が持続し，治療が必要な状態は慢性下痢症と考えられ，原因は先天性異常を含め多岐にわたる．下痢が長期に及ぶと，栄養障害や免疫異常，消化吸収不全により病態が複雑化し，悪循環に陥る場合がある．特に乳児の場合，消化管粘膜防

plus α

腸炎後症候群

感染性腸炎の後に下痢が2週間以上持続することにより認められる．二次性の二糖類（主に乳糖）分解酵素の活性の低下と，障害された腸粘膜からタンパク抗原が血中に入ることによって起こる食物アレルギーが原因となることが多い[27]．

御機構の破たんにより悪循環に移行しやすく，感染性胃腸炎後に食物アレルギーなどを発症することもある．年長児の場合は，潰瘍性大腸炎やクローン病などの炎症性腸疾患，過敏性腸症候群との鑑別が必要である．

●下痢時のアセスメント●

　下痢を呈する子どもの多くは，発熱や呼吸器症状などを伴うことが多い．そのため，消化器疾患だけではない原因が潜んでいることを念頭に，生理的な下痢であるか否か，急性なのか，慢性なのかといったアセスメントを行う必要がある．また，下痢による電解質の喪失により引き起こされる脱水状態や血便は，緊急を要する状態である．そのため，脱水の徴候や血便の有無を注意深く観察する．乳児の場合，おむつを使用しているため，下痢を繰り返すと皮膚のバリア機能が未熟であることから，臀部の皮膚に発赤が発生したりびらんを起こすことにもつながる．このような皮膚への影響を防ぐためにも，臀部の皮膚の観察が重要である（表3.2-15）．

表3.2-15●下痢時のアセスメントのポイント

基礎情報		月齢・年齢，既往歴，発育歴，周囲の流行疾患の有無，アレルギー歴，食事歴，発症前からの抗菌薬投与の有無，渡航歴，ペットの有無　など
全身状態の観察		①バイタルサイン（呼吸，脈拍／心拍数，体温，血圧），意識状態，機嫌，活動力の低下 ②脱水症状の評価：体重の減少，排尿・排便回数と量，口渇，水分摂取状況，皮膚の緊張度・色調，啼泣時の涙，大泉門の状態，口唇・舌・口腔粘膜の乾燥，目の落ちくぼみ，四肢冷感　など ③出血斑・浮腫の有無
発症時の様子	いつから	突然，時々，徐々に，今日から，昨日から，○○前から　など
	どのような時	寝ている時，起きた時，食後，咳嗽時，泣いている時，怒られた時，理由もなく　など
発症後の経過	随伴症状	①発熱，発疹，咳嗽，鼻汁 ②消化器症状（嘔吐，腹痛：部位・痛みの程度，腹部膨満，腸蠕動運動，食欲不振）
	特徴	①下痢の出現時期，排便時痛の有無 ②下痢の性状（色，硬さ，におい，混入物の有無）・量・回数 ■イチゴジャム様血便：腸重積 ■ブルーベリージャム様血便：メッケル憩室炎（腹痛を伴わないことが多い） ■タール便：消化管出血 ■粘血便：細菌性下痢（腐敗臭や強い腹痛を伴う場合が多い） ■白色や黄白色：ロタウイルス下痢症（酸臭を呈することが多い） ③臀部の状態 ■皮膚の発赤，湿潤，びらん　など ■痛み，搔痒感 ④精神的，心理的刺激
	主な検査	血液検査（CRP，WBC，AST・ALT，電解質，血糖，BUN，アンモニア　など） 血液培養，便培養 一般検尿（尿中電解質，尿中ケトン体　など） 腹部X線撮影，腹部エコー

205

●下痢時の子どもへの看護●

下痢は子どもにとって，腹痛や腹部の不快感を伴い，体力を消耗する苦痛な体験である．下痢を繰り返すことで脱水を引き起こしたり，臀部の皮膚を損傷した場合，さらに苦痛が増強しやすい．また，食物アレルギーによる下痢を呈する子どもの家族は，今後の食生活について悩んでいることも少なくない．したがって看護者は，下痢時のアセスメントに基づき，子どもと家族の苦痛が最小限となるよう支援することが重要である．

脱水に対する援助

子どもは成人に比べて脱水に陥りやすいという特徴があるため，脱水が軽度でありかつ嘔吐がなければ，少量ずつ経口からの水分補給を行っていく．脱水が重度である場合は輸液療法を行い，電解質のバランスを補正する（p.194参照）．

食事に対する援助

下痢時は腸管の安静を保つために，冷たい飲み物や食品，刺激の強い食品や脂肪分の多い食品などを控え，消化の良い食品を摂るようにする．

臀部のケア

特におむつを使用している場合は，こまめに交換したり臀部浴を行うなど，清潔保持に努める．発赤やびらんが発生した場合は，その範囲や程度を観察し，塗布剤等を用いて皮膚状態が早期に改善するように工夫し，その経過を評価する．

感染予防

感染症が原因となる下痢が多いため，家族や他児への感染防止の観点から，接触の機会を極力減らすような工夫が必要である．手洗いの励行，おむつの正しい処理方法，使用するタオルを家族員ごとに準備するなど，家族が感染予防の必要性を理解し，具体的に実施できるような情報提供を行うことが重要である．

苦痛の緩和

下痢を繰り返す子どもの体力の消耗は激しく，疲労感は大きい．そのため，トイレに行きたい時にはすぐ行くことができるように，トイレに近い部屋を準備したり，静かでかつ安楽に身体を休めることのできる環境整備を心がける．また，止痢薬や感染症に対する抗生剤などが処方された場合は，確実に投与できるよう，子どもへの説明を行い，本人と家族の協力を得ながら実施する．心因性の下痢が疑われた場合には，児童精神医や臨床心理士などによるカウンセリングの必要性も考慮する．

6　生命徴候が危険な状況のアセスメントと看護

（1）生命徴候が危険な状況

　生命徴候が危険な状況とは，急いで適切な治療を必要とする状況であり，その症状の重篤度に応じた医療が提供されなければ生命が奪われてしまう．子どもは，発熱や下痢，腹痛，痙攣など，日常的な疾患から脱水に至りショック状態となるなど，身体状態が急激に変化しやすい．また，突然の事故（誤飲，溺水，交通事故，熱傷など）により呼吸停止や心停止に陥ることがある．このような状態が数分以上続くことによって不可逆性の脳障害を招くことから，適切かつ迅速なアセスメントや治療（心肺蘇生など）を行い，生命徴候の危険な状況を回避する必要がある．

　生命徴候が危機的な状況として，溺水と熱傷を取り上げて理由を簡単に説明するが，どちらもいかに早期に治療を行うかによって予後が左右される．

●溺　水●

　溺水は，水の嚥下による喉頭痙攣と低酸素血症から意識障害となり，さらなる低酸素血症の増悪から心停止に陥る[32]．溺水には，声門が開放する**湿性溺水**と閉鎖する**乾性溺水**に大別される．湿性溺水の場合，浸水の違い（淡水と海水）により病態が異なってくる．

●熱　傷●

　熱傷は，ストーブや食卓の食べ物や湯，ポットの転落などによるものが多い．熱傷の重症度は受傷面積が最も関係しており，子どもの体表面積の10％を超える場合には入院による輸液管理，40％以上では集中管理が必要である[33]．熱傷範囲や面積の診断として，子どもの手の大きさを体表面の1％とする**手掌法**や，**5の法則**（図3.2-4）といった簡便法がある．正確な算定には，**Lund & Browder法**（図3.2-5）を用いる．

　子どもの体液の生理的な特徴として，低年齢であるほど体重に占める細胞外液の割合が高いこと，また，体重あたりの基礎代謝量や不感蒸泄量が成人より多い．したがって，成人に比べて広範囲な熱傷となった場合，容易に脱水，ショックから生命の危険な状況に陥ってしまう．

（2）生命徴候が危険な状況のアセスメント

　生命徴候が危険な状況であるかどうかのアセスメントとは，全身状態の観察を瞬時，かつ的確に行う必要がある（表3.2-16）．

（3）心肺蘇生

　子どもの意識レベルの確認として，日本で開発されたJCS（Japan Coma Scale）（表3.2-17）や海外で開発されたCCS（Children Coma Scale）（表3.2-18）などを活用している．心肺蘇生を行う前には，必ず意識の確認が重要であり，大声で呼びかけるなど反応を確かめる．この際，頭部や頸部損傷の可能性がある場合には，身体を強く揺さぶらないようにする．

　また，「心肺蘇生と救急心血管治療のためのガイドライン2010」[42]より，心肺蘇生の手順がA-B-CではなくC-A-Bへと変更になった．よって，C-A-Bの順で説明する．

---

plus α

熱傷の重症度

受傷の深度も関係するが，受傷当日に正確に把握することが難しいため，受傷面積からとらえていく[34]．

表3.2-16●生命徴候が危険な状況に関する観察ポイント

- 意識レベル（瞳孔，機嫌，コミュニケーション）
- 呼吸（舌根沈下，窒息，呼吸数，呼吸の性状・リズム）
- 循環（ショックの有無，心拍数，血圧，動脈触知，体温，末梢冷感）
- フィジカルアセスメント

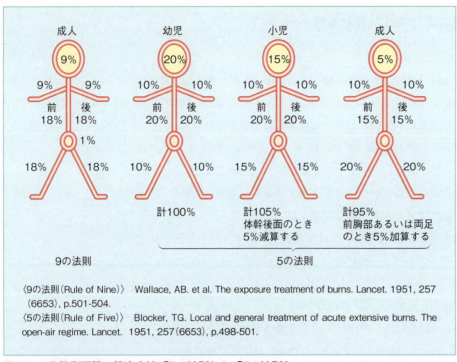

図3.2-4 ● 熱傷面積の算定方法「9の法則」と「5の法則」

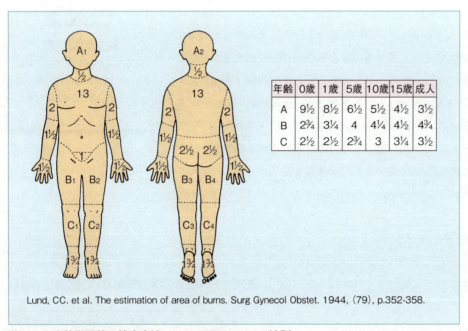

図3.2-5 ● 熱傷面積の算定方法　Lund&Browderの法則

心肺蘇生のポイント

C：Circulation（循環確保）；呼吸がない，あるいは死戦期呼吸であり，生命兆候がない場合は心肺蘇生を開始する．医療従事者や救急隊員など心肺蘇生に熟練している者は，呼吸の確認と同時に脈拍を確認してもよい．乳児（1歳未満）の場合では上腕動脈，小児の場合では頸動脈か大腿動脈で確認を行うが，10秒以内に脈の触知ができなければ心肺蘇生を始める．圧迫する位置は胸の真ん中かつ胸骨下

表3.2-17●JCS（Japan Coma Scale）

乳児の意識レベルチェック	3-3-9度分類
Ⅲ．刺激をしても覚醒しない状態（3桁の点数で表現） 　300．痛み刺激に反応しない 　200．痛み刺激で少し手足を動かしたり，顔をしかめる 　100．痛み刺激に対し，払いのけるような動作をする	Ⅲ．刺激をしても覚醒しない状態（3桁の点数で表現） 　　　（deep coma, coma, semicoma） 　300．痛み刺激に全く反応しない 　200．痛み刺激で少し手足を動かしたり顔をしかめる 　100．痛み刺激に対し，払いのけるような動作をする
Ⅱ．刺激をすると覚醒する状態（刺激をやめると眠り込む）（2桁の点数で表現） 　　　（somnolence, drowsiness） 　30．呼びかけを繰り返すと辛うじて開眼する 　20．呼びかけると開眼して目を向ける 　10．飲み物を見せると飲もうとする．あるいは乳首を見せれば欲しがって吸う	Ⅱ．刺激をすると覚醒する状態（2桁の点数で表現） 　　　（stupor, lethargy, hypersomnia, somnolence, drowsiness） 　30．痛み刺激を加えつつ呼びかけを繰り返すと辛うじて開眼する 　20．大きな声または体をゆさぶることにより開眼する 　10．普通の呼びかけで容易に開眼する
Ⅰ．刺激しなくても覚醒している状態（1桁の点数で表現） 　3．母親と視線が合わない 　2．あやしても笑わないが視線は合う 　1．あやすと笑う．ただし不十分で，声を出して笑わない 　0．正常	Ⅰ．刺激しないでも覚醒している状態（1桁の点数で表現） 　　　（delirium, confusion, senselessness） 　3．自分の名前，生年月日が言えない 　2．見当識障害がある 　1．意識清明とは言えない

R：restlessness（不穏）
I：incontinence（失禁）
A：akinetic mutism（無動性無言）　apallic state（失外套症候群）

例えば，30R（30　不穏），20I（20　失禁）として表す．

左：坂本吉正．小児神経診断学．金原出版，1978, p.36.
右：太田富雄ほか．急性期意識障害の新しいgradingとその表現法（いわゆる3-3-9度方式）．第3回脳卒中の外科研究会講演集．p.61-68.

表3.2-18●CCSとGCS

CCS（Children Coma Scale）	GCS（Glasgow Coma Scale）
眼球反応 　E4：追視する 　　3：外眼筋障害なく，瞳孔反応あり 　　2：瞳孔反応なし，または外眼筋の運動障害あり 　　1：瞳孔反射なく，外眼筋も麻痺あり	開眼機能（eyes opening） 　E4：自発的に開眼する 　　3：音声刺激により開眼する 　　2：痛み刺激により開眼する 　　1：開眼しない
言語反応 　V3：泣く 　　2：自発呼吸している 　　1：無呼吸	言葉機能（best verbal response） 　V5：指南力良好 　　4：会話混乱（会話内容に間違いあり） 　　3：言語混乱（簡単な単語のみで会話不可） 　　2：意味不明の音声 　　1：発語なし
運動反応 　M4：手足を曲げ伸ばしする 　　3：痛み刺激を加えると手足を屈曲し，逃避する 　　2：筋緊張が高く，四肢を突っ張る 　　1：筋緊張がなく，弛緩している	運動機能（best motor response） 　M6：命令に従う（指示された運動を行う） 　　5：疼痛部認識可能（痛み刺激を払いのけようとする） 　　4：四肢屈曲反応逃避（痛み刺激に対し屈曲し逃れようとする） 　　3：四肢屈曲反応異常（除皮質硬直） 　　2：四肢伸展反応（除脳硬直） 　　1：まったく動かない

T：tube（気管挿管，気管切開）
A：aphasia（失語症）
E：edema（眼瞼浮腫）

例：E3 V4 M6　　計13点
　　E1 VT M2　　計3+T
　　E2 VA M5　　計7+A

〈CCS〉Hahn, YS. et al. Head injuries in children under 36 months of age. Childs Nerv Syst. 1988, 4（1）, p.34-40.
〈GCS〉Teasdale, G.et al. Assessment of coma and impaired consciousness. A practical scale. The Lancet. 1974, 304（7872）, p.81-84.

半分であり，乳児の場合は2本の指で，小児の場合は手掌基部で（もう一方の手を重ね），1分間に約100回／分以上のペースで垂直に圧迫する．圧迫の深さは胸の厚さの約1/3，胸骨圧迫と人工呼吸の回数の比率は救助者が一人の場合は30：2，二人の場合には15：2である．

A：Airway（気道の確保）；乳児・小児の心停止の原因としては，心停止が一次的な原因になる（原発性心停止）ことは少なく，呼吸停止に引き続いて心停止となる（呼吸原性心停止）ことが多い[43]．すなわち，子どもの気道は狭いため容易に閉塞しやすく，その原因は分泌物や吐物，異物などの場合と舌根沈下の場合の二つに分けられることが多い[35]．分泌物や吐物は吸引を施行し原因を除去し，異物は飲み込んだものにより内視鏡を用いて除去する場合もある．舌根沈下に対してはその予防をするために，頭部後屈法や下顎挙上法によって気道の確保を行い，胸郭や横隔膜の動きから呼吸運動を，子どもの口や鼻に介助者の耳や手・頬を近づけ呼吸音や空気の流れを10秒以内で確認する．一般市民の救助者が呼吸の有無を確認する際，気道確保は必要ないが胸と腹部の動きから呼吸の有無を観察する．

B：Breathing（人工呼吸）；自発呼吸がない場合は人工呼吸を行う．施設外であれば口対口人工呼吸を行う．乳幼児の場合には，口と鼻の両方を介助者の口で覆う，口対口と鼻人工呼吸を行う．施設内では，バッグマスク法（アンビューバッグやジャクソンリースなどを使用）や気管挿管により人工呼吸管理を行う．一般市民が救助者になる場合，心肺蘇生を優先し準備ができたら気道確保ののち2回の人工呼吸を行う．人工呼吸は約1秒かけて，送気する量の目安は胸が上がることが確認できる程度である．

心肺蘇生を行う際，子どもの肩，乳児であれば足底を叩きながら，名前や呼びかけへの反応をみる．医療従事者や救急隊員など心肺蘇生に熟練している者は，呼吸の観察と同時に気道の確保，循環の観察を10秒以内に行う．意識がなく，呼吸がない場合は直ちに心肺蘇生を開始する．まず，30回の胸骨圧迫（救助者が一人の場合）または15回の胸骨圧迫（救助者が二人の場合）を行う．1回ごとの胸骨圧迫は，胸が元の高さまで戻るように圧迫を解除しながら，強く（胸の厚さの約1/3）速く（約100回／分以上）絶え間なく行う．人工呼吸の準備ができ次第，2回の人工呼吸を行い，胸骨圧迫に人工呼吸を加えて行う．人工呼吸の間も，圧迫の位置がずれないように胸壁から手を離さないようにする．救急隊や専門家が到着して交代するまで心肺蘇生を中止せず，また明らかに循環が回復するまで継続する（表3.2-19）．

（4）生命徴候が危険な状況にある子どもへの看護

突然に，かつ救命を目的とした治療を必要とする状況は，その子どもに関わる医療者の協働が不可欠である．それぞれの役割をもつ医療者が，専門性を瞬時に生かせるように，日ごろから円滑なコミュニケーションに心がけたり，緊急時のデモンストレーションを行うなど，技術の維持・向上に取り組むことが求められている．子どもがどのような状況にあろうとも，子どもの生命力を信じて声かけを行い，医療・治療を提供していく．また，子どもの家族の心のケアも重要である．可能な範囲で家族を長時間待たせることなく面会ができるように，あるいは，子どもが今，どのような治療

---

plus α

頭部後屈法

子どもの横側に位置し，子どもの頸部の後ろに片手を挿入して頸部を持ち上げ，もう一方の手で子どもの前額部を軽く押すことで頭部を後屈させる．

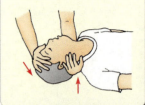

plus α

下顎挙上法

子どもの頭側に位置し，両手で子どもの下顎を引き上げるように保持して，子どもの頭部を後屈させる．

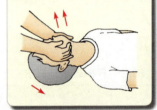

plus α

BLSとACLS

急に倒れた人に対してその場に居合わせた人が，医療従事者につなぐまでに行う応急処置のことを一次救命処置（BLS；Basic Life Support）という（p.402参照）．これに対し，医療従事者が専門的な器具や薬品などを使って行う救急処置を二次救命処置（ACLS；Advanced Cardiovascular Life Support）という（p.403参照）．

表3.2-19●年齢別の胸骨圧迫

	8歳以上の小児	1歳以上～8歳未満の小児	乳児（1歳未満）
圧迫の位置	胸の真ん中で胸骨下半分		
圧迫の方法	両手：片方の手掌基部（手のひらの基部）に，もう一方の手はその上に重ねる	片手：片方の手掌基部のみ．あるいは，もう一方の手をその上に重ねる	2本の指 ・救助者が一人の場合 ・救助者が二人の場合
圧迫の深さ	胸の厚さ約1/3程度		
圧迫の速さ	約100回／分以上		
圧迫と人工呼吸の比率	30：2（救助者が二人の場合15：2）		

を行われているのかに関する情報提供を行っていくケアも重要である.

7 急性期にある子どもの家族への援助

（1）急性期にある子どもの家族の特徴

　予定入院や予定手術をする子どもの家族の場合，入院の目的やそれに伴う検査・処置に関する説明やオリエンテーションを事前に行うことができる．そのため，入院時に家族の抱く不安や疑問について具体的に挙げてもらい，入院中の看護に生かすことができる．しかし，急性期にある子どもは，疾患や病状によって緊急入院や緊急手術を必要とする場合が多いため，家族は突然，子どもの生命や予後に対する不安や危機感を強く抱くことになる．また，「なんで私の子どもが?!」という怒りや，「こんなに悪くなるまで病気に気付くことができなかった」という罪悪感をもち，さらに不安が増強するなど，情緒的・精神的な揺らぎが家族の中に生じる．危機に陥った人がたどるプロセスを示している**フィンクの危機モデル**（表3.2-20）を活用して，家族がどの段階にあるかを知ることにより，看護援助の手がかりを得ることができる．

①**ショック（ストレス）**：心理的に強い衝撃を受ける時期である．家族成員が子どもの急性期という突然の発症や病状の悪化により，心身ともに衝撃を受ける．家族は，現実に対処することができず，家族としての存在が脅かされる体験をする．そのた

plus α

CAB以降の対応[27]

D：Drugs（薬物投与）
E：ECG（心電図モニター）
F：Fibrillation〔除細動（DC）〕
G：Gauging（検査）
H：Hypothermia（脳蘇生）
I：Intensive Care（集中治療室による集中管理）

→救急救命の技術については，ナーシング・グラフィカ 小児看護学②『小児看護技術』8章2節参照.

211

表3.2-20●フィンクによる危機の心理的局面

時間	局　面	自己経験	現実認知	情緒的経験	認知構造	身体的障害
	Ⅰ ショック（ストレス）	存在構造への脅威	圧倒された感じとして認知	パニック 不安・無力感	崩壊 状況の理解・計画・理由づけなどできない	急性の身体損傷医学的ケアを必要
	Ⅱ 防衛的退行	従来の構造を維持したい誘惑	現実を回避 希望的思考 否認・抑圧	無関心または幸福感（挑戦された場合，怒り）軽度の不安	防衛的認識 変化への抵抗	急性期から身体的には回復 極限的可能のレベルに回復
	Ⅲ 承認（新しいストレス）	従来の構造を諦める 自己価値の下落	現実に直面 事実が押しよせてくる	抑うつ，無感動，動揺，悲痛を伴う悲哀．もし圧倒されれば自殺	防衛は崩壊 ①分裂 ②変化した現実を認知するようになる	身体的高平部（プラトー）改善は暫時緩慢となり，変化はない
	Ⅳ 適応と変化	確立 新しい構造 価値観	新しい現実 吟味	満足な経験が徐々に増える（不安は徐々に緩和する）	現実の資源・能力に関して認識する	身体的不能に変化なし

出典：Fink.S. Crisis motivation：A theoretical model, Ach Phys Med Rehabili. 1967, p.592.
藤田佐和. "成人看護によく活用する理論". 成人看護学. 山崎智子監修. 金芳堂，2003, p.96，（明解看護学双書，5）.

め，「何を説明されたのか全く覚えていない」というようなパニックを呈したり，支離滅裂な言動となったり，また倒れるなど身体的な症状を呈する場合もある.

②防衛的退行：危機に対して防衛している時期である. 現実があまりにも脅威であるため，家族は現実を受け止めることはできない. そのため，現実逃避をしたり否認することによって，なんとか家族の存在を守ろうとする.「なぜうちの子どもがこんな目に遭わないといけないのか」「治療の方針が間違っていないか」「ちゃんと子どもを見ていたら，こんなことにならなかったのではないか」とやり場のない怒りの矛先が，家族の場合もあれば医療者に向くこともある.

③承認（新しいストレス）：危機の現実に直面する段階である. 家族は，現実をもはや変えることはできないとして，現実と向き合い始める. しかし，これは家族にとって過去の家族のイメージを喪失するといった痛みを伴う体験である.

④適応と変化：状況に対して建設的な方法で積極的に対処する時期である. 家族は，新たな家族の価値観を築き，家族の視野が将来の方向へと広がっていく.

これら四つの段階を家族がたどることが，危機的状況に適応していくためには必要なプロセスであるととらえられている. しかし，すべての家族が順調にこのプロセスを段階的に歩むわけではない. それぞれの家族の特徴や，急性期にある子どもの状況に応じて，家族は再び家族の危機的状況に置かれ，段階を逆戻りすることもある.

家族が危機的状況になりやすい要因[40]

①急性期という予測性のなさ：子どもの急性疾患や急な出来事への予測や準備のない状態で，その現実に立たされるため，一時的であったとしても，家族へのストレスは急激であり深刻なものである.

②子どもの死を意識させられること：いつもと変わらず元気に通学した子どもが，通

---

plus α

フィンク（Fink, SL.）の危機モデル

危機に陥った人のたどる過程を表したものであり，外傷性脊髄損傷による障害をもつ患者，愛する人との死別体験者，障害をもつ人に関する文献考察からモデルを構築した[39].

plus α

新生児や乳児の心肺蘇生

脳血流を保つために必要な血圧は，60mmHg以上であり，それ以下では動脈触知が不可となる[37]. 未熟児や新生児の場合，心拍数が50～60回／分以下の徐脈は心停止に近い状況なため心臓マッサージの適応となる[32].

学途中で交通事故に遭い救急搬送されたり，子どもの容態の尋常でない様子などから，家族は子どもの死という恐怖や不安を意識させられ，強いストレス状態に置かれる．

③情報の伝達不足や不確かさ：緊急検査や処置のため，施されている治療や状況説明が提供されないまま待機させられたり，病状が不安定なため不確かな情報提供を行ってしまうことによって，家族の不安や恐怖は計り知れないものとなる．

このように，急性期にある子どもの家族は，子どもの生命の危機的状況を体験することによって，家族全体としての危機的状況に陥っていく．すなわち，家族内の役割や家族生活の調整を余儀なくされることに伴う危機である．例えば，急性期にある子どもを中心とする家族の凝集性が高まることによって社会から孤立する場合，急性期の子どもと両親の凝集性が高まり，健康なきょうだい児が孤立してしまう場合が考えられる（p.70参照）．逆に，家族成員の一人である子どもが急性期にあるという現実に家族が圧倒されるあまり，その子どもを除いた新たな家族形態を構築しようとする恐れもある．これらは極端な例であるが，このような状況に至らないまでも，今までとは異なる家族個々人に求められる役割や調整が強いられることになる．したがって，家族の危機的状況も同時に起こることから，急性期にある子どもの看護ケアを実践するということは，急性期にある子どもの家族へのケアも実践するという必然性が看護者にあるといえる．

（2）急性期にある子どもの家族への看護

急性期にある子どもの家族に対して，看護者はどのような役割を担っていけるかについて考えていく．

ナンシー（Nancy, CM.）は，重症患者家族のニーズに関する記述的研究を行っている[41]．その研究をもとに急性期にある子どもの家族のニーズを表3.2-21に挙げる．

家族はどのような状況であっても，子どもの回復を待ち続ける希望というニーズをもっている．また，家族は子どもに関する適切な情報提供を得ることによって，ケアへの参加というニーズをもつことも少なくない．よって，看護者は，家族のニーズをあるがままにとらえることによって，そのニーズに沿った看護を展開することを可能とする．以下，子どもの最善の利益・子どもと家族への最善の看護，家族の体験の意味を理解し，その理解を示す看護について述べる．

plus α

JRC（日本版）救急蘇生ガイドライン

国際蘇生連絡協議会（ILCOR）は，2000年に作成した国際ガイドラインをもとに，新たな蘇生研究を集約し2005年にガイドラインを改定した．わが国は2006年に公式メンバーになり，日本救急医療財団蘇生法委員会により，日本の医療事情に合わせたJRC（日本版）救急蘇生ガイドラインを作成した[36]．

plus α

JRC（日本版）救急蘇生ガイドライン2010

日本救急医療財団と日本蘇生協議会（JRC）で構成されるガイドライン作成合同委員会は，2010年にILCORが作成したコンセンサス（CoSTR）に基づき，救急と蘇生のためのガイドラインを発表した[44]．

表3.2-21●急性期にある子どもの家族のニーズ

- 希望があると感じること
- 子どもを気にかけていると感じること
- 状態の変化について情報を得ること
- 疑問や不安に答えてもらうこと
- 経過に関する事実を知ること
- 予後の情報を得ること
- わかりやすい言葉で説明してもらうこと
- 子どもと家族のためのプライベートな場があること
- 子どもに面会できること

●子どもの最善の利益・子どもと家族への最善の看護●

急性期であるがゆえに短時間の適切な医療・治療が求められている現場で，看護者は家族のニーズを認識しつつも，時間的な余裕のなさ，人手の問題，業務の複雑さなどから，家族への看護実践の難しさと"しなければならないができない""どうすべきかわからない"というジレンマを抱いている．しかし，「子どもの権利条約」（p.22，391参照）にも掲げられているように，子どもは最善の利益を得る権利をもつ存在である．すなわち，急性期にある子どものみならず，看護の対象である家族も最善の利益を求める権利があり，看護者は家族に対して最善の看護を提供する責務があるといえるだろう．この場合の"最善"とは，急性期という状況下で『できる』最善を尽くすという意味であり，例えば，子どもの生命が最も危ぶまれる場面で，処置を最優先にしながらも，家族の思いをくみ，家族ケアにつなげていかなければならない．"最善"の意味を取り違えることなく，家族に，また，家族の声の代弁者として看護者はほかの医療従事者に対して，家族の最善ということは何かを確認しながら，看護を展開していくことが重要である．

●家族の体験の意味を理解し，その理解を示す看護●

急性期にある子どもと家族にとって，病院に来ること，救急処置を受けること，緊急入院をするなど，その一つひとつが初めての体験であることが多い．さらに，家族にとって，子どもの急性期という病気体験は，家族生活と切り離された体験ではなく，連続線上にある家族体験である．そのため，家族は，子どもの危機的状況であっても，家族のもてる力を駆使しながら，子どもの病いとともにある家族生活の中に，家族としての価値や強みを見いだし家族の絆を確かめ合うなど，家族独自の意味を形づくろうとしている．この体験の重みを，医療従事者は理解しなければならない．そのために看護者は，急性期にある子どもと家族をアセスメントし，子どもの病気体験を家族の変化として受け止め，支持していく．そして，子どもと家族が希望をもって，子どもの急性期の体験を乗り越えていけるように援助すること，また，その援助内容を具体的に言葉として伝えていくことも重要である．

引用・参考文献

1) 森川昭廣ほか編. 標準小児科学. 第5版. 医学書院, 2003, p.184-189.

2) 安部敏明ほか編. 小児科学新生児学テキスト. 全面改訂第4版. 診断と治療社, 2003, p.63, 80-81.

3) 井上玲子ほか. 特集, 小児看護師に必要な知識と看護ケア技術：Ⅳ代表的な症状の観察と緩和の技術 脱水. 小児看護. 2004, 27(5), p.562-566.

4) 熊谷純子ほか. 特集, 日常よくみられる症状：観察のポイントと看護の実際 脱水. 小児看護. 2005, 28(3), p.345-349.

5) 益守かづき. 小児によく見られる症状をもつ児の看護. 小児看護学. 第2版. 山崎智子ほか監修. 金芳堂, 2005, p.190-191, (明解看護学双書, 4).

6) 前掲書1) p.558-559.

7) 前掲書2) p.104-105.

8) 前掲書2) p.680-686.

9) 佐藤和美. 特集, 日常よくみられる症状：観察のポイントと看護の実際 けいれん. 小児看護. 2005, 28(3), p.296-301.

10) 前掲書5) p.183-184.

11) 宮沢和子監修. 小児Ⅱ：呼吸器疾患をもつ小児の観察. 改訂版. 中央法規出版, 2000, p.52-80, (看護観察のキーポイントシリーズ).

12) 前掲書1) p.348-357.

13) 前掲書2) p.84.

14) 安井久喬編. 新生児・乳児の心疾患：術前から術後までの管理. ハートナーシング. 1995, 102, 秋季増刊, p.129-130.

15) 福島華子ほか. 特集, 日常よくみられる症状：観察のポイントと看護の実際 呼吸困難. 小児看護. 2005, 28(3), p.302-307.

16) 前掲書2) p.881-884.

17) 前掲書2) p.886.

18) 国立循環器病センターICU看護部編著. ICU看護マニュアル. メディカ出版, 2002, p.94, (国循マニュアルシリーズ).

19) 眞渕敏. 早わかり呼吸理学療法. メディカ出版, 2004, p.13-51.

20) 宮川哲夫監修. ベッドサイドで活かす呼吸理学療法. ディジットブレーン, 2003, p.18-27, (ナース専科BOOKS).

21) 神薗淳司. 嘔吐. 小児科診療. 2014年増刊号, 2014, p.19-20.

22) 豊田茂. 悪心・嘔吐の発症メカニズム. 小児内科. 2014, 43(12), p.1972-1975.

23) 石黒彩子, 浅野みどり編. 発達段階からみた小児看護過程＋病態関連図. 医学書院, 2010, p.700-712.

24) 藤井徹. 下痢. 小児科診療. 2014年増刊号, 2014, p.21-22.

25) 五十嵐隆編. 下痢・便秘. 中山書店, 2010, p.2-7, (小児科臨床ピクシス18).

26) 飯沼一宇, 有坂治ほか. 小児科学・新生児学テキスト全面改訂第5版. 診断と治療社, 2007, p.84-87, p.286.

27) 五十嵐隆編. 症状別検査の選び方・進め方. 中山書店, 2011, p.164-167, (小児科臨床ピクシス24).

28) 清水俊明. 序：小児の嘔吐を診療するための必須事項. 小児内科. 2011, 43(12), p.1969.

29) 奈良間美保. 嘔吐. 小児看護学概論／小児臨床看護総論. 医学書院, 2013, p.348-353, (系統看護学講座専門分野Ⅱ小児看護学1).

30) 森真美. 嘔吐・下痢・便秘. 小児看護. 2009, 32(7), p.844-851.

31) 東海林宏道, 清水俊明. 新生児期の嘔吐の原因と診断・管理手順. 小児内科. 2011, 43(12), p.1975-1980.

32) 前掲書2) p.774-775.

33) 横尾和久ほか. "熱傷"小児の集中治療. 小児内科. 2000, 32, 増刊, p.288.

34) 前掲書2) p.773.

35) 小倉貴代ほか. 日常よくみられる症状：観察のポイントと看護の実際 意識障害. 小児看護. 2005, 28(3), p.285-290.

36) 大阪ライフサポート協会編. BLS：写真と動画でわかる一次救命処置. 杉本壽ほか監修. 学習研究社, 2007, p.4-5.

37) 国立循環器病センター看護部循環器疾患ケアマニュアル作成研究会編. 標準循環器疾患ケアマニュアル. 日総研出版, 2001, p.214.

38) 前掲書33) p.217.

39) 射場典子. 危機理論（モデル）の理解と実践への適応①. がん看護. 2003, 8(3), p.236-239.

40) 渡辺裕子. 救急医療・集中治療の場における家族看護. 家族看護学：理論と実践. 第2版. 鈴木和子ほか編. 日本看護協会出版会, 2000, p.169-197.

41) Nancy, CM. 重症患者家族のニーズ：記述的研究. 常塚宏美訳. 看護技術. 1984, 30(8), p.137-143.

42) アメリカ心臓協会. 『心肺蘇生と救急心血管治療のためのガイドライン2010』のハイライト. 〈http://eccjapan.heart.org/pdf/ECC_Guidelines_Highlights_2010JP.pdf〉, (参照2014-09-09).

43) ガイドライン作成合同委員会. JRC（日本版）ガイドライン2010確定版. 〈http://www.qqzaidan.jp/pdf_5/guideline3_PED_kakutei.pdf〉, (参照2014-09-05).

44) 日本蘇生協議会ホームページ. 〈http://jrc.umin.ac.jp/〉, (参照2014-09-05).

45) 前掲書33) p.289.

46) Fink, SL. Crisis and motivation ; A theoretical model. Arch Phys Med Rehabili. 1976, 48(11), p.592-597.

3 | 慢性期にある子どもと家族への看護

　慢性期にある子どもは，治療や療養法を継続しながら日常生活を営んでいる．成長発達に伴い，自分で症状をコントロールすることを習得し，療養法と日常生活の調和を図ること，発達的危機を乗り越えていくことなど，多くの課題に取り組みながら生活している．家族は，子どもが病気と共に生きていくことができるよう，子どもの療養生活を支えている中で，長期にわたりストレスにさらされている．

　子どもの入院期間は短期化され，慢性疾患や障害をもちながら地域で生活している子どもと家族をいかに支援するかが重要な課題となっている[1]．看護者は，慢性期にある子どもや家族を理解し，子どもや家族のエンパワーメントを支援する看護を実践していくことが重要である．

1 慢性期の特徴

　小児慢性特定疾患治療研究事業の対象となる11疾患群を表3.3-1に示す．これらは，医学的診断の種類を超えて共通してみられる特徴を有している（表3.3-2）[2]．"慢性期"とは，このような特徴を有する慢性疾患をもつ子どもが，症状が増悪する"増悪期"を乗り越え，比較的安定している時期である．しかし，疾患が治癒したわけではない．したがって，慢性期の子どもと家族は，"いつ症状が出現するかわからない""いつ増悪するかわからない"という，見通しを立てることが困難な不確かさの中で，日常生活を組み立てなければならない[3]．この中で子どもと家族は，重要な鍵となる問題（表3.3-2）に取り組みながら生きている．

表3.3-1●小児慢性特定疾患治療研究事業の対象となる11疾患群

悪性新生物
慢性腎疾患
慢性呼吸器疾患
慢性心疾患（内科的治療に関わるもの）
内分泌疾患
膠原病
糖尿病
先天性代謝異常
血友病等血液疾患・免疫疾患
神経・筋疾患
慢性消化器疾患

表3.3-2●慢性期の特徴とその重要な鍵となる問題

1．慢性疾患の特徴
①長期である．
②いろいろな意味で不確かである．
③一時的緩和を得るのにも，比較的多大な努力が必要である．
④重複疾患である．
⑤患者の生活にとって，極めて侵害的である．
⑥多様な補助的サービスを必要としている．
⑦費用がかかる．
2．慢性病患者とその家族が日常生活で出会う，鍵となる問題
①医学的危機の予防，いったん発生すればその管理
②症状の管理
③療養法を実践すること，療養法を実践するにあたって生じる問題の管理
④他の人々との付き合いが少なくなるために生じる社会的疎外の予防もしくは我慢
⑤病気の過程に生じる変化への適応（悪化への適応，緩解への適応）
⑥他の人々との付き合いや，生活の有り様を常態化しようとする努力
⑦治療費や生活費を支払うための財源
⑧家庭的で心理的な問題に直面させること

2 慢性期にある子どもと家族

（1）慢性期にある子どもの状況的危機・発達的危機

慢性期にある子どもは，必要な療養法を毎日継続して実行すること，日常生活と調和を保ちながら療養法を日常生活の中に組み込んで（健康逸脱に対するセルフケア要件の遂行，p.59参照）いかなければならない．乳児期や幼児期の子どもは家族（主に母親）が代わってこれらを行うが，学童期から思春期へと成長発達するに伴い，子ども自身がセルフケア行動を学習し，責任をもって遂行できるようになることが期待される[4]．これらに取り組むことは，子どもにとって困難なことである（**状況的危機**，表3.3-3）．さらに子どもは，発達課題にも取り組んでいる．状況的危機に直面しながら発達課題に取り組み，乗り越えていくことは容易なことではない（**発達的危機**，表3.3-4）[5]．状況的危機をどのように乗り越えているかは，発達的危機の乗り越えに影響し，逆に発達的危機をどのように乗り越えているかは，状況的危機の乗り越えに影響する．

（2）脅かされている子どもの権利

「**子どもの権利条約**」（p.22，391参照）では，健康レベルにかかわらず，すべての子どもが有している権利，保証されるべき権利が示されている[6]．しかし，社会の中で，慢性期の子どもの権利が守られているとは言い難い．例えば，「第2条 差別の禁止」「第3条 子どもの最善の利益」「第5条 親の指導の尊重」「第6条 生命への権利，生存・発達の確保」「第12条 意見表明権」「第13条 表現・情報の自由」「第16条 プライバシー・通信・名誉の保護」「第17条 適切な情報へのアクセス」「第18条 親の第一次的養育責任と国の援助」「第19条 親による虐待・放任・搾取からの保護」「第23条 障害児の権利」「第24条 健康・医療への権利」「第26条 社会保障への権利」「第27条 生活水準への権利」「第28条 教育への権利」「第29条 教育の目的」「第31条 休息・余暇，遊び，文化的・芸術的生活への参加」などの諸権利は，脅かされている現状である．

---

plus α

小児慢性特定疾患治療研究事業

11疾患群（514疾患）について，治療の確立と普及を図り，患者家族の医療費の負担を軽減するため，医療費の自己負担分を所得の状況に応じて補助するものである．2005（平成17）年度からは，児童福祉法に根拠をもつ事業として実施されている．

事業名：小児慢性特定疾患治療研究事業

実施主体：都道府県・指定都市・中核市

事業の趣旨：小児がん等小児慢性特定疾患に罹患している児童に対し，治療の普及促進を図り，併せて医療保険の自己負担分を給付

対象者：11疾患群514疾患の小児慢性特定疾患に罹患している児童

給付内容：対象疾病の治療研究に係る医療費について医療保険の自己負担分

対象年齢：18歳未満（引き続き治療が必要と認められる場合には，20歳未満）

（厚生労働省雇用均等・児童家庭局母子保健課調べおよび「社会福祉行政業務報告」より）

表3.3-3●慢性期を生きる子どもの困難な体験

- 療養法を継続することの困難感
  （例えば，日常生活と両立させながら，治療，療養法を継続しなければならない）
- 症状や療養法に伴う日常生活の意味の変化
  （例えば，療養法として食べなければいけない／食べてはいけないなど，食べることの意味の変化）
- 症状の出現による活動遂行の脅かし
- 他者による活動制限や，無理な活動を強いられる．
- 療養法による時間の束縛
- 病気をもつ自分と周囲の人々との隔たり感，疎外感
  （例えば，他者の目が気になる，健康な人にはつらさがわからない，病気の自分と健康な友達は違うなど）
- 自尊感情の低下
- 家族・学校などでの役割を遂行することが難しい．
- 治療や療養法，生活の過ごし方に関する決定のプロセスに自分の意思や考えを反映できない．
- 将来の見通しが立たない不安

表3.3-4●慢性期を生きる子どもの発達課題への取り組み

発達段階	発達課題	発達課題への取り組み
乳児期	基本的信頼感を獲得する 基本的不信感を克服する	日常生活場面の母親（養育者）との相互作用を通して，基本的信頼感を獲得していく．子どもが病気に伴い，慢性的な苦痛（例えば，痛み，哺乳量の減少，睡眠障害など）を体験している場合，子どもの機嫌が悪く，どのように育ててよいかとまどっている母親もいる．療養法を継続し病気の子どもを育てていくことに疲れている母親，自信がない母親もいる．母子の相互作用に問題が生じ，発達課題を乗り越えていくことが困難な場合もある．
幼児期 前期	自律感を獲得する 恥・疑惑を克服する	括約筋や全身の運動能力，微細な運動能力が著しく発達する時期である．子どもは獲得した運動能力を使うことにより，自律感を獲得していく．症状や療養法のために，長期間身体を自由に動かすことができない場合，あるいは親や周囲の人々が心配のあまり過度の運動制限を強いた場合，子どもにとってストレスとなる．恥・疑惑を克服し，自律感を獲得するという発達課題を乗り越えていくことが困難な場合もある．
後期	積極性を獲得する 罪悪感を克服する	同年齢の子どもの集団の中で，社会性が発達していく．自分を取り巻く社会に積極的に働きかけ，遊びを通して自分の能力を試したり，社会での役割や習慣などを学習していく．症状や療養法のために，あるいは周囲が病気であるという理由で，同年齢の子どもと交流する機会を制限した場合，子どもにとってストレスとなる．自我が芽生え療養法を継続していくことを嫌がり，苦痛な体験となっている子どももいる．母親（養育者）も，嫌がる子どもに療養法を行うことに困ったり，病気の子どもにどのようにしつけをしていくか悩む時期でもある．罪悪感を克服し，積極性を獲得するという発達課題を乗り越えていくことが困難な場合もある．
学童期	勤勉感を獲得する 劣等感を克服する	ギャング・エイジともいわれるこの時期は，仲間の一員として帰属感をもち，仲間とともに遊んだり，運動をしたり，勉強するなどさまざまな活動をする中で，自らの生活技能を評価し，周囲からの承認を得ることにより，勤勉感を獲得していく．過度の制限を受けたり，病気であるために特別扱いをされたり，仲間との間で帰属感を見いだせずに悩む子どももいる．劣等感を克服し，勤勉感を獲得するという発達課題を乗り越えていくことが困難な場合もある．
思春期	アイデンティティを確立する アイデンティティの拡散を克服する	第二次性徴が始まるとともに，子どもは大きく変化する自らの身体に関心をもち，自己を見つめ始める．健康な友達と病気である自分を比較し，"どうして自分だけが病気なのか"と，病気である自分を受け入れられず悩む子どももいる．療養法の継続と，友達付き合い・学校生活とを両立することができず悩んだり，療養法を中断し病状が増悪する子どももいる．病気である自分も含めて自己を統合し，アイデンティティを確立するという発達課題を乗り越えていくことが困難な場合もある．

　表3.3-5に示したAさんを例に考えてみよう．

　Aさんは，アイデンティティの拡散を克服し，アイデンティティを確立するという発達課題に取り組んでいる．この時期の子どもは，同年齢の同性の友達と比較しながら自分自身を見つめ，「いったい自分は何者であるか」をつかんでいく．Aさんは，同年齢の同性の友達と病気の自分を比較し，"どうして自分だけが病気なのか"と悩んでいる．糖尿病である自己を受け入れ，"病気である自分"を統合してアイデンティティを形成していくことに苦悩している（発達的危機）．Aさんは，療養法を学校生活に組み込んでいかなければならないが，療養法を行うことは，自分と健康な友達との違いに直面させられることであり，容易なことではない（状況的危機）．発達的危機と状況的危機は相互に関連し合っており，療養法の継続が困難になると，症状の増悪につながり，ますます健康な友達との違いに直面化し傷つく結果となり，発達的危機を乗り越えることが困難となる．発達的危機を乗り越えることが困難になると，さら

表3.3-5●脅かされている慢性期の子どもの権利

代表ケース：Aさん（14歳，女児）　1型糖尿病

　Aさんは，7歳のときに，1型糖尿病と診断されている．現在は，血糖測定・食事療法・インスリン注射を継続しながら，学校生活を送っている．Aさんは，慢性期を生きる体験を以下のように語っている．
「学校では，友達には病気のことは話していません．何か変な目っていうか，特別扱いされるのはイヤだから．小学校のときは，親が先生に話して，先生がみんなに話してたから，私が病気のことは知ってたけど．なんか，中学に入って，いろんな小学校出身が集まってるし……．小さいころは思わなかったけど，中学校に入ったころから，"どうして自分だけが糖尿病なの……．自分だけが特別．友達とは違う．普通の人間になりたい……"と思うようになって……．だから，友達に誘われたときは，友達と同じ食べ物を同じように食べたいし．学校でインスリン注射をしたり，補食をするのがつらくなった．時々，しないこともある．だから最近，小学校のときに比べるとコントロールがちょっと悪くなってる」

に，療養法の継続，症状のコントロールが難しくなり，状況的危機を乗り越えることが困難になっている．

　子どもの権利という視点から見てみると，Aさんは，家族，看護者・医師などの医療者，養護教諭・担任の教員などの学校関係者から，Aさんの最善の利益（子どもの権利条約　第3条）を考慮した支援を受けることができていない（第18条　親の第一次的養育責任と国の援助）．一人で悩んでいる状況であり，Aさんの発達しつつある能力に適合する方法で親から指導を受けたり（第5条　親の指導の尊重），状況を改善していく上で役立つ情報を活用できていない（第17条　適切な情報へのアクセス）．Aさんは，発達課題を乗り越えていくことが困難な状況に置かれており，発達が可能な最大限の範囲で確保されておらず（第6条　生命への権利，生存・発達の確保），健康の回復のための便宜が図られていない（第24条　健康・医療への権利）．また，病気であるがゆえに友達付き合いをすることが困難になっている（第31条　休息・余暇，遊び，文化的・芸術的生活への参加）．

(3) 慢性期を生き抜いていく子ども

　慢性期を生き抜く子どもは，日常生活と療養法を両立できるように，さまざまな工夫をしながら，自らの生活を組み立てていく．思春期の発達課題を乗り越えるころには，自分自身で病気をもちながらの生活を築き上げ，他者に病気であるありのままの自分を見せながら交流したり，相手を選択して病気であるありのままの自分を見せながら交流するようになる．他者に自分の正常性・健康的な一面を印象づける一方で，必要に応じて病気をもつ自分の姿を見せていく．また，生活を常態化するための行動を巧みに用いて，可能な限り普通の生活を組み立てていく（表3.3-6）[7]．さらに，病気の私が私であると受け止め，健常者と対等な人間として価値を見いだしていく．現実をありのまま直視し，病気であるために限界は避けられないと認識しながらも，病気と折り合える生き方を探し，限界の中で新たな可能性を見いだしていく[8]．

(4) 慢性期にある子どもを育む家族

　家族の一員である子どもが慢性期にあるということは，家族システム全体に影響を及ぼす（p.70参照）．また，子どもの病気についての家族の理解や，療養生活の支援は，

表3.3-6●慢性期を生き抜く子どもの取り組み

1. 生活を送る姿勢：依存から自立へ
   - 自立：自分自身で病気をもちながらの生活を築き上げようとする.
   - 依存：病気をもちながらの生活を他者に任せようとする.
2. 他者に対する構え：クローズネスからセミオープンネス，オープンネスへ
   - クローズネス：他者に対して病気をもつ自己を閉鎖して交流する.
   - セミオープンネス：選択した他者にのみ，病気をもつ自己を解放して交流する.
   - オープンネス：他者に対して病気をもつ自己を解放して交流しようとする.
3. セルフプレゼンテーション
   - 正常性の印象づけ：他者に自分の正常性を印象づける.
   - 異常性の活用：病気であることを活用する.
4. 生活を常態化するための具体的な行動
   - 調整：自らの体験や発想を生かし，独創的な手段を生み出す.
   - 操作：情報や行動，周囲の人々の心や自分自身の心をあやつる.
   - 合理化：最も効率のよい手段を使って生活を送る.
   - 優先順位：最も効率のよい行動に順番を付けて，優先順位の高いものを中心にして生活を送る.
   - サポートの活用：周囲の人々の精神的・具体的な助けを活用する.
   - 闘争：何とか自分の限界まで生活を拡大しようとする.
   - 維持：何とか生活行動をぎりぎりのところで継続しようとする.
   - 否定：療養法や症状によって，存分な生活は送れないことを無視する.
   - 防衛：危機を予測し危機を避ける.

表3.3-7●慢性期にある子どもの家族の体験

- 健康な子どもに生んでやれなかったという罪悪感
  「子どもを病気にしてしまった」
  「学校生活・受験・就職など子どもが悩んでいる姿を見てつらい」
- 病状が増悪するのではないかという不安
  「子どもの病気は，本当に大丈夫かしら？　症状が再び悪くならないかしら？」
- 慢性期の子どもの世話をする不安・迷い
  「このような方法で育てているけれど，よいのだろうか」
  「もっとよい治療法，よい病院はないだろうか. 今の治療を続けていてよいのだろうか」
- 見通しが立たない中で生活を維持する負担感
  「病気の子どもを中心にした生活が続き，社会活動や友達との付き合いはあきらめざるを得ない」
  「毎日このような生活を送っているのは，私たち家族だけだ」
  「いつ具合が悪くなるかわからないので，生活の中で予定を立てることが難しい」
- 嘆きや怒り
  「どうして，うちの子の病気が治らないんだろう」
  「どうして私たち家族だけがこんな思いをしないといけないんだろう」
- 家族内で意見が食い違う
  「病気の子どもの育て方について，家族内で意見が食い違う」
  「毎日の生活を過ごす中で意見が対立することが多くなってきた」
- 子どもの病気を治してやれないという無力感・抑うつ
  「一生懸命子どもの療養法を行っているが，それでも症状が悪化することもある」
  「子どもの役に立たない. 子どもの病気を治してやれない」
  「24時間，365日，何年も続く療養生活に，この先希望を見いだすことができない」
- 家族の発達課題を乗り越えていく困難さ
  「病気の子ども中心になりがちで，きょうだいには我慢ばかりさせてしまっている」

慢性期の子どもに大きく影響する．セルフケア能力が未熟な年少児の場合は，セルフケアの責任を家族が担うため，家族への影響も大きい[9]．長期間，慢性期の子どもの療養生活を支えていくことは，家族機能が低下している現代の家族にとって負担を伴うことであり，問題が生じる家族もいる（表3.3-7）．その一方で，困難な状況を乗り越えて，工夫しながら生活を常態化し，成長を遂げる家族もいる．

3 慢性期にある子どもと家族のエンパワーメントを支援する看護

慢性期にある子どもは，病気と向き合いながら生きていかなければならない．子どもは，医療者から処方された療養法に従う（コンプライアンス）のではなく，治療や療養生活に関する決定に積極的に参加し，決定されたセルフケア行動を継続して遂行（アドヒアランス，p.376参照）していくという課題に取り組んでいかなければならない[10]．子どもが成長発達に応じて，自らの病気について十分な知識をもち，自らの力で病気とともに主体的に生きていくことができるように，すなわち子どもの**エンパワーメントを支援**することが重要である．看護者は，子どもを"成長発達に伴い病気を理解し自らの力で判断し，人生を選択することができるようになる存在である"ととらえることが重要である．家族と話し合い，成長発達に伴い，家族が担っているセルフケアに関する責任を子どもに移行できるように支援する．

(1) 子どものエンパワーメントを支援する看護

慢性期にある子どもが，成長発達に応じてセルフケア能力を発達させ，病気に伴う困難な事柄を乗り越え，病気とともに生きる自分を支えるためにたゆまず努力することができるように支援する．また，主体的な存在である子どもが病気とともに生きる生活を組み立て，人生を選択することができるように，子どものエンパワーメントを支援する看護を提供する[9]．

●子どもの権利を擁護する●

慢性期の子どもの生活を，子どもの権利という視点から，アセスメントすることが重要である．看護者は，子どもの権利の擁護者（**アドボケイト**）として，子どもが権利を行使することができるように，あるいは親が子どもの権利を擁護することができるように支援する．

●セルフケアを支援する●

子どもが，成長発達に伴って，セルフケア能力を発達させ，セルフケア行動を遂行していくことができるように支援する（p.14参照）．子どもが病気を理解し，療養法を身につけ，適切に実行できるように，成長発達に応じた方法で教育したり，日常生活の中で子どもが病状の変化に自分で気付くことができるように援助する．子どもが現実を見つめることができるように促し，療養生活について考えや意見を表明できるように，子どもが決定に参加できるように，親とともに支援する[11]．セルフケア行動を長期間にわたり遂行していくことができるように，子どもの気持ちを推し量り受け止めていくこと，子どもが継続して努力していることを認め，褒めることも重要である．子どもとの間に信頼関係を形成し，病気についての悩みや生活していく中で，困ったときには看護者にいつでも相談できることを伝え，子どもに安心感を提供する．

---

plus-α

エンパワーメント

Empowerment. 保健医療領域において，力が発揮できない状況を克服し健康が促進されることを目的とする健康教育の考え方として導入され，現在では自分の置かれている状況を自らコントロールしていく過程を意味している．詳しくは，ナーシング・グラフィカ『成人看護学：成人看護学概論』第1部6章3節1参照．

●子どものQOLを高めることができるよう支援する●

　子どもが，病気と生活を調和させ，自分らしい生活を組み立てていけるように支援する．そのためには，まず，看護者が慢性期を生きる子どもの声に耳を傾け，病気とともに生きる生活を理解することが重要である．病気とともに生きる中での苦悩や，乗り越えたプロセス，日常生活を送る上で役立つ具体的な方法・工夫を子どもの声から学び，一人ひとりの子どものQOLを高めていけるように具体的なアドバイスを提供し，子どもが自分で考え生活を組み立てていけるように支援する[3, 10]．

　慢性期の子どもは，長期にわたりストレスにさらされている．子どもが自分の感情を自由に話せるように促したり，ストレス発散方法を子どもが習得できるように支援する．また，発達課題に取り組む中での悩みや問題に子どもが対処できるように，子どもと信頼関係を形成し，子どもの話を聞いたり，具体的な対処方法を一緒に考えたり，キャンプや患者会などを通して，既に発達課題を乗り越えた子どもと出会い，交流できるように支援する．

　子どものQOLを高めていくためには，子どもを中心としながら，家族・病院関係者（医師・看護者・薬剤師など）・学校関係者（養護教諭・担任教師など）・地域の保健医療関係者（保健師・訪問看護師など）が，互いにコミュニケーションをとり，子どもの問題を解決したり，共通の目標に向かって取り組む（コラボレーション）必要がある[4]．病院関係者と学校関係者の共通の目標に向かう取り組みの一つとして，「学校生活管理指導表（小学生用）（中学・高校生用）（アレルギー疾患用）」「糖尿病患児の治療・緊急連絡法等の連絡表」等も活用されている[12]．これらの表は，財団法人日本学校保健会のホームページ（http://www.hokenkai.or.jp/）よりダウンロードができる．

（2）慢性期にある子どもを育む家族のエンパワーメントを支援する看護

　慢性期にある子どもを育む家族は，長期間にわたりストレスにさらされる中で，"家族のがんばり""家族の気力""過去の体験"など，家族内の資源を活用して乗り越えようとする．家族がストレスに対処し，家族内の力を枯渇させずに家族が自らエンパワーメントすることができるよう，支援することが重要である．ここでは，家族看護エンパワーメントモデルを活用した家族への支援について述べる．家族看護エンパワーメントモデルの基本的な考え方は，家族をケアの対象として位置づけ，家族がもてる力を発揮して健康問題に積極的に取り組み，健康な家族生活が実現できるように予防的・支持的・治療的な援助を行うものである（表3.3-8）[13]．

表3.3-8●家族看護エンパワーメントモデルの基本的な考え方

①家族は自分で決定し，家族の福利のために行動する能力を有している．看護者は，家族の自己決定する力を尊重する姿勢が必要である．

②家族エンパワーメントが生じる条件は，家族と看護者がお互いに尊敬し合う関係，共に参加する関係／協働関係，信頼である．

③保健医療専門職者は，家族をコントロールしようとする欲求を放棄し，協力関係を形成し，家族のニードを優先しながら協力関係を形成する必要がある．

④看護者は，家族が健康的な家族生活を維持，促進することができるように支援していく必要がある．

---

plus α

復学支援

子どもが療養法を継続しながら充実した学校生活を送ることができるように，入院中から復学に向けた支援が必要である．特に，①長期入院である，②退院後も治療（通院，内服，注射など）を継続する必要がある，③症状や治療のために外観が変化している，④学校生活の過ごし方が症状に影響する，⑤緊急時の対応が必要である，⑥周囲の人々に病気の理解を得ることが難しい等の場合は，子どもや家族と話し合いながら，学校側に知っておいてほしいこと，配慮してほしいこと，学校側の協力を得たいことなどを整理し，子ども，家族，学校側，医療チームで話し合いをもつことが重要である．

看護者は，病気の子どもを育てている家族の体験を理解し，パートナーシップに基づいた援助関係を形成していく．家族を一つの集団として**家族アセスメント**（表3.3-9）を行い家族像を形成し，その家族にとって効果的な介入を選択して実践する．

●**家族の日常生活・セルフケアの強化**●

家族が日常生活を整え，健康的な家族生活を営むことができるように，家族セルフケアを支援する．慢性期にある子どもを育てることは，家族の日常生活に影響し，生活の質が低下する傾向がみられる．①十分な空気・水分摂取の維持，②十分な食物摂取，③適切な排泄過程，④適切な清潔の維持，⑤活動と休息のバランスの維持，⑥孤立と社会的相互作用のバランスの維持，⑦生命・機能・安寧に対する危険の予防，⑧正常な家族生活の維持を支援することにより（表3.3-9），家族の日常生活を維持し，セルフケアを強化する．

●**家族への情緒的支援の提供，家族看護カウンセリング**●

慢性期では，子どもの病状は安定しているものの，健康な同年齢の子どもと比較して発達が遅い，学業が遅れているなど，家族はさまざまな心配を抱えている．また，成長発達に伴い子どもの自立を支援し，病気についても徐々に子どもがセルフケアの責任を自分自身で管理できるように関わる必要があるが，このプロセスで親は迷いや葛藤を生じることもある．家族が直面している状況を共感的に理解し，話しやすい雰囲気をつくったり，話を傾聴することにより，家族が抱えている不安や心理的負担などを表出できるようにケアし，家族の情緒的揺れを受け止め支える．家族が看護者を"自分たち家族にとって支えとなる存在"としてとらえることができるように，面接を行ったり，家族が安心できる場や機会を設ける．家族のエネルギーを見極めながら，家族の心に深く入り込みすぎないように，**家族のこころの安定を保つ看護**を提供する．

●**家族教育**●

慢性期にある子どもを抱えながらも，健康的な家族生活を過ごす上で必要な知識や技術を学べるように，家族に教育的に関わる．病気や療養生活のマネジメント，慢性的なストレスに対する対処，社会資源の活用などに関する知識や技術について，家族に教育する．

●**家族の対処行動や対処能力の強化**●

家族が経験しているストレスの程度や家族の対処行動を把握し，家族が可能な限り多様な対処行動を遂行し，ストレスを乗り越えていくことができるように支援する．

例えば，長期間の闘病生活の中でストレスが蓄積している家族に対して，ストレスを発散する場を設けたり（ストレスの発散），ストレス源を家族とともに分析し（現実認識を深める），ストレスを軽減する方法を見いだすこと（問題解決）ができるように関わる．可能な限り家族にとって普通の生活ができるようにする（ノーマライゼーション的対処），助けを求める（危機対応対処）などの対処行動がとれるように支援したり，家族の対処資源を強化したり，役立つ方策を紹介するなど対処能力を強化する．

●**家族関係の調整・強化，コミュニケーションの活性化**●

慢性期にある子どもの家族は，長い経過の中で家族の中に緊張関係が生じたり，家

---

plus α

家族像

家族の歴史を踏まえて，家族の現状を描写した像をいう．

3

健康障害をもつ子ども・家族への看護

表3.3-9●家族アセスメントの視点

①家族構成	・どのような家族員から構成されているか？ ・同居者は誰か？	・家族員の年齢・性別・居住地などは？ ・家族員の健康状態は？
②家族の発達段階	・家族の現在の発達段階は？ ・発達課題をどのように達成しようとしているか？ ・現在まで，どのように取り組み，達成してきたのだろうか？	・取り組む必要のある発達課題は？
③家族の役割関係	・どのように役割分担をしているだろうか？ ・役割期待は明確になっているだろうか？ ・役割交代は柔軟に行われているだろうか？	・役割過重が生じていないだろうか？ ・家族内に役割葛藤はないだろうか？ ・新たに学ぶべき役割行動はあるか？
④家族の力関係	・家族のリーダー，キーパーソンは誰か？ ・物事を決定するときにお互いが話し合っているか？	・誰が何を決定しているか？ ・どのような方法で決定しているか？
⑤家族の人間関係や情緒的関係	・家族員は，お互いをどのようにとらえているか？ ・家族員はお互いの感情や思いに敏感か？ ・家族は全員で一緒に，どのようなことをどの程度しているか？ ・家族関係を必要に応じて柔軟に変化させてきたか？	・家族員はお互いに支援し合っているか？ ・お互いに尊重し合っているか？
⑥家族内コミュニケーション	・機能的で明確なコミュニケーションが取れているか？ ・オープンに自分の意見や感情を表明できているか？ ・お互いに傾聴する姿勢があるか？ ・会話の中で温かい思いやりのあるフィードバックがされているか？ ・攻撃的な否定的なコミュニケーションは多くないか？ ・コミュニケーションは，一方的でなく，相補的だろうか？	
⑦家族対処行動や対処能力	・一丸となって家族内の資源を活用する統合的対処を取っているだろうか？ ・負担を軽減したり現状を打開するために，さまざまな方法を試みる方策的対処を取っているだろうか？ ・可能な限り普通の生活を維持するノーマライゼーション的対処を取っているだろうか？ ・対応できなくなり，回避的な行動や資源を求める危機対応対処を取っているだろうか？	
⑧家族の適応力，問題解決能力	・今までの問題に対する適応力はどの程度か？ ・現実的な目標や計画を立てていく力があるか？	・現実検討能力はどの程度か？ ・意思決定能力はどの程度だろうか？
⑨親族や地域社会との関係，家族の資源	・問題が生じたとき，親族や近隣からの支援を得てきたか？　得る可能性があるか？ ・社会資源を利用しているか？ ・援助や支援を得ることについてどのように考えているか？	
⑩家族の価値観	・家族はどのような考え方を重視しているか？ ・病気の家族員の世話をする上で何を大切にしているか？	
⑪家族の期待・希望	・家族はどのようなことを期待しているのだろうか？ ・家族員間で期待や希望は一致しているだろうか？	・家族の希望は？
⑫家族のセルフケア力	家族生活の領域として，①十分な空気・水分摂取の維持，②十分な食事摂取の維持，③排泄過程，排泄・清潔に関連したケア，④活動と休息のバランスの維持，⑤孤立と社会的相互作用のバランスの維持，⑥生命，機能，安寧に対する危険の予防，⑦正常な家族の維持，の7領域についての情報を収集する． ・家族セルフケアの7つの領域で，健康問題と関連している領域があるだろうか？ ・家族セルフケアの7つの領域について，セルフケアできているだろうか？ ・家族はセルフケア能力（理解力，判断力，知識・技術力，継続力など）があるだろうか？	

中野綾美．家族エンパワーモデルと事例への活用．家族看護．2004, 2(2), p.88.

族関係が希薄となったり，機能的なコミュニケーションが低下する場合がある．

　例えば，関係が希薄になりがちな慢性期の子どものきょうだいと両親で過ごせる時間や場を設けたり，療養生活の中で生じている問題を家族の問題として取り上げ，きょうだいも含めて家族としてどのように現状を乗り越えていくかを話し合う場を設け感情的な交流を促していくなど，家族関係が円滑になるように調整しコミュニケーションの活性化を図る[14, 15]．

●家族の役割調整●

　子どもの療養生活を支えるために，家族は，慢性期の子どもの世話をする役割や，情緒的支援をする役割など，新たな役割を担わなければならない．多くの場合，新たな役割は母親に集中するため，母親に役割過重や役割葛藤が生じ，家族全体に影響を及ぼす．家族内で話し合い役割調整を行う必要性を説明し，**役割分担**できるように支援する．

●親族や地域社会資源の活用●

　家族の資源が枯渇する前に，家族の資源をアセスメントし，新たな家族内の資源，家族を取り巻く親族や地域社会の資源を開拓していくことができるように支援する．必要に応じて親族や家族会，地域の社会資源などを活用することができるように勧めたり，活用できるようにサポート体制を整える．

●家族の発達課題の達成への働きかけ●

　家族は，慢性期の子どもを育てながら，家族の発達課題に取り組んでいる（p.74参照）．療養法の継続や病気に伴う問題を抱えているため，家族が発達課題を乗り越えていくことは困難な状況にある．

　例えば，「家族内で役割調整を行い，家族機能や家族関係を拡大する」という発達課題に取り組んでいる学齢前期の子どもの家族に対して，慢性期の子どもの療養生活について話し合う中で役割調整を行い，家族機能や家族関係を拡大することができるように援助する．このように看護者は，健康問題への働きかけを通して，家族が発達課題を達成できるように援助することができる．

●家族の危機への働きかけ●

　看護者は，家族の状況を把握し，危機を回避できるよう，危機に陥った場合は，可能な限り早期に危機を乗り越えることができるように，前述のすべてのアプローチを臨機応変に活用し，家族をサポートする．子どもの療養生活に伴う問題が生じた場合，子どもの発達段階の移行期，家族内に問題が生じた場合，家族の発達段階の移行期などは，家族が危機に陥りやすいので，**予測性のある看護介入**をすることが重要である．

●家族の意思決定の支援・アドボカシー●

　慢性期にある子どもを育む中で，家族は，意思決定しなければならない状況に直面する．家族で話し合い，"子どもの最善"を考えることができるように，必要な情報を提供したり，家族が自らの意思を明確にできるように支援する．家族と医師，他の医療職者との話し合いの場を提供したり，医療の場で家族が意見を表明することができるように，家族の権利を擁護する．

●家族の力の強化●

　家族が慢性期の子どもを育みながら，健康的な家族生活を営んでいく上で必要な問題解決能力を育成する.

　例えば，家族が状況を判断することができる力，情報を探索し活用する力，予測し準備する力，選択する力，継続していく力などを，前述のすべてのアプローチを臨機応変に活用することにより強化する.

4　今後の課題

　慢性期にある子ども・家族は，病気との長い付き合いの中で，独自の判断基準や療養法の行い方を創り出している場合も多い. それが看護者の判断基準や方法と異なる場合，看護者が"看護者の言うことをきかない""自分の好きなようにする"子ども・家族であるとラベリングしてしまう場合がある. これらは，"子どもや家族は，専門職である看護者をもっと頼ってほしい"という看護者のパターナリズムの表れであり，子ども・家族のエンパワーメントを支援する上で障害となる. 看護者は，**パターナリズムに陥らない**ように充分注意し，慢性期にある子ども・家族とパートナーシップを結び，子どもに関わる他の専門職とともに，子ども・家族のエンパワーメントを支援していくことが課題である.

引用・参考文献

1）日本看護協会. 小児慢性疾患患者看護検討プロジェクト報告：小児慢性疾患患者への在宅看護推進に関する課題. 2002.

2）A・L・シュトラウスほか. 慢性疾患を生きる：ケアとクオリティ・ライフの接点. 南裕子監訳. 医学書院，1987，p.1-301.

3）Broome, ME. et al. Children and Families in Health and Illness. 1998, p.221-245.

4）Jackson, PA. et al. Primary Care of The Child with a Chronic Condition. 2nd ed. Mosby, 1996, p.16-57.

5）E・H・エリクソン. 幼児期と社会. 仁科弥生訳. みすず書房，1977，p.317-353.

6）下村哲夫編. 児童の権利条約. 時事通信社，1991.

7）中野綾美. 慢性疾患と共に生きる青年のノーマリゼーション. 日本看護科学学会誌. 1994，14(4)，p.38-50.

8）松尾ひとみほか. 小児期特有の疾患をもちながら生活してきた患者が小児期から成人期に移行する過程の体験. 兵庫県立看護大学紀要. 2004，11，p.85-98.

9）S・M・ハーモン・ハンソンほか. 家族看護学：理論・実践・研究. 村田恵子ほか監訳. 医学書院，2001，p.156-157.

10）黒江ゆり子. 病いの慢性性Chronicityと生活者という視点. 看護研究. 2002，35(4)，p.287-301.

11）片田範子ほか. 小児期特有の疾患をもちながら生活してきた患者の小児医療から成人医療への移行期の実態と看護の役割：文献を通して. 平成11年兵庫県特別研究助成金交付対象研究. 1999，p.1-23.

12）津島ひろ江編. 学校における養護活動の展開. ふくろう出版，2010，p.90-101.

13）中野綾美. 家族エンパワーメントモデルと事例への活用：家族アセスメントと家族像の形成. 家族看護. 2004，2(2)，p.84-95.

14）野嶋佐由美ほか. 退院−在宅ケアに関する家族看護者の合意形成に向けての介入方法の開発. 平成12・13・14年度文部科学省科学研究費研究成果報告書.

15）中野綾美. 健康障害のある子どもを抱えた家族のコミュニケーションを支援する看護. 小児看護. 2003，26(6)，p.720-726.

4 終末期にある子どもと家族への看護

杉本らは，ターミナル期とは，①医療者がおおむね，これ以上の積極的治療は無意味であり，②小児のQOLを考えて対症療法を中心とする生活が望ましいと判断に至った時期，と述べている[1]．またターミナルケアとは，長くてもこの先1カ月前後の期間内で，死期の訪れが高い確率で予期できる子どもと家族に対するケアをいう，と説明している．終末期ケアの第一の目的は，身体的苦痛の緩和・除去であり，第二の目的は，質の高い日常生活への支援，つまり残された日々のQOLであると述べている[2]．

> **plus α**
>
> **終末期**
> 健康問題が現在の医療水準では治癒することが不可能で，病気の状態が予後不良の過程をたどり近い将来死が免れない場合や，人生のターミナルの時期を迎えている場合などを含めていう．

1 子どもの死の概念発達

子どもを取り巻く現代社会は，大切なペットや家族の死に出会う前に，テレビやビデオ・マンガを通しての実体験を伴わない，現実感に欠ける死と出会う機会が多い．このような社会環境の中で，子どもは死の概念をどのように発達させているのであろうか．本項では子どもの死の概念について，古典的研究と認知的発達の側面から述べる．

（1）子どもの死の理解に関する古典的研究

子どもの死の概念発達に関する研究には，フロイトらの精神分析学者による研究と，ゲゼル（Gesell, A.）などの発達心理学者による研究がある．

ゲゼルは5歳から10歳までの子どもの死の発達に関する研究の中で，次のように述べている．①3歳では，死についてほとんど，あるいは全くわかっていない．②6歳では，死についての情緒的反応が起こってくる．③8歳では，すべての人間が死ななくてはならないことを理解する．④9歳になると，死の論理的・生理的な考えができるようになり，科学的な事実として死を承認する．⑤10歳で成人の死生観に近づく[3]．

ナギー（Nagy, MH.）はハンガリー人の子どもを対象に行った研究の中で，死の概念発達を次の3段階で説明している．①5歳以下では，死を可逆的に考え死の中に生をみる．②5〜9歳では，死を擬人化する傾向がみられ，死を離別した人と考えるか，あるいは死を死者と同一視する．③9歳以上では，死は自然の法則によって起こる一つの過程であり，生命あるものはいずれ活動が停止し，死は不可避であるといった現実的な死の考えになる[4]．

フロイトは子どもが死をマスターする能力の判定に必要な条件として，次の3点をあげている．①動くものと動かないものを識別する能力，すなわち「生きていないもの」に対立するものとして「生きているもの」を考える能力，②過去・現在・未来の意味合いで時間を理解できる能力，③因果的な思考ができること[5]．

以上，古典的研究では子どもは，9歳前後で死の不可逆性や不可避性・普遍性を理解するようになると説明している．

（2）ピアジェの認知発達理論

児童心理学の分野では，子どもの認知的発達と生活の諸側面や死の理解に関する探

求が行われてきた．1980年代に入りアメリカでは，子どもの病気の予防や治療において，専門家と子ども間のコミュニケーションを改善し効果的な介入を意図して，医療に認知的発達理論が応用され始めた．

ピアジェの発達心理学は，子どもの認知的・知的発達過程に焦点を置き，人間発達の中核に認知的側面である知的機能や論理的思考能力の構造化をあげている（p.65参照）．

子どもが死の概念を発達させ大人の理解へと至る過程は，ピアジェの「同化」と「調節」が不均衡を伴う時期でもある．知識として「知っている」段階から自分のフィルターを通してその意味が「わかる」過程は，「同化」と「調節」を繰り返しながら，つまり外界から自己の中に死のイメージ・概念を取り入れるとともに，外界に応じて自己の死のイメージ・概念を変えていく過程である．大切な人（動物）との死別体験，自分の身に起きた病気・入院体験は，別離に伴う悲しみや自己の病気に対する不安等を招き，心理的弱点が増大する機会となる．しかし乗り越えることによって成長への道を歩む機会ともなりうる．成長へのあゆみは「心のケア」と「時間」を要する過程である．子どもの生活環境からこのような感情体験を取り除くのではなく，どのように体験させるかが重要である．

（3）認知的発達と死の概念

子どもの死の概念発達に関する研究は，ゲゼルやナギーらに代表される年齢との関係で検討された古典的研究から，コッカー（Koocher, GP.）に代表される子どもの認知的発達との関係に，移行してきている．

コッカー[8]は，6歳から15歳までの75人のアメリカ人を対象に研究を行っている．Wechsler Intelligence Scale for Children（WISC＝ウイスク），ウエクスラー児童用知能尺度を用いて対象の知的能力を把握し，認知の程度についてはピアジェの分類を参考に前操作群9〜11歳，具体的操作群9〜11歳，形式的操作群12〜15歳の3群に分類し，死に関して，①死を引き起こすものは何か，②死んだ人を再び生き返らせるにはどうしたらよいか，③人間はいつ死ぬか，④死んだとき何が起こるか，という四つの質問を行っている．

結果をまとめると表3.4-1のとおりである．

スピース（Speece, MW.）とブレント（Brent, SB.）ら[9]は，死の概念の"成熟"の構成要素である①死の不動性（non-functionality），②死の不可逆性（irreversibility），③死の不可避性・普遍性（universality）に焦点を当て調査している．

その結果をまとめると表3.4-2のとおりである．

Hornblum[10]は，子どもの死の不可逆性を理解する能力は，時間の概念と関係すると主張し，時間の操作的理解の達成は，具体的操作段階で表れると述べている．そして時間の操作的理解に到達していなくとも，不可逆性と不動性は理解できるという立場をとっている．

筆者[11]は，山梨大学のアニミズム，コッカーやスピースとブレントらの研究をベースに，札幌に在住の小児（小学1〜6年）69名を対象に，死の概念発達とその関連要因について調査した．その結果，学童期にある小児の死の概念は，全体としては認知

---

plus α

アニミズム

子どもの因果的思考の中で最も多くみられるもので，「あらゆるものに生命・意識・感情がある」という前提で物事をとらえる思考の特徴をいう．アニミズムは，極めて原始的（雲や電車は生きている，動くから．机は生きていない，動かないから）なものから，高次（自然に対する感情的な態度が芽生え詩的に描写する）に至るまで，いくつかの段階がある．アニミズム的思考は，子どもの生命や死の概念発達と深く関連する．

的発達に伴い前操作段階から具体的操作段階で発達を遂げている（表3.4-3, 表3.4-4）.
「人間はどうして死ぬのか」の質問に,「運命, さだめ, 寿命, 命があるから」といっ
た死の不可避性・普遍性を示す回答が, 前操作段階で31.8％, 具体的操作段階で46.7％,
形式的操作段階で58.8％であった.「病気, 事故, 自殺」といった外的・人為的要因を
あげたものが, 前操作段階で13.6％, 具体的操作段階で13.3％, 形式的操作段階で5.9％

表3.4-1●認知的発達と死の概念発達

質問項目	認知的発達		
	前操作段階	具体的操作段階	形式的操作段階
①死を引き起こすものは何か	空想的推理 ・毒を飲んだとき ・悪い物を食べたとき	攻撃的行為 ・毒薬, 銃, ナイフ ・事故	自然のプロセス ・生命徴候の破壊 ・老齢, 病気
②死んだ人を再び生き返らせるにはどうしたらよいか	生死の区別ができない 他者と経験の共有はできない 医者や薬で生き返らせる	死の不可逆性の理解 死の不可避性・普遍性の理解	
③人間はいつ死ぬか	ー各認知段階での差はないー 7〜300歳（平均86歳）		
④死んだとき何が起こるか	ー各認知段階での差はないー 埋葬について　　　　　52% 死後の世界について　　21% 葬式（墓・腐敗）について　19% 擬人化の回答　　　　　0%		

表3.4-2●死の概念の構成要素と思考の特徴

死の概念の構成要素	思考の特徴	
①死の不動性 「死んだ人は○○○をしますか」	〔死の不動性〕の理解以前の子ども 「死んだ人はおなかがすきますか」の問いに： 「はい」	生きていることを示す機能に着目： （動く, 成長する, 食べる, 心臓が打つ, 考える, 話すなど）
②死の不可逆性 「死んだ人や動物は生き返ることができますか」	〔死の不可逆性〕の理解以前の子ども 「死から生き返るためにはどうしたらよいか」の問いに： 「病院に連れて行く」	特別な行為が死んだ人を蘇らせるという考え： （治療, 魔法の言葉など）
③死の不可避性・普遍性 「人間は死にますか」 「あなたは死にますか」	〔死の不可避性・普遍性〕の理解以前の子ども 「あなたは死にますか」の問いに： 「人間は死ぬけれど私は死なない」 「お年寄りは死ぬけれど, 子どもは死なない」	生活活動の停止に着目：

表3.4-3●死の概念発達と認知段階

	認知段階	N	M	SD	2群の組	t値（自由度）	有意確率
全　体	1. 前操作段階	22	61.091	4.814	群 1-2	2.493 (66)	0.01519*
	2. 具体的操作段階	30	64.600	5.320	1-3	3.503 (66)	0.00083**
	3. 形式的操作段階	17	66.765	4.208	2-3	1.422 (66)	0.15979

*p＜0.05　　＊＊p＜0.01

表3.4-4●死の概念の五つの構成要素と認知段階

死の概念の構成要素	認知段階	N	M	SD	2群の組	t値（自由度）	有意確率
生物	1. 前操作段階	22	17.545	2.709	群 1-2	1.957 (66)	0.00463*
	2. 具体的操作段階	30	18.833	1.934	1-3	2.932 (66)	
	3. 形式的操作段階	17	19.765	2.289	2-3	1.309 (66)	
死の不動性	1. 前操作段階	22	9.409	1.669	群 1-2	1.608 (66)	0.01491*
	2. 具体的操作段階	30	10.200	1.887	1-3	2.500 (66)	
	3. 形式的操作段階	17	10.824	1.424	2-3	1.172 (66)	
死の不可逆性	1. 前操作段階	22	16.101	2.184	群 1-2	0.016 (66)	
	2. 具体的操作段階	30	15.967	2.588	1-3	0.470 (66)	
	3. 形式的操作段階	17	16.412	2.144	2-3	0.608 (66)	
死の不可避性・普遍性	1. 前操作段階	22	6.727	1.839	群 1-2	2.356 (66)	
	2. 具体的操作段階	30	7.800	1.470	1-3	2.093 (66)	
	3. 形式的操作段階	17	7.824	1.424	2-3	0.048 (66)	
時間の概念	1. 前操作段階	22	11.364	1.110	群 1-2	2.140 (66)	0.01644*
	2. 具体的操作段階	30	11.800	0.476	1-3	2.462 (66)	
	3. 形式的操作段階	17	11.941	0.235	2-3	0.640 (66)	

*$p<0.05$

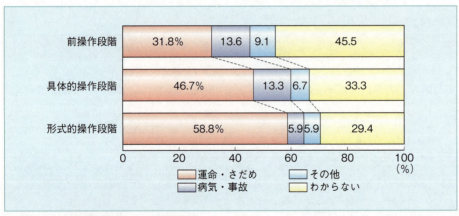

図3.4-1●人間が死ぬ理由（認知段階）

であった（図3.4-1）．

　以上，認知的発達と死の概念発達の関係では，具体的操作段階にある9～11歳になって，死の不可逆性や不可避性の理解ができるようになる．

2 終末期にある子どもと家族の心理

（1）終末期の小児と家族

　マズロー（Maslow, A.H.）は人間が有するニードを五つの構成要素で説明している（図3.4-2）．①生理的欲求，②安全・安楽の欲求，③愛情と所属の欲求，④自尊心

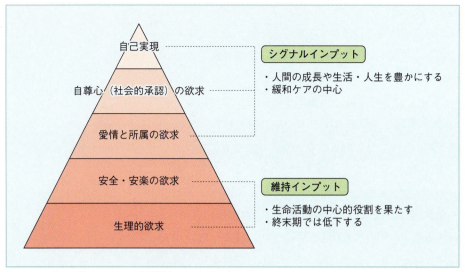

図3.4-2●マズローのニード階層とインプット

(社会的承認) の欲求, そして⑤自己実現 (小児の場合：成長・発達) である. ①生理的欲求, ②安全・安楽の欲求は, 生命を維持する「**維持インプット**」と呼ばれ, 各器官系が集まって全体として機能し, 下位システムの生命活動の中心的役割を営んでいる. ③愛情と所属の欲求, ④自尊心 (社会的承認) の欲求, そして⑤自己実現は, 上位システムの人間の成長や生活・人生を豊かにする「**シグナルインプット**」と呼ばれる.

終末期は, ①生理的欲求, ②安全・安楽の欲求といった維持インプット機能が低下する. 治療の中心は, 緩和医療に移行する. ③愛情と所属, ④自尊心 (社会的承認), ⑤自己実現の欲求は, 病気や入院・死別体験に意味を見いだし,「人間存在」や「人間の尊厳」といったテーマと深く関わるインプットである. 成長や生きる意味と関わるシグナルインプットは, 終末期の子どもの家族・医療従事者にとって, 最期まで機能することができる, 重要な意味をもつインプットとなる. シグナルインプットは, 人間のスピリチュアルな側面を活性化させるインプットで, 全人的ケアと言われるゆえんである.

終末期ケアは, 診断が確定した急性期から始まり, 寛解導入への治療が行われる寛解期, 寛解維持期, 再発期を通して行われる (ここでは予期せぬ不慮の事故等で突然わが子の死に直面するといった子どもと家族へのケアは, 含まない).

(2) 子どもの心理

死を理解できる以前の子どもの不安は, 入院に伴う家族との分離や環境の変化 (見知らぬ環境や人), 検査や治療に伴う身体的・精神的苦痛などが主な背景である. 杉本らは末期患者の精神的特徴を11項目挙げて説明している (表3.4-5). これら子どもが示す特徴は, 入院前の親子関係, 病気の子どもの認知的発達段階や過去の死別体験の有無, さらに入院当初から疑問や質問を親・重要他者・医療従事者等に表現し, 話し合う関係が確立していたかど

表3.4-5●末期患者の身体的・精神的特徴

身体的特徴	精神的特徴
1. 痛みをはじめとする不快な症状	1. 疑い
2. 出血	2. 不安
3. 感染	3. 恐れ
4. 電解質異常	4. いらだち
5. 低栄養・脱水	5. 怒り
6. 褥瘡	6. うつ状態
7. 悪液質	7. 退行
	8. 混乱
	9. あきらめ
	10. 受容
	11. 希望

厚生省・日本医師会編. 末期医療のケア. 中央法規出版, 1989. から作表.

うかで異なる.

学童期以降になると少なからず訴えや感情表現は減少する. 予後不良疾患を有する子どもの不安度に関する研究によると, 予後不良の子どもは予後のよい慢性疾患の子ども, 簡単な病気の子ども, 外来通院の子どもの4群の中で, 不安が2倍も高いこと[12, 13]. さらに自分の病名を知っていながら同時に, 両親がそれを知らせたくないと思っていることに気付いている子どもほど, 孤独な子どもはいないと報告している[14]. 孤独の原因は, 意味深いコミュニケーションがほとんどなされず, 子どもが自分の悲しみや恐れ, 不安の感情などを率直に表現できる相手が一人もいないからである.

病気や死の理解が大人に近づく学童期(ピアジェの認知的発達では具体的操作段階)以降では, 自分の病気や入院に対する興味・関心に比例して不安が増大する. 自分の病気について質問してくることは少ないといわれるが, 関心がないわけではなく, 抑圧されて質問してこないケースが多いと指摘されている. 抑圧は, 適切な対処機制ではない. 本郷[15]は, 白血病児に病名を知らせ病気の説明をすることの利点を, 多くの体験から指摘し, 説明を受けた子どもたちの感想を紹介している. さらに両親および病気の子どもへの病気説明, 病状説明時のスリー・ステップとチェック項目を紹介している (図3.4-3, 図3.4-4).

小児看護における告知, インフォームドコンセント等の問題は,「子どもの権利条約」(p.22, 391参照)で謳われている子どもの①オートノミー（自律）, ②知る権利, ③

ステップ1（病気説明, 病状説明の環境を整える）

1 ( ). 説明場所と時間帯が病気説明, 病状説明にふさわしい
2 ( ). 両親のほかに一緒に立ち会いたい人（通常, 祖父母）がいれば, 同席を勧める
3 ( ). 同席者すべての人が自己紹介する
4 ( ). 両親が, 患児の病気についてどのように知らされているか, 確かめる
5 ( ). 両親が, 患児の病気についてどう思っているか（どのような不安を抱いているか）率直に言ってもらう

ステップ2（病名を知らせ, 病気説明, 病状説明をする）

6 ( ). 病名を知らせ, 病気説明, 病状説明をする：診断名, 治療方針, 現在のわかる範囲での予後（治癒率）と治療の当面の目標, 治療によって起こる脱毛や吐き気などの副作用, 可能性のある合併症とその予防法. 通常, 骨髄塗抹標本を見せ説明する. 診断名は書いて渡す. 治療のスケジュール表を渡す
7 ( ). 両親の, 病気説明, 病状説明に対する反応に誠実に対応する
8 ( ). 両親が病気説明, 病状説明を理解できたかどうか確かめる
9 ( ). 白血病の原因は不明で, 過去になにか子どもにしたことが原因ではない. また, 感染したり遺伝したりはしないことを明言する
10 ( ). 経済的支援（小児慢性特定疾患の手続き）や, 説明書や絵本（『君と白血病』や『チャーリー・ブラウン, なぜなんだい』）, 病気説明のパンフレットを渡し,「がんの子供を守る会」などの支援団体の存在を知らせる

ステップ3（患児に病名を知らせる場合, どう説明するか考える）

11 ( ). 治療方針の決定にあたって, 患児が病名を知りたがっているかどうか, 親に伝える
12 ( ). いままで, 家族で, 患児に関することをどのように決めてきたかを聞き出す
13 ( ). われわれの病気説明, 病状説明の原則を示す
14 ( ). 「いつ」「誰が」「どのように」説明するか両親の考えを聞く

以上の項目が確認されたり実行されたら ( ) に✔を書き込む

本郷輝明. 小児白血病の診断・治療とケア：白血病患児への病気説明, 病状説明. 小児看護. 1997, 20(3), p.315.

図3.4-3●両親への病気説明, 病状説明時のスリー・ステップとチェック項目（医師用）

ステップ1（病気説明，病状説明の環境を整える）

1 （　）．説明場所と時間帯が病気説明，病状説明にふさわしい
2 （　）．同席者の医療スタッフが患児に自己紹介する
3 （　）．患児が，自分の病気についてどのように知らされているか，確かめる
4 （　）．患児が，自分の病気についてどう思っているか率直に言ってもらう
5 （　）．入院によってなにがいちばん心配か，言ってもらう
6 （　）．患児が，自分の病気についてどの程度知りたいか確かめる．それによって詳しく説明するか，短時間で切り上げるか目安をつける

ステップ2（病名を知らせ，病気説明をする）

7 （　）．病名を知らせ，理解できることばで，病気説明を行う：診断名，治療方針，現在のわかる範囲での予後（治癒率）と治療の当面の目標，治療によって起こる副作用などについて通常，骨髄塗抹標本を見せ説明する．診断名は紙に書いて本人に渡す
8 （　）．患児の，病名を知らせたことに対する感情的反応に誠実に対応する．感情が高ぶった場合はおさまるまで間をおく
9 （　）．患児が病気説明，病状説明を理解できたかどうか確かめる
10 （　）．この病気の原因は不明で，むかしなにか悪いことをしたためになったのではないこと，また病気は他人にうつったりしないことを言う

ステップ3（なぜ病名を言ったのかの説明と治療方針の決定）

11 （　）．なぜ病名を言ったかを説明する．また病気説明は両親と相談して決めたことを伝える
12 （　）．病気説明だけではなく，それ以降のすべての問題について，たとえば骨髄の検査結果なども知らせて相談する方針を示す
13 （　）．治療方針の決定にあたって，患児の考えを聞く．患児に選択権のあることを説明する．決定まで時間が必要なら，外泊して両親と家で話し合ってもよいと提案する．治療のスケジュール表を渡す
14 （　）．『君と白血病』や『チャーリー・ブラウン，なぜなんだい』，病気説明のパンフレットなどを渡す

以上の項目が確認されたり実行されたら（　）に✔を書き込む

本郷輝明．小児白血病の診断・治療とケア：白血病患児への病気説明，病状説明．小児看護．1997，20（3），p.317.

図3.4-4●患児への病気説明，病状説明時のスリー・ステップとチェック項目（医師用）

医療への主体的参加・意志決定，といった視点から小児看護と深く関わっている．健康回復が可能な子どもの看護から積極的に導入を図り，終末期看護にも反映させていきたい課題である．

（3）家族の心理

予後不良疾患を有する子どもに対する家族の反応は，終末期を迎えるまでの過程によって異なる．一般的に図3.4-5のような特徴と過程を示すといわれる[16]．

第1段階：診断の確定・急性期

愛するわが子におそいかかった出来事に対するショックと，その現実を認められない，認めたくないという否定の感情が揺れ動く．また子どもが病気になったのは親の不注意が原因であるといった罪悪感を抱きやすく，自分を責める．不治の病ということで，家族は訪れてくるであろう死を予期して深い悲しみにくれている．

第2段階：寛解導入療法と寛解

多くの場合，化学療法や放射線療法あるいはそれらを併用した治療には，苦痛が伴う．さらに治療による副作用（嘔吐，脱毛，肥満など）の結果，子どもの身体症状は以前にも増して悪化する．そのため両親は，自分自身や配偶者，子ども，医療従事者に対して怒りの感情を抱きやすい．また，治療の必要性の理解・同意とともに，治療に伴う苦痛や副作用に対する抑うつ状態で，アンビバレント（両面価値感情）状態に陥る．

第3段階：維持・回復期

　この時期は治療により寛解を迎え，状態が安定している．子どもの健全な成長・発達のため，また充実した生活のために大切な時間である．しかし両親は最終的な回復への希望と，おそらく来るであろう再発の恐れから，子どもを依存状況に置いたり，甘やかして過保護となってしまいやすい．また健康な子どもや他の家族との接触を避け，社会的孤立状態に陥りやすい．

第4段階：再発，末期

　最も恐れていた事態の到来に，悲しみと失望を新たにし，死への恐れを強く抱く．

　終末期に至る各段階で，家族がたどる心理的過程に対する看護の詳細については，紙面の関係から他文献を参照願いたい．

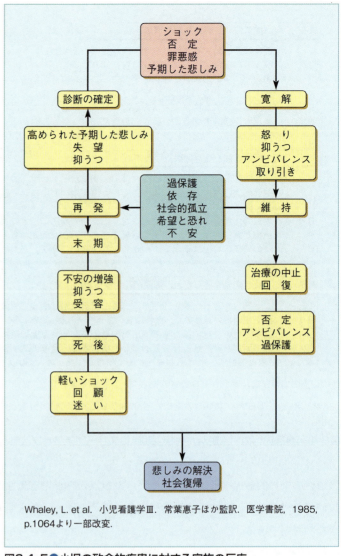

図3.4-5 ● 小児の致命的疾患に対する家族の反応

3 終末期にある子どもの身体徴候

　杉本らは末期患者の身体的特徴を7項目挙げて説明している（p.231，表3.4-5参照）．終末期の臨床徴候と病態生理－臓器障害相互の関係は，図3.4-6に示すとおりである[17]．

(1) 一般状態および身体的苦痛

　各々の疾患の末期特有の症状について注意深い観察を行う．終末期は，現疾患に関係する器官系の機能低下のみでなく，生命活動やニードの充足に関わる器官系の機能低下をきたす．その結果，具体的には感染，出血，粘膜障害，肝障害，腎障害，中枢神経障害，複合的な障害をきたす．そのため，「身体的苦痛」は全身に及ぶ．身体的苦痛の有無とそれが日常生活に派生してどんな影響を及ぼしているか，検査データ等を合わせ生理的および安全・安楽の側面からニードの充足状況を把握する．

(2) 出血・貧血傾向

　疾患によって異なるが，悪性新生物の末期には出血傾向をきたしやすい．出血傾向

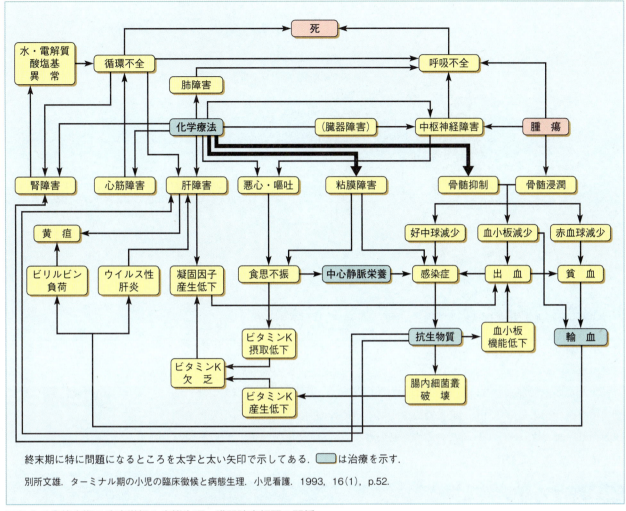

終末期に特に問題になるところを太字と太い矢印で示してある．☐は治療を示す．
別所文雄．ターミナル期の小児の臨床徴候と病態生理．小児看護．1993, 16(1), p.52.

図3.4-6● 終末期の臨床徴候と病態生理―臓器障害相互の関係

の要因として，血小板の減少や血管壁の脆弱化，感染症に伴うDIC（播種性血管内血液凝固），アスピリンや抗がん薬等の多剤使用による出血助長因子が考えられる．血小板の減少をきたしやすい抗がん薬は，メトトレキサート，マイトマイシンCなどである．出血部位としては皮膚の点状・斑状出血や口腔内出血，鼻出血，歯肉や消化管からの出血（血便），泌尿器系の出血（血尿），頭蓋内出血などが予測される．出血傾向を示す検査データに注目するとともに，全身，便・尿の観察を行い異常の早期発見に努める（図3.4-7）．また転倒や打撲，切傷による出血を予防し，常に血小板数をモニターする．血小板数5万/mm³以上ではほとんど問題はないが，2万/mm³以下，特に1万/mm³以下になると大出血の危険が大きくなる．出血傾向が増悪した場合には予防的に輸血が行われる[18, 19]．

(3) 易感染状態

疾患によって異なるが，悪性新生物の末期には易感染状態をきたしやすい．感染傾向の要因は，異常細胞の骨髄占拠による免疫機能の低下，抗白血病薬や放射線療法による骨髄抑制の結果生じる顆粒球の減少やリンパ球の破壊による免疫機能の低下である．その結果感染に対する抵抗力が低下し，感染を受けやすい状態となる．白血球数

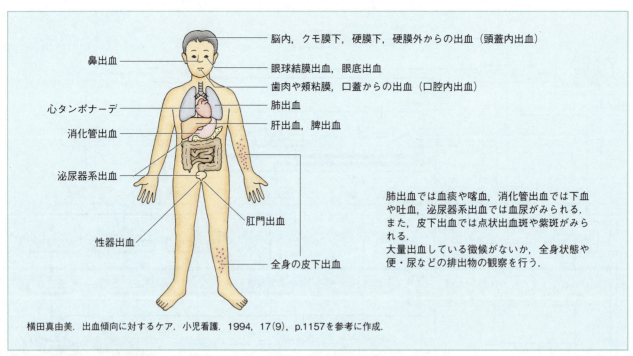

図3.4-7 ● 出血しやすい部位

が減少したら，発熱とともに定期的に行われるCRP検査（C反応性タンパク検査）や細菌培養検査結果にも注目し，必要時感染予防のために面会人や病室からの外出を制限したり，またクリーンルームでの管理が必要となる．全身の皮膚や歯，口腔粘膜などの清潔にも努める必要がある．

4 緩和ケア

再発は，家族にとって最も恐れていた事態の到来であり，悲しみと失望を新たにし，死への恐れを強く抱く．再発・末期においては，病気の子どもの苦痛の緩和と安全・安楽に努めるとともに，強い悲しみや不安の感情表出ができるような人的・物理的環境の提供が必要である．看護師は，いかなる時も悲嘆は人の助けや愛を求める人間の感情表現であることを深く認識しておかなければならない．

終末期は本格的な緩和医療の時期であり，身体的苦痛のコントロールと心理的不安への対処が必須なケアとなる．中野ら[20]は，再発した子どもと家族にとってこころのケアが重要であると，こころのケア技術について述べている（図3.4-8）．生命活動に不可欠な安楽な呼吸，栄養・排泄・清潔など生理的ニードを整え充足を図ることは，治療の手だてが尽きCureからCareへとその役割が移行する終末期において，重要性が増す大切なケアである．さらに痛みや不安の軽減・除去に努め，安全・安楽のニードの充足を図ることは，最後まで人間としての尊厳を保持し家族との交流を豊かなものとするために，不可欠である．

どのような過ごし方を子どもと家族が望んでいるか，何が子どもと家族にとって最良かを第一優先に考え対応する．家族の愛情に包まれ家族とスキンシップに満ちた時間を共有することは，子ども・家族にとって最良の慰めと喜びである．自尊心（社会

> **plus α**
>
> **DIC**
> Disseminated intravascular coagulation syndromeの略．何らかの病的状態に続発して，全身の血管内に血栓が多発し，血小板・フィブリノーゲンなどが血栓中に取り込まれる．活性化された凝固因子がその活性化を失うことによって消費性凝固障害をきたした状態をいう．DICをきたす代表的な疾患は，転移性悪性腫瘍，急性白血病，重症感染症，持続性ショックなどである．治療は，原疾患に対する治療のほかに抗凝固薬，抗線溶薬，血栓溶解薬などが試みられる．予後は，原疾患に左右されるが，早期より積極的な治療を行うことにより，救命しうる例がある．

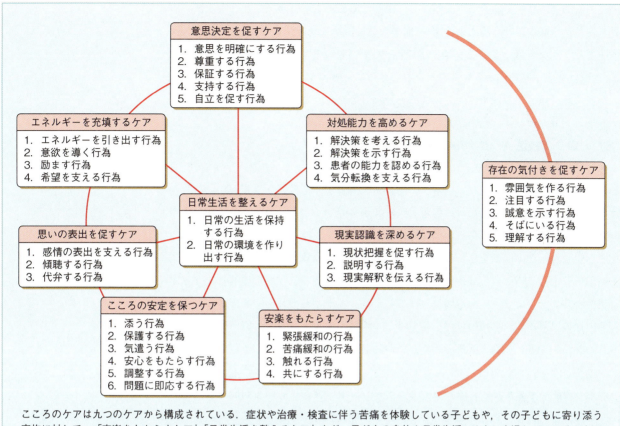

図3.4-8 ● こころのケア

的承認)や自己実現は，子どもの年齢や希望さらに家族の希望によって異なり，その対応には個別性が求められる．生命を維持するために必要な生理的そして安全・安楽のニードの充足とともに，愛情・自尊心（社会的承認）・自己実現を支援する心のケアは最期まで可能であり，終末期看護の基本である．

(1) 一般状態の把握・観察

各々の疾患に特有にみられる症状について注意深い観察を行う．さらに「身体的苦痛」は全身に及ぶため，それが日常生活に派生してどんな影響を及ぼしているか，検査データ等を合わせ生理的および安全・安楽の側面から把握する．

(2) 身体的苦痛の緩和と精神的不安への対応

終末期は特に，全身倦怠や発熱，脱毛，食欲不振，悪心・嘔吐，下痢や腹痛，骨髄抑制に伴う好中球減少・血小板減少，貧血，肝機能障害等と，身体的苦痛は全身に及ぶ．発熱に対しては，身体の消耗を最小限にとどめ，安全・安楽のために解熱を図る．食欲不振や悪心・嘔吐などの消化器症状に対しては，栄養士や家族と協力をとり食事摂取ができるよう連絡，調整する必要がある．さらに終末期は，化学療法や放射線療

法による影響で易感染状態や出血傾向，低栄養状態にある場合が多い．好中球数や血清タンパクの減少に伴う易感染状態や，血小板数の減少に伴う出血傾向等に対しても，後述するような看護によって子どもの安全・安楽に努めなければならない．皮膚の保護・清潔は感染予防の面からも重要となる．さらに腎障害や心障害などにも注意する．

不安に耳を傾け，疑問や質問，苦悩に十分な対応を行うとともに入院時からのインフォームドコンセント（説明と同意）の充実，励行が求められる．

(3) 心のケア技法（シグナルインプット）の活性化

両親・医療者と子どものコミュニケーションを阻む要因（コミュニケーション技法）として，以下の点が指摘されている．①両親・医療者が何を自分（子ども）に話しかけているかに耳を傾けられない，両親・医療者が自分（子ども）の関心や興味のある一部分に注目してしまう，あるいは反対に自分（両親・医療者）が避けたい話題や内容を無視し，子どもの話をそらしてしまう，②話を聞く両親・医療者が，子どもが語る問題を解決しようとする気持ちで満たされ，話し手である子どもを理解しようとする態度からずれてしまう，あるいは欠けてしまう，③子どもの話を聞きながら，その人の内面の世界または感情の世界を見ることが困難な両親・医療者，例えば両親・医療者の感性の問題，両親・医療者の無意識的防衛心の働きによって，子どもの話に耳を傾けられない．

看護を目指す私たちの中にも，コミュニケーション（技法）を阻む傾向・要因は潜んでいる．自己評価，他者評価を通して自己の傾向に気付く大切さがここにある．

5 終末期にある子どもの家族への援助

細谷[21]は，小児の終末期ケアの基本方針を表3.4-6のように挙げている．

(1) インフォームドアセント (p.247参照)

小児看護において，子どもたちがその発達に応じた適切な説明を受け，治療や処置，残された日々をどのように過ごしたいと願っているかなど，最良の選択ができるよう支援する．そのためには日ごろから子どもに情報の提供を行い，例えば，①検査や処置，治療で何が起こるのか説明する．②検査や処置，治療において何を望んでいるか把握し，それが達成されるように支援する．つまり，自己決定がまだ一人でできない小児には判断の助けとなる情報を提供して相談にのり，希望に耳を傾け自己選択・判断ができるよう支援する．

(2) 家族に対するサポート

覚悟していたことであっても，終末期を迎えた子どもの両親の精神的動揺は計り知れない．常に家族の心情や希望に耳を傾け把握する．病院や病棟の規則・都合により家族のささやかな希望，例えば食事の持ち込み，きょうだいらとの自由な面会，付き添い，家族での外出・外泊などがかなえられないといったことが生じないよう，かけがえのない思い出が築けるよう，終末期に至る以前から支援する．さらに残された日々をどこでどのように過ごしたいか，どこで最期を迎えたいかなど，家族の希望を尊重

表3.4-6●子どもの終末期ケアの基本方針

1. 患児が終末期を迎えたかどうかの判定を行う
2. 患児，両親および家族とのコミュニケーションの機会を多くもつ
3. 患児にかかわるスタッフ同士で話し合う
4. 患児の苦痛を軽減，除去する
5. 積極的な治療の中止を検討する
6. 病棟内での規制を緩和し，患児が過ごしやすい環境をつくる
7. 両親への精神的支援を行う
8. 患児の外泊や在宅でのケアを勧める
   ⇒患児が亡くなった後は，遺族が悲しみを乗り越える支援を行う

し，医療チームがそれぞれの立場で実現に向けサポートする．

(3) QOL充実への支援

近年は，**末期小児がんの子どもの在宅医療**への道も開かれつつある．家庭内での輸液のために，胸の皮膚下に薬液注入装置（図3.4-9）を埋め込み，外科的手術が必要だが薬液専用の針を注入装置につなぐことで，容易に大静脈への輸液が可能なシステムが試みられつつある．体内埋め込み式のため感染の危険も少ない．医師から訓練を受けた家族によって子どもは輸液や栄養液の注入を受ける．その結果，苦痛の緩和のために続けるモルヒネの副作用による食欲低下や嘔気・嘔吐で失われた栄養分を補うことが家庭で可能となり，栄養状態の改善や痛みの緩和につながる．このような治療によって，家庭での生活やその期間の延長が可能となり，また携帯用薬液バッグを付けての家族旅行なども可能になる．

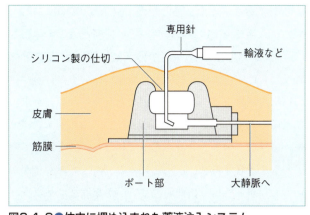

図3.4-9 ● 体内に埋め込まれた薬液注入システム

不幸にして病気からの回復が望めない場合，短い人生の最後を家族とともに過ごすことができ，楽しい思い出を残すことは，何にも勝るクオリティオブライフ（QOL）であろう．看護師は，子どもの残された生活の質のために，子どもの気持ちや希望，さらに子どもの代弁者である家族の気持ちや希望に常に耳を傾け，その実現のための対応・協力に取り組んでいかなければならない．たとえ大切なわが子との死別という「最も悲しい日」が訪れても，その体験と苦悩をともに分かち合える人がいたならば，親子ともどもその悲しみ・苦悩に耐えることができ，また死別からの回復にもつながると信じる．

(4) きょうだいに対するケア

両親はもちろん家族の誰もが病気の子どもに関心を向け，病気の子ども中心に生活が展開する．まだ親を必要とする年代のきょうだいにとって，長期にわたる親，特に母親不在が及ぼす影響は大きい．親から与えられる世話や愛情が減少する一方，辛抱や我慢を求められていることを全身で感じ，それに応えよう，耐えようとする．このような生活が長期にわたると，ストレス反応を呈し深刻化する．しかし，親は終末期にある子どものことで頭がいっぱいで，同じように親を必要としているきょうだいのことは忘れてしまっているかのごとき心理状況にあったり，後回しの問題として処理しているケースが多い．

きょうだいの関係では，①切磋琢磨しながら成長する，ライバルの関係を失う．②残されたきょうだいは，過去のけんかや乱暴な遊びを振り返り，罪の意識を抱いたり，病気の原因が自分にあると感じ，心を痛める．③病気の子どもに対して時に嫉妬を感じたり，あるいは時に愛情を抱いたりと，アンバランスな心理状況にある．

家族看護の普及によって，病気の子どものきょうだいも忘れてはならない小児看護の対象として認識されつつある．親が病気の子どもおよびきょうだい両者の親として，親役割行動を担うことができるよう，社会的資源の活用を含めアドバイス・サポート

が必要である．また前述したが，終末期のQOLには，年少児では親とともにきょうだいと，年長児ではさらに会いたい仲間と過ごす時間も重要となる．

(5) シグナルインプットからスピリチュアルケアへ

　子どもは守られる存在ばかりではない．子どもの知る権利を保証し，検査や治療法の選択・意思決定への主体的参加を支援することが求められている．現実に耐え，たとえ限られた命・短い人生となっても，この世に生を受け愛される幸せ，大切な命，生きる喜び……等々を身をもって私たちに伝え残していってくれている．そのような子どもを看護する私に不足しているものは何だろうか．子どもから教わったことを大切にしながら，自分に問い続けていかなければと思う．

(6) 死別後のケア

　病気という共通の問題を抱え治療のために入院し，ある時期をともに過ごした「仲間の死」について，子どもにどのような説明を行い，最後のお別れをどのように体験させるとよいか．苦痛を伴う治療に耐えて一生懸命頑張ってきた子どもにとって，仲間の死は決して他人事ではない出来事であり，「どうして死んだのか」「近い将来，自分も同じようになるのではないか」という不安や恐れ，疑いが強くなる．

　しかし子どもは，自分から医療者や親に「自分の死」について尋ねることは少なく，親や医療者も進んで子どもに説明することも少ないのが現状である．死後お別れする機会もなく，いつの間にか暗黙のうちに退院した（死亡）という終焉である．このような別れ方が長くパターナリズム化している．このままでよいと考える小児看護師はいないが，変えていこうとする積極的な取り組みも見えない．亡くなった仲間の死をどのように体験させるかは，自分の死を考えざるを得ない子どもにとってその影響が多大で重要なことである．

　筆者が小学生69名（うち病児34名）を対象に行った研究[22]では，「もし大好きな人が死んだらどうしてあげたいか」の問いに，「お花をあげたい」「お墓参りにいきたい」「お祈りをしたい」「声をかけてあげたい」「直してあげたい」などの行為を挙げた子どもが約6割以上，「わからない」と回答した子どもが4割であった．子どもなりに「～してあげたい」という思いが育まれていることが確認できた．

　闘病生活をともに過ごした亡き仲間とのお別れが，ひそひそと片付けられるのではなく，「～してあげたい」という思いを抱く子どもも参加して，お別れ，お見送りできる日が待ち望まれる．

(7) 臓器移植法改正と子どもの権利擁護者：アドボケーター

　2009（平成21）年7月，臓器移植法が改正され，公布から1年後の施行となった．改正前は15歳未満の小児に関しては，事実上は臓器移植ができないことになっていた．改正臓器移植法では，①生前の本人の拒否がない場合，家族の同意のみで提供できる，②提供は15歳以上という年齢制限を撤廃する，③虐待を受けて死亡した場合，当該児童からの臓器提供がないように，虐待の有無の判断が必要である，④親族へ優先的に提供すると意思表示しておくことができる，となった．

　本改正は，児童の権利条約（1994年）で表明されている子どもの意思決定や，知る権利が著しく損なわれるなど，多くの問題・課題を抱えているとも指摘されている（日

本小児科学会〔2003年〕，日本小児看護学会〔2004年〕）．

　臓器移植法改正に関する日本小児看護学会の見解（平成16年8月24日）には，Ⅰ．現状と問題点，Ⅱ．提言が述べられている．ときには子どもと親の考えが相反したり，親の意向が子どもにとって最善の利益を明らかに損なうものであると思われる場合，子どもの最も身近に存在する看護師が，権利擁護者（アドボケーター）としてどう行動できるか，その責任は重大である．

引用・参考文献

1）杉本陽子ほか．ターミナルケア．小児看護．1994，17（9），p.1178.

2）前掲書1），p.1179.

3）小嶋謙四郎．小児看護心理学．医学書院，1982，p.10.

4）H・ハーマン編．死の意味するもの．大原健士郎ほか訳．岩崎学術出版，1973，p.81-82.

5）前掲書3），p.11.

6）岡本夏木．認識とことばの発達心理学．ミネルヴァ書房，1988.

7）村井潤一編．発達の理論をきずく．別冊発達，1986，4，p.133-134.

8）Koocher, GP. Talking with Children about Death. Am J. Orthopsychiatry. 1974, 44（3）, p.406-410.

9）Speece, MW. et al. Children's Understanding of Death : A Review of Three Components of a Death Concept. Child Dev. 1984, 55（5）.

10）前掲書9）.

11）岡田洋子．学童期にある小児の死の概念発達に関わる要因の検討．天使女子短期大学紀要．1990，No.11，p.21-36.

12）Waechter, EH. Children's Awareness of Fatal Illness. Am J Nurs. 1971, 71（6）, p.1168-1170.

13）Spinetta, JJ. et al. Anxiety in the Dying Child. Pediatrics. 1973, 52（6）, p.841-844.

14）Binger, CM. et al. Emotional Impact on Patient and Family. N Engl J Med. 1969, 280（8）, p.415-416.

15）本郷輝明．小児白血病の診断・治療とケア：白血病患児への病気説明，病状説明．小児看護．1997，20（3），p.314-318.

16）Whaley, LF. et al. Unit XI末期患児．常葉恵子ほか監訳．小児看護学Ⅲ．医学書院，1985，p.1047-1152.

17）別所文雄．ターミナル期の小児の臨床徴候と病態生理．小児看護．1993，16（1），p.52.

18）横田真由美．出血傾向に対するケア．小児看護．1994，17（9），p.1157.

19）竹井伸江．化学療法を受けるがんの子どもの看護．馬場一雄ほか編．小児がんと看護．1988，p.79-85，（看護MOOK，30）.

20）中野綾美．再発した子ども・家族への看護の専門性を活かしたこころのケア．小児看護．2001，24（13），p.328-332.

21）細谷亮太．がん告知とインフォームド・コンセント．小児看護．1994，17（9），p.1064.

22）岡田洋子．子どもの死に対する理解と反応．及川郁子監修．予後不良な子どもの看護．メヂカルフレンド社，2005，p.26，（新版小児看護叢書，4）.

23）波多野完治．子どもの認識と感情．岩波書店，1988.

24）滝沢武久．子どもの思考と認知発達．岩波書店，1985.

25）高橋シュン監訳．臨床看護学Ⅰ．医学書院，1989.

26）岡田洋子ほか．小児看護学2．医歯薬出版，2002，p.202-220.

27）岡田洋子．子どもの死に対する理解と反応．予後不良な子どもの看護．及川郁子監修．メヂカルフレンド社，2000，p.14-27.

28）常葉恵子ほか．児童期における死の概念の発達．聖路加看護大学紀要．1979，第6号，p.31-41.

29）岡堂哲雄監修．小児ケアのための発達臨床心理．へるす出版，1983.

30）岡堂哲雄ほか．患者ケアの臨床心理：人間発達的アプローチ．医学書院，1995.

31）前掲書4）p.81-82.

32）H・W・メイヤ．児童心理学三つの理論．大西誠一郎監訳．黎明書房，1985.

33）宮本裕子．幼児教育と両親の役割．デーケン・アルフォンス．死を教える．メヂカルフレンド社，1986，p.64-82，（死の準備教育，1）.

34）宮崎澄雄ほか．小児がん遺族のアンケート調査から．小児科．1971，12（9），p.966-969.

35）江口光興ほか．小児悪性腫瘍の心理的問題．小児科診療．1973，36（2），p.56-62.

5 | 検査や処置を受ける子どもと家族への看護

1 子どもへの説明と同意

（1）検査・処置を受ける子どもの体験

　子どもの検査・処置は，看護者，医師，臨床検査技師，診療放射線技師など，複数の医療者が協力して援助することが多い．外来受診か入院中かにかかわらず，検査・処置は子どもの日常生活にはない体験である．

　子どもは，説明された言葉の意味を勘違いしてしまったり，イメージできないということがある．また，説明が行われずに検査・処置が進行すると，状況を理解することが難しく，混乱する（表3.5-1）.

表3.5-1●検査・処置を受ける子どもの体験

①物，音，人などの慣れない環境
②見知らぬ人々に話しかけられる緊張感
③これから自分に何かが起こる雰囲気への不安や恐怖
④いつもの自分らしさで対処することが困難
⑤親や安心できる人から離れなくてはならないかもしれない不安
⑥何が行われているのかわからずに体験する感覚や雰囲気への不安と恐怖
⑦いつ終わるのかわからない混乱
⑧医療者が自分の身体の向きを変えたり固定したりすることへの嫌悪感

（2）子どもが理解して納得することの重要性

　保護者（以下，親）の同意は「子どもが検査・処置を受けること」を承認する同意である．子どもは，基本的に親の責任において検査・処置を受けるが，その主体は子どもである．子どもは，発達段階や年齢に応じた説明を受けて，理解をしながら検査や処置を受ける権利（p.32参照）がある．子ども自身が理解・納得することが可能な発達段階や年齢にある場合，どのように検査・処置を受けるか等の決定過程で意見や感情を表出しながら参加する権利もある．

　説明は，理解できる方法や言葉を用いることが必要であり，看護者をはじめとした医療者の担う役割は大きい．緊急を要する検査・処置の場合，タイミングを見極めて子どもの疑問に答えて説明することは，混乱を増大させないことにつながる．繰り返し検査・処置を受けることになる場合は，「この間もできた」「今日もできた」という感覚を育み，納得できる体験は重要である．子どもには，病院で受けた初めての印象や検査・処置の体験での恐怖，過去の体験が強く影響する．

　説明を正しく理解しているか，説明を受けたことにより不安が増強していないか，疑問に思っていたことは解決したか，実際はどうだったか等ということを通して，子どもの納得を確認しながら援助する．乳児・幼児・学童・思春期のどの発達段階にある子どもも親も，それぞれの状況に応じた支援と説明を受けると，検査や処置を乗り越える力を発揮することができる．

（3）子どもへの最善の援助と説明

　苦痛が少なく安全・安楽な最善の援助とともに，子どもに応じた説明をすることが重要である．また「適切な説明を受けた子どもは，処置・検査をがんばることができる」ということを親にも伝えることが必要である．看護者は子どもの全身状態をアセスメントして，感情や意見を表出できるように関わる．検査・処置の感覚や流れを説明するとき，説明用のぬいぐるみや人形，実際の医療用具等を用いて工夫をすると効果的である．

　子どもは検査・処置のときに，緊張したり，全身状態が変化する等，さまざまな要因により気持ちや意見を表現することが難しくなることもある．特に年少であったり，コミュニケーションが困難な状況のとき，看護者をはじめとした医療者は子どもの代弁をする役割を担うことが必要となる場合も多い．

2　子どもの安全・安楽の援助

　子どもの成長・発達や健康状態に応じた検査の目的，方法，看護技術を熟知することが前提となる．

●最小限の侵襲●

　子どもは大人と同様に，抑制や拘束を受けることなく医療を受ける権利がある．心身の侵襲と不快な時間を最小限にし，過度な圧迫刺激や寒冷刺激は回避し，体温の保持に留意する．安全のために，一時的に最小限の身体の固定等が必要な場合，子どもの理解に応じて十分に説明する．また，固定による心身への影響がないかを確認する．

●痛みの緩和●

　穿刺を伴う骨髄採取や髄液採取，強い痛みを伴う創傷の消毒において，痛みの緩和は重要である．痛みの閾値を上げる方法を子どもとともに考え，検査・処置の進行に合わせた説明，気晴らしができるような工夫，そばにいてタッチングをすることも大切な援助である．薬剤使用の検討は，子どもの意見や希望を取り入れる．薬剤による副作用（口渇，嘔吐，気道分泌物の増加等）の不快な体験や，早く検査・処置を終わりにしたいために，薬剤の使用を好まない子どももいる．

　子ども自身が見ることができない胸部や背部の検査・処置では，不安が高まり痛みを強く感じることもあるので，知りたいと思っている事柄について具体的な説明が必要である．また，針を用いない咽頭培養や浣腸でも痛いと感じていることが多い．その子に応じた説明を受け，納得して処置・検査に臨むと，痛みや緊張の緩和によい効果がある．

●薬剤の使用に伴う安全の確保●

　造影剤などの副作用に伴う苦痛やショック状態もありうる．急変時の素早い対処ができるように準備をしておかなくてはならない．

●転倒・転落の回避●

　転落予防のベルトのない処置台では，**子どもから手と目を離さないことが肝要である**．安全のために複数の医療者が必要となることも多い．CTやMRIの検査台にベルトがある場合は，声をかけて説明をして，ベルトを適切に使用する．ただし，ベルト

---

plus-α

痛み閾値

痛みを認知する最小の痛み刺激強度のことを痛み閾値という．子どもが十分に状況を理解して，リラックスしたりストレスが軽減した状態で過ごすと痛み閾値は上昇する．

例えば，子どもから見えない胸部の位置の消毒をするときや，腰部から骨髄穿刺をするとき，子どもが知りたいと思った事柄を具体的に紙にイラストで描いたものを見る機会をつくったり，子どもと相談して鏡を使用して見てみるなど，子どもがイメージできるような説明を行う．このような援助は痛覚閾値を上昇させる．検査・処置時に子どもが望む人がそばにいることや，子どもが好む音楽を聴いたり，ビデオを見ることができるような配慮も痛み閾値を上昇させる．一方，子どもの心理的・身体的ストレスが増大すると，痛み閾値が低下して痛みを感じやすくなる．

の有無にかかわらず，目を離さないことが最も大切である．睡眠薬を服用したり，点滴した検査後の転倒にも注意をする．

●プライバシーの確保●

子どもの年齢にかかわらず，身体の露出を最小限にする配慮が必要である．

●生活リズムへの配慮●

検査にあたり絶飲食が必要な場合や，睡眠時に行う脳波の検査など，生活リズムを乱す検査もある．検査前後の生活や家族との時間への影響が少ないように，検査・処置の計画を配慮する．乳幼児は，絶飲食時間が長くなると，脱水を引き起こすことも留意する．

3 子どもの力を引き出す援助

（1）緊張を高めない関わり

検査・処置室では，恐怖を抱かせるような医療器具はできるだけ視界に入らないように整理し，子どものための飾り付けなどをする．医療者は，子どもと知り合いになるために簡単な自己紹介を丁寧に行う．検査・処置の初めから複数の医療者で子どもを囲むようなことは決してしない．検査・処置までの時間がわずかしかないときでも，その状況と子どもに応じて関わり，どのような全身状態と気持ちでいるかをアセスメントする（表3.5-2）．過去の体験から，医療者や閉鎖的な空間に強い抵抗を示す子どももいる．気持ちに寄り添い，緊張を緩和し，子どもの力を引き出すという視点の援助を継続する．

（2）検査・処置前の関わり

幼児期の子どもは，検査・処置の数日前に説明を受けると，心の中でのイメージが膨らみ緊張や不安が高まってしまうことがあるので，事前に家族ともよく相談する．学童後期や思春期の子どもは，その場のみの説明では十分でなく，見通しについてもきちんと説明されていないと不安に陥ることがある．

子どもの成長・発達段階と気にしている事柄をとらえ，検査・処置がどのような体験なのかを伝える（表3.5-3）．視聴覚ツールを用いてイメージをもてるようにすることや，シミュレーションをしてみることは，希望や意見の表出の機会となり，子どもの力を引き出す援助につながる．

子どもがもつイメージや理解から恐怖を与えないようにするために，言葉の選択は

表3.5-2●検査・処置を受ける子どもへの関わり

①急に音や声を出したり，急に無言で触れない．
②親と信頼関係に基づいた会話をする．
③複数の医療者がいるときは，その中の一人が目線を合わせて話をする．
④親や安心できる家族から子どもが離れることが必要な場合，心の準備をする時間をつくる．
⑤これから検査・処置で起こることをイメージできるように，人形などを活用して説明する．
⑥これまでの検査・処置においてうまくできた方法や，いつもの自分らしいやり方を尋ねる．
⑦疑問や気持ちの表出を促し，丁寧に応える．
⑧嫌だと思っている事柄について，納得する対処方法を一緒に考えて選択する．
⑨検査・処置までの時間の過ごし方について具体的に伝える．

重要である．「刺す」「切る」「ちょっと」「後で」「眠ったら」などは子どもにとっては曖昧で理解が難しく，不安を増強させることになる．検査・処置に伴う，薬・検査衣の着用・排泄・食事など，生活上の変更点についても事前に説明をする．

（3）検査・処置中の関わり

●乳児期●

泣き声のトーンや表情の変化をとらえ，不快に感じている要素を取り除くようにしながら援助する．興奮せずに安心できる雰囲気で声をかけながら，丁寧なタッチングで検査・処置の援助を行う．目で追うことができる動きのある玩具などは，検査・処置の環境に伴う恐れを軽減できることもある．

●幼児期●

最善の方法を提示して，子どもの意思を確認しながら安心して納得する方法を丁寧に導く．子どもは，家族や安心できる人が一緒にいるとがんばれる．疑問には嘘をつかないで答える．子どもが「待って」と言ったら，必ず待つ姿勢が大切で，恐怖に感じているときには，声を出して子どもとタイミングを合わせる．「泣いてもいいけど足は動かさないでね」と励ましながら，「少し冷たいよ」と感覚や動きに合わせてその都度伝えると，子どもは力を発揮することができるようになる．「上手にできている」「そのまま」など，子どもを保証する声かけも効果がある．「あと○○」など，終わりについても具体的に伝える．

●学童期，思春期●

事前に検査・処置が決定しているときには，子ども自身が自分で気持ちをコントロールしたり，選択肢における希望を話すことができるように，隠さず話しておく．実際の場面では，覚悟が揺らぐこともあり，援助を必要とするところを確認して支援する．親の同席の有無は子どもに確認する．

●検査・処置後の関わり●

検査・処置が終了したことを明確に伝える．この後どうなるか，同じことが繰り返しあるかどうかについても安心できるように正確に伝える．乳児や幼児には，身体の緊張がとれて泣きやみ，呼吸が安定するまで，優しく声をかけて抱いたり身体をさすったりする．子どもの感情を表出できるように関わり，子ども自身が検査・処置中にできていたことを具体的に伝えることも重要である．幼児には，シールやキャラクター付きの絆創膏などを褒美としてあげたり，学童期や思春期の子どもへは，検査結果の説明の見通しを伝えることも重要である．

4 検査や処置を受ける子どもと家族への援助

子どもはいつでも家族と一緒にいる権利をもっている．WHOの病院における子どもの看護「勧告」においては，「両親が子どものケアに加わることを勧め，医学的処置の際に同席するようにすること」とされている．

幼児期の子どもや学童前期の子どもにとっては，実際の検査・処置よりも，事前に

表3.5-3●検査・処置について子どもに伝える要素

①何のため
②いつ
③どこで
④誰と誰が
⑤どのようなものを使って，どのようなことをするのか
⑥どのような感覚がするのか
⑦痛みがあるかどうか
⑧痛みへの対処方法
⑨どれくらいの時間なのか
⑩検査・処置が終わった後，どうなるのか

十分な説明や心の準備がないまま家族と離れ離れになる苦痛のほうが大きいこともある．このようなとき，家族は，不安・せつなさ・心配・自責・疑問・恐怖・困惑・不満などの気持ちを抱く．検査・処置の音や子どもの泣き声が聞こえてくると，家族は「かわいそう」「かわってあげたい」と涙ぐんだり，「検査・処置のためなら仕方ない」と感じることもある．困惑や罪悪感を抱くと，検査・処置を終えた子どもを十分に褒めることが難しくなる．一方，子ども自身が「一人で大丈夫だ」と言うこともある．そのようなとき家族は，医療者が子どもに応じたケアを行ってくれることを期待したり，子どもの様子から安心の気持ちを抱くこともある．

　看護者は子どもの希望を聞き，アセスメントして家族と話し合い，「子どもにとって最善の方法」をともに考える．それぞれの場面に応じた家族の参加の方法を見いだし，不安を軽減する援助をしていくことが求められる．そのためには，検査・処置に家族が参加することも選択肢の一つであるという医療者間のコンセンサスづくりが必要となる．

(1) 家族が検査・処置場面に参加する場合

　看護者は検査・処置に参加する家族を支援し，声かけやタッチングの効果を伝える．親が手を握って子どもと息を合わせて数を数えたり，子どもの目を見て力を入れるタイミングを合わせる，親の膝の上に子どもを座らせるなど，子どもが力を発揮できる援助を提案する．個性や背景を知っている家族だからこそわかる，その子が力を発揮できる方法を取り入れることもできる．家族の気分や体調が検査・処置の途中で変化することもあるので注意する．看護者は，家族も援助の対象として，子どもと家族を支援する．

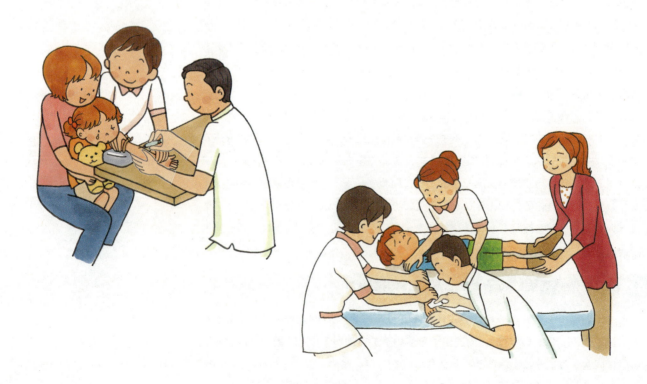

（2）家族は外で待機をする場合

　検査・処置場面に参加することで家族の不安が高まり，子どもへの支援が困難な場合もある．その内容によって，どこまで家族が子どもと一緒にいることができるかを考慮する．一緒にいることが困難な場合，検査・処置の終了後に子どもを迎える場面で家族の参加を支援する．検査・処置にかかる時間の目安を家族に伝え，「終わったら外で待っている家族に会える」という約束が守れるように援助することは重要である．検査・処置が予定時間を超える場合は，途中でそのことを家族に伝える．

（3）検査・処置後の関わり

　検査・処置の終了後，家族が安心して子どもに接することができるように関わる．具体的な検査後の留意点を伝えながら，家族も十分にねぎらう．疑問・不安がある場合は，それに対応する．看護者は，家族が子どもを具体的に褒めたり，励ましたりすることにつながるように声をかけることが必要である．親や家族からの承認は，検査・処置を終えた子どもの自信につながる．

5　事例紹介（1）

　MRI検査を受ける子どもと家族への看護について紹介する．

●事　例●

　子ども（8歳，女児），家族（母親，6歳の妹）．学校検診で難聴の疑いを指摘されて，初めて耳鼻科を受診した．聴覚器構造の評価のためにMRI検査を受けることになった．

●視聴覚ツール●

a.「MRI検査ではこんなことをするよ」（図3.5-1）
b.　MRI木製模型（堀内ウッドクラフト製）（図3.5-2）
c.　数種類の人形
d.　防音用ヘッドフォンに見立てた玩具
e.　MRIの音の録音をしたカセットテープ

●看護の実際●

検査を待つ時間

　検査室の待合室にいる子どもと家族に，検査室の看護師であることを自己紹介する．

　看護師は，子どもへ検査の説明をするが，母親と妹にも一緒に話を聞いてもらうことを提案する．「これから受けてもらう検査について，イラストと模型と人形を使ってお話（説明）したいと思います」

　子ども「うん（看護師の顔を見てうなずいた後，視聴覚ツールに興味をもっている．緊張の面持ち）」

　妹「一緒に聞く！」と興味を示す．

　母親「（笑顔で）耳の検査をするよって言って，話したけれど，少しこわいって思っているみたいで」

　看護師は，視聴覚ツールa〜dを用いて説明をした．子どもが，ツールに触れながらイメージをつけ，理解ができているかを確認する．①台に乗って横（臥位）になる，②「頭を動かさないでね．上手にきれいに写真をとるために」「手足のモゾモゾ

---

plus α

インフォームド
アセント

アメリカ小児科学会（American Academy of Pediatrics）が1995年に発表した．7〜15歳の子どもが自分になされる行為について理解できるように十分に説明され，その選択・決定について納得することを指している．大人のインフォームドコンセントと発想は基本的に同じであるが，法的な側面が付加されない．

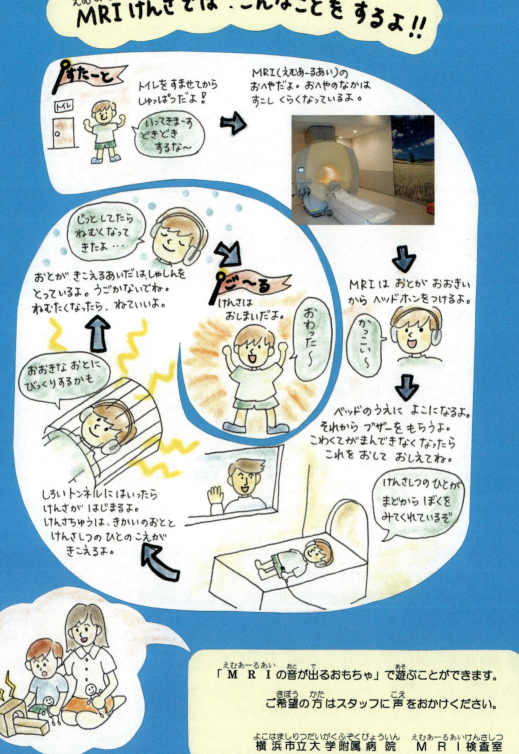

図3.5-1●視聴覚ツール

は大丈夫」，③検査室にある「ヘッドフォン」「機械から出てくる顔の上に近づく野球のキャッチャーマスクのようなもの」「ゴムボールみたいなもの（ブザー）」についての説明，④「あのような音がするよ」（検査室から漏れ聞こえてきた音で伝えた．カセットは使用せず），⑤「3分が4回で，途中に音のしない休憩があるよ」，⑥検査が始まったら検査室内には一人だが，「検査室の窓から先生が見ている．検査が終わったら迎えにいくから，そのまま寝ていて大丈夫」．

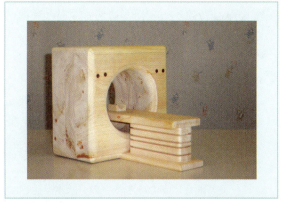

図3.5-2● ぷれぱらウッド-S，MRI（堀内ウッドクラフト製）

　子どもは，一つひとつうなずきながら聞いていた．「ヘッドフォン」と「マスク」の説明のときには笑顔があった．看護師からの説明を「わかった」と言い，質問はないと話した．検査の順番を待つ時間，「遊んでいいよ」と促されると，妹と一緒に検査台に人形が何度も乗ったり降りたりする遊びを繰り返していた．人形が台から落ちる様子を遊びで表現したため，看護師は，台から落ちないようにベルトをすることを補足説明した．「音に我慢できなくなって起きたくなったときは，ブザーで教えてね」と伝えた．子どもは「わかった」と言った．母親は，子どもたちの遊びに参加しながら，「こんなふうに，説明してくれるんですね．よくわかるし，子どもにはいいですね」と笑顔で話す．

検査室から名前を呼ばれ，検査に向かうとき

　母「もう大丈夫？」
　子ども「うん．楽しみ」と自ら立ち上がり，検査室のほうへ振り向かずに歩き出す．母と一緒に入り口まで行く．

検査室に入ってから

　看護師は子どもの反応を確認しながら，具体的な事柄を一つひとつ説明する．
　子どもは，うなずきながら，検査前の準備をすることができた．

検査の途中

　頭部の動きはない．眼球は動かしている．足はモゾモゾしていた．妹は待合室にてツールで遊んでいた．検査途中で妹へ「○ちゃん，がんばっているよ」と話すと，妹がうれしそうな表情をした．
　母「安心して，検査が終わるのを待っていられます．（説明は）とても，よいと思いました」と話す．

検査終了後

　子どもは微笑みながら検査室から歩いて出てきて，廊下で待っていた妹と笑顔で抱き合った．
　看護師は子どもや家族と話をする．子どもは「検査が楽しかった」「（聞いていたことと）同じだった」「（音は）大丈夫だった」「我慢できた」と話し，両手と背中を伸ばして，「あー，疲れたー」と笑顔で話す．そして，子どもと妹は「バイバーイ」と手を振って，笑顔で検査室を出て行った．

6 事例紹介（2）

脳波検査を受ける子どもと家族への看護について紹介する.

●事　例●

子ども（5歳1カ月，女児）は幼稚園に通っており，外遊びや絵本を読むことが好きである．1カ月前から短時間の意識消失を疑う症状がみられ，外来を受診した．分娩時の異常，発達の遅れはみられない．脳波検査のため外来検査室前にいる.

●必要物品●

子どもが入眠時に安心できるもの（絵本，毛布，ぬいぐるみ，おしゃぶり，オルゴール音楽など），脳波計，電極用クリーム，アルコール綿，（必要時，睡眠導入薬，パルスオキシメータ），洗髪物品

●観察項目●

検査中の呼吸状態，検査中のベッドからの転落防止，痙攣発作の有無，頭部の電極貼布跡の皮膚状態，転倒の防止（薬剤使用時）

●看護の実際

（1）説明と準備

前回の外来時

看護師は，検査時は睡眠していることが必要であることを子どもと母親に説明した．子どもが「眠るの？　痛くないの？」と不安を表出したため，頭に検査のためのシール様のもの（電極）を貼ることを話したところ，「うん，わかった」という返答があった.

検査時に睡眠できるようにするための工夫として，普段よりも「早起き」し，「幼稚園に出席または外で遊び」，昼食を食べた後「昼寝をしない」で「眠るときに安心できるものを持参」と書かれた紙面を渡し，オリエンテーションを行った．検査室のベッドでは，家族が子どもに添い寝できることも伝えた.

催眠剤を内服する場合は，子どもが完全に覚醒するまで検査室や病院内にいること，歩行時にふらついたり，椅子での坐位が不安定となる可能性があることを説明する．また安全に帰宅できるよう，靴を履いてくることなど，事前の準備についても子どもと家族に伝えておく.

検査当日

脳波室の看護師は，子どもと家族に自己紹介を行う．次に，子どもの氏名を家族とともに声に出して確認し，子どもと会話しながら，名前の呼び方を決めておく.

看護師は子どもに，今トイレに行きたいかどうかを確認し，また検査中に持っていたいものについて聞いた．すると，子どもは「○○ちゃんを持ってきた」と言って，赤ちゃん人形を取り出した.

看護師は，室温24℃前後に設定され，扉が開放されている検査室まで「一緒に並んで行こう」と子どもに提案した．この際，検査室の照明は，少し明るめに設定されていることが望ましい．子どもは母親と手をつないで「うん」と自分で歩いて進んだ.

検査技師の役割は，脳波検査の方法（睡眠脳波・覚醒脳波・過呼吸賦活法・光賦活

法）と所要時間について，家族に説明することである．看護師は医師の指示により，検査30分前に患児の睡眠導入剤内服の援助を行う．

　子どもが検査中に睡眠したら，子どもの呼吸状態，パルスオキシメーターによる経皮的動脈血酸素飽和度（SpO_2）の値に留意する．子どもと家族にパルスオキシメーターのプローベを使用することを説明し，左右の手指または足の指のどこに貼るかを選択できることを話した．子どもは「手のほうがいい．靴下を脱がなくていいでしょ」と答えたため，看護師は利き手を確認すべく，「クレヨンを持ったり，お人形を持つのはどっちの手かな」と尋ねた．子どもが「こっち（右）」と答えたため，左手にプローベをつけることを提案し，「うん」という子どもの了解を得た．

2）検査中に子どもが家族と安心して過ごすことのできる環境の整備

　検査技師が子どもの頭部に脳波検査の電極を貼り始める時は，母親が絵本を読んだり，会話をするなどして，子どもの不安を紛らわせるとよいだろう．電極を貼る際に髪の毛がひっぱられたり，検査用クリームが頭につく感触を不快に感じることもあるため，子どもの感覚や感想を聞きながら，必要時には貼る位置を変更してもらうなど，検査技師に提案しながら対応する．

　アニメのキャラクターイラストが検査室の壁に貼ってあるのを見て，母親が「アニメの○○ちゃんだよ．携帯電話で写真を撮る？」と話すと，子どもは「嫌だ．撮らなくていい」とはっきりと答え，脳波検査の準備を受けていた．

　子どもは検査技師の動作をじっと見て，「ピンクだ！」と言いながら，ピンク色の電極コードが貼られるのを楽しみにしていた．検査技師に「ピンクが好きなの？」と尋ねられると，「うん，好き．ピンクも好きだし，水色も好き．黄色も好きかな」とうれしそうに話していた．検査技師が子どもの話す内容に応じた会話をすると，子どもに笑顔がみられた例である．

3）検査中に電極が外れないよう留意した援助

　検査中は家族の添い寝も可能なため，家族の協力を得ながら検査を進行する．子どもの頭部に貼付したプローベ，またパルスオキシメーターのプローベは引っ張られることで外れてしまうことを伝え，協力を得ておく．また，入眠中の寝返りなどによるベッドからの転落にも注意する．

　検査が終了したら，看護師はそのことを家族に伝え，子どもに声をかけて，覚醒を確認してからパルスオキシメーターを外す．

4）安心して帰宅するための整備

　終了後，検査が子どもの肯定的な体験となるよう，がんばりを認めるような会話を心がける．頭部に付着したクリームをアルコール綿で強くこすらないように拭き取り，洗髪してドライヤーで乾かす．催眠剤の影響で，しばらくふらつきが残ることを伝え，完全に覚醒するまでは病院内にとどまるよう，子どもと家族に説明する．帰宅後も歩行や坐位時の状態に注意するだけでなく，入浴時なども含めて，引き続き子どもから目を離さないよう家族に伝えておく．

引用・参考文献

1）藤村正哲. ハイリスク児をもつ両親への配慮. 小児看護. 1987, 10（4）, p.508.
2）片田範子. "インフォームド・アセント"とは. 保険診療. 2004, 59（1）, p.81-84.
3）松森直美ほか.「検査・処置を受ける子どもへの説明と納得」に関するケアモデルの実践と評価（その2）：子どもの力を引き出すかかわりと具体的な看護の技術について. 日本看護科学学会誌. 2004, 24（4）, p.22-35.
4）日本看護協会. 小児看護領域の看護業務基準. 日本看護協会出版会, 1999.

6 | 手術を受ける子どもと家族への看護

1 手術を受ける子どもの特徴

（1）子どもにとって手術を受けるということ

　子どもにとって手術を受けるとはどういうことだろうか. 大人の場合,「できた腫瘍を切除する」「血管をつないで流れをよくする」など自分の状態と合わせて手術を受ける意味を理解し, 自らの同意の上で手術を受けることになる. そこには「手術したら症状が楽になるだろう」「病気を治すためには仕方がない」という期待やあきらめの思いもあるかもしれない.

　子どもの場合, 発達段階により理解度は異なる.「何のために手術をするのか」を理解した上で望んで手術を受けるというよりは, 一方的に決まった手術を告げられ受けることになる場合が多い. 心房中隔欠損症や一部の心室中隔欠損症のように自覚症状の出ていない段階の心疾患などでは, ますます子どもにとって手術の必要性が理解できない. 病気を治す目標のための手段とは考えにくく, ただ「嫌なこと」でしかない場合が多い.

　子どもは手術の方法を説明されても生活経験の不足から具体的にイメージしにくい. ヘルニアの手術を受けるのに, 悪い想像ばかりが膨らみ「手術→死」を連想し「死んじゃう, 死んじゃう」と繰り返し訴える学童期の子どももいた. 子どもにとっての情報は, 成人のように医学的な本や雑誌ではなく, ドラマや漫画のシーンからなのである.

　手術という体験を子どもの立場で考えてみると,

①手術のために入院し, 家族や慣れ親しんでいる生活との分離は, 精神的に負担である.

②身体がだるい, 痛い, 初めて経験する危機的な状況のときに親がそばにいない不安はとても大きい.

③手術室では親のいないままに初めて会う人たちに囲まれ, 裸になる.

④手術では, 眠りたくないときに麻酔で眠ることになり, 身体に傷をつけるという非日常的な体験をすることになる.

⑤手術が終わったあとは, 飲水制限や, 部位の安静のために体動が制限されている場合がある.

⑥術後, 身体のだるさや傷の痛みがあったり, 抗生物質の投与や創部の消毒など子どもにとって苦痛な処置が多い.「手術してよくなろうね」と言われていたはずなのに,

麻酔から醒めたら身体が術前より動けなくなっていた，痛くなっていたという状況になっていることもある．

このように，子どもにとっての手術は，不安で不快なことが多い体験である．

(2) 親にとって子どもが手術するということ

親にとって子どもが手術をするのは大変つらいことである．病気が原因であれば「このような身体に産んでしまった」，事故であれば「不注意でこんなことになってしまった」などの罪悪感をもつこともあるだろう．

手術を受けることをはじめとして，治療の決定は子どもの代わりに親がしなくてはならない．発達段階にもよるが，本人の意思を尊重しつつも最終的に判断するのは親であることが，子どもの手術の特徴である．自分たちが選択した治療の結果で子どもの状態が思わしくないとき，親はまた罪悪感に苛まれることになる．

それでも，先天的な外表奇形や，生命維持の危険がある場合，生活の支障が大きい場合など「手術をしたらほかの子どもと同じようになる」と手術を受けることを目標にし，この日に期待をかけている家族も多い．

親は手術前後には病院で待機するが，その間の仕事の調整やほかのきょうだいの世話の調整をしなくてはならない．若い親たちにとっては，病気の子どもの心配はもとより，社会的な調整の負担も大きい．

(3) 原因となる疾患

手術を受ける子どもの原因疾患で特徴的なことは**先天奇形が多い**ことである．そのほか手術を要する疾患として，腫瘍，炎症，外傷，事故などがある．このような特徴から，子どもの手術は生後直ちに行われる緊急手術，段階を追って修復していく手術など，時期や種類がさまざまである．時期と種類についてはあとで述べる．

(4) 子どもの身体的特徴

未熟な身体機能

①呼吸：舌が大きく，気道が狭いことから気道閉塞をきたしやすい．肋骨が平坦で挙上しにくい．腹部臓器が大きく，酸素消費量と代謝率が高いにもかかわらず機能的残気量が小さいために低酸素状態に陥りやすい，など，子どもは解剖学的特徴から呼吸困難に陥りやすい．

②循環：体表面積が大きいこと，細胞外液の占める割合が大きく脱水になりやすい．体重によって，循環血液量が異なるため，その子どもに必要な水分量をその都度アセスメントしていく必要がある．出生直後は胎児循環から新生児循環への移行期であり，不安定である．

③免疫：免疫機能の獲得途中であり感染しやすい．また，小児伝染病に罹患しやすい時期でもある．

生活習慣の獲得途中

子どもは常に成長発達しており，特に乳幼児期は食，排泄，衣などの生活習慣を身につける過程の時期である．これらの習慣が，手術により一時的に後退してしまうことがある．例えば，座って一人で食べられるようになったのに術後の安静時には手を使えず寝たままで食べさせてもらう，トイレットトレーニングが完了したのにおむつ

をつけたり，床上排泄をすることになるなど，子どもにとっては理由のわからぬままにせっかく身につけた生活習慣を逆戻りさせられてしまうことになる．

認知発達が未熟

子どもの年齢が低いほど，イメージできることはこれまでに体験したことに基づいており，未体験のことはイメージしにくい．論理的に考え推測できるようになるのは学童期後期になってからである．このように子どもの発達段階によって認知のしかたが異なるのが小児の特徴であり，発達段階にあった方法で関わっていく必要がある．

2 手術の時期と種類

子どもが受ける手術には，その意図，時期によって次のようなものがある．

(1) 姑息手術，根治手術

計画手術の中には一期的に治さず，新生児期に生命を維持するためにとりあえずの**姑息手術**を行い，成長を待ち，機能的に条件が整ったところで**根治手術**を行うなど，何度かに分けて手術を行うものもある（表3.6-1）．

例えば，鎖肛の子どもは生後すぐに便を排出できるように人工肛門を作る手術をし，身体が大きくなったところで肛門を造設する根治手術を計画的に行う．ファロー四徴症（p.308参照）などの肺血流の少ない心疾患では，肺動脈の血流を増やす短絡手術を姑息手術として行って，生命を維持し肺血管の成長を促し，その後解剖学的に修復する根治手術を行う．

このように計画手術は，子どもの奇形を治し新たな機能を回復することでもあり，治癒のための目標となり，手術への期待は大きい．

(2) 緊急手術，計画手術

●緊急手術●

子どもの場合，成人に比べ緊急手術が多い．先天奇形などの生後直ちに行われる姑

> **plus-α**
>
> **根治手術**
>
> 根治手術を終えた後でも治療の継続が必要な疾患の手術や，肛門形成など新たな機能を獲得するための手術では，根治手術ではなく修復手術や形成手術ということがある．

表3.6-1●手術の時期と疾患

新生児期	乳児期	幼児・学童期	主な疾患
(1) ①根治手術 （緊急手術）			鎖肛（低位），十二指腸閉鎖，横隔膜ヘルニア，胃破裂，脊椎破裂，腸壁ヘルニア
②姑息手術────▶ （緊急手術）	根治手術 （予定手術）		食道閉鎖（A型），鎖肛（中・高位），ヒルシュスプルング病，先天性心疾患，水腎症
(2) 保存療法────▶	根治手術 （予定手術） ────一次手術──▶二次手術 （予定手術）		ヒルシュスプルング病，腹部腫瘍，鼠径ヘルニア，頸部リンパ腫，正中頸瘻，多指・合指（趾）症，先天性股関節脱臼，斜視，停留精巣，潜伏精巣，膀胱尿管逆流現象，先天性心疾患，水腎症，尿道下裂，口唇・口蓋裂
(3)	根治手術 （症状が出たら，準緊急手術）		先天性肥厚性幽門狭窄症，胆道閉鎖症，腸重積，腹部腫瘍

日沼千尋．小児外科看護の特徴．小児看護．1996, 19（9），p.1037.

息的な手術,事故によるけがの手術や腸重積などの消化器疾患などがその原因である.

緊急手術の場合,子どもの症状が進行していく状況の中で,親は治療に関して即座に意思決定しなくてはならない.

出生後すぐに手術をしなければならない先天性疾患では,生まれてから母親が抱く間もなく手術のできる病院に搬送される場合もある.父親は親になった実感もまだわかないうちに子どもの疾患を告げられ,混乱のうちに手術へ同意をするという状況にもなりうる.

緊急手術は,子どものさまざまな身体的条件が十分に整わないうちにやむを得ず手術をする状況で行われるため,リスクも大きい.出生直後であったり,体重が十分でないうちや,貧血や低栄養の状態や,飲食後間もなく十分に消化されていない状態で麻酔をかけなくてはならないことがある.

また子どもは,発症後「手術をする」ことを十分に理解できないままに手術を受けなくてはならないことが多い.

●計画手術●

緊急手術に対して,時期をみて計画的に手術を行うものである.**予定手術**ともいう.先天性の消化器疾患,心疾患の根治手術,腫瘍などでは,疾患が発見されてから必要な場合は一次的に姑息手術で生命維持を図り,改めて,成長・発達や安全性,機能的に最も適している時期を選び,身体の状態をできるだけ整えてから手術を行うことが多い.子どもの場合,手術は奇形の修復と機能を回復あるいは獲得し,正常な成長・発達を促すためでもある点が成人と大きく異なる.例えば,消化管の閉鎖の手術は吸綴反射の消失や咀嚼,消化機能の発達の時期,スプーンや箸を持つなどの食行動の発達と確立の時期を考慮して行われる.また同様に,鎖肛の根治手術は,一般的に子どもが排便の自立ができるようになるまでに,その後の排便障害からの回復期を含めて行われる.

計画手術はあらかじめ時期が予想できるため,術前検査を行い貧血や栄養状態など手術のリスクを減らすために身体状態を整えてから手術に臨むことができる.

(3) 日帰り手術

入院・手術の一連の流れは子どもにとって家族との分離を意味する.家族にとっては面会や付き添いにかける時間的な負担や入院費などの経済的負担が大きい.医療費の高い欧米諸国では日帰り手術は多く行われてきたが,最近日本では子どもと家族の負担を軽くする理由で,子どもにおいても日帰り手術が多く行われるようになってきている.

しかし,子どもの場合,術中の安静保持のために手術はほとんど全身麻酔で行われているため日帰り手術のできる疾患は,鼠径ヘルニアなどの比較的麻酔時間の短い侵襲の少ない手術に限られている(表3.6-2).

また,手術後の痛みへの対処や水分,食事摂取の世話,創部のケアなどは親の管理になるため,親側の世話をする力と理解が求められる.帰宅後,状態に変化がみられたときに,すぐ医療機関と連絡がつき対処を求められる地理的条件も必要となってくる.

表3.6-2 ● 日帰り手術の対象疾患

科　別	疾　患
外　科	鼠径ヘルニア，臍ヘルニア，良性腫瘍，内視鏡検査
整形外科	抜釘（骨折後の鋼線抜去）
形成外科	副耳，耳瘻孔，母斑，ばね指
耳鼻咽喉科	舌下小帯短縮症，慢性中耳炎（チュービング）
眼　科	眼瞼内反症，霰粒腫
泌尿器科	停留精巣，包茎，膀胱鏡検査
歯　科	う歯，粘液水腫

日沼千尋. 小児看護学②：健康障害をもつ小児の看護. 松尾宣武ほか編. メヂカルフレンド社, 2012, p.515.

子どもにとっては，麻酔から醒め安定したら家に帰れるので生活の変化がそれほどなく，家族のそばにいられる日帰り手術は安心感があり精神的なメリットは大きいが，親にとっては術前の経口摂取制限などを含め，帰宅後そばに相談できる医療者がいないことや手術したばかりの子どもの世話など心身共に負担が多い．「何かあったらすぐ連絡するように」と伝えていても「何かとは何が起きるのか」とかえって不安をもたらすこともある．具体的にどのようなことが起こりうるのか，そのときはどのように対処したらよいのか具体的な方法をオリエンテーションすることが必要である．当然ながら，事前に日帰り手術の流れをよく説明し，親の理解や希望があってはじめて日帰り手術を行うべきであろう．

3　手術を受ける子どものプレパレーション

（1）プレパレーションとは

手術や検査，治療などに子ども自身が主体的に取り組めるように，情報の提供や模擬体験をして心理的準備の援助をすることを**プレパレーション**という．

（2）プレパレーションの必要性

子どもは，発達段階によって理解力が異なるが，常に子どもの理解しうる言葉や方法を用いて，治療や看護に対する具体的な説明を受ける権利があり[4]，子どもは自己の身に起こる事柄に対して意見表明することを守られなくてはならない（子どもの権利条約，第12条）．

また，生活経験が少なくこれから体験することをイメージすることが難しい．適切な情報が伝えられないと，誤った理解をして不安に陥ってしまう．正しく，自分の身に起こることを理解することにより，治療や処置に対して主体的に取り組める．

（3）プレパレーションの実施

実施方法としては，手術の前後に，子どもが体験する場面を描いた紙芝居や写真などを載せた絵本やパンフレット，DVDなど視聴覚教材を用いる方法がある．これは外来時や入院時に集団で説明する方法と，個別に渡しておき術前に看護者が説明しながら見せるという方法がある．DVDのように一方的に場面を見せるよりも，絵本や

---

plus α

プレパレーションのガイドライン

①子どもと両親の双方がプレパレーション過程に加わるべきである．
②情報は子どもの認知能力に合わせて提供されるべきである．
③子どもが経験すると思われる感覚に力点がおかれるべきである．
④子どもと両親はプレパレーション過程全体を通じて自分の情動を表出するよう励まされるべきである．
⑤この過程は，プレパレーションを行う人と家族との信頼関係の発展をもたらすべきである．
⑥子どもと両親は入院中に，緊張の強いあらゆる時点で，そうした信頼をおいている人から支援を受けるべきである．

（Thompson, RH. et al. 病院におけるチャイルドライフ：子どもの心を支える"遊び"プログラム. 小林登監訳. 中央法規出版, 2000, p.157.）

パンフレットのように子どものペースに合わせ，子どもの反応を見ながら行うと，理解を確認しながら個別的指導を行いやすい．

酸素マスクや心電図モニター，パルスオキシメータなど，手術のときに実際に使用する器具を子どもに自由にさわらせて遊びながら体験させる方法もある．また，人形に器具をつけるなどデモンストレーションを行う方法もある．

いずれにしても，医療者側からの一方通行の説明ではなく，子どもの反応に合わせて行う．一つひとつの準備（処置）を何のためにするのか，そのときどのようになるか，そしてそれはいつ治るのかというように子どもが先のことを見通してイメージづけられるようにしていく．処置の方法では，例えば浣腸をどこでしたいか，どのような体位で行いたいかなどは子どもと相談し，できるだけ主体的に参加できるようにする．また，説明して終わりではなくプレパレーション後には，子どもに理解したことを確認することも必要である．恐怖心をもっている場面があれば，スタッフ間で共有し，子どもを支援していく．子どもが何を不安に思っているのかがプレパレーションを行う中で明らかになれば，具体的な看護援助ができるだろう．

プレパレーションの方法は，単に子どもが好むか好まないかだけでなく，子どもが正しく受け取れるような発達段階に応じた教材を準備することが重要である．

（4）発達段階に合ったプレパレーション

子どもに何をどうやって知らせるかは，発達段階によって違う．ピアジェによると，過去に経験したことのない事象をイメージの操作によって思い浮かべる予見的イメージが出現する（具体的操作位相）のは7歳以後とされていて，7歳前後までの前操作位相では，目前に存在しない対象のイメージを思い浮かべることは可能だが，過去の知覚経験をそのままの形で再現する再生的イメージである（p.66参照）．

このことから小学校低学年までくらいの子どもは，経験したことのないものを見てもイメージがわきにくい．これまでに経験したことと照らし合わせて説明していくとよいだろう．また，時間や空間的な概念の発達がまだ進んでいない年齢の低い子どもには，そのことがいつ始まるのか理解することが難しい．すべての流れを説明するのではなく，「今から○○をするね」というようにこれから始まることの説明をしていくほうがよい．

一方，小学校中学年以後の子どもでは，「注射しても眠くならなかったらどうなるのか？」「手術室に入ってから，管を入れる前に麻酔をかけるのだろうか？」などこの先自分に起こることに対して興味をもっている．このような子どもには，その先どのように身体が変化し，それがいつ治るかというように先の見通しがもてる内容にしていく．

このように子どものそれまでの経験や発達段階によって，求めている情報が違う．子どもがほしいと思っている情報をその子どもがわかる方法で伝えるのがよい．

（5）親の思いを後押しする

手術のことを子どもに説明する必要があるとわかっていても，子どもが怖がるのではないか，かえって不安にさせるのではないかと話すことにためらいをもっている親も多くいる．また，親自身に手術のイメージがわかないため子どもにどのように説明

してよいかわからない親もいる.

　子どもを不安にさせたくないという親の気持ちを受け止め，説明するかどうか迷っているようであれば相談にのる．例えば，小さい子どもでも入院した時点で「何かおかしい」と感じており，同室や廊下ですれ違う子どもの様子を見て，自分にも何かが起こるかもしれないことを察知していること，そのような漠然とした不安はかえって子どもを混乱させることを伝える．その上で，「話してあげて大丈夫」なこと，看護者が一緒に説明すること，子どもが怖がったところや不安を感じていることを看護者がサポートしていくことを伝える.

　プレパレーションは可能な限り，親と一緒に行うのがよいだろう．初めての体験を見聞きするとき，親が一緒にいると子どもは安心する．また，親にとっても子どもがこれから体験することのイメージがわくとともに，看護師の説明方法を聞いて子どもへの語りかけのヒントを得るし，プレパレーション後にも子どもと共通の言語で話すことができるようになる.

　親自身に手術と子どもへの伝え方がイメージされているときには，無理に医療者側のプレパレーションを行うのではなく，親のプレパレーションの方法を尊重する．例えば，「手術という言葉は子どもが拒否をしそうなので使いたくないが，子どもが体験する流れは子どもがわかる方法で説明したい」と考え，いつも通り遊びながらおむつで排尿したり，寝たまま食べる術前トレーニングを行っている親もいた.

(6) プレパレーション時の子どもの反応

　ここで，写真入りパンフレットを用いてプレパレーションを行ったときの子どもの反応について述べる（なお，文中のパンフレットは東京女子医科大学病院で用いられているパンフレットを使用した．写真の子どもと保護者には本書への掲載の許可をいただいた）.

　このパンフレットでは，手術や検査に行くまでのポイントとなる処置の場面や子どもに守ってほしい制限などを写真で示している．これらを用いて説明された子どもたちの反応と，その解釈について図3.6-1〜図3.6-4に示した.

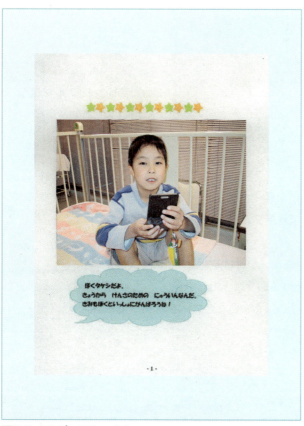

図3.6-1●パンフレット1

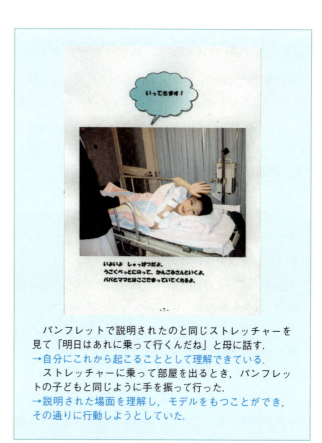

パンフレットで説明されたのと同じストレッチャーを見て「明日はあれに乗って行くんだね」と母に話す．
→自分にこれから起こることとして理解できている．
　ストレッチャーに乗って部屋を出るとき，パンフレットの子どもと同じように手を振って行った．
→説明された場面を理解し，モデルをもつことができ，その通りに行動しようとしていた．

図3.6-2●パンフレット2

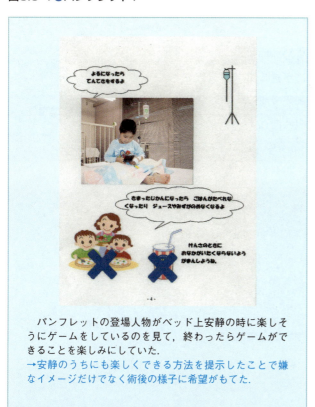

　パンフレットの登場人物がベッド上安静の時に楽しそうにゲームをしているのを見て，終わったらゲームができることを楽しみにしていた．
→安静のうちにも楽しくできる方法を提示したことで嫌なイメージだけでなく術後の様子に希望がもてた．

図3.6-3●パンフレット3

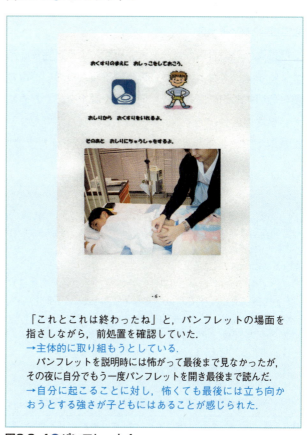

「これとこれは終わったね」と，パンフレットの場面を指さしながら，前処置を確認していた．
→主体的に取り組もうとしている．
　パンフレットを説明時には怖がって最後まで見なかったが，その夜に自分でもう一度パンフレットを開き最後まで読んだ．
→自分に起こることに対し，怖くても最後には立ち向かおうとする強さが子どもにはあることが感じられた．

図3.6-4●パンフレット4

4 手術を受ける子どもの身体面の術前看護

術前看護の目標は，リスクを減らしより安全な状態で手術ができるように身体的条件を整えることである．看護は大きく分けて次のようなことが考えられる．また，手術によって危険が予測される状態のときは延期することもある．施設により違いがあるが，例を示す（表3.6-3）．

(1) 術前日までの看護

①感染予防：子どもは免疫機能の獲得途中にあり，感染しやすい．また，水痘など小児特有の感染症にも罹患しやすい時期である．解剖学的特徴からも上気道感染に罹患しやすく，気道粘膜が腫れ，分泌物が増加している状態で麻酔をかけることへのデメリットは大きい．

手術が決まったら，人込みを避けたり感染者に近づかないよう気を付ける．また，万が一小児特有の感染症罹患者と接触があった場合は知らせてもらうよう指導する．病気の子どもだけではなく，感染者になりうる家族にも手洗い，うがいなど感染予防を促していく．

②術前検査を行い必要に応じて貧血，栄養状態の改善，脱水など電解質バランスを是正する．

③身体の清潔：入浴，洗髪，爪切りをすませ，身体を清潔にしておく．

④気管挿管が予定されている場合，抜けそうな歯がないか確認しておく．

(2) 術当日の看護

経口摂取制限への援助

麻酔導入時の胃内容物の逆流や嘔吐による誤嚥性肺炎や，麻酔の抑制によるイレウスなど消化器合併症の予防，術野の清潔のために手術時間前に経口摂取が制限される．低血糖や脱水を防ぐためにも，制限時間近くに最終の飲食ができるよう援助する．眠っていたなどで制限時間近くに摂取できていなければ，輸液をして水分を維持する場合があるので，

> **plus-α**
>
> **ラリンジアルマスク**
>
> Laryngeal mask airway；LMA．短時間の手術では，気管挿管による麻酔だけではなくラリンジアルマスクによる気道確保法を用いることがある．気管内に挿入しないので気道の損傷などの合併症は少ないが，誤嚥の危険があるような手術には適さない（図3.6-5）．

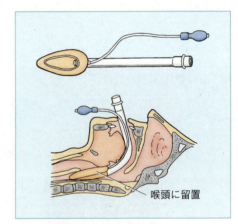

図3.6-5●ラリンジアルマスク

表3.6-3●計画手術の延期を検討すべき状態

1. 急性上気道炎
   咳，発熱（37.5℃以上），強い喉頭発赤，鼻水，かぜ薬の内服中
2. 伝染性疾患（ムンプス，麻疹，水痘，風疹，手足口病など）に3週間以内に接触水痘は発疹がなくなってから3週間以内
3. 発熱（37.5℃以上）
4. 下痢（現在）および感染性の下痢（脱水）が治ってから10日以内
5. 喘息発作（4週間以内の大発作・2週間以内の小発作）
6. 肺炎が治癒して4週間以内
7. 予防接種後（生ワクチン接種から4週間以内，不活化ワクチン接種から1週間以内）
8. 悪性高熱症の既往あり，または家族に既往あり
9. 反復した気管挿管・麻酔の経験
10. 低出生体重児
11. 麻酔評価を受けていない心疾患・神経内分泌疾患の合併

日沼千尋．小児看護学②：健康障害をもつ小児の看護．松尾宣武ほか編．メヂカルフレンド社，2012，p.507．一部改変

表3.6-4●術前の水分制限の基準

	ミルク・固形物	クリアリキッド（糖水・お茶）
新生児〜6カ月	4時間前10mL/kg	2時間前10mL/kg以後禁飲
6〜36カ月	4時間前10mL/kg	2時間前10mL/kg以後禁飲
36カ月以上	4時間前10mL/kgまたは軽食	2時間前10mL/kg以後禁飲

日沼千尋. 小児看護学②：健康障害をもつ小児の看護. 松尾宣武ほか編. メヂカルフレンド社, 2012, p.509.

医師に報告する.

術前の水分摂取と制限は表3.6-4に示す.

子どもは制限の時間を自分で管理できず，また自覚できないことから近くにあったものをつい食べてしまうということもありうる．制限の時間を過ぎたら，近くに食べ物を置かない，食事を摂っている同室の子どもがいるようなら別の場所で遊ぶなどの配慮をする．子どもは成人に比べ代謝が活発で消化管からの吸収も速いため，脱水や低血糖になりやすい．最後に摂った食べ物や飲み物の量と時間を把握し，低血糖や脱水の症状に注意する．

学童であれば，経口摂取制限の意味を理解できるようになってくる．時間を書いたカードや表を準備し子どもと一緒に最終飲食物を記入するなど，主体的に参加し意識をもつようにしていくのもよい．

麻酔前投薬

前投薬は鎮静や分泌物抑制の目的で用いられる．最近では子どもの苦痛を軽減するために行わない傾向になっており，必要な場合は筋肉注射ではなく経口与薬や直腸内与薬の方法をとることが多くなっている．与薬後は眠気によるふらつきが予想されるため，排尿は与薬前にすませ，服薬後はベッド上で静かに過ごせるように，看護者がそばにいるか，早めに家族に来院してもらい，そばにいてもらう．移動の際も，転倒させないよう手を添え目を離さないようにする．

薬によっては呼吸抑制をきたすものがある．特に呼吸困難を起こしやすい乳児では呼吸状態を常に観察するとともに，ベッドサイドに酸素マスクやバッグバルブマスク（アンビューバッグまたはジャクソンリース）などを準備しておく．

安全な移送

家族と離れて手術室へ向かう不安や恐怖心から激しくぐずっていたり，逆に前投薬の作用で眠っていることも考えられる．手術室まで，転倒することなく安全に輸送する．また，手術室に入室するまで，引き継ぎの記録や前処置があり，時間通りに入室させる業務であわただしいが，看護者の態度が余計に家族と子どもに焦りと不安を与えてしまうこともある．言葉をかけながら落ち着いた態度で進めていくようにする．

5 手術を受ける子どもの術後看護

術後は，手術部位や術式によって重点を置くべき看護に違いがある．ここでは，日帰り手術が可能な比較的侵襲の少ない手術の場合と，比較的侵襲が大きく術後数日間

観察が必要な手術の二つに分けて述べる.

(1) 侵襲の少ない小手術

鼠径ヘルニアなどの比較的簡単な手術の場合, 麻酔からのスムーズな覚醒が回復の目安になる. 看護者の声かけにしっかり反応し, 呼吸の数・型・深さ共に安定し, 腸蠕動（ぜんどう）が確認されたら経口摂取が可能となる. 少量の低残渣の水分から始め, 嘔気・嘔吐がなければ固形物を摂らせる. 創部からの出血がないか, 部位によっては排泄物による汚染のないように努める. 子どものしぐさや訴え, 表情などから創痛の有無を把握し, あれば鎮痛薬を使用し, 子どもの苦痛を取り除く.

年少児であるほど術前からの脱水による発熱がみられることがある. 水分摂取を促し, 摂れない場合は輸液にて水分補給をするので, 輸液が確実に行われるよう看護する.

(2) 術後集中治療室入室を必要とするような手術

●合併症の予防●

循 環

子どもは絶対的な循環血液量が少なく, 術中術後の出血や体液の喪失により循環動態が容易に変化する. 術後は, ドレーンからの出血量, 性状の変化など目に見える出血以外にも, 顔色や血圧の低下に現れるように内部に起きている出血を見逃さないようにしていく.

嘔吐, 下痢, 尿などの体液の喪失は電解質バランスを狂わせ, 不整脈の原因になり循環動態に異常をきたす. 水分バランスの観察を密に行い, 血液データの電解質に注目し, 必要時医師の指示により補正をしていく.

ぐずりによる交感神経の興奮は, 末梢血管抵抗を高め, 血液循環の効率を悪くし循環不全を招くことがある. 看護師は語りかけやスキンシップを多くして精神的援助を行うが, 状況に応じて薬剤による鎮静も考慮する.

呼 吸

麻酔により抑制されていた呼吸が, 安定した呼吸に戻るまで十分な観察が必要である. 麻酔薬や挿管による刺激で気道内分泌物は増加しているが, 除去されないと気道が細い子どもの場合, 気道閉塞に陥りやすい. また完全に覚醒していないと, 舌根沈下による気道閉塞も予想される. 気道が開く体位（図3.6-6）をとり, 分泌物は加湿して除去し, 気道を確保し換気が十分にできるようにして呼吸器合併症を予防する. 特に術前から呼吸状態が不良な呼吸器疾患や心疾患の場合, 肺合併症を起こす危険性が高い.

感 染

子どもの免疫機能は年齢が低いほど未熟であることに加え, 手術侵襲により感染防御機能が破壊され, 感染を起こしやすくなっている. 発熱, 感染データの上昇など感染徴候がみられたら, 原因を探り速やかに対処を行う. 術後の主な感染の原

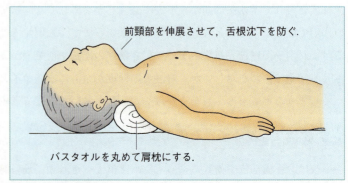

図3.6-6●気道確保のイメージ図
（前頸部を伸展させて, 舌根沈下を防ぐ. バスタオルを丸めて肩枕にする.）

因と予防には次のようなことがある.

①創部感染：傷の痛みを訴えていないか，創部の発赤，腫脹，浸出液はみられないか.
〈予防〉食べこぼしによる部位の汚染を防ぐ，子どもが創部を触らないように保護する.

②ドレーンや輸液ラインなど異物からの感染：挿入部位の発赤など皮膚の異常がみられないか.
〈予防〉長期挿入をなるべく避ける．ドレーンの固定を効果的に行い，引っ張りやひきつれ，折れ曲がりによる皮膚の損傷を避ける．部位によっては尿や便による汚染に注意する.

③呼吸器感染：分泌物の貯留などから気道の浄化作用が低下し，呼吸器感染を起こしやすい.
〈予防〉呼吸理学療法を取り入れ排痰を促す．うがいができる場合は行い，分泌物を湿らせ，排痰しやすくする．口腔内を清潔にして二次的な感染を防ぐ.

●苦痛の緩和●

　子どもは言語表現が未熟で，苦痛を的確に訴えられない．子どもの表情，しぐさ，泣き方，バイタルサインなどから子どもの苦痛を察し原因を取り除いていくことが必要である.

創部痛

　痛みがあると入眠できず安静が保たれない．痛みにより呼吸は浅くなり，肺合併症にもなりうる．鎮痛薬で痛みを積極的に取り除いていくことが必要になる.

　創痛のほかに，ドレーンやライン挿入部がひきつれていたり，皮膚にあたっていることによる痛みがある．子どもは自分で訴えられないので観察をこまめに行い，苦痛を起こさせないとともに子どもの柔らかい皮膚が損傷することのないよう注意する.

体動制限

　ドレーンやライン類の挿入により，体動が妨げられる．麻酔から覚醒したときに見知らぬ状況になっていると，パニックに陥ることもある．この予防のためにも術前のプレパレーションが必要なのだが，いつになったら外れるのかを合わせて説明する．ライン類の長さを調整し，子どもの手が届かない位置に固定する.

　幼児期であれば，排泄，食事などせっかく身についたばかりの生活行動を制限してしまうこともある．できることは行えるような環境を整え，このような状況にあっても常に発達を促す関わりをしていく.

検査・処置

　創処置，輸液，採血など術後は多くの検査や処置が行われる．術後は医師や看護師に触れられるのを怖がり，「また何か痛いことをされるのではないか」と決して臥位になろうとしない子どももいる．検査や処置は事前にきちんと説明し，なるべくまとめて行い，恐怖を感じている時間を短くし，子どもの生活が損なわれないように昼寝や食事の時間を考慮するなど，看護者は時間の調整をして，少しでも子どもの苦痛が軽減できるようにしていく.

家族からの分離

身体がつらいうえに，さまざまな初めての経験をするという危機的状態における親の不在は子どもにとって大きなストレスである．看護者はできるだけ子どものそばにいて語りかけやタッチングにて子どもに安心感を与えるようにし，家庭と同じような様式で生活ができるように食事介助の方法，入眠時の癖など事前に情報を得て，継続していく．また家族との面会時間を多くとれるよう病棟のシステム作りを図っていく．

6 手術を受ける子どもの家族への看護

(1) 親の気持ちと援助

出生後すぐの手術や，緊急手術が行われる場合，親は特に混乱と罪悪感の中にある．また，計画手術であっても無事に手術が終わり回復に向かうまでは，自分たちの治療への決断が正しかったのかという迷いをもっている．親が決定したことは支持し，親の訴えに耳を傾けていくようにする．当然のことながら，手術までの準備のオリエンテーションを丁寧に行うことや，初めて親元を離れて治療を受ける子どもがどんな体験をするのか不安をもつ親に，手術室入室や手術室の中の様子，集中治療室の様子などを知らせていくことは安心につながるだろう．

術前訪問時には子どもの愛称や好きな物，習慣などの情報を得て，子ども一人ひとりに合った方法で，家族の思いも尊重しながら手術の準備をする．

術中待機している親にねぎらいの言葉をかけるなど，不安でいっぱいの家族への配慮も忘れないようにする．術後は子どもの状況を随時知らせ，可能な限りそばにいられる時間を多くとるようにする．子どもの状況について少しでも見通しがもてるような説明を心がける．「お子さんが，できるだけ安全で，苦痛が少なく手術が受けられるよう看護師はお手伝いします」というメッセージを発することが大切である．

(2) きょうだいへの配慮

手術を受ける子どもが入院したとき，きょうだいはどのような思いをもつのだろうか．手術と入院にまつわる準備で忙しく，緊張している親にはきょうだいに様子を尋ねる余裕はないかもしれない．手術を受ける子どもが中心になり，きょうだいへの関心は二の次になりがちでもある．このような状況で，きょうだいは病気の子どもの容態をひとりであれこれ想像し，入院に伴う環境の変化にじっと耐えているかもしれない．入院で離れ離れになり，姿を見ることがなければなおさらであろう．きょうだいは，病気の子どもや親のことを心配し，自分にできることを考えている．

小児病棟は感染予防のために子どもの面会を制限しているところが多いが，きょうだいがお互いの状況を実感することで子どもなりに納得できるように，短い間でも面会できるような場を整えていきたい．看護者もきょうだいの姿を見たら，声をかけ，「○○ちゃん（きょうだいの名）がんばってるね．△△ちゃん（病気の子どもの名）もがんばってるよ」など，家で待っていることを褒めたり，病気の子どもの様子を伝えるなどして，家族の一員として疎外されることのないように気を付けていく．

引用・参考文献

1) 日沼千尋. 小児外科看護の特徴. 小児看護. 1996, 19(9), p.1037.
2) 松尾宣武ほか編. 小児看護学②：健康障害をもつ小児の看護. メヂカルフレンド社, 2012.
3) R・H・トムソンほか. 病院におけるチャイルドライフ：子どもの心を支える"遊び"プログラム. 野村みどり監訳. 中央法規出版, 2000, p.157.
4) 日本看護協会編. 小児看護領域の看護業務基準. 日本看護協会, 1999, p.12.
5) 田島信元ら編. 認知発達とその支援. ミネルヴァ書房, 2002, (臨床発達心理学).

7 | 外来における子どもと家族への看護

1 外来看護の果たす役割

全国の外来受療率（厚生労働省「患者調査」2011年[1]）をみると，1〜14歳の入院受療率は，他の年齢階級に比べ低率を示している．しかしながら，外来受療率は高率となっている．特に0〜4歳は60〜64歳の値を上回っている．

その受診理由の多くは，この時期の子どもたちに日常的によくみられる流行性感冒などの呼吸器系感染症，消化器系感染症などである[1]．開業医（診療所）や総合病院の小児科外来では，こうした理由で受診する子どもたちや家族の姿を多く目にする．こうした**日常的疾患**（common disease）で外来を訪れる子どもや家族への対応は，従来から小児科外来の重要な役割となっている．こうした子どもたちが，少しでも早く回復するために援助し，日常的にみられる症状に家族が適切に対応できるように支援していくことが必要となってくる．

一方で，めざましい医療の進歩により，これまで救命が難しかった1,000g未満の超低出生体重児や先天性疾患をもつ子どもたちの多くが助かるようになってきた．また，慢性疾患をもつ子どもたちのQOLの向上のため入院期間が短縮傾向にあり，医療処置を行いながら地域に戻って療養する子どもたちや家族が増えている．

三次医療を行う大学病院や子ども専門病院の専門外来では，長期的な療養を必要とする子どもや家族への支援の場としての外来看護の重要性が年々増してきている．小児の慢性疾患は基本的に長期にわたり，さまざまな問題を抱えながら成人期に移行していくものも多い．したがって，子どもの成長発達，家族を視野に入れた支援が必要である．

さらに，手術を控えた経過観察のため，術後のフォローのために定期的に受診に訪れる子どもがいる．特に最近は，日帰り手術が行われるようになってきており，外来で術前オリエンテーションを行っているところもある．

そのほか，小児外来は，病気を抱える子どもたちばかりでなく，健康な子どもたちの予防接種や健康診断の場でもある．

2 外来における子どもと家族への援助

小児外来看護の特徴の一つとして，成長発達のさまざまな段階にある幅広い年齢層の子どもたちを対象とし，さまざまな病気に対応していく必要があることが挙げられる．

また，最近の小児外来に訪れる家族をみると，子どもの付き添いは母親だけではなく，祖母や父親が一緒であったり，働く母親の増加に伴って，祖母や父親が単独で子どもを連れて受診にくるケースも見受けられるようになってきた．

看護師はそれぞれの家族のもつ多様なニーズに応えていく必要が出てきている．

---

plus α

医療機関の役割分担

一次医療機関：住民の日常の健康管理，健康相談や一般的にみられる疾病や外傷等に対する診断・治療などのプライマリケアを供給する．さらに，専門的な医療が必要な場合には，二次医療，三次医療を行う医療施設に患者の紹介を行う．主に，地域の診療所がその役割を担っている．

二次医療機関：入院施設を有し，健康増進からの疾病の予防，治療，リハビリテーションまでの包括的な医療を供給する．

三次医療機関：先進的な医療環境を有し，二次医療機関では対処できない特殊な疾患の診断や治療に対応する．また重篤な専門性の高い救急医療を供給する．大学病院，専門病院がその役割を担っている．

（1）日常的疾患への対応

●感染防止と緊急性のアセスメント（トリアージ）●

小児外来では，呼吸器感染症や消化器感染症など，感染症で受診してくる乳幼児が多い．そのため，外来での他の子どもへの感染防止を心がける．

子どもが外来受診してきた際には，まず子どもの様子を観察する．子どもの熱の状態，発疹，咳・くしゃみ，下痢等の有無，受診までの症状の経過を，母親（付き添っている家族）からの問診も含めて確認し，感染症の可能性をアセスメントする．麻疹，水痘など伝播力の強い疾患の疑いがある場合は，**隔離**が必要である．そのほかの感染症が疑われる場合も，ほかの子どもたちに感染しないように，待機場所を離すなどの配慮が必要となる．このような感染予防には，常に地域のサーベイランスから，流行状況を把握しておく必要がある．

さらに，それぞれの子どもの**症状の重症度・緊急性を判断**し，必要であれば医師の診察順序を早めたり，受診までの症状・苦痛の緩和ケアを行う．

●診察時の援助●

小児科外来に初めて子どもを受診させる家族は戸惑うことが多い．特に，高熱，咳などの急性症状をもつ子どもは機嫌が悪いことが多く，付き添っている家族も，受診という新しい体験に対応することは容易なことではない．医師に適切に子どもの症状や家族自身の不安を伝えられなかったり，医師の説明が理解できなかったりすることも多い．

看護師は，子どもが苦痛なく診察を受けられるように介助する．小さな子どもであれば，家族に抱っこしてもらいながら診察を受けてもらい，家族や子どもがうまく診察に対応できるよう援助する．

幼児後期以上になれば，家族の介助なしで診察を受けられることも多いので，子どもが適切に対応できるように，わかりやすい言葉で声をかけていく．

それとともに，家族が子どもの現在の状態に至る原因，今後の予測・対応に対して，理解して行動できるよう援助することが必要となってくる．家族が医師の質問の意味を理解して答えているのか，医師の説明が理解できたのか，不安が軽減できたのかなどを観察しながら，必要な場合は，確認の声かけや再度の説明を行う．

最近，祖母や父親が子どもに付き添ってくるケースも増えている．病院への付き添い者と，家庭で子どもの異常に気付き，病院に連れてくるまでの間の状況を直接観察していた者とが異なる場合もある．そのため，受診までの状況を付き添い者が，きちんと説明できないようなことも生じる．したがって，必要な情報がきちんと伝えられるように指導し，次回の受診につなげられるようにすることが必要である．

●家庭での子どもの看護への援助●

診察中・処置中の付き添い者の様子や付き添い者とのコミュニケーションを通して，帰宅後具体的に家族が子どものケアをできるのかをアセスメントする．薬の与え方（内服のさせ方，坐薬の挿入方法）・保管方法，観察のポイント，再受診の必要性の判断，そのほかケアのしかた（氷枕・温枕の作り方・貼用のしかた，食事内容，食事や水分の与え方，清潔方法など），登校・登園の目安などが理解できているのか確認し，必

---

plus-α

感染症サーベイランス事業

1981年から，感染症の発生状況を把握し，予防対策を講じる目的で始められた事業である．主には小児の急性感染症を対象に，全国各地に定点となる医療機関を置き，医療機関を受診する患者数を週ごとに集計し，分析し，保健所に報告することになっている．なお，感染発生情報は，厚生労働省と国立感染研究所のホームページから入手できる．

要な指導を行う.

　乳幼児期は, 感染症で発熱などの症状を起こしやすい. 再び発症することを考えて, 同じような症状が起こったときの対応方法について, 指導をすることも必要である. 特に, 既往状況, 受診までの対応や受診時の家族の状況を観察し, 指導の必要性の高い家族を抽出して指導する. 例えば, 受診時期が適切でなかった家族, 医師に適切に症状を伝えることができない家族, あるいは極度に不安の強い家族などがその対象である. こうした指導を通して, 家族の対処能力を高めていくような関わりが必要である.

(2) 慢性・長期的疾患をもつ子どもと家族への対応

　小児慢性特定疾患治療研究事業の対象となっている疾患 (p.216参照) の中には, 小児期に治癒に至るものもあるが, 多くは治癒に至らず, 生涯にわたって生活の管理・調整が必要なものが多い. 発症時は, 診療所や健康診断を経て, 小児外来を受診してくる場合が多く, 子どもや家族が不安を抱えていることが多い. 診察後に入院となる場合も多いので動揺も大きい. 子どもや家族の心理状態を十分理解して, 丁寧な対応が必要である. 慢性疾患をもつ子どもの入院期間は短縮化してきており, 治療も外来で行われるようになっている. そのため, 家庭における**療養生活に関する指導や心理面へのサポート**は外来看護の重要な役割である.

　子どもや家族は, 健康状態を維持するための服薬, 注射などの医療的処置や生活処方を理解し, 実施できることが求められる. そのため, 外来看護師は子どもの成長発達に伴い, その指導対象, 方法, 内容を考慮した指導を行う. 子どもの成長発達に伴って, 子どものセルフケア能力は変化してくる. 保育園・幼稚園あるいは学校への入学, 卒業等の節目節目で, アセスメントを行い, 能力に応じたセルフケア行動がとれているかをみる必要がある.

　家族についても, 子どものセルフケア能力を理解して, 過不足なくサポートができているのかをアセスメントし, アドバイスをする必要がある. 特に, 学童期の療養行動の責任が保護者から子どもに移行していく時期には, 子どもの自律と依存の思いを把握しながら徐々に自律を促していくことが重要となるだろう.

　療養行動は, 子どもの成長発達, 心理面, 社会面に影響を与える. また, 家族の中には, 子どもの成長面や, 心の問題, 幼稚園や学校での生活などについて, 不安や心配事を抱えている場合も少なくない.

　健康問題をもつ子どもを抱えることは, 家族全体にも影響の及ぶことである. 当事者の子どもばかりでなく, ほかの家族の身体面や生活面についても視野に入れて, 援助が必要となってくる. 子どもや家族の生活が変化したときなどにも, アセスメントし援助する必要がある.

(3) その他

　手術を控え経過観察や術後のフォローのために定期的に受診に訪れる子どもの中には, 先天的な疾患を抱えている子どもが多い. 家族は子どもの育児や対応, 手術に対する不安を抱える場合も少なくない. こうした不安に耳を傾け, 具体的な生活指導や心理的な支援が必要である.

日帰り手術のような短期間の手術の場合，外来で**手術のオリエンテーション**を行うことがある．オリエンテーションは，子ども・家族が手術をできるだけ具体的にイメージできるように行う．さらに，手術が当日になって延期されることがないよう，感染予防についての具体的方法，注意事項を指導する．

3 小児外来の環境

子どもの外来の環境を考える上で，大切なポイントが二つある．第一に安全であること，次に親しみやすいことである．

（1）外来の安全面

外来の安全には，二つの側面がある．一つは**感染症対策**である．診療所や総合病院などの小児外来では，感染症の子どもの受診が多い．非感染者の子どもが感染症をもった子どもから感染しないように気を付ける必要がある．新しく建設された病院では，清潔区域と感染区域を分けているところもある．しかし，現状では，こうした環境が整わないところが多い．そうした病院では，各々の環境に応じた方法を見つけて，感染防止を心がけている．感染防止では，単にスペースの問題だけでなく，医療者や物を介しての感染を防止するために注意を払う必要もある．診察器具の固定化，待合室での遊び道具の扱い，消毒などの注意が必要である．

もう一つ安全面で考慮しなければならないのは，**事故**である．待合室の椅子や処置室のベッドからの転落，廊下や処置室での転倒，医療器材によるけがなどを防止する必要がある．乳幼児を寝かせる柵つきのベッドの準備，椅子やベッドの高さなど，ハード面への配慮も必要である．床材の工夫を行い，転倒の際の衝撃を少なくし，けがが最小限になるようにしているところもある．また，床に液体がこぼれ，それにより滑って転倒するようなことがないように，特に水周りには注意を配る．さらに，家族の注意を喚起することや，看護師自身も処置中の子どもの転落防止等に注意が必要である．

（2）親しみやすい環境・待ち時間の工夫

●物理的環境●

子どもの専門病院等では，子どもの安全性ばかりでなく，子どもが親しみやすい環境づくりが考えられている（図3.7-1）．子どもが好む配色や動物などのキャラクターが病院の壁に描かれ，外来にも子どもが遊べるプレイルームが備え付けられている（図3.7-2）．水槽があり，魚などを飼っているところもある．子どもにとって，つらい病気の体験ゆえに，病院が少しでも親しみやすい環境をつくっていくことは大事なことである．

しかし実際には，小児外来といっても，ハード面でこうした理想的な環境を準備できているところは多くはない．看護師は，待合室，診察室，処置室を少しでも子どもに馴染みやすくする工夫をしていく必要があり，既に，積極的に行っているところも多い．また，子どもの好みそうな絵本や本あるいはビデオを置いたり，遊具を置いているところもある．

一般的に外来は待ち時間が長いといわれる．特に小児慢性疾患の治療は，小児の専

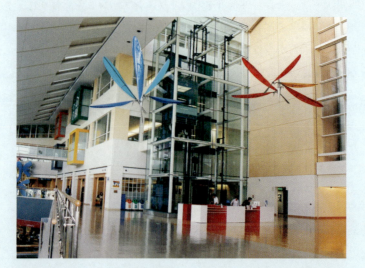

正面玄関を入ると，吹き抜けのロビーの天井から上昇気流に乗る翼をイメージしたシンボルオブジェ「赤い鳥・青い鳥」が出迎えてくれる．

図3.7-1●子どもが親しみやすい病院環境（国立成育医療センター）

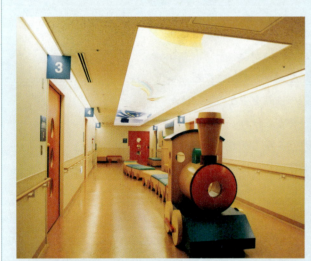

a．X線室前の待合いベンチ
子どもが怖がらないで過ごせるようにと，ベンチは大きな汽車に見立ててあり，天井には青空が広がる．

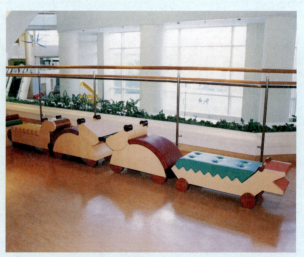

b．ユニークなベンチ
病院のいたるところにある楽しいベンチ．

図3.7-2●子どもが遊べる要素のある設備（国立成育医療センター）

門病院や大学病院などで行われることが多く，遠方から病院に通う子どもや家族が多い．移動に伴う疲労に加え，長時間待つことを余儀なくされ，精神的にも疲れてしまうといった不満も聞かれる．その対策としても，さまざまな工夫が必要になってくる．

●人的環境●

　環境としては，物理的な環境のみならず，人的環境も重要である．1日に多くの受診者を抱える外来では，なかなか一人ひとりの患者に対して，時間をかけて診療することは難しい．特に，患者が子どもの場合，親への働きかけが自然と多くなりがちで

ある．子どもに対しても積極的にコミュニケーションを図っていくことが重要である．

特に検査や処置の場面では，子どもへの十分な説明が必要である．外来を訪れる子どもの中には，病院が初めてという子どもも多くおり，検査や処置が外傷体験にならないように丁寧な関わりが求められる．子どもの中には，繰り返し外来受診をする子どもや，外来に引き続き入院しなければならない子どももいるため，それ以降の検査や処置に対する反応にも大きく影響してくる．

また外来では，看護師の人数が少ない場合が多く，子どもに付き添った家族は，聞きたいことがあってもなかなか聞けない，相談できないということがある．したがって，看護師は，相談しやすい雰囲気づくりも行わなければならない．

4 外来看護の現状の課題と今後の展望

外来には毎日多くの子どもが受診に訪れ，看護師は，その子どもが診察を滞りなく受けられるよう対応することに追われている現状がある．

しかし，これまで述べてきたように，子どもを取り巻く医療状況は変化している．小児看護における外来看護の役割は多様化してきており，重要性が一層高まっているといえる．こうした社会のニーズに応えていくためには，看護師自身が社会ニーズを認識し，これまでの外来看護のシステムを変化させていく必要があるだろう．

（1）慢性疾患の子どもと家族のQOLの向上に向けて

慢性疾患など長期にわたって健康問題を抱えながら生活し，成長している子どもや家族の支援について考えてみよう．こうした子どもの入院期間が短縮傾向にある状況の中では，定期的に受診してくる外来が重要な支援の場となる．

慢性疾患など長期的な健康問題をもつ子どもや家族に対しては，医師が長期的な関わりの中で，子どもや家族を継続的に援助している．その一方で，看護師は多忙，配置転換などの理由で，その関わりが断片的になり，長期にわたった一貫した援助が難しい状況にある．継続的に支援している医師でさえも，多くの外来患者を抱える中で，子ども一人ひとりに時間をかけた対応は難しく，子どもや家族が病院で十分に支援を受けているとは言い難い．

こうした現状の中で，病院によっては，慢性疾患の子どもを対象とした専門外来に受け持ち制を導入して，特定の看護師が，継続的に特定の子どもや家族の支援を行っているところもある[4]．事前に予約表からカルテをチェックし，問題点を把握し，当日子どもや家族とのコミュニケーションをもち，その問題への支援を行っている．さらに外来終了後に，医師，臨床心理士，ケースワーカーらとのカンファレンスで情報交換を行い，今後予測される問題点や子ども，家族への対応を討議している．

慢性的，長期的な健康問題を抱える家族の中には，「子どもの心理的な問題，学校の問題などの不安を医療者に相談したい」，「医療者から社会資源等の情報を得たい」という声も聞かれる．こうしたニーズに対して，外来の看護師が相談の場を設けているところもある[5]．

このように，慢性的，長期的に健康問題を抱えて生活する子どもや家族に対しては，彼らが望む支援を受けられるようなシステムを開発していく必要があるだろう．看護

師は，子どもや家族の要望に対して，直接的な支援をするとともに，さらに必要な場合には，地域の保健師，訪問看護師と連携を図りながら，必要とする社会資源につなげていけるだろう．

（2）子育て支援に向けて

核家族化，少子化傾向が続く中で，子育てに不安をもつ母親が多くなってきている．こうした背景の中で，最近では，**子どもへの虐待**という問題がクローズアップされている．

2000（平成12）年に，21世紀の母子保健の取り組みの方向性を示した「**健やか親子21**」が発表されている（p.54参照）．その中にも，こうした社会状況を反映して，母親の育児に対する支援が盛り込まれており，小児保健医療の中でも，その取り組みが求められている．小児外来でも，子どもや家族の受診の機会をとらえて，育児に対して不安をもつ家族への対応をしていく．日常的疾患で受診してくる場合は，育児不安のなかでも特に親が不安を強める「子どもが病気になった際の対応や予防」についての支援の場となるであろう．

また，小児科外来へは，健康診断や予防接種を目的に訪れる親子も多い．このような場合は，家族の日ごろの子育てについての不安を引き出して支援する．実際に，子育てする親が不安に思うことに対して，パンフレットなどを置いて指導を行っているところもある．

（3）救急外来における小児看護の現状と今後

以前より，夜間・休日の救急外来における小児患者の利用頻度の増大が社会問題になっている．夜間・休日の救急外来を受診してくる子どもは必ずしも重症ではなく，「発熱のみ」などの軽症の子どもたちも多く，救急医療の現場に混乱を招いている．

この問題の背景には，核家族化や家庭力の低下により親たちの育児能力が低下し，育児不安，急病不安を抱える親が多くなっていることがあるといわれている[6]．こうした親たちの気持ちを理解しながら，子どもが発熱や下痢といった症状を呈したときの緊急度の判断や家庭でのケア方法を指導していくことが必要である．

救急外来看護においては，小児看護の経験をもつ看護師が少なく，子どもの症状の緊急度の判断や家族への対応に困難を感じている現状があり，さらなる教育の必要性が看護師や病院管理者から求められている[7]．こうした社会的要請に応えるべく，日本看護協会では，認定看護師制度の中で認定看護分野として小児救急看護を特定した．そして，2005（平成17）年4月より**小児救急看護認定看護師**の教育が始まり，2014年4月現在183名の小児救急看護認定看護師が活躍している．

引用・参考文献

1）厚生労働省. 患者調査. 2011.
2）厚生労働統計協会編. 厚生の指標 増刊 国民衛生の動向 2013/2014. 2013, 60(9), p.442-443.
3）小林彩子. 外来での患児の安全確保. 小児看護. 1995, 18(1), p.66-69.
4）中村かおりほか. 白血病児の外来看護. 小児看護. 2003, 26(3), p.290-300.
5）岩国輝江ほか. 外来看護相談の実践例. 小児看護. 2003, 26(3), p.301-307.
6）市川光太郎. 小児救急外来における問題：日本の現状. 小児内科. 2012, 44(3), p.356-360.
7）片田範子. 小児救急看護師の活用と教育プログラム. 平成16年度厚生労働科学研究費補助金子ども家庭総合研究事業, 2005, p.17-22.

8 | 在宅における子どもと家族への看護

　少子高齢社会へと急速に進む中で，要介護者が家庭や地域で安心して豊かな生活を送ることができるように，在宅医療を保障し，在宅医療システムを整備することが重要な課題となっている．歴史的には，1992（平成4）年の老人保健法の改正において，訪問看護ステーションが制度化され，同年の医療法改正において，居宅（在宅）が「医療提供の場」と位置付けられた．また，1994（平成6）年の健康保険法の改正において，訪問看護制度が創設されたことにより，その対象が全年齢へ拡大された[1]．さらに，厚生労働省の「医療提供体制改革のビジョン」〔2003（平成15）年〕により，入院治療中心の医療体制から在宅医療への転換が図られた．その後，厚生労働省は，2011（平成23）年度，全国10カ所で在宅医療連携拠点事業を実施し，2012（平成24）年を「在宅医療元年」と位置付けて，全国105カ所で実施した[2]．

　このような動きの中で，医学の目覚ましい進歩や在宅で使用できる医療機器が開発されたことなどにより，重度の健康障害をもつ子どもの**医療的ケア**を在宅で継続することが可能となった．2004（平成16）年には小児慢性特定疾患治療研究事業が法律上位置付けられ，医療的ケアの必要な子どもを対象とした事業やサービスが導入された．2010（平成22）年度には，NICUの病床不足への対策として，地域療育支援施設運営事業，日中一時支援事業，地域療育支援施設整備事業，地域療育支援施設設備整備事業が新設され，NICUに長期入院している子どもの自宅への退院の促進が図られている[4]．

1　小児在宅医療の意義

　子どもが最初に所属する集団は家族であり，子どもは家族の中で育まれ，家族の一員として成長し発達を遂げていく．子どもは成長発達とともに保育園・幼稚園・学校・地域社会へと属する集団が拡大し，その中で社会性を育んでいく．子どもが一人の人として尊重され，家族の一員として，地域社会の一員として幸福に生きていくことは，

---

plus-α

医療的ケア

保険診療で認められている介護行為を一括して「医療的ケア」と呼んでいる[3]．医師の指導管理料が認められている介護とは，退院前在宅療養指導・在宅自己注射・在宅自己腹膜灌流・在宅血液透析・在宅酸素療法・在宅中心静脈栄養法・在宅成分栄養経管栄養法・在宅自己導尿・在宅人工呼吸療法・在宅持続陽圧呼吸療法・在宅悪性腫瘍患者指導管理・在宅寝たきり患者処置指導管理・在宅自己疼痛管理・在宅肺高血圧症患者指導管理・在宅気管切開患者指導管理である．

表3.8-1●医療機関（病院）と在宅（家庭）での医療の特徴

	医療機関（病院）	在宅（家庭）
対象者	医療者の下で療養している 特殊な治療や技術・機器が使用できる 治療が優先されやすい 転校が必要となる場合もある	地域の中で療養している 治療の範囲が限られている 生活の質向上・維持を目指している 友達と同じ学校に行くことができる
家　族	子どもと離れて生活しており，母親が付き添う場合，家族のバランスが崩れやすい きょうだいに負担がかかることがある（不安が強くなる，登校拒否など） 直接的なケアを行うことはない	常に家族とともに生活できる きょうだいの病気をもつ子どもへの理解が深まる ケア全般を家族が行っている
看護（訪問含む）の内容	24時間交代しながら子どもに関わることができる 他機関・他職種と連携する機会が少なくなりやすい	訪問時，主に1人で子どもに関わることになる 他機関・他職種と連携する機会が多い
緊急時の対応	医療者が24時間対応でき，家族の安心感が得られる	緊急時の対応が家族に求められる 24時間の連絡体制が必要である

子どもの権利であり保障されなければならない．表3.8-1は在宅医療の利点と欠点を示している．在宅医療を推進していく上で，医療者がこのような利点と欠点を理解し，欠点を可能な限り補い，利点を最大限にする方向性で支援することにより，子どもは病気をもちながらも家族とともに生活し，家族の一員として，地域社会の一員として生きていくことが可能となる．

2 小児在宅ケアの現状

少子化に伴う小児科や小児病棟の閉鎖，医療費削減の動きの中で，子どもの在院日数の短縮化が推し進められている．在宅医療システムが整備されていない現状の中で子どもの在宅療養を行うことは，家族に大きな負担をかけることとなる．家族は短い入院期間の中で子どもに必要な医療的ケアを習得し，日常生活の中で安全に医療的ケアを行うために的確な判断をしなければならない．高齢者を中心に整備された在宅医療サービスを子どもが利用している現状においては，診療報酬等の制度上の問題をはじめ多くの課題がある（表3.8-2）．2013（平成25）年度より厚生労働省は，新生児集中治療室（NICU）を退院する児や，在宅医療を必要とする医療依存度の高い小児と家族の在宅療養を支援する在宅医療・福祉の提供体制を構築することを目的とし，「小児等在宅医療連携拠点事業」を実施している（図3.8-1）[5]．

> **plus α**
>
> ### 在宅医療連携拠点事業
> 在宅医療を推進する上では，関係機関が連携して包括的な医療と介護のサービスが提供できることが重要である．在宅療養支援病院，在宅療養支援診療所，訪問看護ステーション，医師会などを連携拠点として多職種が連携し，地域の在宅医療の支援体制を構築するものである．

> **plus α**
>
> ### レスパイト
> レスパイトとは「休息・息抜き」などを意味する言葉である．療養者を日常的に介護している家族が，デイケアやショートステイなどのシステムを利用して，一時的に介護から離れてリフレッシュし，休息をとることができるように支援することをレスパイトケアという．

表3.8-2●小児在宅療養の現状

問題点	具体的な内容と今後の課題
小児科・小児病棟の閉鎖に伴う脆弱な小児医療体制	少子化に伴う小児科・小児病棟の閉鎖，小児科医の不足など，小児医療体制は危機的状況である．かかりつけ医との連携や，地域での小児医療体制の整備が課題である．
高度な医療的ケアを必要とする子どもの安全性の確保の問題	人工呼吸器療法や中心静脈管理による栄養療法などの医療的ケアを24時間，在宅で継続しなければならない子どもが増加し，低年齢化している．そのため，家族のマネジメント力を支援するとともに，定期的なモニタリングや緊急時の受け入れ病院などの確保が必要である．
高度な医療的ケアを日常生活の中で継続する家族の負担	家族の中でも特に母親が24時間365日，子どもの医療的ケアの担い手としての役割を果たしている．レスパイトを受け入れる施設を整備し，家族のQOLという視点からナイトケアやデイサービス，ショートステイ，ロングステイなど活用できるサービスの充実が必要である．
核家族化に伴う家族の養育機能，ヘルスケア機能の低下，経済的負担	核家族化に伴い，在宅療養が必要な子どもの世話を行うマンパワーの不足，養育機能・ヘルスケア機能の低下がみられる．さらに，医療的ケアに必要な経済的負担が大きく，保険制度の拡大や福祉助成の拡大が必要である．
在宅療養の継続を支える資源の不足，支援体制の不備	子どもが家庭や地域で成長・発達していくために必要な教育体制の整備や社会参加への支援が少なく，地域格差も大きい．子どもや家族のQOLを高めるためにも，地域支援体制を整備しシステム化する必要がある．

小児等在宅医療連携拠点事業

■背景・課題
○新生児集中治療管理室（NICU）に入院する小児等を受け入れる在宅医療・福祉連携体制の早急な整備が求められている．
○NICUを退院し在宅医療に移行する小児等については，専門医療機関との連携の必要性や，福祉・教育等との連携の重要性など，特有の課題に対応する体制の検討が必要である．

■本事業の目的・概要
○医療計画に基づく在宅医療の提供体制の推進状況を踏まえ，地域において小児等の在宅医療に取り組む医療機関，訪問看護事業所等の拡充，医療・福祉関係機関間の顔の見える関係の構築，関係者への研修の提供等に取り組むことにより，小児等が安心して在宅に移行できる医療・福祉連携体制を構築する．
○在宅にて療養を行う医療依存度の高い小児等及びその保護者に対し，患者の症状等に応じて，医療的ケア等に係る不安が生じた際の療養上の助言等や，かかりつけ医等の関係機関等との調整を行う相談支援体制を整備する．

（イメージ）

以下の活動等を通して地域における包括的かつ継続的な在宅医療を提供するための体制を構築する．
①行政，地域の医療・福祉関係者等による協議の場の開催
②地域の医療・福祉資源の把握・活用
③小児等の在宅医療の受入が可能な医療機関・訪問看護事業所数の拡大，専門機関とのネットワークを構築
④地域の福祉・行政関係者の小児等の在宅医療への促進
⑤小児等の患者・家族に対して個々のニーズに応じた支援
⑥患者・家族などに対して，小児の在宅医療等に関する理解の促進や負担の軽減

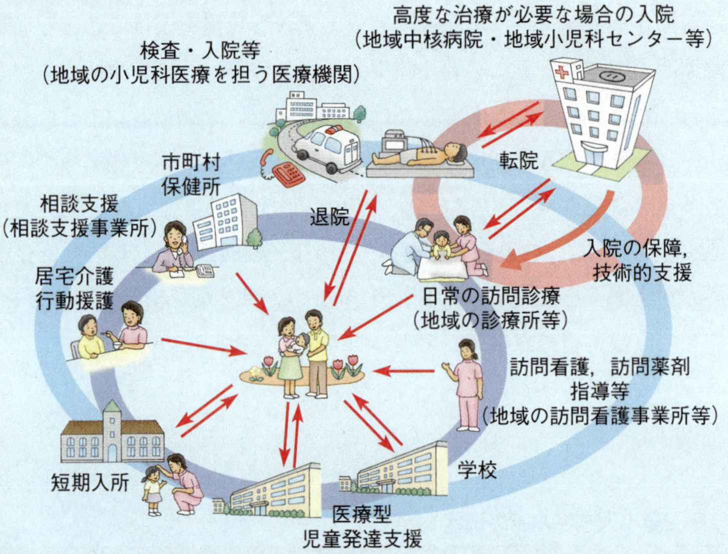

厚生労働省．在宅医療・介護の推進について．
http://www.mhlw.go.jp/seisakunitsuite/bunya/kenkou_iryou/iryou/zaitaku/dl/zaitakuiryou_all.pdf，（参照2014-09-07）．

図3.8-1●小児等在宅医療連携拠点事業

3 在宅療養を必要とする子どもと家族の特徴

（1）在宅療養を必要とする子どもの特徴

出生後間もない時期から医療的ケアを継続的に必要とする子どもや，後天性疾患や事故などにより医療的ケアが必要となる子どもが**在宅療養**の対象となる（表3.8-3，図3.8-2）．このように在宅療養を必要とする子どもには，さまざまな疾患や障害をもつ子どもが含まれていることや，発達段階もさまざまであることから，必要とされるケアやニードも多様である．また，子どもが幼少期から学童・思春期になるにしたがって，教育機関や地域機関との連携が重要となる．

（2）在宅療養を必要とする子どもの家族の特徴

家族は発達課題に取り組み乗り越えていく中で，集団として発達する．在宅療養を必要とする子どもの家族は，療養中の子どもの世話をする中で家族の発達課題に取り組まなければならない．そのため，発達課題を乗り越えることが困難な家族もいる．
さらに，家族は一つのシステムであり，子どもに生じた変化は家族システム全体に

→家族発達理論についてはp.72参照．

→家族システム理論についてはp.70参照．

表3.8-3●小児の在宅ケアの対象となる主な疾患

小児の在宅ケア	対象となる主な疾患	主治医
周産期に関連した疾病のケア	・未熟性に伴う周産期の異常 ・先天異常：染色体異常，奇形症候群など	新生児科医
外科治療後のケア	・先天異常の外科治療後：呼吸器，消化器，循環器，泌尿器等の先天異常など ・外傷の後遺症（脊髄損傷など）	小児外科・泌尿器科などの外科医
慢性疾患の在宅ケア	・神経筋疾患，内分泌疾患，腎疾患，循環器疾患，血液疾患，消化器疾患など ・脳炎，脳症や急性感染症の後遺症	それぞれのサブスペシャリティをもった小児科医
障害児へのケア	・重度重複障害児へのリハビリテーション ・発達障害，視力障害，聴覚・言語障害	療育施設の医師，児童精神科医，眼科医，耳鼻科医
悪性腫瘍へのターミナルケア	・脳腫瘍，神経芽細胞腫など	血液腫瘍科医
その他	・乳幼児突然死症候群	

山崎嘉久．小児在宅ケアにおけるチーム医療と地域医療連携のあり方：医師の立場から．小児看護．2007，30（5），p.568.

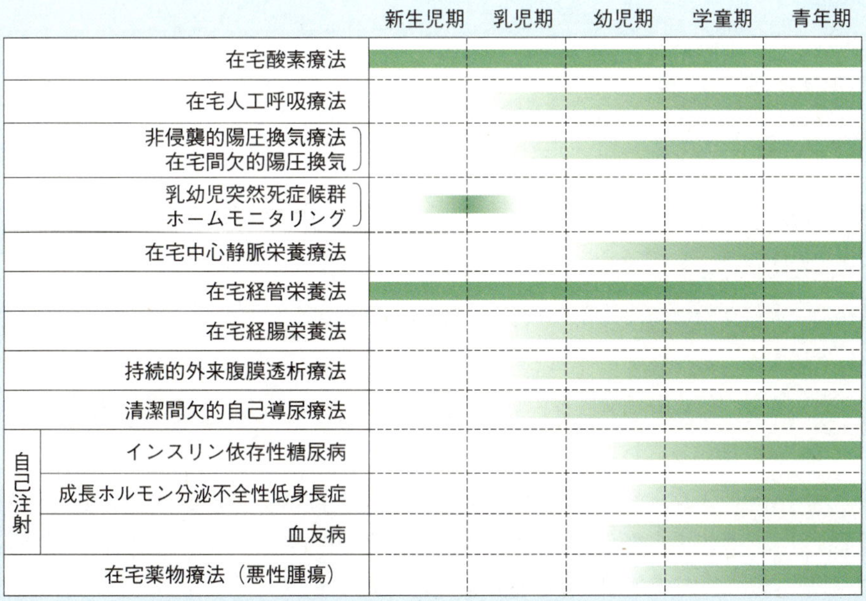

山崎嘉久．小児在宅ケアにおけるチーム医療と地域医療連携のあり方：医師の立場から．小児看護．2007，30（5），p.569.

図3.8-2●小児の在宅ケアに利用される治療方法と適応年齢

影響を及ぼす．一方，家族に生じた変化は子どもに影響を及ぼす．したがって，在宅療養を必要とする子どもの身体的・精神的・社会的な安定のみならず，他の家族成員が身体的にも精神的にも安定し，社会との相互作用が保たれた生活を過ごすことができてこそ，在宅療養を必要とする子どもの生活は安定したものとなる．しかし，在宅療養は長期間に及ぶため，①母親と在宅療養を必要とする子どものサブシステムが強

固となり家族の中で孤立する，②家族システムの凝集性が強まり社会との相互作用が低下する，③家族としての凝集性が低下し集団としてのまとまりを失うなど，健康な家族システムを維持する上で困難な問題を抱えている．

また，家族は子どもに代わって治療の選択や子どもの生活に関して意思決定しなければならない場合がある．その際に家族は，先が見えない子どもの将来に不安をもったり，今後も在宅療養が続くという現実を受け入れていくという課題に直面している．

4 在宅療養を行う子どもと家族への看護

在宅療養を行う子どもと家族に対し，入院から在宅まで切れ目のない医療サービスを提供することや，24時間対応ができる在宅医療を推進することが必要であると指摘されている[3]．在宅療養を行う子どもと家族を看護していく上で，看護者は医療の場である病院から，生活の場である家庭で医療を提供することの違いを十分理解し，延命中心からQOL中心へと発想を転換し，創意工夫することが必要不可欠である（図3.8-3）．

（1）在宅療養への移行期における看護

在宅療養に移行する子どもや家族は，「退院したい」「家に帰りたい」という思いをもちながらも，「家で安全に子どもの医療的ケアができるだろうか」「家族で協力して生活できるだろうか」など，退院を躊躇してしまう場合がある．看護者をはじめ医療者はこのような子どもや家族の思いを受け止め，**在宅移行**のための条件を子どもや家族とともに整えることが重要である．その過程で，家族との信頼関係を形成し，子どもと家族が在宅療養の**意思決定**ができるように支援することや，安全に在宅療養ができる環境を整えること，生活を再構築できるように支援することは看護者の責務である．

●在宅移行のための基本的な条件についてアセスメントする●

医療的ケアを必要とする子どもが在宅で生活するためには，子どもや家族が病状を的確にとらえ，安全に医療的ケアを行い，日常生活を整えていかなければならない．表3.8-4は在宅移行をする上で必要な基本的な条件である．これらの条件について子どもや家族とともにアセスメントすることは，子どもや家族が既に在宅移行の準備ができていることとこれから準備をしなければならないことを整理し，在宅移行を現実的に検討することにつながる．

さらに，子どもや家族の状況をとらえながら，個別的な条件についても，子どもや家族とともにアセスメントする必要がある．例えば，就業している母親が医療的ケアを行うために子どもと一緒にいることを余儀なくされた場合，母親は仕事を継続できなくなる．この場合，経済的な問題のみならず社会からの孤立感を母親に与える

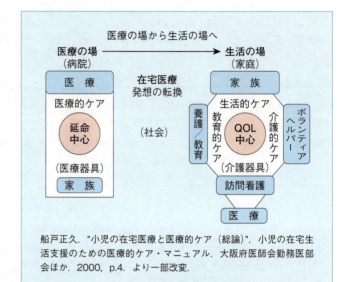

船戸正久．"小児の在宅医療と医療的ケア（総論）"．小児の在宅生活支援のための医療的ケア・マニュアル．大阪府医師会勤務医部会ほか．2000, p.4. より一部改変．

図3.8-3●在宅医療による発想の転換

plus α
生活の再構築
病気や障害などの影響を受けながらも，家族がその状況を認識し，自分たちなりに受け止め，見通しを立てて生活を立て直していくプロセスのこと．

表3.8-4●在宅移行のための基本的な条件

①日常的に子どもの病状が安定していること
②家族や子どもが希望していること
③医療的行為について子どもや家族がよく熟知していること
④退院後の住居や必要物品の確保などが整っていること
⑤継続的に医師による指導が受けられること
⑥地域における支援システムが整っていること
⑦緊急時の連絡体制が整っていること

など，さまざまな問題が生じる．仕事の継続についての母親の意向を聞きながら，仕事と在宅療養を行う子どもの世話のバランスを取るために必要な条件について検討する．また，人工呼吸器を必要としている子どもの家族の場合は，吸引を実施する判断の難しさや「〜しなければならない」という時間の束縛・義務感，アラームの対応やチューブトラブルなど，子どもの命の危険性を常に感じながら緊張状態の中で日々を暮らすこととなる．毎日の生活の中での時間の束縛・義務感，緊張状態を軽減するために，家族が整える必要のある条件について検討する．

●在宅療養の意思決定を支える●

在宅療養への移行は，家族の強い意思に支えられている点が大きい．家族が在宅療養への移行を躊躇する理由として，病状や病態についての理解不足や在宅移行後の生活に対する不安が大きいことなどがあげられる．したがって，上で述べた「在宅移行のための基本的条件」についてアセスメントし，子どもや家族とともにこれらの条件を整えることにより不安の軽減に努める必要がある．その際，子どもや家族が病院での療養生活パターンを家庭に持ち込むことのないよう，従来の生活とバランスを取りながら医療的ケアが必要な子どもを育てることができるように，家族で具体的な方法を話し合うことを支援する．また，子どもが在宅療養を行うことは一人ひとりの家族成員に影響を及ぼすことであり，家族生活全体に影響を及ぼす．したがって，キーパーソンのみによる意思決定ではなく，家族成員みんなが参加し，話し合った上で在宅療養を意思決定することが重要である．

また，在宅療養の意思決定を支援する上で，医療者は在宅療養の意思を表明した後も子どもや家族の気持ちは揺れることを十分に理解し，意思決定後の子どもや家族の変化に注意を払い，タイミングをつかんで在宅療養に対する受け入れを確認する．

●在宅療養の準備を促す●

子どもや家族により在宅療養の意思決定がなされた場合，退院後からスムーズにサービスを受けることができるように，速やかに身体障害者手帳などの必要書類を提出するように支援する（p.282，表3.8-6参照）．また，日常ケアに必要な物品や物品を確保する方法について，事前にリストを作成し準備しておく．このような物品の中には医療補助の対象でないものもある．したがって，経済状況を考慮した物品の選択ができるように，家族に十分な説明を行うとともに，必要に応じて家族と業者のやり取りの橋渡しを行う．

また，子どもと家族が安全かつ無理なく在宅療養に移行できるように，早期に主治医，看護者，ソーシャルワーカー，必要に応じて臨床工学技士や臨床心理士，さらに地域スタッフとの合同カンファレンスを開く．カンファレンスを重ねる中で，退院後に家族が担う医療的ケアや予測される問題点などを明確にし，具体的対応を検討する．なお，家族の意向を尊重できるように，カンファレンスに家族が参加することは重要である．在宅療養の移行時期が明確になってきたときには，子どもや家族が困ったときにいつでも連絡が取れ，異常時の対応ができる24時間のサポート体制を整えておくことが必要である．その上で，病院からの外出や外泊を計画的に実施し，評価することを繰り返すことにより，異常時の早期発見・早期対応を家族と共有する[4]．このプ

ロセスを通して子どもと家族は在宅移行を現実的に実感し，自信につなげることができる．

●在宅療養を支援する体制を整える●

　入院中から子どもや家族の身近にいる看護者は，子どもや家族の日常生活を把握し，在宅移行に伴う問題や不安を受け止めるとともに，子どもや家族の意向を尊重してアドボケイトとして役割を果たすことが重要である．そのためには，看護チームで共通認識を持ち，各専門職の力が発揮できる在宅医療チーム（図3.8-4）を結成し，支援体制を整えることが求められる．

　在宅において家族は，例えば子どもに安全に医療的ケアを行うなど，新たな役割を遂行していかなければならない．一人の家族成員（母親など）に役割過重とならないように家族の役割調整を行う必要がある[5]．このような在宅療養を送る中で，日常生活上の問題や悩み，日常生活の過ごし方などに関する相談のニーズにタイムリーに対応できる外来看護を充実させることも重要である．

→3章7節「外来における子どもと家族への看護」参照．

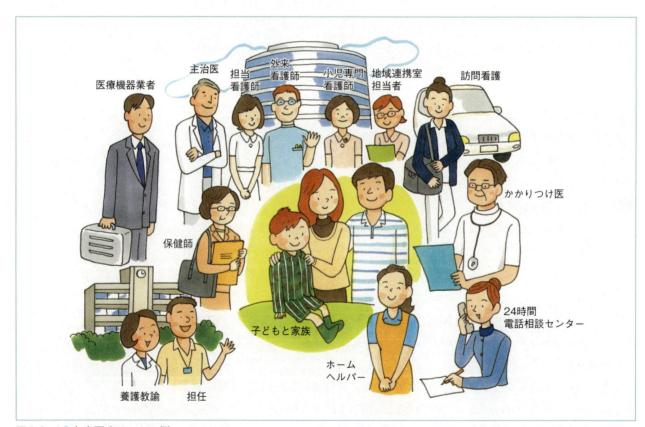

図3.8-4●在宅医療チームの例

5　在宅療養の継続における看護

　子どもと家族は在宅療養を継続する中で，子どもの病状に合わせた医療的ケアの変更や，新たな医療的ケアの追加，症状の増悪による入院など，日々変化する家族生活を営んでいる．また，訪問看護ステーションやショートステイなどを活用して，家族全体としての生活に無理が生じないように調整しながら，在宅療養を継続していく場合もある．看護者は在宅療養を継続することで子どもや家族が発達課題を乗り越え，力を高めていくことができるように発達段階を考慮した支援を行う．

（1）日常生活の支援 （表3.8-5）

表3.8-5●在宅療養における子どもの日常生活支援の必要性と看護のポイント

発達段階	支援の必要性	看護のポイント
出生前後〜乳児期	新たな家族成員の誕生時に先天性疾患のため母子分離を余儀なくされる場合も多い．入院が長期化するほど愛着形成が難しくなる．家族も子ども不在の状態で生活が安定してしまい，病気や障害をもつ子どもを受け入れにくくなる場合もある．また，子どもの日常生活全般の世話を家族がすべて担わなければならないという心身への負担は，子どもの生命に関わる場合は特に大きなものとなる．	家族の気持ちを受け止めながら子どもの病気や障害への理解や情報に不足がないかをアセスメントする．安全に在宅療養が継続できるように医療的ケアの技術などを確認し，安全を保障することが重要である．
幼児期	家庭だけでなく地域の中でさまざまな体験を通して成長・発達していく時期であるが，"病気だから"という意識や，活動拡大に伴う病状の変化に対する不安が強い場合，子どもの生活を必要以上に制限しがちである．	家族が子どものセルフケアを長期的に育むことの必要性を伝える．子どもや家族と一緒に，子どもが取り組みやすい目標設定を考えるなど，具体的に話し合うことが必要である．また，家族との自然な会話の中で子どもの病気や障害，医療的ケアについて話題にし，家族の理解が深まるよう支援することは重要である．
学童期	学校生活を送ることができるように，子ども自身のセルフケア能力をアセスメントしながら，できることとできないことを見極め，医療的ケアの一部分を家族から子どもに移行していく時期である．また，医療的ケアを行いながら勉強や学校活動を行う上で生じる問題や，仲間の一員として学校生活を送る中で困難な問題に直面する場合もある．子どもが学校生活の中で安全に医療的ケアを行うことができ，発達課題に取り組むことができるように支援が必要である．	子どもが医療的ケアを段階的に習得し，自分で行うことができるように支援する．また，認知の発達に伴い，子どもが自分の病気や障害を理解できるように，家族と協力して支援する．また，医療的ケアを行いながら学校生活を過ごすことができるように，教育施設と連携して取り組むことが重要である．この際，過度に学校生活が妨げられないように配慮することや，同年代の子どもが病気や療養法について理解できるような取り組みも必要である．
思春期	第二次性徴やホルモンバランスの急激な変化によって病状が悪化しやすい時期である．また，"自分は何者なのか"という自我同一性の確立に取り組む中で，"なぜ自分が病気であるのか"と改めて病気や障害を見つめ直す時期でもある．そのため，子どもは病気である自分を受け入れることに悩み，療養法は自分に必要であると理解しているにもかかわらず，行うことができない子どももいる．親は悩んでいる子どもを目の当たりにして，どのように親として関わったらよいのか困惑したり，子どもに怒りをぶつけられて対応できずに子どもとの間に距離を置いてしまったり，子どもと親が衝突したりするなど，親子関係が難しい時期でもある．	子どもと親の思いを受け止め，子どもに対しては病気とともに生きる現実を受け入れることができるように支援する．家族に対しては子どもの自立しようと取り組む姿勢を見守ることができるように，子どもと家族の間に立って調整する役割が必要となる．

（2）地域連携体制の見直し・調整

　重度の障害は早期（胎児期〜乳児期）に出現し，軽度の障害は遅れて（幼児期〜学童期）出現する．そのため，NICUで管理された超低出生体重児や集中治療室で低酸素・低栄養・低刺激の状態にある子どもは，短期的な発達が正常にみえても，長期の発育・発達のフォローアップが必要であるといわれている[6]．したがって，他職種・多職種が連携しながら，子どもの在宅療養を支援する必要がある．子どもと家族の在宅療養が円滑にできるように，看護者が主体的にコーディネートしていく役割を担うことは重要である．

　また，在宅という新しい環境に子どもや家族がスムーズに移行できたかについてアセスメントするとともに，現在の地域連携体制を見直し，在宅療養を継続する中で柔軟に調整していく必要がある．外来受診時などを活用して，子どもの病状が変化していないか，日常生活の中で医療的ケアが実施できているか，家族生活を送る上で問題が生じていないかを子どもや家族と話し合いながら確認し，子どもや家族の意見を組み込みながら地域連携体制を調整する．

（3）社会資源の情報の把握と活用

　地域にはさまざまな社会資源がある．子どもや家族が社会資源を活用できるように，看護者はこれらの資源について把握し，必要に応じて情報提供する必要がある（表3.8-6）[7]．一方，これらの社会資源を活用することは，家族にとって経済的支援を受けるという意味だけではなく，申請行為そのものが子どもの病気や障害と直面するつらい機会となることも理解しなければならない．例えば，申請において，子どもの病気や障害が重度になるほど障害区分が重複しやすいため，役所窓口の手続きに時間を

> **plus α**
>
> **超低出生体重児**
>
> 体重1,000g未満で出生した児を超低出生体重児という．また，体重1,500g未満で出生した児は極低出生体重児，体重2,500g未満で出生した児は低出生体重児という．

表3.8-6●地域における主な社会資源

社会資源	支援内容	取り組み
市（区）役所	・特別児童扶養手当や障害児福祉手当（共に所得制限あり）などの経済的支援を受けるための申請 ・身体障害者手帳の申請	・身体障害者手帳の所持により，医療費の助成や税金の免除，交通機関の割引，ショートステイなど，受けることができる在宅福祉サービスの情報提供を行っている． ・年齢や市町村によって給付可能な条件が異なるため，どのようなサービスが子どもに必要かなどの情報提供を行っている．
保健所	・サポートネットワークづくり（医療的相談・家庭訪問・他機関との環境調整・患者／家族会の支援・学習会など）	・難病などの病気をもつ子どもの支援を県の保健所が担当する． ・地域生活ができるように，関係機関との調整などへの支援を行っている． ・病院施設から事前に連絡をもらい，担当する保健師が退院前に病院訪問もしている．
訪問看護ステーション	・在宅医療機器の管理，全身状態の観察，入浴や気管切開部ケアなど	・医療保険において，週に3回（1回60〜90分程度），訪問看護サービスを提供している．
ホームヘルプサービス	・入浴介助などの身体介護など	・ホームヘルパーが入浴や排泄，通院の介助などのサービスを提供している． ・利用時間は平日となっている． ・利用負担額は所得に応じている．
ショートステイ	・短期的（3〜7日）に子どもを預かるなど	・家族の病気や出産，冠婚葬祭，旅行，休息を取りたいなどの理由により，一時的に子どもを預かっている． ・医療，看護，療育，日常生活の支援（食事の提供や入浴など）を提供している． ・利用負担額は所得に応じている．

表3.8-7 ● 医療的ケアにおける今後の課題

①一般教職員と看護師との役割分担の明確化	⑥ヒヤリハット（インシデント）報告の積み重ね
②養護教諭の役割の明確化	⑦普通学校に在籍する重症児の問題
③三項目以外のケアに対する教職員の関わり	⑧救急体制の確立
④教職員の研修体制の確立	⑨学校を卒業した後の進路の問題
⑤通学，修学旅行などの学外行事での管理体制	⑩デイケアサービスなどの充実

高田哲. "在宅医療と医療的ケア". 医療従事者と家族のための小児在宅医療支援マニュアル. 第2版. 船戸正久ほか編. メディカ出版, 2010, p.46.

要したり，子どもの情報がなかなか役所職員に伝わりにくい場合もあり，家族が不快な思いをしてしまうこともある．また，訪問看護ステーションやホームヘルプサービス，ショートステイの活用や利用回数・負担額が，所得や医療費助成制度の該当の有無によって異なるなど，事前に家族に対して十分な説明が受けられるように支援する必要がある．したがって，在宅療養を行う子どもや家族に対する権利擁護がなされた社会資源であるか，改善する必要性や新たに整備しなければならない社会資源はないかなど，子どもや家族の立場から検討する必要がある．

（4）教育の支援

在宅療養を行う子どもは義務教育を受ける権利が保障されている．しかし，環境面が整備されていないなどの理由から，いまだに子どもの教育の機会が失われやすい現状にある．看護者は子どものアドボケイトとして教育機関との連携を図り，教育・進学・就職相談などへの支援を行っていかなければならない．また，病気の児童生徒への特別支援教育「病気の子どもの理解のために」[2] が刊行されるなど，学校の先生をはじめ多くの職種による病気の子どもへの支援を促す取り組みがみられ始めている．

2004（平成16）年度には厚生労働省の報告書とそれに関連した文部科学省の通達に基づき，学校への看護職員の配置を条件に，口鼻腔内吸引，自己導尿の介助，経管栄養の三項目については教職員の参加が認められることになった[8]．教育機関における看護者の活動範囲の拡大とともに，学校における医療的ケアの今後の課題に取り組み，在宅療養を行う子どもの学校生活の充実に向けた支援体制の強化が求められている（表3.8-7）．

（5）在宅療養の継続における今後の課題

子どもと家族が，安心・安全な在宅療養を継続していくためには，在宅移行の準備の段階から，在宅移行を目指す子どもと家族を中心として，医療・保健・福祉・教育が連携して多職種によるチームアプローチを展開することが必要となる．家族の負担を軽減するために，緊急時の入院体制の整備や，レスパイト入院ができる体制の整備が重要であり，看護の立場から貢献していかなければならない．

平成21（2009）年度に，周産期医療体制整備指針改定において，総合周産期母子医療センターにNICU入院児支援コーディネーターが追加され，平成22年（2010）年度から開始された．しかし，いまだ多くの施設で導入されていない．多職種連携を円滑に行うことのできる，コーディネーターの役割を担うことのできる看護職者を育成していく必要がある．

---

plus α

特別支援学校（病弱教育）の意義[9]

病気のために長期，短期，頻回の入院によって，学習に遅れが生じたり，回復後の復学が難しくなることも多い．子どもの教育を受ける権利を保障し，学習の遅れなどをサポートし，学力を補償する上で特別支援学校の意義は大きい．そのほかの意義として，①積極性・自主性・社会性を子どものペースで育てていくこと，②心理的な安定を促すこと，③病気に対する自己管理の力を育てること，④治療上の効果につながることなどにも注目する必要がある．

引用・参考文献

1）船戸正久ほか編. 医療従事者と家族のための小児在宅医療支援マニュアル. メディカ出版, 2006, p.10-16.
2）厚生労働省在宅医療・介護推進プロジェクトチーム. 在宅医療・介護の推進について.〈http://www.mhlw.go.jp/seisakunitsuite/bunya/kenkou_iryou/iryou/zaitaku/dl/zaitakuiryou_all.pdf〉,（参照2014-09-05）.
3）前掲書1) p.17-22.
4）田村正徳. 長期入院時支援システム. 母子保健情報. 2010, 62(11), p.100-101.
5）前掲書2) "小児等在宅医療連携拠点事業".
6）松井潔. 小児医療における地域医療連携の意義. 小児看護. 2009, 32(1), p.14-21.
7）長岡美佐. 小児在宅支援に必要な社会資源の活用と地域医療連携. 小児看護. 2009, 32(1), p.22-27.
8）前掲書1) p.29-36.
9）萩庭圭子. 疾患をもって通学する子どもの支援：特別支援学校（病弱教育）の取り組み. 小児看護. 2009, 32(1), p.76-82.
10）看護国試編集委員会編. イラストで見る診る看る在宅看護. 第3版. 医学評論社, 2005, p.59.
11）船戸正久ほか編著. 医療従事者と家族のための小児在宅医療支援マニュアル. 第2版. メディカ出版, 2010, p.15.
12）高﨑絹子ほか. 新クイックマスター在宅看護論. 第2版. 医学芸術社, 2005, p.65.

9 災害を受けた子どもと家族への看護

1 災害と災害看護

(1) 災害とは何か

災害とは，人と環境との生態学的な関係における広範な破壊の結果，被災社会がそれと対応するのに非常な努力を要し，被災地域以外の援助を必要とするほどの規模で生じた深刻かつ急激な出来事である．災害の種類は，原因別では自然災害（地震，津波，風水害等）と人的災害（テロ，核・生物・化学災害，列車事故，ビル火災等）に分類される．また，災害は時間的経過の中でいくつかの時期（フェーズ）に分けられ，その時期に合った効率的な対策や援助を行うことが重要とされている．時期には，①準備期・対応期・回復期・復興期の四分類，②急性期・亜急性期・慢性期・静穏期・前兆期の五分類などのさまざまな考え方がある[1,2]．これらの時期は，災害の発生を挟んで連続していることや次の災害への準備にもつながることから，災害サイクル（図3.9-1）と呼ばれている．

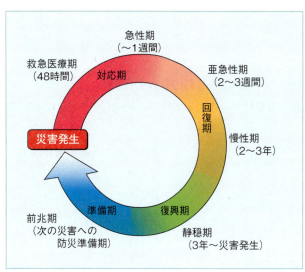

図3.9-1●災害サイクル

(2) 災害看護とは何か

災害医療とは，最大多数に最良の医療を提供する（より多くの人にそのときに可能な限りの医療を尽くす）ことであり，看護師は災害医療の中で専門職の一員として機能・役割を果たす．災害看護は，急性期においては救急看護が，中長期では感染予防などの保健活動が中心となり，災害に備えるための防災・減災教育などの教育的看護と，災害の種類や時期によってさまざまな看護機能が要求される．看護師自らが被災地域に住んでいて継続して看護を行う場合や，被災地外から派遣看護師として被災現場に出向く場合もある．また，看護の対象は個人であり集団でもある．病院の小児科や病棟とは異なり，領域の垣根を越えた看護が必要となる．子どもが災害に遭遇するさまざまな場を想定し，子どもが災害によってどのような影響を受けるのか，災害発生直後からの中長期的な支援や災害に備えるための行動など，いつどこで起こるかわからない災害だからこそ具体的な看護を考えておくことが必要であろう．

2 災害を受けた子どもの心と身体への影響

(1) 災害時の子どもの身体に及ぼす影響

災害初期の現場においては特に3T〔Triage（選別）・Treatment（治療）・Transportation（搬送）〕が重要とされる[2]．子どもにおいても早期に適切な3Tが行われることが重要である．その際，成長発達の途上にある子どもは，①呼吸数が多いため有害物質などの吸収が高くなる，②外的温度や湿度の影響を受けやすい，③循環

---

plus α

減災

阪神・淡路大震災後に生まれた概念である．それまでの防災の概念は被害を出さないための工夫として検討されてきた．しかし阪神・淡路大震災の後，行政や災害研究者によって被害の発生は食い止め難いことがわかった．そこで，ある程度被害の発生を想定した上で予防の検討が必要であるという問題意識から減災が唱えられるようになった．

機能・心肺機能・皮膚などの身体機能に成人と異なる特性があることを理解しておく必要がある[3]. 例えば毒ガスなどの被害の場合，より低い位置（身長）で多く呼吸をしている子どものほうが多量のガスを吸引することになる. また，熱傷の場合では体熱傷面積が同じであっても，子どもは水代謝量が多くショックに陥りやすいため重症となる[2]. さらに循環血液量についても子どもは大人より少ないため，少量の出血でも脱水・ショックになりやすい. また，子どもの皮膚は薄くバリア機能が低いため，沐浴など清潔を保持することが難しい状況では中長期的にみると湿疹や感染を起こしやすい.

→熱傷については，ナーシング・グラフィカ 小児看護学②『小児看護技術』8章3節3参照.

(2) 災害時の子どもの心への影響

●災害に巻き込まれる場の特徴と安心できる人の存在●

自然災害，人的災害にかかわらず，子どもが災害に巻き込まれるケースには，家族と一緒にいる場合や，子どもたちが大人と一緒に参加する花火大会・夏祭りなどで生じる将棋倒しなどの事故災害の場合，修学旅行・遠足といったイベント，日常生活においても学校への不審者の乱入といった家族と離れて集団でいる場合などが想定できる. また，自然災害の場合は発生時刻によって状況が大きく変化する. 過去の地震災害の発生時刻とPTSD（心的外傷後ストレス障害）の発症数を比較すると，1995年の阪神・淡路大震災は早朝に発生したため子どもは家族とともに災害に遭遇し，このことが子どものPTSD発症頻度が少なかったことと大きく関連したという[4]. また，災害が起こったことを理解できない乳幼児期の子どもは，もっている最大限の力を発揮し，大人の行動や周りの状況をその子なりに受け止めて行動を起こすことになる. そのため，子どもにとって信頼できる大人が不在もしくは不安定な場合，子どもはパニックに陥りやすい. 地震災害の際に病棟に入院していた子どもたちの場合は，プレイルームに集まり付き添いの母親や看護師とともに過ごしていたことが子どもたちの安心につながる支援となっていた[5]. このように大人，特に家族と一緒に災害に遭遇する場合と大人や家族がいない状況下で災害に遭遇する場合では，その後の子どもの心に大きく影響する.

●生活環境の変化による子どもへの影響●

自然災害の場合では，初期から長期的な避難生活を余儀なくされる. 地震などの場合では，余震による二次的被害などから子どもを安全な場所に移動させ親戚に託すなど，家族が離ればなれになったり，または住み慣れた環境から避難しなければならないことがある. 避難所で生活する子どもには，災害を体験した心のストレスに加えて，周りへの気遣い，遊ぶ場所の欠如，親が復興作業のために不在となるといった生活環境の変化からのストレスも加わる. そのため，一過性に不安・恐怖反応が起き，子どもが赤ちゃん返りをしたり，トイレに行けないといった急性ストレス反応がみられる. これは災害を体験した子どもにとって当然の反応である. むしろ何らかの反応が出ない場合は，災害の衝撃が強すぎてその子どもの許容量を超えていると考えられ，注意が必要となる. また，学童後期から思春期の子どもは年下の子どもを気遣ったり，元気を装って大人の手伝いを積極的に行おうとしたりすることがある. 阪神・淡路大震災後では，このような「頑張り」をみせる思春期の子どもに最も早く心理的反応（夜，

眠れないなど）が現れたという事例もあるため[5, 6]，よい子すぎる・頑張りすぎる子どもへの精神的配慮も行う必要がある．

眠れない，突然暴れるなどいつもの子どもと異なる行動や反応が1カ月以上続く，あるいは1カ月を過ぎてから出現し日常生活に支障をきたす病的な状態は心的外傷後ストレス障害（PTSD）とされ，専門家の支援を受ける必要がある．東日本大震災では，連日報道される津波や原発事故の映像などを繰り返し見ることで，被災地から遠く離れた地に住む子どもたちまでもが心の負担を感じ，親と離れられない，赤ちゃん返りをするといった，被災地の子どもたちと同様のストレス反応を示した．このため，災害に関する報道が子どもに与える影響も考え，被災地だけでなく，広範囲の子どもたちの日常生活を守る必要がある．

東日本大震災から4年が経過し，子どもたちが遊びを通して感情を表出するポスト・トラウマティック・プレイとして[20]，津波被害の大きかった小学校では「靴かくし」が頻発した．また，乳幼児期に被災した子どもたちのPTSDが，現在になって増加している．加えて多くの犠牲者が出た中で，親やきょうだい，友だちを助けることができなかった無力感や，自分は生き残ってしまったという罪悪感（サバイバーズギルト）をもつ子どもたちもいる[21]．

沿岸部の被害が大きかった被災地で生活する子どもたちと，被災直後に安全な場所へ避難した子どもたちでは，避難した子どもたちの方が医療機関への受診率が高い．この現象は，被災地で生活する子どもたちは「親を亡くす」といった体験が珍しくなく，「皆，このようなものだ」と生活を営んでいるのに対し，避難した子どもたちは，周りとのギャップから自らの体験を特異なものとして受け止め，周囲の人と気持ちを分かち合うことができず，孤立した感覚が生じるためではないかとの報告がある[21]．

発達段階で災害を体験した子どもたちは，さらに成長・発達する中で自分がどれほどたいへんな体験をしたかを知るだけでなく，多かれ少なかれ災害を追体験する．急性ストレス反応やPTSDを抱える子どもたちに対しては，子どもが今，どのように災害をとらえているのかを理解するとともに，継続性や強度などの医療的な視点から症状を判断しながら，長期的かつ継続的に支援する必要がある．

3 災害時の子どもと家族への看護

（1）支援を必要とする子どもと家族

●気になる子どもの言動と反応●

子どもが災害に巻き込まれれば，大きな衝撃を受けることは否めない．そのため急性ストレス反応が生じ，成長発達段階に応じて子どもは積み木をビルに見立てて崩すなどの震災ごっこ遊びや親から離れないといった特徴的な反応や行動をとる場合があり，その時々に応じた対応を必要とする．被災後の子どもの言動・反応について図3.9-2に示した．被災地で生活する子どもたちは，周りの状況を子どもたちなりに理解し，大人を気遣い生活している．昼間は一見楽しそうに遊んでいる子どもが，実は夜に眠れていないことがある．図3.9-2のどの項目も頻回に当てはまる，または長く続くときには専門職の支援を必要とする場合があるため，注意深く経過を見守ること

---

plus α

ポスト・トラウマティック・プレイ

東日本大震災で津波被害にあった小学校で，「靴かくし」の遊びが頻回に見られた．これは，トラウマを抱えた子どもたちが，津波災害で大切なものを一瞬で失った場面を再現し，無くしたもの（靴）がすぐに見つかる安心感を味わう「ポスト・トラウマティック・プレイ」だといわれている．この遊びは，子どもたちの間でまたたく間に伝染したが，大人の介入により靴かくしから「かくれんぼ」へと変容し，自然消滅した[21]．このように，子どもたちは言葉にできない感情を，遊びを通して昇華することがある．子どもの遊びの意味を理解し，本来の子どもの遊びへと導く手助けが必要な場合があることを，われわれ看護者は認識しておかなければならない．

---

plus α

サバイバーズギルト

戦争や災害，事故，事件，虐待などに遭遇しながら，周りの人々は亡くなったのに，自分だけが助かったことに対して感じる罪悪感のこと．

---

plus α

御嶽山の噴火災害

2014年9月27日11時52分，長野県と岐阜県にまたがる御嶽山（標高3,067m）が突然噴火．死者57人，行方不明者6人（2014年10月現在）を出す戦後最悪の噴火災害となった．生還者のサバイバーズギルトを含めたケアが急務とされている．

気になる子どもの言動／反応	☑	解　説
乳児 夜泣き，寝付きが悪い，少しの音にも反応する，表情が乏しくなる，【発熱, 下痢, 食欲低下, 哺乳力低下】 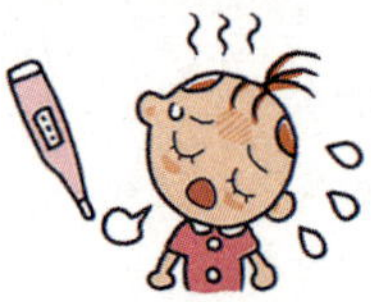	☐	生活の違いや大人の反応などによって，子どもの生活行動などに反応が出る場合がある．大人が落ち着いた時間を持ち，話しかけたり，スキンシップをとることが大切になる．
幼児～学童（低学年） ●赤ちゃん返りがみられる（退行：指しゃぶり，夜尿，失禁，だっこの要求，親から離れない，など） ●食欲低下，落ち着きがない，無気力，無感動，無表情，集中力低下 ●爪かみ，チック，頻尿，夜尿，自傷行為 ●泣く，怒りやすい，聞き分けがなくなる，突然暴れるなど，"いつもの"子どもの行動とは異なった行動 ●震災ごっこ，積み木崩し，暴力的遊びなど ●フラッシュバックのようなパニック行動	☐ ☐ ☐ ☐ ☐	避難所などいつもとは異なった環境の中で，親・家族が子どもの震災後の行動にとまどうこともあるが，このような状況下では通常みられる反応であり，生活への影響がみられていない場合には様子をみる． 　子どもの反応の意味を親・家族へも説明し，一緒に遊んだり，話をしたり，抱きしめて「大丈夫」と伝える方法などを伝える．無理に親・家族から引き離すようなことは，子どもにとっても，また親・家族にとっても不安となることがあるので，注意する． 　どの項目でも頻回に生じたり，長く続く場合には医療専門職が介入する必要性が生ずることもあるので，注意深く経過を観察し，必要時には専門機関への依頼などの調整を行う．
学童期以降 ●食欲低下，落ち着きがない，無気力，無感動，無表情，集中力低下 ●爪かみ，チック，頻尿，夜尿，遺糞 ●睡眠障害，疲労感 ●感情失禁（泣きやすい，怒りやすい）聞き分けがなくなる，突然暴れるなど，"いつもの"子どもの行動とは異なった行動 ●幼児返り（指しゃぶり，幼児言葉） ●ケンカ，ものを破壊する ●フラッシュバックのようなパニック行動 ●喘息発作，じんましん，円形脱毛，吃語，一過性自律神経失調徴候 ●よい子すぎて気になる子，頑張りすぎる子，無口な子	☐ ☐ ☐ ☐ ☐ ☐ ☐ ☐ ☐	この年齢は，言葉による気持ちの表出やコミュニケーションがとれるようになるが，低学年では幼児と同様の反応がみられることもある． 　大人が忙しく働いている傍らで手伝えない子どもは，孤立した感覚を持ったり，落ち着かない状況に陥ることがある．子どもにできる仕事づくりなど，家族の一員あるいは避難先での生活の中で，子どもも役割を見いだすことができるような参画のしかたを計画的に実施する．子どもが安心して，安全に果たせる仕事を見いだすことが必要である． 　子どもは何も知らなくてもよいというのではなく，何がどのような状況になっているのか，大人がしていることを説明することも大切である．周りの状況についてある程度理解できるため，我慢したり迷惑をかけないように気を遣い，過剰適応する子どももいる． 　どの項目でも，頻回に生じたり長く続く場合には医療専門職が介入する必要性が生ずることもあるので，注意深く経過を観察し，必要時には専門機関への依頼など，調整をとる．

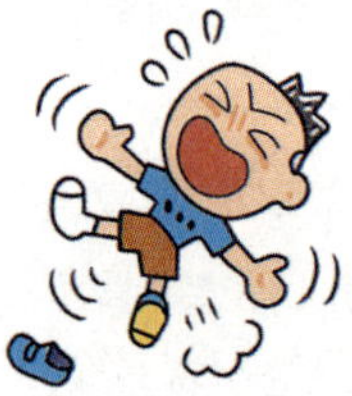

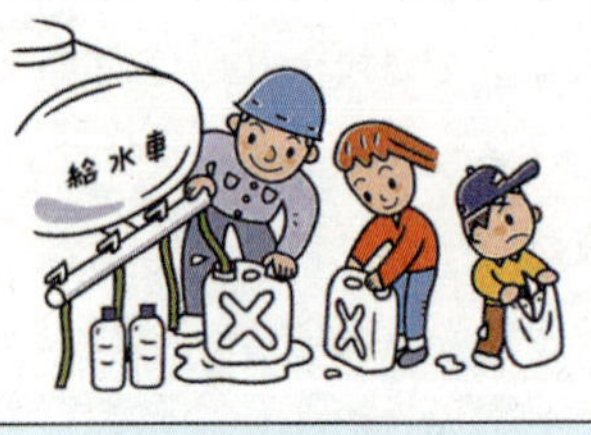

看護ケア方法の開発小児班．兵庫県立大学看護学研究科21世紀COEプログラム：被災地で生活するこども達：看護職ができること．2004.

図3.9-2●被災後の子どもの言動／反応

が大切である.

●被災地での子どもの把握●

　災害時の子どもには，心と身体，生活の変調をきたす事態が起こる．このような環境の中でも子どもは親や大人の状況を読み取り頑張ろうとする．また，子どもをもつ家族は復興（自分たちの生活の立て直し）に奮闘する時期であり，それまではできていた子どもの細かな反応をとらえきれない状況もある．親に対してみせる子どもの反応に気付き，具体的な関わりを促すといった教育的支援も必要となる[7,8].

表3.9-1●被災地での子どもの把握チェック項目

	チェック項目	支援のポイント
子どもの把握	①どこに子どもはいるのか	災害初期は避難所や自宅周囲でテント・車で生活する．中長期では仮設住宅などに子どもが点在することになる．
	②どんな子どもがいるか	避難所や地域区画において，年齢分布やハイリスクな子どもがいるかなど，子どもの状況や発達段階に応じて関わり方や必要な物品が異なる．
	③誰といるか	地震風水害の場合には，大人は自宅の片付けや仕事があり，子どもと離れて過ごすことが多いため，誰が子どもの面倒をみているか，夜は子どもとの対話があるかなど，子どもの気持ちがくみとってもらえる環境にあるか．
	④どんな行動をとっているか	子どもの心の動きや身体の状態は，子どもの生活行動にさまざまな形で表れるため，一人ひとりの子どもの言動・反応をキャッチする．
子どもの生活環境	①眠ることができているか	見知らぬ人や今までと違った環境で過ごすことは子どもにとってもストレスである．睡眠をとることは，子どもが元気で過ごすためのエネルギーが充電されることであり，大切である．
	②トイレに行けるか	子どもにとってもプライバシーは大切な条件である．トイレに一人で行ける年齢の子どもたちは羞恥心などからトイレを使用しないでいいように食事や水分を控える行動がみられる．また，トイレが閉鎖空間で暗いため，恐怖でトイレに行けない子どももいる．
	③周囲への気遣いが必要か	子どもは本来，大きな声で話したり笑ったりするものである．しかし，避難所などの共同生活を強いられる環境では，子どもが子どもらしく過ごせないことがある．
	④衛生状態（換気・温度・湿度・採光・におい・音）は整っているか 手洗い・うがい・入浴はできているか	避難所などの集団で生活する環境では，衛生状態の整備は大切なケアの一つである．季節や施設の状況によっても違うが，感染予防として空調管理やマスク・手洗いのしかたなどについて子どもがわかるように伝える工夫や対応が必要である．
子どもの遊び環境	①遊んでいるか	遊びは子どもの生活そのものである．遊びを通して感情の表出を行っている．時に地震ごっこや暴力的な遊びをすることがある．周囲に危害が及ばない場合は無理に止めないほうがよいとされている．また，大人が力を貸して違う遊びに移行するなどの方法もある．
	②遊び場は確保されているか	子どもは大人からすると危険だと思われるような場所を好んで遊び場とする場合がある．そのため子どもに安全な遊び場を提供することも必要となる．
	③遊び場を監督する人はいるか	大人の見守りがあることで子どもが安心して遊べる環境づくりが行える．また，集団で遊ぶために一緒に遊ぶ人材が必要である．
	④特に子どもに必要な物品は充足されているか	乳児期には，オムツやミルク，離乳食といった生活必需品が充足されることが必要であり，お気に入りのおもちゃがある場合は一つでもあれば安心感につながる．幼児・学童期の子どもには，感情表出を助ける物品（紙・クレヨン・色鉛筆など），模倣により感情を表出する機会となる物品（ブロック・ぬいぐるみなど）が必要である．

被災地での看護活動では，病院と違い短期間で交代し，何人もの看護師が派遣される．また，ケアにあたる看護師も小児看護の経験者ではない場合がほとんどである．そのため子どもの日々の反応をとらえ継続的にみていくことが難しい状況であり，『被災地での子どもの把握チェック項目』（表3.9-1）を活用して継続的に子どもの反応・情報を申し送り（引き継ぎ），支援が必要か否かを判断する必要がある．

●子どもと家族が離れないでよい状況をつくる●

災害時に親と子どもが一緒にいながらも別の病院に搬送される場合がある．意識レベルや認知レベルだけでは子どもの個人情報を特定しづらく，搬送先の看護者は，子どもの身元がわかるように身体の特徴などを情報開示することになる．ある災害のケースでは，子どもの着ていたシャツのタグから子どもの年齢を判断したが，実際は年齢が違っていたため，親と子どもが長時間会えない状況が続いた．また，災害により病院で入院する子どもにとっても，可能な限り親と一緒にいられるような環境をつくる必要がある．O157感染症での災害時に，ある病院では入院の必要がある親子を一緒の病室に入院させるという配慮を行った[9]．これは，子どもだけでなく親にとっても重要な支援といえる．また，ある台風による水害では，医療的ケアが必要な在宅療養中の子どもが，親戚宅に預けられたり施設に一時入所したりするなど安全な場所に移されるのではなく，家族と離れないでよい状態をつくることができた例がある．子どもは特別支援学校に所属していたが，被災直後は通学が難しい状況があった．しかし，教諭の訪問授業を家屋の2階で受けさせることができ，その様子をみながら親は安心して家屋の汚泥の清掃ができた．家族が安定して子どもとかかわるといった被災前と変わらない環境をつくることができ，親は「むしろ生活を楽しんでいた」と述べた．このことからも，子どもと家族が離れないでよい環境を整える支援は，子どもと家族にとって必要といえるだろう[10, 11]．

(2) 特に支援を必要とする子どもと家族への看護

●医療的ケアを必要とする子どもと家族の看護●

子どもの中でも，特に支援を必要とする子どもの特徴を表3.9-2に示した．病気や障害をもち自宅で生活する子どもにとっては，医療的ケアなどの生命維持に必要な処置やケアを維持することに加えて，災害時には子ども自身の生活の要である衣食住を維持するために支援が必要となる．さらに子どもを支える家族の健康や生活を支援することは，子どもへの間接的な支援として必要である．

●子どもの摂食機能を守る●

特に支援を必要とする子どもにとっては，高カロリーの点滴が食事の代わりであったり，経管栄養や流動食，水分にとろみを付けた摂取法や，特別なスプーン（自助具）に経管チューブや注射器，イリゲーター（経管栄養注入用ボトル）が必要であったりする．これらは避難直後に配給される物資や食事では代用できず，子どもの栄養状態を悪化させることにつながる．実際に被災したある子どもは，供給された食事を摂取することができないばかりか，被災当時の一時的な食生活の変化によって摂食機能が後退し，元の状態まで回復するには時間を要していた．同様に中心静脈栄養による栄養管理をしている子どもは，輸液を一時期中断したことで元の高カロリー（濃度）の

plus-α

O157感染症

腸管出血性大腸菌感染症，ベロ毒素産生性大腸菌感染症が正式名称．1996年夏，大阪府堺市を中心に集団食中毒が発生した．

表3.9-2●災害時，特に支援を必要とする子ども

ハイリスク要因	支援のポイント
①身体的問題を抱えている子ども	生命維持のための機器（人工呼吸器・酸素吸入）や処置（吸引・インスリン注射）が必要な子どもは，医療機関や機器のメンテナンス業者，衛生材料の販売元等とのコンタクトが必要であり，薬や処置を継続することが生活を送る上で重要である．
②知的・情緒的問題を抱えている子ども	環境の変化への対応に時間を必要とする子どもである．避難所などの見知らぬ人たちと生活を共にする環境では，刺激への反応性が高まった行動がみられる場合がある．これは多動・奇声など奇異な言動としてみなされることがあり，周りとの協調などに影響を与えることがある．
③生活の自立に困難がある子ども	自力移動や生活行動（食事・排泄・睡眠・衣服の着脱など）への継続的介助が生活する上で必要である．
④被災時に特異的な体験をした子ども	家族を亡くした，家族が負傷している，死者を見た，家屋に閉じ込められた，家屋が全壊したなどの体験が心的外傷となる可能性があり，子どもの行動の変化や生活ができているかなど，子どもの反応をとらえた対応が必要となる．
⑤被災前から心理的問題・課題を抱えている子ども	不登校や家庭環境に問題を抱えているなど，災害が起こる前から環境への適応が難しく，傷つきやすさをもった子どもであるため対応が必要な場合がある．

輸液に戻すまでに時間を要していた．これらのことから，子どもの摂食機能を守ることは，子どもの長期的な生活を守る上で重要であるといえる．

●**子どもの移動手段を守る**●

　特に支援を必要とする子どもの中には，生命維持のために人工呼吸器を装着し，痰などを吸引する装置を一緒に搬送する必要がある子どももいる．あるケースでは台風による水害で日ごろ使用していた福祉車両が水没し，使用ができないばかりか代車対応ができず，その後の通学に長期間支障をきたした．この際，避難の見極めを家周辺の水位で判断したが，避難場所までの経路はそれ以上の水位であり，車で避難ができない状況となった．このケースでは，地元の消防団がボートで搬送することで事なきを得た．このように，生命維持に必要な機器を一緒に搬送する必要のある子どもの場合，特に移動に時間と労力を必要とする．

●**日ごろから地域社会とのつながりをもつ**●

　上記のボート搬送のケースでは，日ごろから地域住民に支援を必要とする子どもの状況や状態を伝えておいたことで，適切な支援を受けることができた．また，訪問看護や学校施設を利用していた子どもは安否確認や物資の調達などを早期に行うことができていた．災害時，子どもに対して使用されている衛生材料や経管栄養剤などは手に入りにくいが，同じ疾患をもつ子どもの家族が近隣県から自転車でもってきてくれたり，また酸素ボンベの手配をしてもらったり，家屋の修理やカセットコンロの配給なども優先的に受けていたりしていた．このことから，支援を必要とする子どもと家族は日ごろから地域・社会とのつながりをもつことでより迅速な支援につながるといえる．

●**いつも提供できていた看護が提供できないことを認識する**●

　支援を必要とする子どもと家族に対して，退院時または外来で「何かあったら，いつでも病院に来てください」と声をかけている看護者は多いと思われる．これは，通

常子どもと家族が安心して自宅で過ごせるようにという配慮からの言葉であろう．しかし，災害時には通用しないことが多いようである．災害時，病院は地域住民の避難場所となり，救急患者の受け入れ，入院患者の搬送などの対応に追われる．そのような状況では，通常の外来で行っていた支援を行うことも衛生材料等を分配することも難しい．そのため，災害時は病院の機能が変わること，いつもの支援が提供できなかったり，受けられなかったりすることを事前に病院や学校，訪問看護ステーション等の支援する側と支援を受ける子どもと家族の双方が認識しておく必要がある．

●小児在宅用ケアパッケージを活用した災害への備え●

小児在宅用ケアパッケージとは，B5サイズの冊子『みんなで一緒に考える医療的ケアを必要とする子どもたちの災害への備え』（図3.9-3a），『支援者との情報共有シート』（図3.9-3b）とその使用方法をセットにしたものである．冊子は，災害が起こったときを具体的に想定しながら考えられるよう体験者の事例を盛り込みながら，具体的に何が必要か考えて利用者が実際に書き込んで活用するよう作成されている．支援する側の被災による影響を推測し，その上でどのように支援するかが具体的になっていないと行動できない．このパッケージでは，医療的ケアを必要とする子どもと家族が災害発生時に生き抜くための自らの力を育むことができるような方策に加え，支援者となる周辺住民たちが普段から医療的ケアを必要とする子どもや家族に注意を向けられる関係づくりに役立つように，支援者へのメッセージと共有シートの活用法が記載されている．これらのツールを活用し，子どもと家族，できれば日ごろ使用して

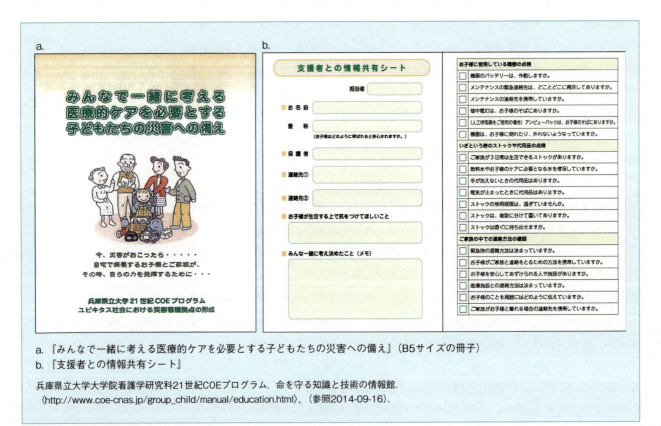

a.『みんなで一緒に考える医療的ケアを必要とする子どもたちの災害への備え』（B5サイズの冊子）
b.『支援者との情報共有シート』

兵庫県立大学大学院看護学研究科21世紀COEプログラム．命を守る知識と技術の情報館．
〈http://www.coe-cnas.jp/group_child/manual/education.html〉，（参照2014-09-16）．

図3.9-3●小児在宅用ケアパッケージ

いる施設や学校，病院など複数の支援者と一緒に災害について考えることが，予測不可能な災害に備えるために重要といえる．実際にこのツールを活用し，防災マニュアルの見直しを行った特別支援学校や保健所がある．

4　子どもや家族を看護する者への支援

（1）自らも被災しながら看護を提供する

　自然災害の多くは，医療施設もダメージを受けるが，その近隣に住む医療者の居住地も同様である．医療者は自らも被災しながら専門職としてケアを行うこととなる．災害が起こった際，ある管理職の看護師はまず家族の食糧などを確保してから病院に向かい，またある医師は「家族の安全がわかったから安心して治療に専念できた」と語った[5]．十分なケアを行うためには，まず自らの安全が確保されることは当然であるが，さらに医療者の家族の安全が保障されることが重要である．そのためには，医療者一人ひとりの災害への備えや災害用伝言ダイヤルの活用などによる緊急連絡方法などを整えることが必要である．

（2）看護者自身もケアを必要とすることを自覚する

　災害時の看護は，自らも被災しながらケアを提供する．加えて，災害時には限られた物資・限られた人材で多くの命を救うことを要求される．これは，より重症な子どもたちに対してより密度の高いケアを行うといった平常時の看護とは異なる．より多くの命を救うために「守れない命」があり，またその決断を迫られる場合がある．災害時に看護を提供することは，ケアをしている看護者自身も傷つく要素を大いにもち合わせているということを心に留め，看護者自身もケアされる対象であることを忘れてはいけない．そのため，同じ経験をした者同士が集まり批判されることなく自分の感情を発散できる機会（デブリーフィング）や，長期間における集団または個人に対しての支援体制が必要である．

---

plus α

災害用伝言ダイヤル

地震，噴火などの災害の発生により，被災地への通信が増加し，つながりにくい状況になった場合に提供が開始される．声の伝言板．

引用・参考文献

1）南裕子ほか編. 災害看護学習テキスト：概論編. 日本看護協会出版会, 2007.

2）NPO災害人道医療支援会・災害看護研修委員会編. グローバル災害看護マニュアル：災害現場における医療支援活動. 真興交易医書出版部, 2007.

3）Tener G.V. Disaster Nursing and Emergency Preparedness for Chemical, Biological, and Radiological Terrorism and Other Hazards. Springer Publishing Company, 2003, p.225-255.

4）清水將之. 災害の心理：隣に待ち構えている災害とあなたはどう付き合うか. 創元社, 2006.

5）看護ケア方法の開発プロジェクト小児班. 兵庫県立大学21世紀COEプログラム：ユビキタス社会における災害看護拠点の形成（平成15－16年度）2年間活動報告書. 2005, p.91-151.

6）岡田和美ほか. 小児の入院する病棟における災害発生時の課題・方策の検討：阪神・淡路大震災を体験した看護師への聞き取りから. 日本災害看護学会誌. 2005, 7(1), p.64.

7）看護ケア方法の開発プロジェクト小児班. 兵庫県立大学21世紀COEプログラム：被災地で生活するこども達【ご家族向け】. 2004.

8）看護ケア方法の開発プロジェクト小児班. 兵庫県立大学21世紀COEプログラム：被災地で生活するこども達【看護職向け】. 2004.

9）竹中義人ほか. 堺市O157学童集団食中毒を契機に発症した心的外傷後ストレス障害（PTSD）やtrauma-related disorderを呈した学童についての臨床的検討. 小児科診療. 1999, 62(9), p.1395-1399.

10）三宅一代. 医療的ケアをもち自宅で生活する子どもと家族の備え：支援者とともに災害に備える『小児在宅用ケアパッケージ』. 小児看護. 2007, 30(6), p.763-768.

11）三宅一代ほか. 水害にあった医療的careをもつ在宅療養児の支援の実態. 日中看護学会集録. 2005, p.209-212.

12）南裕子ほか編. 災害看護学習テキスト：実践編. 日本看護協会出版会, 2007.

13）吉川武彦. こころの危機管理. 関西看護出版, 1997.

14）冨田和巳. 小児心療内科読本：わたしの考える現代の子ども. 医学書院, 2006.

15）清水將之. こどもの精神医学ハンドブック. 日本評論社, 2008.

16）厚生労働省精神・神経疾患研究委託費外傷ストレス関連障害の病態と治療ガイドラインに関する研究班編. 心的トラウマの理解とケア. じほう, 2001, p.155-193.

17）三宅一代ほか. 災害発生時，医療的ケアを行いながら自宅で生活する子どもと家族への支援. 日本災害看護学会誌. 2005, 7(1), p.63.

18）三宅一代. 災害により影響を受けた子どもの生活と健康へのケア. 教育と医学. 2011, 59(11), p.21-29.

19）日本看護協会出版会編集部編. ナース発東日本大震災レポート：ルポ・そのとき看護は. 日本看護協会出版会, 2011.

20）久留一郎ほか. 土石流災害による子どもへの心理的影響：PTSD症状を呈した事例を通して. 鹿児島大学教育学部教育実践研究紀要. 2003, 13, p.57-67.

21）福地成. 大震災と子どものこころ. 日本小児科医会会報. 2012, 43, p.43-47.

10 | 被虐待児（虐待を受けている可能性のある子ども）と家族への看護

1 虐待の定義

子ども虐待の定義はさまざまであるが1960年代はじめに "The Battered-Child Syndrome" を発表し，虐待が存在することを示したKempe（1975）は，「親や保護者，あるいは世話をしている人たちによって引き起こされた子どもの身体的・情緒的健康に有害なあらゆる状態を含むもの」と定義し，法的な定義は地域によって異なっても，この医学的定義は，異なってはいけないと述べている．Kempeの定義をふまえて小林（2006）は，「親像や親の気持ちや主張がどうであれ，あくまでも子ども側への影響で虐待かどうか判断する」ことが重要としている．

2000（平成12）年に制定され，2005（平成17）年に改正された児童虐待の防止等に関する法律（以下，児童虐待防止法）において，虐待の定義が明文化され，以下のように示されている（表3.10-1）．

表3.10-1●児童虐待の定義と具体的内容

定　義	具体的内容
身体的虐待 児童の身体に外傷が生じ，又は生じるおそれのある暴行を加えること	■打撲傷，あざ（内出血），骨折，頭蓋内出血などの頭部外傷，内臓損傷，刺傷，たばこなどによる火傷などの外傷を生じるような行為 ■首を絞める，殴る，蹴る，叩く，投げ落とす，激しく揺さぶる，熱湯をかける，布団蒸しにする，溺れさせる，逆さ吊りにする，異物を飲ませる，食事を与えない，戸外に閉めだす，縄などにより拘束する ■意図的に子どもを病気にさせる
性的虐待 児童にわいせつな行為をすること又は児童をしてわいせつな行為をさせること	■子どもへの性交，性的行為 ■子どもの性器を触る，または子どもに性器を触らせるなどの性的行為 ■子どもに性器や性交をみせる ■子どもをポルノグラフィーの被写体にする
養育の拒否・怠慢，ネグレクト 児童の心身の正常な発達を妨げるような著しい減食又は長時間の放置，その他の保護者としての監護を著しく怠ること	■子どもの健康・安全への配慮を怠っている（重大な病気になっても病院に連れて行かない，乳幼児を家に残したまま外出するなど） ■子どもの意思に反して学校に登校させない ■子どもにとって必要な情緒的欲求に応えていない ■食事，衣服，住居などが極端に不適切で，健康状態を損なうほどの無関心・怠慢など ■子どもを遺棄したり，置き去りにする ■祖父母，きょうだい，保護者のパートナーなどの同居人や自宅に出入りする第三者が身体的虐待，性的虐待，心理的虐待を行っているにもかかわらず，それを放置する
心理的虐待 児童に対する著しい暴言又は著しく拒絶的な対応，児童が同居する家庭における配偶者に対する暴力，その他の児童に著しい心理的外傷を与える言動を行うこと	■言葉による脅かし，脅迫など ■子どもを無視したり，拒否的な態度を示すこと ■子どもの心を傷つけることを繰り返し言う ■子どもの自尊心を傷つけるような言動など ■他のきょうだいとは著しく差別的な扱いをする ■配偶者やその他の家族などに対する暴力や暴言 ■子どものきょうだいに，身体的虐待，性的虐待，ネグレクト，心理的虐待を行う

厚生労働省．子ども虐待対応の手引き，2007.

2 虐待が子どもに与える影響

　最も安心して生活できる場である家庭で生じる虐待による影響は，身体な外傷，発育不全だけでなく，精神的な影響も大きく，その後の子どもの人生に深く影響を及ぼす．これらの虐待による身体的影響，知的発達面への影響，心理的影響を表3.10-2に示した．

　虐待による子どもへの影響は多大であり，一時的な心身の問題だけでなく子どもの生涯全体に影響を及ぼすものである．稲垣（2011）は，虐待による長期的影響について表3.10-3のようにまとめている．

表3.10-2●虐待が子どもに与える影響とその具体的内容

虐待の子どもへの影響	内　容
身体的影響	外から見てわかる傷：打撲，切り傷，熱傷など 外から見えない傷：骨折，鼓膜穿孔，頭蓋内出血など 栄養障害，体重増加不良，低身長など 重篤な場合は死に至ったり，重い障害が残る可能性がある
知的発達面への影響	安心できない環境で生活することにより，落ち着いて学習に向かうことができなかったり，ネグレクトで養育されることにより学校へ登校できない場合がある．そのため，もともとの能力に比して知的発達が十分に得られないことがある
心理的影響	①対人関係の障害：愛着対象（保護者）との基本的な信頼関係を構築することができなくなり，他人を信頼し愛着関係を形成することが困難となり，対人関係の問題が生じることがある ②低い自己評価：子どもは自分が悪いから虐待されるのだと思ったり，自分は愛情を受けるに値する存在でないと感じたりし，自己に対する評価が低下し，自己肯定感が持てない状態となる ③行動コントロールの問題：保護者から暴力を受けた子どもは，暴力で問題を解決することを学習し，攻撃的・衝動的な行動をとったり，欲求のままに行動する場合がある ④多動：虐待的な環境で養育されると，子どもが刺激に対して過敏になり，落ち着きのない行動をとる．ADHDに似た症状を示すため，その鑑別が必要となる ⑤心的外傷後ストレス障害：受けた心の傷（トラウマ）は将来にわたってPTSD（心的外傷後ストレス障害）として残り，思春期にいたって問題行動として出現する場合がある ⑥偽成熟性：大人の顔色を見ながら生活することから，大人の欲求にしたがって先取りした行動をとる．また精神的に不安定な保護者に代わって，大人として役割分担を果たさなければならないようなこともあり，一見よくできた子どもに見える一方で，思春期等に問題を表出してくることもある ⑦精神的症状：反復性のトラウマにより，精神的に病的な症状を呈することがある．強い防衛機制としての解離や，まれには解離性同一障害に発展する場合もある

厚生労働省：子ども虐待対応の手引き，2007.

表3.10-3●虐待による長期的影響

	機能領域			
	神経学／医学	知的／認知	社会／行動	心理／情緒
児童期 青年期	軽度の損傷 脳障害／機能不全 身体障害 言語障害 知的障害 致死	IQ低下 不注意 学習障害 学力の欠如 低い読解力 学業不振 落伍	攻撃性 怠学・家出 非行・乱交 売春・10代の妊娠 薬物使用 犯罪および暴力 失業	不安 抑うつ 自尊感情低下 低い対処技能 自殺企図 PTSD 解離・多重人格障害

稲垣由子. 児童虐待を理解するために：今私たちにできること. 外来小児科. 2011, 14 (4), p.399-400.

3 虐待のサイン

　虐待により医療機関を受診しても，保護者が子どもの症状の原因について正しく述べるとは限らず，子どもの家庭で起こったけがの原因について答えることは難しいことがある．そのため，医療者が子どもの虐待特有の症状や受診時の親の言動などを理解しておき，これらの徴候があれば，虐待または虐待が疑われることを理解しておくことが必要である．Kempe（1975）は，「疑わしい外傷に加えて，どちらか一方の親に社会心理的な問題傾向が強く存在すれば，99％の確率で虐待と診断できる」と述べている．

　虐待を受けた子ども特有の症状として，小林（2006）は表3.10-4の症状を示している．日本小児科学会では，虐待が疑われる保護者の特徴として表3.10-5に示した行動をあげている．

4 被虐待児および家族への看護

　前述したような子どもの症状や保護者の言動がみられる場合は，保護者とパートナーシップを取りながら情報収集し，保護者・家族のアセスメントを行っていく．アセスメントにおいて，Browneらは，「支援の必要な」子どもや家族を見極めることが大切であると述べ，家族の『問題』を見つけることではないと示唆している．

（1）保護者への支援

　虐待または虐待が疑われる家族に対する虐待防止の支援として，次の方法が示されている（小林，2007）．

①支援者が保護者の相談者となり，保護者の社会的孤立を解消する（孤立の解消）

②その支援関係を軸に，生活のストレスを実質的に軽減する（保護者の生活と心身の安定）

③子どもの心身の健康問題を改善して，保護者の育児負担を軽減する（子どもの健康回復）

④保護者の育児力を高めて，親子関係の改善をはかる（親子関係の改善）

　このような支援を行っていくためには，保護者・家族との信頼関係の構築が重要で

表3.10-4●虐待を受けた子ども特有の症状

①体重増加不良，低身長	⑤発達の遅れ（言語遅滞，身辺自立早い）
②外傷が多い	⑥情緒行動問題
③病気の放置	⑦予防接種少ない
④清潔の保持不足（皮膚，口腔）	⑧乳幼児健診少ない

表3.10-5●虐待が疑われる保護者の特徴

虐待が推察される親の行動	①子どもの軽微な症状で，しばしば外来や救急外来を受診している ②症状が前から出ているのに，受診が遅れがちになる ③育児についての誤った知識（確信）を持っているように見える ④子どもを怒鳴りつけるのを当たり前と感じているように見える ⑤医療スタッフに対して攻撃的であり，通常の信頼関係が築きにくい ⑥状況の説明に一貫性がなく矛盾していたりする ⑦医師の診断・治療に対して相応な関心を示さない ⑧親の知的な問題，うつ状態，幻覚妄想状態など精神疾患が疑われる
虐待やネグレクトの親にみられる行動様式・問題	①厳しい体罰を当然であると考えている ②親自身に虐待を受けた既往がある ③一般的に他人に対して疑惑と反感をもっており，親しい隣人や親戚がいない ④孤立した生活（自分から拒否する，周囲から見放される） ⑤子どもに心理的に過度に依存しており，子どもに慰めや安心・満足を求めている ⑥子どもへの養育態度に一貫性がなく，子どもが親の期待通りに行動できないと子どもに体罰を加えたりする ⑦子どもの正常な発達に無関心であり，教えられても理解していない ⑧母親自身が夫からの暴力の被害者である場合がある

ある．しかし，彼らの背景に被虐待体験があることが多い．子ども時代に虐待を受けることにより，自己イメージ・他者イメージの歪みや感情体験の歪み，自己の安定性への影響，対人関係における影響などが現れる（西澤，1999）．幼い頃に虐待による心的外傷を負った保護者は，育児のなかで適切な行動をとること，子どもと情緒的交流を図ること，また周囲の人と親密な人間関係を構築するといったことが困難である（西澤，1999）．保護者の支援においては，保護者自身の被虐待歴などを考慮した支援が重要である．

（2）子どもへの短期的・長期的な支援

虐待を受けた子どもは，前述したように身体的影響，知的発達面への影響，心理的影響を受けている．それは単に，身体的外傷が癒えることで解消されるわけではない．短期的には医療機関に入院し，外傷の治癒および，体重増加など身体発育の順調な回復を目指すことになるが，虐待の影響は長期に及ぶため，さまざまな心理的影響（対人関係の障害，低い自己評価，行動コントロール問題，多動，心的外傷後ストレス障害，精神的症状など）へのケアが必要となる．

子どもにかかわるさまざまな機関の専門職による支援が不可欠となるが，それら専門職が連携して子どもや保護者にかかわることができるように，児童福祉法において要保護児童対策地域協議会が位置付けられている．要保護児童対策地域協議会には表3.10-6のような利点がある．

関係機関，関係団体および児童の福祉に関連する職務に従事するもの等について，表3.10-7に示す.

表3.10-6●要保護児童対策地域協議会の利点

①要保護児童等を早期に発見することができる
②要保護児童等に対し，迅速に支援を開始することができる
③各関係機関等が連携を取り合うことで，情報の共有化を図ることができる
④情報の共有化を通じて，それぞれの関係機関等の間で，それぞれの役割分担について共通理解を得ることができる
⑤関係機関等の役割分担を通じて，それぞれの機関が責任をもってかかわることのできる体制作りができる
⑥情報の共有化を通じて，関係機関等が同一の認識の下に役割分担しながら支援を行うため，支援を受ける家庭がよりよい支援を受けやすくなる
⑦関係機関等が分担しあって個別の事例に関わることで，それぞれの機関の限界や大変さを分かち合うことができる

表3.10-7●児童の福祉に関連する職務に従事するもの

児童福祉関係	保健医療関係
■市町村の児童福祉主管課 ■児童相談所 ■福祉事務所（家庭児童相談室） ■保育所（地域子育て支援センター） ■児童養護施設等の児童福祉施設 ■児童家庭支援センター ■里親 ■児童館 ■民生・児童委員協議会，主任児童委員，民生・児童委員 ■社会福祉士 ■社会福祉協議会	■市町村の母子保健主管課，保健センター ■保健所 ■医師会，歯科医師会，看護協会 ■医療機関 ■医師，歯科医師，保健師，助産師，看護師
	警察・司法関係
	■警察署 ■弁護士会，弁護士 ■法務局 ■人権擁護委員会
教育関係	**その他**
■教育委員会 ■幼稚園，小学校，中学校，高等学校，支援学校	■NPO法人，ボランティア，民間団体

引用・参考文献

1) Schmitt, BD. & Kempe, CH. The pediatrician's role in child abuse and neglect. Curr Plobl Pediatr. 1975, 5(5), p.3-47.
2) 小林美智子ほか編著. 子ども虐待：介入と支援のはざまで. 明石書店, 2007.
3) 西澤哲. トラウマの臨床心理学. 金剛出版, 1999.
4) 稲垣由子. 児童虐待を理解するために：今私たちにできること. 外来小児科. 2011, 14(4), p.399-400.
5) 小林美智子. 診断のポイント：乳幼児虐待予防のための視点（虐待予防マニュアル）. 大阪府健康福祉部, 2006, p.8-10.

重要用語

病気の理解	ストレス対処モデル	脱水
健康障害	対処スキル	等張性脱水
自己調整力への脅かし	家族のストレス	低張性脱水
自己概念への脅かし	発熱	高張性脱水
子どものストレス	うつ熱	痙攣

熱性痙攣	QOL	先天性疾患
呼吸困難	終末期	緊急手術
陥没呼吸	子どもの死の概念	計画手術
体位ドレナージ	告知	プレパレーション
嘔吐	緩和ケア	日常的疾患（common disease）
下痢	スピリチュアルケア	外来環境
溺水	子どもへの説明	子育て支援
熱傷	子どもの納得	小児救急医療
乳児の意識レベル	子どもの代弁	医療的ケア
CCS	安全・安楽	在宅療養
心肺蘇生	最小限の侵襲	在宅移行
フィンクの危機モデル	痛みの緩和	地域連携
慢性期	転倒・転落の回避	意思決定
小児慢性特定疾患治療研究事業	子どもの生活リズム	在宅ケア
状況的危機	声かけ	PTSD（心的外傷後ストレス障害）
発達的危機	タッチング	急性ストレス反応
子どもの権利	家族参加	デブリーフィング
エンパワーメント	家族への支援	虐待の定義
コンプライアンス	姑息手術	虐待のサイン
アドヒアランス	根治手術	

学習参考文献

1 D・J・ミュラー. 病める子どものこころと看護. 梶山祥子ほか訳. 医学書院, 1988.
原書の出版は1986年と古いが，現在でも病気の子どもの状態と看護の関わりの必要性がよくわかる書である．当時の種々の研究が裏づけとなっている．

2 H・T・リチャードほか. 病院におけるチャイルドライフ：子どもの心を支える"遊び"プログラム. 野村みどり監訳. 中央法規出版, 2000.
病院での遊びの意義や関わりについて充実した示唆が示されている書である．それを学びながら病気や入院をしている子どもに求められているものは何かを知ることができる．

3 村田恵子編著. 病いと共に生きる子どもの看護. メヂカルフレンド社, 2006, （新版小児看護叢書, 2）.
小児看護の主要な領域について4冊にまとめられたテキストのうち，病気をもつ子どもや家族の看護に焦点を当てた1冊である．近年の学術的研究の動向も理解しながら学ぶことができる．

4 筒井真優美編. 小児看護における技：子どもと家族の最善の利益は守られていますか. 南江堂, 2003.
子どもの成長発達に応じた説明の具体例が，看護師の日々の実践における技として記述されている．臨床現場でよく遭遇する場面における子どもと家族への援助とその効果に焦点が当たっている．

5 小野田千枝子監修. こどものフィジカルアセスメント. 金原出版, 2001.
年長幼児から小学校低学年の子どもを対象にしている．子どもへの接近方法も紹介されている．

6 石澤瞭編. 難病の子どもを知る本2：心臓病の子どもたち. 大月書店, 2000.
心疾患についてであるが，子ども向けにわかりやすく，手術の方法や体験談が書かれており，手術を受ける子どもを理解する参考となる．

7 日本外来小児科学会. お母さんに伝えたい子どもの病気ホームケアガイド. 第2版. 医歯薬出版, 2003.

8 大塚親哉監修. イラストによるお母さんへの子育てのアドバイスと育児相談：イラスト編／解説編. 改訂2版. 南山堂, 2003.

9 船戸正久ほか編著. 医療従事者と家族のための小児在宅医療支援マニュアル. メディカ出版, 2006.

10 南裕子ほか編. 災害看護学習テキスト：実践編. 日本看護協会出版会, 2007.

学習達成チェック

☐ 子どもの病気の理解は発達段階とどのように関係しているだろうか.

☐ 病気をもつ子どもにはどのようなストレスがあるのだろうか. また, そのストレスに対応していくにはどのようなプロセスがあるのだろうか.

☐ 病気をもつ子どものストレスの対処に対してどのような支援があるのだろうか.

☐ 病気をもつ子どもの家族にとってどのようなことがストレスだろうか.

☐ 病気をもつ子どもの家族のストレスにはどのような支援が必要だろうか.

☐ 急性期にある子どもを適切にアセスメントすることができる.

☐ アセスメントに基づき, 急性期にある子どもへの看護を実践できる.

☐ 急性期にある子どもの家族がおかれる状況を理解し, 看護実践に応用できる.

☐ 慢性期の子どもは, 日常生活の中で権利を脅かされていないだろうか.

☐ 慢性期の子どもは, どのように状況的危機と発達的危機を乗り越えているだろうか.

☐ 慢性期の子どもを育てている家族は, どのような体験をしているのだろうか.

☐ 慢性期にある子どものエンパワーメントを支援するには, どうしたらよいだろうか.

☐ 抑圧は, 適切な対処機制ではない. 予後不良疾患を有する特に学童期の患児, 自分の思い・感情・関心を押し殺し, しまい込んでいないだろうか.

☐ 自分の悲しみや恐れ, 不安の感情などを率直に表現できる環境・相手の存在がいるであろうか. 誰がその任を引き受けているだろうか.

☐ 意味深いコミュニケーションができる環境・相手の存在がいるであろうか. 誰がその任を引き受けているだろうか.

☐ 患児と家族の意思を尊重し, 可能な限り患児と家族の希望がかなうよう, 協力・対処できているだろうか.

☐ 臨終の場に家族が間に合わなかったといった, 一生後悔の思いが残るようなケアの失敗は許されない.

☐ 愛する思いをどのように表現し, 伝え合っているだろうか.

☐ 検査・処置を受ける子どもは, どのような体験をしているだろうか.

☐ 検査・処置について説明を受けた子どもは, 理解して納得しているだろうか.

☐ 子どもの安全と安楽を確保する援助をするには, どうしたらよいだろうか.

☐ 子どもの権利を守り力を引き出す援助をするには, どうしたらよいだろうか.

☐ 検査や処置を受ける子どもの家族へは, どのような援助をしたらよいだろうか.

☐ 手術を受ける子どもと家族は, どのような体験をするのだろうか.

☐ 手術を受ける子どもにはどのようなプレパレーションが行われるのだろうか.

☐ 手術を受けた子どもにはどのような心身の変化が起こり, それに対してどのような看護が必要なのだろうか.

☐ 感染症など日常的にみられる疾患で外来に訪れる子どもや家族は, どのような体験をしているのだろうか. そうした子どもや家族にどのような支援ができるのだろうか.

☐ 慢性・長期的疾患で外来に訪れる子どもや家族は, どのような体験をしているのだろうか. そうした子どもや家族にどのような支援ができるのだろうか.

☐ 外来を訪れる子どもや家族に, どのような環境を整えなければならないのだろうか.

☐ 今後の小児外来看護にはどのような課題があるのだろうか.

☐ 子どもの在宅療養への移行に向けた支援をするには, どうしたらよいだろうか.

☐ 在宅療養を行う子どもの家族を支援するためには, どうしたらよいだろうか.

- [ ] 在宅療養を行う子どもと家族を多職種と連携するには，どうしたらよいだろうか．
- [ ] 子どもの在宅療養が継続できる支援をするには，どうしたらよいだろうか．
- [ ] 災害時，なぜ子どもは支援優先度が高くなるのだろうか．
- [ ] 災害時，子どもは心と身体にどのような影響を受けるのだろうか．
- [ ] 災害時に子どもと家族へどのような支援が必要だろうか．
- [ ] 虐待の定義，虐待が子どもに与える影響とは，どのようなものだろうか．
- [ ] 虐待防止の支援として，保護者に対しどのような方法が示せるだろうか．
- [ ] 虐待を受けた子どもへの短期的・長期的な支援として，どういったことが必要だろうか．

健康障害をもつ子ども・家族への看護過程の展開

4

学習目標
- 集中治療に関する基礎知識を生かして子どもと家族をとらえることができる.
- 集中治療を受けている子どもと家族への看護を展開することができる.
- ハイリスク新生児と家族の特徴と必要な看護が理解できる.
- 先天的な健康問題をもつ子ども（幼児期後期〜学童期）とその家族について理解ができる.
- 先天的な健康問題をもつ子どものセルフケアの特徴とセルフケアを支援する上で必要な援助について理解ができる.
- 障害のある子どもと家族の特徴について理解し，看護過程の展開について理解できる.
- 痛みのある子どもと家族の状況と必要な看護が理解できる.
- 在宅で終末期を迎える子どもとその家族へのケアが理解できる.
- 成人への移行期にある健康障害をもつ子どもと家族の特徴と援助について理解できる.

学習項目

1. 集中治療を受けている子どもと家族への看護
   1. 基礎知識
   2. 事例による看護過程の展開
2. ハイリスク新生児と家族への看護
   1. 基礎知識
   2. 事例による看護過程の展開
3. 先天的な健康問題をもつ子どもと家族への看護
   1. 基礎知識
   2. 事例による看護過程の展開（1）
   3. 事例による看護過程の展開（2）
4. 心身障害のある子どもと家族への看護
   1. 基礎知識
   2. 事例による看護過程の展開
5. 痛みのある子どもと家族への看護
   1. 基礎知識
   2. 事例による看護過程の展開
6. 在宅で終末期を迎えている子どもと家族への看護
   1. 基礎知識
   2. 事例による看護過程の展開
7. 成人への移行期にある健康障害をもつ子どもと家族への看護
   1. 基礎知識
   2. 事例による看護過程の展開

1 | 集中治療を受けている子どもと家族への看護

1 基礎知識

　小児集中治療室（PICU）では，重篤な子どもに対して，迅速に適切な医療を提供するためにチーム医療を展開している[1]．

（1）子どもの手術や集中治療の特徴

●先天的な疾患と手術の特徴[3]●

　子どもの手術は先天性疾患が最も多い．これは，緊急性を要するもの（**緊急手術**）と，時期を待って行うもの（**保存療法**）とがある（p.254参照）．緊急手術には，1回で終わる**根治手術**と，新生児期に救命目的で行った後，根治手術を必要とする**姑息的手術**がある．姑息的手術とは，例えば，先天性心疾患の場合，心臓の機能的・形態的な修復を一期的に目指すのではなく，出生時に動脈管が閉じている子どもの全身の血流が保てるように，救命目的で行う手術のことである．

　保存療法として行われる手術は，子どもが安全にその手術ができる体力や体格になるまで待機したり，機能を獲得しやすいように発達過程に応じて時期を選択したり，あるいは，自然に治癒する可能性のある場合（例えば臍ヘルニアや小さな心室中隔欠損など）である．このように，幼少期に手術をしなければならない場合は，手術を必要とする子どもの特徴（表4.1-1）を踏まえた看護が提供されなければならない（p.254，表3.6-1参照）．

●手術や集中治療を受ける子どもの全身状態の特徴●

　手術が必要な時期に適切に行われ，集中治療により回復していくことができるように，子どもの全身状態のアセスメントや管理は小児看護において重要である．ここでは，集中治療を受けている子どもの循環・呼吸・輸液管理の特徴を簡単にまとめる．

①循環：新生児や乳児の心拍数の平均は120回／分（100～170回／分の範囲）[5]であり，年齢が増すとともに成人の心拍数値に近づいてくる．子どもは発熱や啼泣，脱水などにより心拍数が容易に上昇するが，これは年齢が低いほど心筋のコンプライアンスが小さいからである．そのため1回拍出量は増加しにくいことから，かなりの心拍数の上昇に比例して心拍出量が増加する[5]．全身の血液の割合として，子ども

表4.1-1●幼少期に手術を必要とする子どもの特徴

特　徴	理　由
緊急手術が多い	先天奇形だけでなく，突然発症して重篤になりやすい．
身体機能が未成熟である	感染や脱水に弱く，各臓器の機能もこれから発達していく．
全身麻酔下の手術が多い	手術に対する不安や恐怖が強く，また全身管理を必要とする．
手術を繰り返す	1回で修復手術をすることができないことがある．
手術の理解が難しい	子どもの認知発達段階に応じた説明が必要である．
成長・発達の途上である	繰り返しの手術や入院体験による発達段階への影響がある．

---

plus α

PICU

小児集中治療の歴史は新しく，日本では1994年に国立小児病院で初めて小児集中治療室（pediatric intensive care unit；PICU）というシステムが作られた．

---

plus α

コンプライアンス

弾力性（伸展性）を表す．通常，コンプライアンスといえば肺の伸展性を表し，それ以外に遵守という意味から看護のコンプライアンス，服薬のコンプライアンスということばとして用いられる．

の脳への血流は成人よりも多いが，出血性ショックなどの場合，脳や心臓への血流は確保するものの腎臓や筋，皮膚などへの血流は早期に減少するため，尿量減少や四肢の冷感が症状として早期に現れる[5]．

②**呼吸**：子どもの呼吸機能は成人のように確立しておらず，乳児期は肺胞や胸郭が十分に拡大しないため腹式呼吸であり，呼吸回数も30～50回／分と多い（p.404資料4参照）．学童期になると回数も減少し胸式呼吸に近くなっていく．子どもは呼吸機能の特徴から呼吸器系の疾患になりやすい（p.198，表3.2-8参照）．また呼吸器系の疾患では，気管挿管による人工呼吸器を用いた呼吸管理を行う場合がある．人工呼吸器にはさまざまな種類があり，子どもの呼吸機能や機械の特徴によって使い分けられている．機械の知識（呼吸器の利点・欠点の把握）を活用しながら呼吸が安楽となるケアを展開していく．

③**輸液管理**：集中治療を受けている子どもは，重要な薬剤による輸液管理をしている場合が多い．薬剤にはそれぞれ異なる働きがあるため，その効果と副作用の両側面から子どもの全身状態を観察する必要がある．また，薬剤が確実かつ正確に投与されていることを確認することは重要である（表4.1-2）．

（2）手術や集中治療を受ける子どもや家族への看護

●集中治療を受けている子どもの反応と看護●

子どもは，手術や集中治療のために，術後PICUに短期または長期入室することになり，家族との分離や面会制限を体験している．子どもは，はじめは見慣れない環境の中で家族を求めて激しく泣いたり処置などに抵抗するが，次第に泣かなくなり目がうつろな無気力の状態になったり，家族が面会に来ても無関心になることがある．こ

表4.1-2●輸液管理中の観察項目と観察ポイント

観察項目	観察ポイント	理　由
薬　剤	薬剤の作用は何か 薬剤の副作用は何か 混合禁の薬剤を併用していないか	・薬剤の作用や副作用を知ることによって中毒症状や異常の早期発見ができる．また，薬剤の効果が全身状態の変化から把握できる． ・側管から注入してはならない薬剤，また，単独ルートで輸液しなければならない薬剤がある．
滴下速度	滴下速度は適切であるか 確実に滴下しているか	・滴下速度が速すぎることによる心負荷，少なすぎることへの脱水を予防することができる． ・閉塞などによって機械の閉塞アラーム音が鳴るまでの誤差があるため，シリンジの選択や進み具合を確認する（マーキングするなど）．
ルートの選択	薬剤に応じたルートの素材であるか ルートの長さは適切か	・ニトロ系や脂肪などの薬剤はビニール製のルートに吸着してしまう． ・ルートが長すぎるとスパゲッティ症候群となり，緊急時のライン管理が難しくなる．ルートが短かすぎると接続部が外れる危険性がある．
ルート間の接続	接続は緩んでいないか 三方活栓を必要以上に使用していないか ルートは閉塞していないか	・各部位を確実に接続しても，何らかの衝撃で接続部が緩んでいくことがある． ・三方活栓を必要以上に使用することにより，感染のリスクが高まる． ・ルートのねじれや屈曲はルートの閉塞につながる．また，薬剤の結晶化などによる閉塞もあるため，ルートを手繰って観察する．
刺入部	固定は大丈夫か 発赤や腫れ，汚れはないか いつ挿入したのか	・固定のテープに遊びがないと，体動などの外力によって容易に抜けてしまう． ・刺入部が確認できるような固定を行い，点滴漏れによる発赤や腫れの早期発見ができる（薬剤によっては点滴漏れにより静脈炎や組織壊死が起こる）． ・長期間ルートが挿入されることによる感染を予防する．

の反応は子どものさまざまな不安によって引き起こされる子どものICU症候群である[5]．したがって，子どものICU症候群を予防するためにも，子どもが示す不安のSOSをアセスメントし，術前から発達段階に応じた説明を行うなど，不安を軽減するケアを行っていく（表4.1-3）[6-8]．また，家族の不安が子どもに伝わり，不安がさらに増強するといわれていることからも，子どものみならず家族の不安を軽減していくケアに並行して取り組んでいく．

●集中治療を受けている子どもの家族への看護●

　集中治療を受けている子どもの場合，クリティカルな状況は突然やってくることがある．例えば，新生児期に手術や集中治療を必要とする子どもをもつ家族は，子どもの誕生という新しい家族形成の時期に子どもとの分離を余儀なくされるだけでなく，子どもの生命の危機状態に直面する．このような状況において，家族は今まで築き上げてきた家族力でこの危機的状態を乗り越えることが難しい．家族は子どもに罪悪感を抱き，家族の生活よりも子どもを中心とするあまり，家族の健康を害したり，家族関係が崩れることも少なくない．一方，学童期の子どもが生命の危機的状況に置かれる場合の家族も同様に，その衝撃は大きい．子どもや家族の発達段階によって，集中治療を受けクリティカルな状況に置かれている子どもや家族の体験は異なってくるため，各々の家族の体験にあった看護が提供されなければ，子どもや家族にとってこの体験が苦しくつらいものとして家族成員の生活史に刻まれることになる．したがって，クリティカルな状況にある子どもや家族の今という看護のみならず，これからの家族の発達という関わりも見越した看護が展開される必要がある．幼少期に集中治療を受ける子どもの場合には，家族が家族としての絆を維持・強化していけるように，あるいは再構築していけるように家族を看護の対象としてとらえ，看護実践していくことが重要である．また，幼少期以降に集中治療を受ける子どもの場合には，今日まで

> **plus α**
> ### クリティカル（critical）な状況
> 生命の危機状態や大手術後，重症な状態にあることをいう．

表4.1-3●集中治療を受けている子どもが示す不安のSOS

発達段階	子どもが示す不安の特徴	子どものSOS反応
乳児期	母子分離による不安が強く，主に泣く行動で恐怖や不安を表出する．分離不安による不信の感覚が，その後の環境に対する安心感の欠如や困難などに立ち向かうもろさにつながる可能性がある．	表情，活気，目の輝き，他者や事物への関心度，食欲，泣き方（すぐに泣く，泣き叫ぶ，夜驚など），指しゃぶり，物に頭を打ちつける，髪の毛を抜く，顔や頭をシーツなどにこすりつける，退行など
幼児期	不快な感覚的体験（特に痛み）や見慣れない環境に恐怖感が発展するが，その刺激が去ると薄れ，持続的ではない．しかし，その刺激の長期化によって，自閉傾向が強くなり情緒不安定となる．	
学童期	具体的思考が強いため，手術などを言葉から理解することはまだ難しいが，手術などからイメージされる内容に不安を募らせる傾向がある．また，入院することによって学校の友達や家族から疎外感を感じやすい．	食欲不振，嘔吐，下痢，便秘，腹痛，頭痛，睡眠障害，尿回数の増加，処置の拒否，言葉数の減少，攻撃的な口調，落ち着きのない態度，無感動など
思春期	家族や友達からの分離によって病床生活そのものが不安を増強させる．また，手術などによって身体に傷を負うことの不安を抱きやすい．	攻撃的・反抗的・批判的な行動や言動，身体反応など

> **plus α**
> ### 夜驚
> 子どもにみられる睡眠障害で，睡眠中に突然おびえたように大声をあげて起きあがり，目をあけて歩き回る．激しい発汗，心悸亢進などの自律神経症状を伴う．

家族が家族として積み上げてきた歴史がある．その歴史を大事にしながら，家族が家族機能を発揮していけるように家族をアセスメントし，援助していかなければならない．

クリティカルな状況は，時に子どもの死という結果に至ることがある．また，クリティカルな状況に対して手術が必要になる場合もあるため，家族は突然その決断を求められたり，あるいはこれ以上の回復が期待できないために今後の延命に関する決断を求められることもある．どのような選択をしても，家族にとって「本当によかったんだろうか」という迷いや後悔が残るものである．看護者は子どもがどのような転帰をとろうとも，現状と将来への予測を立てながら，家族の希望を支え，家族がこのクリティカルな状況を家族のペースで乗り越えていくことができるように，家族ケアを展開していくことが重要である．

2 事例による看護過程の展開

（1）事例紹介

生後5カ月のAちゃん，両親との3人家族の第一子，女児．3カ月健診で初めて心雑音とチアノーゼを指摘され，心臓カテーテル検査を受け，ファロー四徴症に対する姑息的手術（人工血管直径4mmのB-T短絡術）を受けた．しかし，心不全症状が強く，全身の発汗が著明で尿量が減少し，先週から口渇は強いが，ミルクを飲もうとしてもうまく飲めず舌で人工乳首を押し出すようになったため，絶食（内服のみ胃管チューブより注入）となっている．左手に動脈ラインを確保しモニタリング，右内頸静脈に中心静脈ラインを確保し，強心薬（イノバン：5γ），利尿薬，補液が開始となった．Aちゃんは入眠することはできるが短時間で覚醒し日中も機嫌が悪いことが多く，超音波検査上，肺動脈弁下狭窄が強く，酸素飽和度は啼泣などによって低下しやすい．来週，心臓カテーテル検査を行い根治手術が可能であるかどうかの方針を決定する予定である．

家は病院の近くで，母親は毎日，Aちゃんのために搾乳した母乳を持ってPICUに面会に来る．父親も仕事帰りに面会に来て母親とともに帰宅する．両祖父母は手術日に面会に来たが，県外のため頻繁に来ることは難しい．面会中の母親は，Aちゃんの機嫌が悪くなるたびにおろおろした様子で病室を離れたり，戻ったりすることが多くなってきた．また，母親の顔色は冴えず，貧血があり痩せてきている．「1回目の手術の後，家に帰れるって思ってたのに」と自宅には帰れそうもない現状や，「やっと首も座ってきてたのに．でも，大切な点滴が入ってるから…」「手術を頑張ったのに，こんなにしんどそうなAを見るのはつらい」という言葉が両親から多く聞かれるようになった．主治医は母親の面会時にAちゃんの日々の状況を説明している．母親はうなずくが，Aちゃんがつらそうであることを訴えている．

（2）アセスメント

●疾患をベースとした血行動態の側面●

ファロー四徴症は肺動脈の狭窄のため，啼泣や哺乳，排便時の怒責や入浴などによって低酸素発作が誘発され，生命の危機状態となる可能性があることから外科的手術

---

plus α

心雑音

心室中隔欠損症などの心臓に穴が開いていたり，あるいは弁の逆流や狭窄があったりする場合，聴診器にて心音とは異なる音（雑音）が聴取される．

plus α

B-T短絡術

ブラロック-タウシッヒ（Blalock-Taussig）短絡術，B-Tシャント術とも呼ばれている．鎖骨下動脈と肺動脈の間に短絡を作る手術のことである．

plus α

動脈ライン

動脈ラインとは，動脈圧を持続的に波形として監視するために挿入するラインのことである．また，動脈血を採取したりする．

plus α

低酸素発作

機能的な右室流出路の狭窄が発作性に増強し，肺血流量が激減する．そのため，チアノーゼの増強，呼吸困難や意識喪失，痙攣を引き起こし，時には死に至ることもある．

が必要となる．Aちゃんの場合，肺血流量を増加させ，チアノーゼの改善と左室容量負荷の拡大を目的として姑息的手術が行われた（図4.1-1）．

　しかし，Aちゃんは肺血流量が増加することによるうっ血性心不全の状態である．また，人工血管を用いた短絡を形成しており閉塞の危険性があること，肺動脈弁下狭窄が強いことなどから低酸素発作による生命の危機状態に陥るリスクは高い．水分制限やカテコラミンのドパミン（イノバン®）を5γ使用するなど重要な薬剤投与も併用した治療による体循環の維持を確実に行うこと，ならびに低酸素発作の予防も考慮した援助が必要である．さらに中心静脈ラインが挿入されていること，また，来週カテーテル検査を控えていることからも感染予防に努め，安全に検査・根治手術ができるよう援助する必要がある．

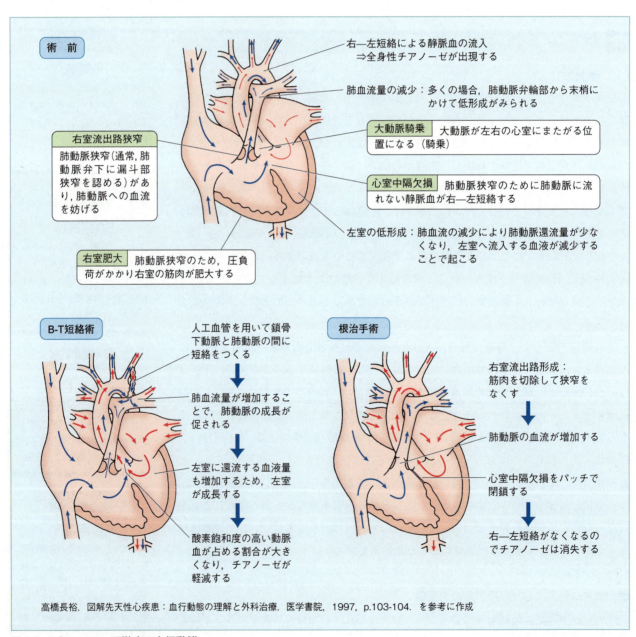

図4.1-1 ● ファロー四徴症の血行動態

●Aちゃんの成長発達的側面●

　Aちゃんは生後5カ月であり，エリクソンの自我発達理論における基本的信頼感の獲得を発達課題としている．これは生理的欲求に基づいて，母親との触れ合いから口唇という社会への窓口を使って母親との間に確かな信頼関係を築いていく（p.63参照）．しかし，Aちゃんは母子分離入院のため，求めたときに母親が必ずしもいるとは限らない．また，口渇があっても治療や心不全症状のため口から飲むことができず，基本的な信頼感を獲得することが困難な状況にあることがわかる．また，ピアジェの認知理論からAちゃんは入院期間を通して，感覚運動位相の一次循環反応・二次循環反応の移行期にある．この時期は反射活動が自発的運動から意識的な行動単位となり，"繰り返し"などによってシェマを統合しながら活動範囲を拡大していく（p.65参照）．Aちゃんは左手と右内頸に点滴が挿入され，両手による手遊びを行うなどの活動が中断されている．しかし，右手は自由に使えるため，左手や右内頸に挿入されている点滴ラインを引っ張る可能性がある．

　生命の危機的状況を回避することは最善の利益である．Aちゃんはどのような集中的治療期間中も一個の人格者として尊重されるべき存在であり，そして現に成長発達している存在であることを忘れてはならない．母子分離入院であっても，病院という非日常的な空間であっても，ライフサイクルを見通した成長発達への看護が必要である．

●入院・治療が長期化するAちゃんの家族●

　先天性心疾患と診断される前のAちゃんの家族は，家族システム理論における夫婦サブシステムを基盤として，それぞれ親-子サブシステムをまさに築いている段階（p.70参照）であった（図4.1-2a）．しかし，心疾患と診断されてからは，姑息的手術を乗り越えていったん退院するという目標が現在かなわない状態であり，家族は子どもの誕生という新しい家族形成の発達的危機に加えて，子どもの生命の危機という状況的危機に直面している（p.212参照）．身近な支援体制がない中，母親は毎日母乳を持って面会に来てはAちゃんのそばで一日を過ごし，父親も仕事帰りに面会に来て，

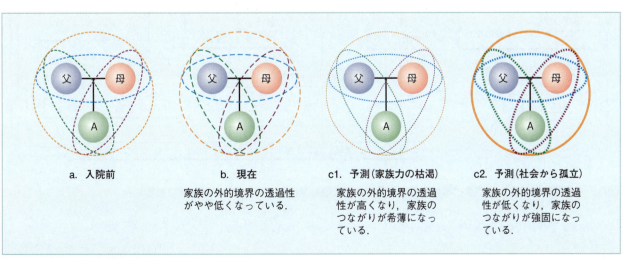

a. 入院前　　b. 現在
　　　　　　家族の外的境界の透過性がやや低くなっている．
c1. 予測（家族力の枯渇）
家族の外的境界の透過性が高くなり，家族のつながりが希薄になっている．
c2. 予測（社会から孤立）
家族の外的境界の透過性が低くなり，家族のつながりが強固になっている．

図4.1-2●Aちゃんの家族システム

家族の束の間の時間を確保する努力をしている．したがって，家族はAちゃんの状況に応じて柔軟に家族役割を移行しており，夫婦サブシステムを守りながら親子サブシステムを維持しているが，家族としての凝集性が高まっていることがわかる（図4.1-2b）．頑張っている家族ではあるが，今後の入院の長期化や先行きが不確かな状況の中で，家族力が枯渇し，両親が病院に来なくなってAちゃんが病院に取り残される可能性も考えられる（図4.1-2c₁）．また，Aちゃん中心の家族生活を重視することから，家族が社会から孤立する可能性も考えられる（図4.1-2c₂）．

母親は最近Aちゃんの機嫌が悪くなるたびに不安定となったり，"痩せ"という身体症状を呈し始めた．これは家族の健康のバランスが崩れてきている徴候といえるだろう．また，手術を受けたものの病状が好転しないことへの不安・不満・つらさ・罪悪感・悲しみ・怒りなどの感情が交錯している家族の思いが言動の端々にみられている．家族はAちゃんの病気や手術も含めた現状，今後の状況，見通しに関してどのように受け止めているのか，どのように変化してきているのかをアセスメントする必要がある．そして，家族のセルフケアという視点から，家族のセルフケア要件を満たしながらAちゃんにできること，取り組めることを共に探していくことが重要である．

(3) 関連図 （図4.1-3）

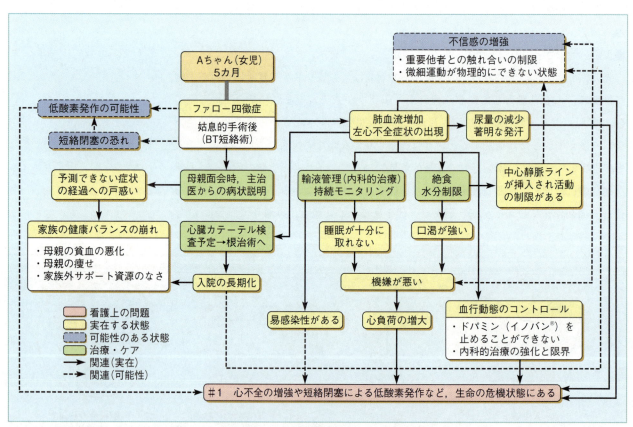

図4.1-3●関連図（♯1 心不全の増強や短絡閉塞による低酸素発作など，生命の危機状態にある）

（4）ケアプランと実施および評価

看護上の問題：#1 心不全の増強や短絡閉塞による低酸素発作など，生命の危機状態にある．

期待される結果：Aちゃんの生命の安全を保証し，来週の心臓カテーテル検査および手術を受けることができる．

看護目標：心負荷を最小限とし，異常の早期発見に努めながら全身管理を行っていく．

ケア計画	結　果	評　価	修　正
O-P） 1. 循環管理 　①短絡部の雑音の変化 　②心拍数・不整脈の有無・血圧／動脈圧のモニタリング・心電図波形 　③利尿や発汗の状況 　④水分バランスのチェック 　⑤肝腫の大きさ 　⑥心拡大の有無（胸部X線検査など）	心拍数は安静時140～150回／分で経過，啼泣などにより容易に180台へ上昇する．その際，不整脈の出現はないが落ち着いた後，心室性期外収縮（PVC）の散発と同時に血圧低下を認めたが，自然にPVC消失，血圧上昇することができた．血圧80台/40台mmHg，利尿1.5～2弱mL/kg/時，肝腫は2cm→3～4cmと増大を認めた．心胸比は60%とあまり変化はなく，肺うっ血像の増強はなく，心駆出率（EF）は55%で経過する．全身じっとりした発汗は続いている．	Aちゃんは強心薬や利尿薬の使用，水分制限によって心不全の著明な増強はないが，心負荷後の一過性の不整脈出現や肝臓の増大を認めていることから，心不全症状が軽減しているとはいえない．よって，異常の早期発見に努めた観察が必要である．	O-P）1－③ （医師との話し合いの結果）正確な尿量を計測する目的でバルーン挿入し1時間ごとのカウントを開始する．また，水分バランスのオーバー時，その都度，医師と相談する． O-P）1－① 来週のカテーテル準備として抗凝固の内服が点滴へ変更となる．よって，短絡の閉塞，逆に抗凝固の効き過ぎによる出血予防の観察項目を追加する．
2. 呼吸管理 　①呼吸数のベース 　②呼吸様式（陥没呼吸・努力呼吸・鼻翼呼吸など） 　③呼吸音の左右差 　④血液ガスデータの変化	呼吸数50～60台／分，やや陥没呼吸を呈している．術後と比較してベースの著明な上昇はないが啼泣などの負荷後，鼻翼呼吸が出現する．呼吸音の左右差なく，ラ音の聴取は認めない．データは時々－3前後のアシドーシス傾向ではある．	負荷後に努力呼吸が強くなるため，負荷を回避する必要がある．アシドーシスの早期発見のためデータなどの変化を経時的に観察する必要がある．	O-P）2－① 呼吸が楽にできるように適宜，肩枕を使用する． 呼吸状態の回数・様式をX線像や血液データとも比較して，異常時，医師に報告する．
3. 輸液管理 　①観察ポイントのチェック 　②血液データの確認（栄養・腎機能・電解質・肝機能など）	強心薬のシリンジ交換時，時々血圧の低下を認めた．Aちゃんは発汗が著明なため，点滴固定を適宜行い，点滴漏れの早期発見に努めることができた．また，中心静脈カテーテルの挿入位置の確認を日々のX線にて行い，安全に投与できた．	シリンジ交換時の血圧低下を回避する必要がある．また，輸液を安全かつ確実に管理する必要がある．	O-P）3－① 強心薬のシリンジ交換時は特に血圧の変動に注意する．また，ルート交換時，タイムロスなく接続ができるようにすることをT-P）とする．
T-P） 1. 低酸素発作を誘発する要因を回避し，心負荷を避ける． 　①短絡部の雑音の聴取 　②排便コントロール（肛門刺激・医師の指示によりラキソベロン®使用と反応の確認） 　③啼泣時にはその原因を探り，気分転換を図る（あやしたり，抱っこしたり，気	Aちゃんは肺動脈弁下狭窄があるため左鎖骨下に短絡術施行となっているが，短絡の閉鎖による低酸素発作を起こす可能性は高い．よって，雑音聴取部位での的確な聴診を行った．怒責時や啼泣時のチアノーゼは術前に比べて改善している．しかし，口渇が強く発汗も著明で体熱感が常にあること，点滴が左手と頸部	Aちゃんは5カ月であり，微細運動を使った遊びだけでなく，生理的ニードも満たすことができず強いストレス状態にあり，不機嫌となっている．そのため，少しでも気分転換が図れるように母親と相談し，できる遊びの取り入れ，右手で点滴を引っ張らないようにす	T-P）1－④ 遊びの工夫を母親と話し合ってAちゃんの気分転換を図る（音が鳴るようなおもちゃや，右手でつかめるような軽めのおもちゃの紹介．また，ぬいぐるみは感染予防としてタオル地のような洗濯できるものがよいことをアドバイス）．家で入眠導入時に使用してい

に入っているおもちゃを使って遊ぶ).	に挿入されていて活動が制限されていることから不機嫌で啼泣することが多く，右手で点滴を引っ張ろうとしたりする（家から持ってきているおもちゃはぬいぐるみである).	るケアの必要がある.	たCDを使用し，入眠を図る．口渇が強いときや口唇の渇きのあるときはガーゼに軽く水を浸して潤す．体熱感の強いときはアイスノン®の使用を検討する．三角マットなどで上体を挙上できるように体位を整え，また，挙上による転倒を防ぐためにタオルなどを用い安全に努めながら，Aちゃんの発達への環境を整える．母親が不在のときには，特にそばに寄り添うようにする．右手が点滴ラインを触らないように，人がそばにいないときは手袋をして事故を防ぐ.
2. 低酸素発作時に適切に対処する． ①医師の指示による酸素投与の準備（マスク／カヌラ・聴診器・バッグバルブマスク〔アンビューバッグまたはジャクソンリース〕など） ②医師の指示による薬剤投与の準備（インデラル®やペチロルファン®などの注射薬など） ③発作が疑われるとき，膝胸位をとる.	低酸素発作時の対応を医師とともに話し合い，記録に明示して，緊急時にどの看護者も対応できるように準備した.	看護者の理解を深め，また，対応を統一することで緊急時に備える個々人の意識を高めることができた.	
E-P) 1. 低酸素発作時の症状と対処法を説明する（チアノーゼ発作の機序・呼吸促迫・収縮期駆出雑音の減弱や消失・不穏状態・意識の消失・膝胸位をとる理由と方法など）	家族も異常時に気付くことができるように症状，対応についても具体的に説明した.	家族からの質問にも統一した回答をすることができた.	

看護倫理の視点からのアドバイス

　乳幼児期の子どもと関わる看護者は，特に子どもの声を身体のシグナルからくみ取って判断していくことが重要である．なぜならば，乳幼児の子どもは容易にショック状態に陥りやすい．そのため，疾患について十分理解し，観察力を培っていくとともに，予測性のある判断力を高めていくことが求められている．また，この能力とともに，子どもを看護する看護者の倫理的感受性を高めることは不可欠である．すなわち，提供される看護や医療が子どもにとって最善の利益であるように，意識的に振り返り，最善に向けた努力をすることである．これは，「善行の原則」「無害の原則」に基づく看護実践である．具体的には，子どもの成長発達を基盤として，入院前の生活，入院中の経過から現状を把握し，治療の一つひとつの意味「この点滴がなぜ投与されているのか」，「○○ちゃんにとってこの利尿薬の量は適正か」，「この入院環境は誰にとって最善であるのか」などのように，「○○ちゃんにとって」どうかという視点をもち

ながら，知識と実践を結びつけていくことが大切であろう.

看護上の問題：#2 Aちゃんの入院の長期化や治療経過に伴う家族の不安が強い.

期待される結果：家族の不安が緩和され，Aちゃんの体験を家族なりに受け止めることができる.

看 護 目 標：家族との関わり（コミュニケーション・場の共有など）を大事にしながら家族の不安を明確にし対応していく.

＊ケア計画，結果，評価，修正，アドバイスは省略.

引用・参考文献

1）宮坂勝之. 小児集中治療での医療倫理. 小児内科. 2000, 32, 増刊号, p.12-14.

2）筒井真優美. 小児看護学：子どもと家族の示す行動への判断とケア. 日総研出版, 2003.

3）日沼千尋. 小児外科看護の特徴. 小児看護. 1996, 19(9), p.1036-1041.

4）日沼千尋. 手術をめぐる子どもと家族のケア. 及川郁子監修. 病いとともに生きる子どもの看護. メヂカルフレンド社, 2000, p.219-233, （小児看護叢書, 3）.

5）鈴木玄一. 侵襲の大きい手術を受ける子どもの術前・術後管理とケアのポイント. 小児看護. 1997, 20(10), p.1375-1381.

6）西村あをいほか. 手術を受ける患児の不安への援助. 小児看護. 1990, 13(22), p.1478-1482.

7）長谷川浩. 不安を抱く子どもの理解と援助. 小児看護.

1990, 13(22), p.1456-1460.

8）鈴木真知子. "不安"のアセスメントと看護計画. 小児看護. 1990, 13(22), p.1461-1466.

9）日沼千尋. 術前のケアとオリエンテーション. 小児看護. 1997, 20(10), p.1408-1413.

10）日沼千尋. 手術を受ける小児の家族へのケア. OPE nursing. 2000, 15(14), p.20-26.

11）国立循環器病センター看護部. 標準循環器疾患ケアマニュアル. 日総研出版, 2001, p.539-551.

12）高橋長裕. 図解先天性心疾患：血行動態の理解と外科治療. 医学書院, 1999.

13）桜井淑男ほか. 総説：全国アンケート調査からみた主要な小児医療機関の集中治療の現状. 日本小児科学会雑誌. 2005, 109(1), p.10-15.

2 | ハイリスク新生児と家族への看護

1 基礎知識

（1）ハイリスク新生児の集中治療と看護

ハイリスク新生児とは，「その既往および所見から児の生命および予後に対する危険が高いと予想され，出生後のある一定期間観察を必要とする新生児」である[1]．ハイリスク要因をもつ子どもは，経過観察のために一時的に**新生児集中治療室**（neonatal intensive care unit；**NICU**）や回復期治療室（growing care unit；GCU）に入院することが多いが，中でも，極低出生体重児や早産児，呼吸管理が必要な子ども，心疾患や高度なチアノーゼを伴う子ども，痙攣重積の子ども，消化器疾患をもつ子どもなどは，NICUへ入院して高度な集中医療を受ける．

ここでは，ハイリスク新生児の中でも，特にNICUに入院する早産児・低出生体重児と家族の看護について説明する．

（2）NICUに入院する子どもと家族の特徴

●NICUに入院する子どもの特徴●

NICUに入院する子どもは，呼吸，循環，代謝・排泄，神経発達など生理学的な適応が不十分である．肺水の吸収遅延やサーファクタント不足，呼吸中枢の未熟性のために呼吸障害を，また，心筋の未熟性，動脈管の開存などから循環不全をきたしやすい．また，早産児の場合は血流調節の未熟性や血管の脆弱性などから脳室内出血のハイリスク状態である．さらに体温調節機能や皮膚の未熟性による低体温や，免疫能の未熟性による易感染状態にある．このような状態にある子どもは，本来ならば母親の胎内あるいは母親の下で育まれる時期にNICUに入院し，集中ケアと養育を受けながら胎外生活に適応していかなければならない[2, 3]．例えば超低出生体重児の場合，入院期間は最低でも3〜4カ月に及ぶ．したがって，入院中のケアの質が子どもの将来を左右することにもなり，「後障害を残さないよう助けること」が超低出生体重児の看護におけるケア目標として位置づけられている[2]．

また，先行研究では，超低出生体重児は9歳の時点で注意欠陥・多動性障害（ADHD）や学習障害（LD）など，社会適応がうまくいかない場合が生じていることが報告されている[4]．したがって，退院後も長期的展望に立ったケアが求められる存在といえる．

●NICUに入院する子どもの家族の特徴●

出産直後から子どもと離れて過ごさなければならない家族に対するケアも非常に重要である．特に入院初期においては，早産児や低出生体重児などのハイリスク新生児を出産した両親の体験は，成熟児出産とは全く異なったものであり，両親は危機を体験し，特徴的な心理的反応を示す[5]（p.326，図4.3-1参照）．母親は思いもよらず早く小さく産んでしまったこと，わが子が厳しい状態に置かれたことなどから，自責の念や喪失感，無力感を抱きやすい．父親も同様に，突然の出来事に混乱し喪失体験をしながらも，母親のサポート役割やさまざまな手続きを行う社会的役割など，多くの役

---

plus-α

NICU，GCU

NICUやGCUはハイリスク新生児が入院する施設で，産科や小児科に併設または総合周産期母子医療センター・地域周産期センターの新生児部門として設置されている．NICUには集中治療を要す子ども，GCUにはNICUから移動した回復過程にある子どもやNICUでの集中治療を要さない軽症の子ども，退院前の子どもが療養している．

→ハイリスク新生児の病態と治療についてはナーシング・グラフィカ 母性看護学①『母性看護実践の基本』15章1節参照．

plus-α

サーファクタントの産生

サーファクタントは28週ごろにようやく産生され始め，十分量になるのは36週ごろである（ナーシング・グラフィカ『人体の構造と機能：解剖生理学』6章1節6（3）参照）．

割を果たすことを迫られる．また，次々に専門的な説明を受けたり，難しい治療の選択を迫られたりするなど，繰り返し多様な危機に瀕する[6]．

祖父母やきょうだいも，立場や程度の違いはあるが，同様の喪失体験をしている．親の関心がNICUに入院した子どもに集中してしまうためにきょうだいが寂しさを感じて不適応に陥ることや，祖父母の考えが両親に及ぼす影響も大きいこともある．例えば，祖父母は両親に比べると医療者からの説明や子どもとの面会の機会が少なく，情報不足に陥りやすい．そのため，過度な心配や子どもへの否定的な感情を生じ，治療に関する合意形成がスムーズにいかなかったり不用意に母親を責めたりする可能性もある．それゆえ，家族全体をとらえたケアが求められる．

●NICUに入院する親子の関係性の特徴●

NICUに入院する低出生体重児は，同時に早産児であることが多い．一般に早産児は容易に刺激過剰になり[7]，行動合図を読み取りにくいことから母子相互作用が行われにくい．また，未成熟な中枢神経系の影響から，無呼吸発作などの自律神経反応を引き起こしやすいといった子ども側の属性により，積極的な関わりがもちにくい[8]．このように，応答性の未熟さや，脆弱な外観などによって親子関係形成に困難を伴うことが指摘されている．さらに，NICUに入院した子どもの親・家族は心理的危機に陥っており，親側にも子どもの反応を十分に感じ取れない状況がある．しかし，NICU入院中であっても親子が共に過ごす経過の中で，親は子どものことを理解し子どもの反応を感じ取りながら，少しずつ癒やされ，親として発達していく[9]（表4.2-1）．

NICUは，ハイリスク新生児の救命・療育の場であるとともに，家族が出生直後の子どもを受け入れ，「新しい家族」を形成していく場である．そのため，家族，特に両親も看護の対象であるととらえ，その心理的変化や反応を理解した上で，両親が危機的状況に対処し親になっていく過程を支援することの重要性が認識されている[10]．また，NICUに入院する子どもと家族は，入院中のみならず，退院後も継続した手厚いケアを必要とする．長期的展望に立ち，子どもと家族が成長発達していく過程を支援する姿勢が重要となる．

（3）ハイリスク新生児の看護における姿勢

●子どもと家族の権利擁護●

新生児は自分の考えやニーズを言葉で表現できない．看護者に対しては，言葉なき子どもに心を傾ける細やかさ，倫理観，専門的知識や丁寧なケア技術が問われる．一人の人間として子どもを尊重し，看護者のペースで推し進めるのではなく子どもにとってよいタイミングか，よい方法であるかを丁寧にアセスメントしながら，日々のケアを行う必要がある．また，新生児医療においては，わずかな徴候が子どもの生命に直結することも多いため，医師と看護師がコミュニケーションを十分にとることも重要となる．

また，親・家族は，思い描いていた子どもの誕生とはかけ離れた状況に遭遇し，心理的混乱の中にある．このような状況の中で，子どもの治療の選択・決定においては，親が子どもの代理決定者となることを迫られる．しかし，専門職として情報を一方的に提供してしまうという医療者側のパターナリズムに陥ったり，親が十分な情報を得

---

plus-α

新生児特定集中治療室退院調整加算

平成22（2010）年診療報酬改定で，新生児集中治療室に入院した患者に対する退院調整を評価するものとして，新生児特定集中治療室退院調整加算が新設された．平成24（2012）年の改定では，所定点数が見直され，大幅にアップした．さらに，平成26（2014）年の改定では，入院早期から退院調整を開始し，退院計画を立て準備をすることが評価されるようになっている．また，急性期病院での退院調整だけではなく，後方病院での退院調整についても評価されるようになった．

---

plus-α

重篤な疾患を持つ新生児の家族と医療スタッフの話し合いのガイドライン[11]

子どもの治療やケアに関する決定に至るまでのプロセスのあり方に着目し，「子どもにとっての最善の利益」を中心に据え，親と医療者が「この子にとっての最善の利益は何か？」を考え続け，話し合い，治療・ケアの意思決定がなされるまでの原則が示されている．重篤な疾患をもつ新生児に限らず，親の代理決定を援助する際，あるいは親と医療者によって合意形成に至るプロセスでガイドラインとして広く活用することができる．

表4.2-1●低出生体重児と親における関係性の発達モデル

	STAGE 0	STAGE 1	STAGE 2	STAGE 3		STAGE 4	STAGE 5
関係性の特徴（親の児についての認知・解釈）	胎内からの連続性をもったわが子という実感がない	「生きている」存在であることに気付く	「反応しうる」存在であることに気付く	反応に意味を読み取る肯定的－否定的		「相互交流しうる」存在であることに気付く	互恵的 reciprocalな相互交流の積み重ね
親のコメント	「これが私の赤ちゃん？」「本当に生きられるのだろうか」「見ているのがつらい，怖い」「腫れ物に触れるよう」「将来どうなるのだろうか」「かわいいとは思えない」「これで人間になるのだろうか」「夢であったらいいのに」	「生きていると思えた」「頑張っているんだ」	「○○ちゃん」（そっと名を呼ぶ）「お目目開けて」「目が合う」「そばに立つと目を開ける」「―（児が）じっと見ている」「顔をしかめる」「足を触ると動かす」	肯定的　「呼ぶと，こちらを見る」「帰ろうとすると，泣く」「手を握り返す」 否定的　「触ると，嫌がる」「目を合わせようとすると，視線を避ける」		「本当に目が合う」「泣いても，私が抱くと，泣きやむ」「上手におっぱいを吸ってくれた」「吸ってくれないとおっぱいが張る」「眠ってくれないと，帰れない」	「顔を見て笑うようになった」「お話をするんです」（クーイング）
親の行動　接触	触れることができない	促されて触れる，指先で四肢をつつく	指先で四肢を撫でる	掌で軀幹を撫でる頬，口の周りをつつく		掌で頭をぐるりと撫でる，接触に抵抗がない	くすぐる，遊びの要素を持った接触
親の行動　声かけ	無言	（涙）	呼びかけそっと静かな声	一方的な語りかけ成人との会話の口調		対話の間をもつ語りかけ，高いピッチ	マザリーズ（母親語）
親の行動　注視	遠くから"眺める"	次第に顔を寄せる	児の視線をとらえようとする	児の表情を読み取ろうとする		見つめ合う	あやす（と笑う）
児の状態・行動	（急性期）生命の危機筋肉は弛緩し，動きがほとんどない	顔をしかめる時々目を開ける	持続的に目を開ける四肢を動かす泣く	眼球運動の開始（33週）自発微笑の増加呼びかけに四肢を動かす声のほうへ目を向ける差し出した指を握る差し出した指やゴムの乳首を吸う声をあげて泣く		18～30cmの正中線上で視線を合わせる（38週）力強くおっぱいを吸うalertの時間が長くなる語りかけに，動きを止めて目と目を合わせる	社会的微笑の出現（人の声に対して：42～45～50週まで，人の顔に対して：43～46週～漸増）

橋本洋子. NICUとこころのケア：家族のこころによりそって. 第2版. メディカ出版, 2011, p.19.

ないままに決定してしまったりするという事態を招く恐れがある．看護者はこのような事態を避け，親が代理決定者としての力を発揮できるように，「子どもにとっての最善の利益」の視点で子どもを中心として丁寧に話し合い，共に考えていく姿勢を保つことが求められる．

（4）NICUに入院する子どもの集中治療と看護の特徴

●生理学的適応を助けるケア●

　人間の生理機能は，出生を機に胎内から胎外へと環境が変わるために劇的な変化を遂げる．新生児の生理学的適応を助けるためには，連続した全身状態の観察・アセスメントや丁寧なケアが非常に重要となる．ここでは，NICUに入院する子どもの生理学的適応へのケアの特徴を整理する．

①**呼吸管理**：NICUに入院する子どもは，早産によるサーファクタントの不足や肺水の吸収遅延による呼吸障害，呼吸中枢の未熟性に起因する無呼吸発作を生じやすい．そのため，安楽な呼吸ができるように体位を整えた上で，酸素投与や人工呼吸管理に合わせて，サーファクタントの補充や，呼吸中枢を刺激する薬剤使用などを考慮し，確実に投与する必要がある．また，無呼吸発作時には優しく皮膚刺激を行い，呼吸を促すようにする．さらに，新生児には横隔膜優位の呼吸や強制的鼻呼吸などの呼吸様式の特徴があり，腹部膨満やわずかな気道分泌物が呼吸運動を妨げるため，それを取り除く援助も重要である．

②**循環管理**：通常，肺呼吸の開始とともに酸素分圧が上昇すると，動脈管が閉鎖する．しかし，早産児では動脈管が閉鎖しなかったり，いったん閉じても低酸素血症やアシドーシスなどにより容易に再開通したりすることで，全身状態が悪化することがある．第一に呼吸管理を丁寧に行うこと，バイタルサインや水分出納，体重の変化などから循環が保たれているかを十分に観察することが重要である．また，必要に応じて輸液や昇圧薬，利尿薬などを確実に投与する．さらに，体位変換や吸引，清潔の援助などのケアが循環動態を変動させる危険性もあるため，ケア導入時期の見極めやケアの方法には熟練した技が求められる．

③**体温管理**：子どもに見合った安定した体温は，呼吸・循環の確立と維持に重要である．新生児の熱産生は褐色脂肪組織による化学的熱産生であるため，エネルギーや酸素の消費を伴う．したがって，低体温は酸素消費量を増やし，低酸素血症や無呼吸発作，低血糖状態を引き起こす．保育器や掛け物，湯たんぽなどの利用，保育器温度や湿度調節により至適温度環境を保ち，酸素消費量を最小とするケアが重要である．また，皮膚が成熟していない早産児は，特に高温環境によって高体温となりやすい．高体温により多呼吸や頻脈，脱水，代謝性アシドーシスをきたし，心不全や痙攣を引き起こすこともあるため注意を要する．

④**水分と栄養管理**：新生児は，成人や小児に比べ水が身体の構成成分に占める割合が高く，その傾向は在胎週数が少ない早産児ほど強い．新生児期の水分バランスに関与するのが不感蒸泄であり，環境をいかに整え維持するかが重要となる．また，NICUに入院した子どもは，消化吸収機能の未熟性を補い血糖や循環動態を維持するために，臍や四肢を経由して中心静脈栄養を行うことが多い．体重やその都度の子どもの状態に合わせて，0.1mL単位で投与量を変更したり，輸液内容を数時間で変更せざるを得ない状況も生じたりするため，集中力やきめ細かい管理・ケアが必要となる．

　また，母乳育児を勧め，乳汁分泌維持や搾乳方法の指導など，直接授乳ができる

---

plus α

褐色脂肪組織

妊娠26〜30週で出現．新生児の全体重の2〜6％を占め，肩甲部，脊柱，腎，副腎周囲に多い．寒冷刺激によりノルアドレナリンが分泌され，熱産生が行われる．血管が豊富に分布し，細胞内に多数の大型のミトコンドリアがあるため褐色にみえる．

ようになるのを支えるケアが重要となる．早産児の場合，腸管からの吸収や蠕動運動が不十分であることから，吸収されやすい中鎖脂肪，乳清を多く含む母乳のほうが，栄養学的観点から人工乳よりもメリットがある[1]．さらに，母乳にはIgAや好中球などが含まれており，免疫学的にもメリットは大きい．栄養投与方法に関しては，新生児の吸啜（きゅうてつ）・嚥下反射がスムーズになるのは34週ごろであるため，それまでは経静脈栄養や経管栄養となる．子どもの哺乳欲や呼吸状態，唾液の嚥下状態などを総合的に判断しながら，無理なく哺乳瓶や直接授乳などに栄養摂取法を転換していくことも重要な看護である．

⑤**感染防止**：早産児は感染防御機能が未熟であるが，挿管や輸液などの処置を必要とする機会も多く，感染に対するハイリスク状態にある．ひとたび感染を起こすと，急激に増悪し生命を脅かす．感染防止には，感染源の除去，伝播経路の遮断，抵抗力の増強を基本とし，まずは医療者の手指衛生，処置時の無菌操作，環境整備を徹底することが求められる．また，子どもの体力を高めるために，初乳やビフィズス菌の投与を含めた栄養管理を行うことや，感染の早期発見・対処のために全身状態の観察とアセスメントを行い，子どもの微細な変化を見逃さないことも重要である．

●**痛みのケア**[3, 12]●

NICUでは処置も多く，生まれたばかりの新生児は痛み刺激にさらされる．新生児期の痛みの体験は長期的な影響を残すことも示唆されており，NICUにおいても痛みのケアが重要である．新生児の痛みのアセスメントツールはいくつか存在するが，研究蓄積段階にあるため実践現場では広く用いられてはおらず，現段階では限界が伴う．しかし，新生児の痛み体験に関心をもち，痛みを伴う処置に対する反応をきめこまかく観察することが重要である[3]（表4.2-2）．

痛みのケアとして，処置をまとめて行う，テープ類の貼付範囲は最小とするなど，痛み刺激を少なくすることが重要である．痛みを伴う処置やケアが行われる場合には，適切な前投薬を行ったり，身体を包み込んだり（ホールディング），おしゃぶりを吸わせるなどの非薬理学的鎮痛法を実践する必要がある．それでも緩和できない痛みに対しては，薬理学的方法を用いて痛みから確実に解放することが重要である[3]（表4.2-3）．

●**ディベロップメンタルケア**●

NICUに入院する子どもは，本来ならば暗く静かな胎内で過ごす時期に，音や光，痛みを伴う処置など，ストレス環境下にさらされることとなる．特に早産児は外界の影響を受けやすく，ストレスへの対応も難しい．また，後の認知能力の形成や発達に悪影響を及ぼすことも明らかにされている[1]．そこで重要となるのが**ディベロップメンタルケア**である．これは，「早産児などハイリスク新生児の神経行動

表4.2-2●新生児の痛みに対する反応

生理学的反応	心拍数の増加，血圧の上昇，浅く速い呼吸，SpO_2の低下，皮膚の紅潮，顔面蒼白
生化学的反応	高血糖，pH下降，コルチコステロイド上昇
行動学的反応	〈表情・感情〉しかめっ面，いらつき，うつろな顔，みけんにしわがよる 〈動作〉啼泣，顎のふるえ，目をぎゅっと閉じる，口を開ける，手足を引っ込めたりばたつかせる，握りこぶしをつくる，睡眠─覚醒サイクルの変化（睡眠から覚醒すると同時に啼泣するなど），全身の筋緊張／筋弛緩　など

表4.2-3●痛みを予防・最小にするための対策（非薬理学的鎮痛法）

処置はまとめて行う，侵襲の少ないモニター機器を使用する，テープの使用は最小範囲とする，テープの除去は粘着力を緩くして行う，処置時には医師と看護師が協力して痛みを緩和しながら行うポジショニング，なでる，身体を包む／覆う，抱く，抱いて揺する，おしゃぶりを与える，音楽を流す，静かにする，暗くする

表4.2-4●ディベロップメンタルケア

環境の調整 　光刺激からの保護／音刺激からの保護	・照度を落とす，自然の日照リズムに合った照度の工夫 ・騒音レベルを下げる，騒音源の排除
ケアパターンの調整 　ケアの個別化／安静時間の確保	・深睡眠時のケアを避け，ルーチンで処置・ケアを行わない，ストレス反応を確認しながらケアを行う． ・ケアをまとめて行う
快適な感覚刺激の提供	・タッチ，ポジショニング，ホールディング，抱っこ，揺らし，吸啜や握りを助ける，カンガルーケア

学的発達がより高いレベルに進むのを助けるために，ストレスから保護したり，発達レベルや反応に合わせてケアを行うこと」である[3]（表4.2-4）．両親や家族も行うことができるケアであり，子どもの成長発達を促すとともに親子関係促進にもつながる．親がわが子の反応を読み取り，世話を行えるように援助することが重要である．

●**家族へのケア**●

　NICUでは**家族中心ケア**（family-centered care；FCC）という概念がケア理念として位置づけられている[13]．医療者は家族を尊重し，家族を看護の対象としてとらえること，家族が子どもと一緒にいることができることを保証すること，家族のニーズや強みを把握し，家族が主体的にケアに参加できるように援助することが重要である[14]．上述したように，家族は心理的危機状態にある．身も心もその場にいることだけで精いっぱいの家族もいる．医療者は，「親・家族として子どもに積極的に向き合う姿」を期待することを避け，まずは家族の体験に寄り添い，その体験の理解に努める必要がある．そして，家族のどのような反応も，その人なりの当たり前の反応としてありのままに受け止め，家族がありのままに自由に思いを語ることができる環境を整え，常に心を開いて家族に向かう姿勢が求められる．医療者は，その基本的姿勢を保ちながら家族との対話を重ね，NICUという特殊な環境下にあっても家族が子どもとつながり続け，世話ができるように環境を整えていく．その実際としては，早期の面会・接触や面会規則の緩和あるいは自由化，面会時のプライバシーの保護，育児日記，面会が不可能な母親へ写真による子どもの情報提供，カンガルーケアをはじめとするディベロップメンタルケアへの参加などがある．

　また，子どもの成長発達に関しては将来的な見通しが立ちにくく，健康問題のみならず障害に対する不安は継続する．そのため，長期に渡るサポート体制づくりが重要となる．

●**終末期ケア**●

　NICUは救命の場であるが，残念ながら医療の力が及ばないこともある．その場合，救命の場は看取りの場へと転換する．一般病棟のように個室があるわけではないが，家族だけで過ごせるような空間づくりやケアへの参加を働きかける．家族の心の移り変わりに配慮しながら，できるだけ子どもが家族として生きた証を残していけるよう，子どもの状態に応じて，家族が可能なことを選択的に提示し，スキンシップを図ることを勧める．ファミリールームを備えている施設では，看取りの場面に限らず，家族だけで気兼ねなく子どもに語りかけたり添い寝をしたりするなどに活用している．こ

れらの看取りのケアを含む日常的なケアは，**グリーフケア**の観点からも重要なものである．

また，グリーフケアにつなげられるよう，手紙を渡したり，面談の機会を設けたり，家族の希望に応じて子どもが過ごしたNICUへの入室を行えるよう調整することもある．面談では，子どもとの思い出や後悔の思い，悲しみの表出が行われ，次子妊娠や遺伝相談なども話題となることがある．

2 事例による看護過程の展開

（1）事例紹介

在胎週数28週2日，出生体重1,100gの男児Bくん．第1子．母親は自然妊娠後，24週から切迫早産の恐れがあり，安静入院中であった．子宮運動抑制剤（リトドリン塩酸塩，ウテメリン®）を内服していたが陣痛発来，腹緊が止まらず経腟分娩により出生となった．胎盤等に異常はみられなかった．

Bくんはアプガー・スコア1分後2点（心拍数1点，呼吸1点）．直ちに挿管・サーファクタントを注入され，NICUへ入院となった．入院後は保育器に入り，人工呼吸管理，中心静脈栄養，安静保持などの治療・ケアを受けている．入院時の所見は，多呼吸と軽度の陥没呼吸，マイクロバブルテストでweak，胸部X線写真上で気管支透亮像，網状顆粒状陰影を認めた．体動や啼泣でSpO₂値は容易に70％となっていたが，安静時は酸素化もよく，3日目には呼吸器の条件も下げられてきた．胸部X線写真上も肺野透過性の改善を認めた．

家族構成は，両親とBくんの3人家族．自宅の近くには父方の祖父母が住んでおり，それぞれ有職者である．母方の祖父母は自宅から2時間程度離れた場所に住んでいる．

父親は，NICU入院時に医師からの病状と治療の説明，看護師から病棟やケアの説明を受けた．緊張した表情で保育器の傍らに立ち尽くしており，言葉を発したり感情表出することはなかった．それ以来面会に訪れていない．母親は出産の翌日から車椅子で面会に訪れ，「小さいな……もうちょっとおなかに入れていられたら……」とつぶやき，初対面の日には涙を流していた．

なお，病棟規則として，面会は両親のみで，12時から21時という制限があった．

（2）アセスメント

●生理的適応●

28週で生まれたBくんは，サーファクタントが不足しており，その補充と呼吸管理を要する状態であった．入院時の所見から新生児呼吸窮迫症候群（RDS，p.198参照）であると考えられる．しかし，その後，呼吸器条件が下げられていることから，RDSを克服しつつあると判断される．ただし，肺や呼吸中枢の未熟性は残り，循環においても動脈管が閉鎖しにくく，低酸素血症などにより容易に再開通し，大動脈から肺動脈へのシャント血流の増加により呼吸循環動態が悪化するリスクを抱えている．今後も補助呼吸を行いながら呼吸悪化をもたらす負荷を減らし，効果的なガス交換が行えるよう援助する必要がある．一方，過度の人工呼吸は気胸や慢性肺疾患のハイリスクとなる．抜管した場合の無呼吸発作と人工呼吸による合併症との兼ね合いを十分に検

---

plus α

グリーフケア

死別などで大切な人や物を失った人は，「悲嘆（グリーフ）」を体験する．この悲しみの事実を受け入れ，乗り越えていくプロセスを「グリーフワーク」といい，この「グリーフワーク」を支援することが「グリーフケア」である．

→アプガー・スコアの実施方法はナーシング・グラフィカ母性看護学②『母性看護技術』4章1節参照．

plus α

マイクロバブルテスト

呼吸窮迫症候群（RDS）の診断法．新生児の胃液の成分分析を行い，サーファクタントの分泌具合をみる．

討した上で，抜管計画を立てていく．

呼吸状態を悪化させる要因の一つとして低体温がある．Bくんは，もともと体温調節機能が未熟な上，早産児であることから褐色脂肪組織が乏しく，容易に低体温に陥りやすい．低体温は酸素消費量を増やし，低酸素血症や無呼吸発作，低血糖状態を引き起こすため，阻止する必要がある．

また，肝臓のグリコーゲンの貯蔵量が少ないため，低血糖をきたしやすい状態にあり，栄養管理が重要となる．しかし，消化機能は妊娠32週ごろにほぼ完成するため，28週のBくんはまだ未熟な状態で，十分に経腸的栄養摂取ができない可能性がある．低血糖は発育障害および中枢神経系後障害をきたす原因ともなるので，中心静脈栄養を行いつつ，予防していく必要がある．

●成長発達●

Bくんは早産児および極低出生体重児であるが，28週の子どもの平均体重はおよそ1,100gであり，Bくんの発育状態は週数相当といえる．

28週の時期は聴覚も発達し，光を感じることができる．しかし，その調節機能は未確立であり，過度の音や光環境は子どもへの刺激となる．さらにBくんの場合は高度な集中治療を要するため，採血や吸引など侵襲的処置も多く，ストレスの増加が予測される．外界からの不適切な刺激に対し自己統制がうまくできないと，ストレスサインとして無呼吸や徐脈などの身体症状を呈することもある．また，低出生体重児は筋力が弱いため，最も安定した姿勢である「背筋がまっすぐで四肢を屈曲させる姿勢」を自力でつくり，維持することができない．ストレスサインに目を向け，ディベロップメンタルケアに努めていく．

また，34週未満の子どもは吸啜・嚥下運動と呼吸が同調せず経口哺乳が困難なため，経管栄養が必要である．経管栄養には誤嚥による呼吸状態悪化のリスクが伴うため，チューブ位置の確認や固定の工夫，子どもの体動に対する細心の注意が求められる．

●家族の状況と関係性●

早産児を出産した母親は，傷つき，罪悪感を抱きやすい．また，父親は突然の事態に混乱しているにもかかわらず，一気に多様な役割を担わされる．Bくんの父親は，面会回数も多くなく，感情表出することはない．母親は毎日来ているが，自責の念を感じていることが推し量られる．両親のそれぞれが危機を体験しており，夫婦が互いの状況を思いやることができない可能性も出てくる．まず看護師は，それぞれの家族員がどのような体験をしているのかを丁寧に感じ取った上で，心情に配慮しながら十分な情報を提供し，家族がケアに参加できるように支援することや，夫婦が相互の状況に目を向けることができるよう支援することなどが必要である．

長期入院が予測されるBくんは，祖父母も含めた家族の一員である．祖父母が母親を不用意に責めたり，Bくんのことを過剰に心配したり受け入れられない状況をきたさないよう，家族全体の状況や家族間の関係性について情報を得て，祖父母も含めたケアが重要となる．

(3) 関連図（図4.2-1）

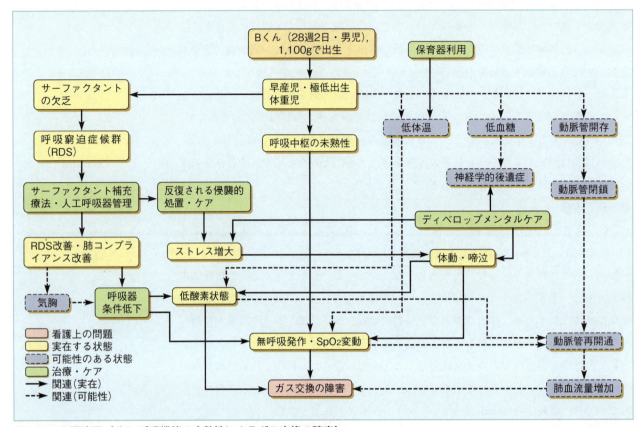

図4.2-1 ● 関連図（#1 呼吸機能の未熟性によるガス交換の障害）

(4) ケアプランと実施および評価

看護上の問題：#1 呼吸機能の未熟性によるガス交換の障害

期待される結果：人工呼吸器の使用下で，SpO₂値の安定（85％以上）・ガス交換ができる．

看護目標：安静を保ち，安全で効果的な呼吸管理を行う．

ケア計画	結果	評価	修正
O-P） 1．バイタルサインの測定（2～3時間ごと），モニタリング 2．人工呼吸器の作動状況 3．呼吸状態（胸の上がり具合，リズム，呼吸音，無呼吸や努力呼吸の有無と程度，SpO₂・tcPCO₂値），体色，表情，活気，口腔内・気管内分泌物の量・性状 4．呼吸状態が安定しやすいパターンや，変動しやすいパターンを把握 5．循環状態（心拍数，血圧，体重増減，水分出納，浮腫の有無，心雑音の有無） 6．腹部状態（腹部膨満や排便の有無，胃内容物の量・性状） 7．検査データ	人工呼吸器下（FiO₂0.21，rate20，PIP／PEEP16／5，TiO.3）で，安静時の血液ガスデータはpH7.38，PaO₂60Torr，PaCO₂40Torr，BE-2mEq/L．心拍数150回／分，呼吸数58回／分，SpO₂90台ば半～後半を保ち，徐々に呼吸状態改善，呼吸器条件も下げられてき	呼吸窮迫症状改善．呼吸器条件も下げられており，抜管時期が近づいている．過剰な人工呼吸による気胸などの合併症を防ぐよう観察を続行し，抜管のタイミングを医師と検討する必要がある． 体動や啼泣で容易に呼吸状態は悪化しや	O-P） 無呼吸発作の状況（回数，頻度，徐脈やチアノーゼ・SpO₂低下の有無）を観察する． 無呼吸発作誘因（処置によるストレスや啼泣，経管栄養や腹部状態との関係，気管内や口腔内分泌物の量や性状，体位との関係，体温，痙攣

322

T-P)
1. 胸の上がりがよく，安静を保て安楽に呼吸できる体位を整える．
2. 分泌物の貯留によるSpO_2低下や換気不良が考えられるときは，2名の看護師で気管吸引を行う．
3. 鼻・口腔内分泌物は適宜吸引したりガーゼでぬぐう．
4. SpO_2値85%を維持できる範囲で吸入酸素濃度を上げる．回復後安定したら早めに元に戻す．
5. 無気肺をきたさないよう，2～3時間おきの体位変換をゆっくりと行う．
6. 腹部膨満による呼吸障害が予測される場合は，ガス抜きや浣腸などの腹部ケアを行う．
7. 輸液を確実に行う．
8. 体温を36℃後半に保つことができるよう保育器温や掛け物にて調節する．
9. 保育器内外を清掃・整理し安全環境を整える．
10. ストレスを与えないよう，処置は最小限にまとめ，そっと触れてから優しく行う．
11. 処置後や啼泣・体動で落ち着かないときは，早めにホールディング，おしゃぶりの提供を行う．
12. 刺激を減らす（室内を暗くする，保育器窓の開閉，話し声などに留意する）．
13. ケア内容の検討や児の状態把握のために，看護師・医師間で十分に話し合い，援助に生かす．

E-P)
1. 両親に低出生体重児の特徴と配慮する点を伝え，一緒にケアができるように働きかける．

た．気管内分泌物も多くなく，胸部X線写真上も肺野透過性改善している．しかし，呼吸器条件が下がってくると，少しの体動や啼泣，体位の乱れ（頸部のねじれなど）で努力呼吸が増強したり，心拍・SpO_2低下を伴う無呼吸発作を生じるようになった．

すいので，引き続き観察し，安静を保ち，啼泣時には長く泣かさないように努める必要がある．

や感染徴候の有無）を見極める．

T-P)
無呼吸時や呼吸が浅いときは，SpO_2・心拍低下をきたさないよう早めに声かけ，優しく皮膚刺激をして呼吸を促す．

動きが激しいときや泣き始めたときには，すぐにホールディングを行ったり，Bくんの求めに応じおしゃぶりを提供して安静を保つ．

気道閉塞を起こさない体位（仰臥位時は肩枕を使用し，頸部の過伸展やねじれを生じないようにする．腹臥位をとる）を工夫する．

看護倫理の視点からのアドバイス

・新生児の生理機能の発達を理解し，できるだけ負荷をかけずに，子どものエネルギー消費が最小となるように予測を立て，子どもの身体徴候に心を傾けてケアを行う．
・言語的な表現ができない新生児の「声」を聴き，他のスタッフや家族に発信するのは看護師の重要な役割である．
・医療者が行うケアが将来の子どもの発達予後に影響することを十分に理解する．

看護上の問題：#2 胎外環境への移行に関連した非効果的な体温調節機能
期待される結果：Bくんの体温を適切に保ち，Bくんの全身状態が増悪しない．
看　護　目　標：継続的な観察・モニタリングを行い，至適温度環境を保つ．
＊ケア計画，結果，評価，アドバイスは省略．

看護上の問題：#3 家族危機の上，Bくんと家族が長期分離状態である．

期待される結果：両親・家族が混乱を和らげ，Bくんにとって必要な治療・ケア内容を
理解した上で，ケアに参加できる．

看護目標：①家族が抱えている思いや気がかりな内容を表出できるよう，家族に
共感的態度で寄り添う．
②Bくんと家族の心理的距離が縮められるよう，家族の準備性に配慮
した上で，家族ができるケアを共に行う．

ケア計画	結果	評価	修正
O-P) 1．面会時に両親・家族の状況を確認する． 　①不安の言動の有無 　②気がかりな内容，不明な点，疑問点，知りたいことの有無 　③両親の体調や生活状況（睡眠，食欲） 　④Bくんへの接し方 　⑤医療者からの説明内容の理解度 　⑥家族機能（家族関係やサポート状況，家族内コミュニケーション） T-P) 1．面会時に言動に留意し，よく聴く． 2．家族が感情や思いを自由に語りやすい環境を整える． 　①共に寄り添い，Bくんの様子を見ながら過ごす時間を設ける． 　②面談室やファミリーケア室を利用する． 3．必要に応じて電話連絡を行い，Bくんの状況を伝える． 4．医学的側面に関しては，主治医から説明できるように調整する． 5．疑問点や知りたいことについて，十分に理解・納得できるまで何度でも繰り返し話し合う． 6．面会中，両親がゆっくりBくんと向き合えるよう配慮する． 　①周囲で処置があればスクリーンで覆う． 　②Bくんの状態がよく，両親が不安でなければ看護師は距離を置いて見守り，必要時にはすぐに対応する． 7．必要なサポート（福祉，社会資源）について，情報提供したり，他職種と連携して調整したりする． E-P) 1．日々の面会時や両親からの電話連絡時，Bくんの状況（体重や生活の様子，必要なケア）を伝える． 2．Bくんの状態のとらえ方，Bくんにとって必要な処置やケア，環境について説明する． 3．両親が，疑問点・知りたいこと・不安に思うこと・困っていることなどについて遠慮なく話すよう伝える．	父親や祖父母は仕事の都合により，面会の機会が得られずにいた． 毎日面会に来ている母親は，初日以来涙は見せていない．母親から話すこともない．気がかりなことを尋ねると，「お世話になるしかないので……よく説明してもらっているので状況はなんとなくわかります．大丈夫です」と答えていた． その一方，「（Bくんは）昨日は目を開けていたのに，今日はまったく動かない……この子は大きくなっていくんでしょうか……」，「私が来てるとわかっているのかな……」，「何もしてあげられない……」とぽつりぽつりと思いを吐露することもあった．しかし，それ以上の語りはなかった． 夫婦間で話せているか尋ねると，「電話でその日の子どもの様子は伝えているけど，ゆっくり話せていない」とのことであった． 母親は医療者からの説明には理解を示し，「泣くとつらくなるよ」とBくんに語りかけたり，SpO2低下時には，ずっとモニターを注視する姿が見られていた．	母親は言葉は少ないが，母親なりにBくんに近づき，様子を理解しようと努めている．時に思いを語ることもあるが，十分に感情整理ができているかどうかは疑問が残る．どのようにこの状況をとらえているのか，誰かに話せているのかなど，丁寧に情報を得て，母親に合う形の支援方法を見つけていく必要がある． 母親は基本的にはBくんの存在をしっかり受け止めている様子があるが，Bくんの存在や見通しに対する不確かさ，母親としての実感のなさ，「自分にできることはない」と無力感などを抱いているため，母親の準備性を確認しながら，Bくんのがんばりに気付けるように働きかけることと，タッチなど可能な範囲でのケア参加を勧めていく． 父親には会えておらず，どのように状況をとらえているのか，どんな思いを抱えているのか，想像の域を出ない．また，毎日Bくんの様子に一喜一憂している母親と，状況が十分につかめていないと推測される父親・祖父母との間に思いの相違が生じる危険性もある． 面会の機会が得られるよう，病棟内でコンセンサスを得た上で面会時間の緩和を図り，親子がそば	O-P) ⑦家族のストレス対処法について ⑧産科スタッフからの情報（母親の様子） T-P) 2 ③育児ノートを作成し，Bくんの様子や必要なケア・治療についてなどを伝えるとともに，両親が思いを表出できる方法の一助とする． T-P) 8 Bくんの父親が面会に来ることができ，Bくんとのつながりを保つため，時間外面会できるようスタッフ間で意思統一を行う． T-P) 9 両親の状況（体調や心構え・希望）とBくんの状態に応じて，両親と一緒に相談しながら，今のBくんにできることを見つけ，「見学→実施」のステップで段階的に世話が行えるように援助する（保温や呼吸状態に気を付けながら優しく触る，両手での包み込み，母乳の口腔内塗布，顔拭きなど）． T-P) 10 両親や祖父母が同様の情報をもてるように，両親の了解を得た上で，祖父母にもBくん

4．わかりやすい言葉で説明を行う． 5．Bくんにとって最善となるディベロップメンタルケアについて説明する．		で過ごすことの大切さについて伝えるなどして働きかけていく必要がある．また，家族員どうしをつなぐ支援について計画する必要がある．	の状態を説明できること，それが今後も家族にとって重要であることなどを伝え，説明の場をつくる． E-P) 6 Bくんがとてもがんばっていること，聴覚はしっかりしているので優しく語りかけてもらうことの大切さを伝える．

看護倫理の視点からのアドバイス

・NICUで起こっている現象は，医療者にとっては「よくあること」でも，家族にとっては予測もしづらい初めての体験の連続である．「家族は今，ここで，どのように状況を認識し，どのような思いを抱えているのか」というように，家族員個々の体験に心を寄せ続けることが必須である．

・NICUという特殊な環境で，家族が「自分は何ができるのか」を主体的に考えることは難しい．看護者は十分な情報提供を行い，できることを一緒に考えていく姿勢が求められる．

・スキンシップは，親子関係形成のためには重要である．しかし，家族が状況をどのようにとらえているかを十分に把握した上でケア参加を促さなければ，家族は逆に「恐怖」「混乱」などの心理的な負担を感じることとなる．

引用・参考文献

1）仁志田博司．新生児学入門．第3版．医学書院，2004．
2）横尾京子．"新生児集中治療室における子どもと家族のケア"．病いと共に生きる子どもの看護．及川郁子監修．メヂカルフレンド社，2005，p.208-226，（新版小児看護叢書，2）．
3）入江暁子編．この一冊からはじめるNICU看護のすべて．メディカ出版，2004．
4）中村肇ほか．1990年度出生の超低出生体重児9歳時予後の全国調査集計結果．平成12年度厚生科学研究費補助金（子ども家庭総合研究事業）周産期医療体制に関する研究，2000．
5）Drotar, D. et al. The Adaptation of Parents to the Birth of an Infant with a Congenital Malformation : A Hypothetical Model. Pediatrics. 1975, 56(5), p.710-717.
6）目原陽子．子どもがNICUに入院した経験をもつ父親の「親となる」過程．高知女子大学大学院，2006，修士論文．
7）横尾京子．新生児の神経行動学的発達とアルスのサイナクティブ・モデル．ネオネイタルケア．1998, 11(11), p.908-

913.
8）Sammons, W.A.H. et al. 未熟児：その異なった出発．小林登ほか訳．医学書院，1990．
9）橋本洋子．NICUとこころのケア：家族のこころによりそって．メディカ出版，2000．
10）木下千鶴．NICUにおけるファミリーケアに関する研究の動向．日本新生児看護学会誌．1998, 5(1), p.2-12.
11）田村正徳．重篤な疾患を持つ新生児の医療をめぐる話し合いのガイドライン．2001-2004年度厚生労働省成育医療研究委託事業報告書．2004．
12）バーナデッド・カーター．小児・新生児の痛みと看護．横尾京子訳．メディカ出版，1999．
13）木下千鶴．NICUにおけるファミリーセンタードケア．日本新生児看護学会誌．2001, 8(1), p.59-67.
14）Benner. P. et al. ベナー看護ケアの臨床知：行動しつつ考えること．井上智子監訳．医学書院，2005, p.394-450.

3 | 先天的な健康問題をもつ子どもと家族への看護

1 基礎知識

（1）先天的な健康問題をもつ子どもと家族

●誕生そして心理的反応の経過●

　子どもの誕生は両親，きょうだいや祖父母に至るまで待ち遠しく感じている出来事である．そのような中で先天的な健康問題をもった子どもの誕生は，多くの場合家族にとって予期せぬことである．近年では，胎児診断等で出生前に明らかになった障害や疾患が家族に伝えられることも認められるが，多くの場合は子どもが誕生した後に家族はそのことを知る．

　ドローター（Drotar, D.）[1]らは，特に先天奇形をもつ子どもの誕生に関して，両親の心理的反応の経過を，ショック，否認，悲しみと怒り，適応，再起の5段階で示している（図4.3-1）．第1段階のショックの中で，多くの家族は泣いたり，どうしようもない気持ちになったり，時には逃げ出したい衝動に駆られたりしている．第2段階の否認では，家族は自分の子どもに先天奇形があることを認めないことで，衝撃を何とか和らげようとしている．第3段階の悲しみと怒りで家族は，悲しみや怒りの強い感情を伴っている．第4段階の適応で家族は，不安と強い情動反応が徐々に薄らいでいったと述べている．家族は情動的な混乱が静

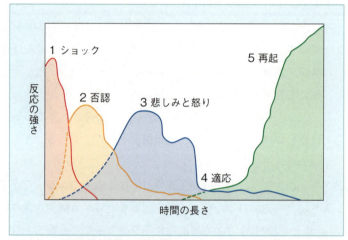

図4.3-1●先天奇形をもつ子どもの誕生に対する正常な親の反応の継起を示す仮説的な図

まるにつれ，自分たちの置かれている状況に慣れ，自分たちも子どもの世話ができるのだという自信をもつ．しかし，この段階に至るには個人差があり，出産後数週間から数カ月かかる場合もある．また，適応は不完全なまま継続する．第5段階の再起では，家族は子どもの問題に対する責任に対処することができるようになる．先天的な健康問題をもつ子どもの出生にあたって，父母，祖父母を含む家族が，今どのような状況にあるかを理解する必要がある．

●入園および入学●

　子どもは，先天的な健康障害とともに成長・発達していく．幼児期になると徐々に社会生活の拡大が認められる．現在，多くの子どもは幼稚園や保育園における2年ないし3年保育の経験がある．家族は，この時期に改めて子どもの障害や疾患を意識する場合が多く，特に何らかの医療的ケアが必要な場合は入園に関する調整が必要である．多くの家族は，地域の幼稚園や保育園の中から受け入れを認めてもらえる場所を探し，入園が許可された場合，医療的ケアの継続と疾患や障害に関しての話し合いをもつ場合が多い．また，小学校入学に関しては「学校教育法」によって就学時健康診断が定められている．これにより，小学校か特別支援学校など子どもに合わせた教育

の場が検討される．最近では障害や疾患があっても普通の子どもとして小学校に通わせたいという家族の思いは強く，地域の小学校へ通学している現状があり，今後もその傾向は強まると予測できる．しかし，現実にはこれらの子どもたちがどのようなニーズをもち，どのように小学校という社会に出ていくかは個別に手探りで実施している状況である．入学が許可された場合には医療的ケアを行う場所，時間，支援体制等の具体的な準備を進めることになる．また，学校生活を送る上で生じるさまざまな問題に関しては，校長や担任教諭，養護教諭等との話し合いで決定していく場合が多い．具体的には授業の参加方法や校内での移動方法，食事や排泄などの日常生活行動から遠足，宿泊教室等の行事の参加方法など多岐にわたり，その都度の調整が必要である．

(2) 先天的な健康問題をもつ子どものセルフケア

エリクソンは人間の一生を八つの段階に分け，各段階の心理・社会的危機を示している（p.62参照）．エリクソンによると，まず乳児期の特有の課題は人間に対して基本的な信頼を獲得し，不信感を克服することである．乳児は，空腹感やおむつが汚れるなどの不快感を泣くことで表現し，それを取り除いてくれる母親などの重要他者から基本的な信頼感を得るのである．これを土台に幼児初期の固有な課題である自律性を獲得し，恥・疑惑を克服することになる．排泄行動の自立は3～4歳までの発達課題であり，随意的に排泄することは，すなわちその他の筋肉を自分の意思で制御することにつながり，このころの子どもは自分の行動が自分のものであることを発見する．そして「トイレを失敗する→恥ずかしい」から「トイレが一人でできる→自律している」という繰り返しの学習の中で，自分自身を支える概念が形成されていく．子どもは学童期を迎え，学校という社会の中で他者と関わる．学童期の発達課題は，勤勉感を獲得し，劣等感を克服することである．この時期の子どもは学校という社会の中で，勉強やスポーツをし，物事に対して努力する喜びを知るが，反対に劣等感をもつこともある．青年期の発達課題は，アイデンティティを獲得し，その拡散を克服することである．この時期の子どもは「わたしは何か」「わたしは誰か」という継続した自分自身に対する意識をもつことになる．

先天的な健康問題をもつ子どものセルフケアは，疾患や障害によって発達課題の達成に与える影響を考慮しなくてはならない．例えば，経口摂取の制限をしている乳児は空腹感が継続し，満腹感による基本的信頼感を得ることが難しい．また，排泄障害のある幼児は，トイレットトレーニングの経験が欠如するために，排泄の自立による自律感を感じることが難しい．学童期に入院などで学校生活が送れない場合は勤勉感を得にくく，これらの経験を経て青年期のアイデンティティの確立に影響を与える場合も多いのである．したがって，これらを踏まえた上で先天的な健康問題をもった子どもに適したセルフケアの支援を実施する必要がある．

2 事例による看護過程の展開（1）

(1) 事例紹介

Cちゃんは生後1カ月の女児．39週3日3,000g，産院で出生した．36歳の母親と40歳の父親の第1子であった．結婚後しばらく授からなかった時期を経ての自然妊娠だ

---

plus-α

学校教育法等の一部を改正する法律（H19.4.1施行）

近年，児童生徒の障害の重複化や多様化に伴い，一人ひとりの教育的ニーズに応じた適切な教育の実施や，学校と福祉，医療，労働等の関係機関との連携が求められている．この状況を鑑み，個々のニーズに柔軟に対応し，適切な指導および支援を行う観点で盲，聾，養護学校が一本化され，複数の障害種別に対応した教育を実施できる特別支援学校が創設された．これにより，教員免許等も含めた体制が見直され，今後は特別支援学校が地域の特別支援教育のセンター的役割を担う方向性である．

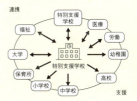

ったため，両親ともにとても喜んでいた．また母親の妊娠中の経過は順調だったため，特に心配することはなく，自宅近くの産院で自然分娩の出産であった．

出産後，しばらくしてCちゃんに心雑音が認められたため，近くの大学病院へCちゃんのみ搬送され父親が付き添った．顔貌の特徴や，心室中隔欠損症（ventricular septal defect：VSD）があることから，ダウン症候群の可能性が医師より指摘された．VSDに関してはすぐに手術が必要な状況ではなかったため，一度自宅へ退院できること，染色体検査の必要性があることの説明を父親が受けた．また，母親の退院を待って夫婦に改めて説明を行うことが告げられた．父親はCちゃんの傍らに付き添いながら，「これから妻の入院する病院に帰ります．心配していると思うので，説明してあげないと……」とうつむいていた．

2日後，母親が自分の退院を早めてCちゃんのもとに面会に来た．医師との面談が予定されていたが，その前にCちゃんと両親が面会した．母親にとってはCちゃんとの初めての対面であったため，看護師が付き添った．母親は「かわいい．心臓病って聞いていたから苦しいのかと心配していたけど，こんなにいい顔をしてくれるんですね．よかった」と看護師に話した．父親は母親に「抱っこしてみようよ」と声をかけ，慣れない手つきで母親が抱っこしたが，「なんだかうまく抱けなくて……．私が慣れていないからでしょうか」と心配そうな様子であった．

別室で両親に，医師からCちゃんの状況に関する説明が行われた．医師は染色体検査の結果はまだ出ていないが，顔貌や耳の形などがその特徴に当てはまり，加えて心疾患もあるため，かなり高い確率でダウン症候群であることが考えられると告げた．ダウン症候群は，新生児全体では800〜1,000人に1人の発生頻度[1]ではあるが，母親の加齢に伴い変動するため，母親が36歳の場合は，300〜400人に1人の発生頻度に増加するとの説明を受けた．現在，ダウン症候群の寿命は50歳以上ともいわれており，適切な医療，療育を受ければ発達の遅れはあるものの，通常の生活が送れるとのことであった．

父親は，インターネットなどであらかじめダウン症候群について調べていたこともあり，「わかりました」と落ちついて答えた．母親は「初めての子育てなのでいろいろと心配です．まずはおっぱいをよく飲んでもらって体重を増やさなくちゃ．心臓の治療が順調に進むようにしていきたいです」と話した．

担当看護師は，医師から退院に向けて母親への育児指導を実施するよう告げられた．ダウン症候群特有の筋緊張の低下があるため，抱っこの方法や，心疾患による母乳の吸啜力の弱さなどを踏まえて指導する必要があると考えられた．その後，母親は看護師と二人になった時，「ダウン症の赤ちゃんを自分が出産するなんて，考えたこともありませんでした．身近に障害のある子どももいないし……．この子はどんな風に大きくなっていくんでしょうか．不安です」と打ち明けた．

翌日から母親は，自宅近くに住む母方祖母とともに面会に来るようになった．母方の祖母は看護師に，「初めての孫なのでとてもかわいいです．父親は仕事で夜が遅いので，もともと産後は里帰りする予定でした．娘がちゃんと育てられるように，私も助けていくつもりです」と話した．現在，母親は実家に産後里帰りしており，Cちゃ

んも退院後しばらくは母方の実家で過ごしたあと，自宅へ帰る予定である．

（2）アセスメント

●身体面●

　Cちゃんは先天性心疾患の心室中隔欠損症（VSD）であるが，欠損孔が中等度程度であることが心臓エコーで明らかとなった．中等度の欠損孔の場合は，軽度の易疲労性や動悸がみられるほか，ときに呼吸器感染の反復がみられることがある．

　Cちゃんは新生児であるため，不機嫌であったり，ミルクの飲みが悪いといった状況が認められている．現在のところ，利尿薬を1日3回内服しながら外来を定期的に受診し，経過観察を行ったうえで，手術等の適応があるかについて，時期をみて検討するという治療方針である．

　Cちゃんの身体症状として，必要なアセスメント項目は「機嫌」「ミルクの飲み具合」「体重」「尿量」「心不全発症に伴う発汗の有無」である．現在は，日齢10日で体重は2,800gである．体重増加に影響するミルクの飲み具合に関しては，易疲労性やダウン症特有の巨舌，母親にとって初めての母乳育児だといった点から，吸啜が不十分であると考えられた．また，VSDに関連した利尿薬の内服も影響していると思われる．母乳を飲んでいる途中で眠ってしまうことも多く，どちらかというとおとなしい赤ちゃんであった．母親は「いつもおとなしく眠っているので，調子が悪いことに気付くのが難しいですね」と話している．

　今後，心疾患のあるCちゃんの育児を行う上での母親への援助として，「ダウン症候群の身体的特徴を理解する」「心不全症状を観察し適切な対処を行う」という視点が必要となる．

●成長発達的側面●

　Cちゃんは39週3日3,000gで出生し，日齢10日で体重は2,800gであるが，生理的な体重減少の範囲で全身状態はほぼ良好である．しかし，ダウン症候群による巨舌，筋緊張低下による哺乳姿勢の取りにくさ，また心不全症状によるミルクの飲みの悪さといった哺乳行動の課題がある．乳児であるCちゃんが，基本的な欲求である哺乳行動を良好に保てるような工夫が必要となる．VSDに関連した心不全症状として発汗が挙げられるが，乳児は代謝が活発で発汗が多いため，見逃してしまうことも多い．家族に対し，乳児期の疾患の特徴をきちんと伝え，観察の視点を指導する必要がある．

●社会面●

　Cちゃんは現在，生後1カ月の乳児期（新生児期）である．Cちゃんのキーパーソンである母親との基本的信頼関係を構築するためには，母親と一緒の時間をできるだけ多く確保する必要がある．母親はダウン症候群であるCちゃんの子育てについて，不安を語っている（障害のある子どもを出産した母親の心理的反応については，基礎知識〔p.326〕参照）．

　Cちゃんの母親は，初めての対面の際にしきりに「かわいい」という言葉を口にしていた．しかし，抱っこ等の育児行動の中では不安を表現し，その中で「障害のある子どもが身近にいない」と経験の少なさを語っていた．そのため，ダウン症候群の子どもの成長発達について，知識の提供と育児の経験を積むための支援が必要となる．

父親，母親にとって，Cちゃんは第1子であり，親役割をとる上での経験が不足しているため，支援体制を整える必要がある．具体的には祖父母からの物理的・心理的支援，地域における保健・福祉双方からの具体的支援が挙げられる．支援の体制や環境を整える中で，家族とCちゃんが愛着形成できるような関わりが重要となる．

● 看護上の問題 ●

以上のアセスメントから，Cちゃんの看護上の問題を次のように挙げた．
#1 Cちゃんの退院後，家族が適切な育児を提供できる環境が確立されていない．
#2 ダウン症候群に伴う先天性心疾患に関する家族の理解が不十分である．
#3 初めての子育てに対して家族（特に母親）が不安を感じている．

(3) 関連図（図4.3-2）

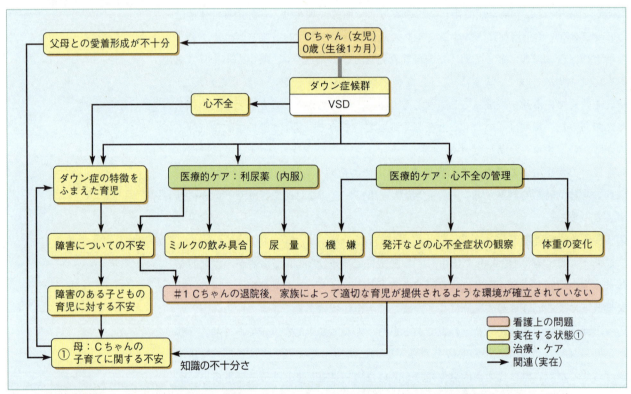

図4.3-2 ● 関連図（#1 Cちゃんの退院後，家族によって適切な育児が提供されるような環境が確立されていない）

(4) ケアプランと実施および評価

家族がCちゃんの退院に向けてスムーズな準備ができるよう，適切な看護問題を展開する．

看護上の問題：#1 Cちゃんの退院後，家族が適切な育児を提供できる環境が確立されていない．

期待される結果：Cちゃんの退院後，家族が適切な育児を提供できる環境を確立することにより，Cちゃんは日常生活を支障なく送ることができ，かつCちゃんらしい成長発達が可能となる．

看護目標：ダウン症候群や，VSDによる心不全症状を抱えて成長発達するCちゃん

の生活環境が確立される.

看護倫理の視点からのアドバイス

　障害のある子どもを出産した母親および父親の体験については，発される言葉など
を丁寧に受け止め，アセスメントを行い，寄り添いながら看護ケアを提供する必要が
ある．同時に，両親がダウン症候群の特徴について十分に理解できるような，育児に
関する助言が必要となる.

　また，心疾患に関する看護ケアに関しては特に観察が重要となるため，具体的な観
察項目を家族が理解しやすい方法で伝える必要がある.

看護上の問題：#2 ダウン症候群に伴う先天性心疾患に関する家族の理解が不十分で
　　　　　　　　ある.

ケア計画	結　果	評　価	修　正
O-P) 1. 母親のCちゃんに関する理解状況 ①乳児（新生児）の育児 ②ダウン症候群の理解 ③VSDによる心不全症状の理解	母親は「身近に障害のある子どもがいない」と話し，ダウン症候群であるCちゃんがどのように成長していくのか知りたいと感じている．またCちゃんと面会を重ねながら，少しずつダウン症候群，VSDに関する理解を深めている.	今後は退院に向けて具体的な観察項目について，自宅で実施できるよう習得する必要がある．また，ダウン症候群に関しては病院やインターネットなどの情報だけでなく，患者会やピアサポーターなどの情報が提供できるよう計画する.	
2. 心不全症状の観察 ①機嫌 ②ミルクの飲み ③体重 ④発汗 ⑤尿量	母乳を飲んでいると途中で眠ってしまうことが多く，おとなしい．したがって，Cちゃんにとって機嫌やミルクの飲み具合の「通常」について母親はまだ理解できない状況である.	母親には①～⑤の症状を関連づけた観察ができるよう伝えていく必要がある．また，焦らず日々の観察を行うことで，徐々に観察ができるよう支援する.	
T-P) 1. 心不全に関する適切な治療 ①利尿薬の内服 ②体重管理 ③IN/OUTバランス管理	現在は利尿薬の内服により心不全の悪化は認められていない.	退院後も心不全に関して適切な治療が継続されるよう支援する必要がある. E-P) へ	
E-P) 1.Cちゃんの育児ができるように指導を行う. ①ダウン症候群の知識 ②VSDの知識 ③その他，育児全般の知識	現在，ダウン症候群，VSDに関する家族の知識はほとんどない．したがって，看護師は母親の気持ちに寄り添いながら，情報提供に関する適切なタイミングを計る必要がある．その際，障害のある子どもを出産した母親の心理的反応について十分配慮する必要がある．母親は不安を表出しているものの，あまり感情は表現しておらず，ショックや否認の段階，悲しみや怒りなどのプロセスを経験しているかどうかが不明である．同様に父親もどのように感じているかが不明である.	家族の心理的状況についてアセスメントした上で指導を行う必要がある．家族の心理状況が指導のタイミングに適さない場合は，まず心理的支援が優先となる.	

#3 初めての子育てに対して家族（特に母親）が不安を感じている.

＊ケア計画，結果，評価，アドバイスについては，#1 を参照.

母親へ言葉をかける際のポイント

　看護師として言葉をかける場合は，母親，父親，祖父母それぞれに思いがあり，またその思いは異なる場合があることを認識し，丁寧にアセスメントした上で，それぞれの思いに合わせた声かけを行う必要がある．特に母親は，気持ちが揺れ動く中で自分自身の感情を表現している．看護師は交代勤務が多く，「あの時こんな発言があった」という一度の発言が引き継がれがちだが，受け持ち看護師など，キーとなる医療従事者が継続した関わりを持ち，その中での適切な声かけについて，チーム内で共有するのが望ましいだろう．声をかける際は，傾聴と承認をこころがけ，「本当ですね．そうですね」といった，相手を否定しない態度がとても重要となってくる．ダウン症児の看護について，具体的な体験がある場合は，「私が知っているダウン症のお子さんは，こんなことが〇歳でできていましたよ」といった具体的な声かけを行うこともできるだろう．そのひとことがきっかけとなって，ピアサポートや患者会への参画へとつながることもある.

引用・参考文献

1) 鈴木康之. ダウン症とは：診断から生命予後・告知の場面における支援も含めて. 小児看護. 2013, 36(10), p.1302-1306.
2) 吉橋博史. 遺伝医療におけるダウン症をもつ子どもと家族に対する支援. 小児看護. 2013, 36(10), p.1307-1312.
3) 金泉志保美ほか. 乳幼児期のダウン症候群児をもつ母親の育児の実態と思い. 小児保健研究. 2013, 72(1), p.72-80.
4) 増永健. こんなときどうしよう？疾患別赤ちゃんにやさしい発達ケア（ダウン症）. ネオネイタルケア. 2013, 26(8), p.832-840.

---

3 事例による看護過程の展開（2）

(1) 事例紹介

　二分脊椎症の6歳，女児，Dちゃん．自宅近くの幼稚園の年長で，来春から地域の小学校に入学予定．Dちゃんは，二分脊椎症のために軽度の下肢麻痺があり装具を装着している．一人で歩くことはできるが，座ったり立ったりするときにはやや不安定で転倒することもある．また，神経因性膀胱による排尿障害と，直腸機能障害による排便障害がある．排尿障害の症状は，尿意を感じず自分自身で排尿できないために，尿道口にカテーテルを挿入して尿を排出する，1日6〜7回の清潔間欠導尿（以下，CIC；clean intermittent catheterization）と失禁対策に紙おむつを使用している．排便障害は，便意を感じないことと自力での排便が困難であるために，極度の便秘を伴い小さなコロコロとした硬い便が，移動などの腹圧を伴った場合に排出されてしまう．また，殿部の知覚がほとんどないために，失禁があった場合も気付かないことが多い.

　Dちゃんの家族は，会社員の父親（36歳）と専業主婦の母親（35歳），小学校3年生の兄（9歳）の4人家族.

　幼稚園には5歳（年中）から通っているが，昼食後に母親が幼稚園でCICを実施している．幼稚園での生活は，下肢障害によって転倒しやすい点を注意する以外は，ほ

---

plus α

清潔間欠導尿（CIC）

膀胱容量が500mLを超えないように一定時間ごとに，カテーテルを尿道口より膀胱内に挿入して，尿を排出することである．CICの間隔や回数は，個々の膀胱容量や疾患に合わせて評価，設定する必要がある．CICによって，膀胱内の尿量を空にして蓄尿量を正常域にまで回復することが可能となった．また，カテーテル留置を行わずにすむことで，留置に伴う合併症（感染など）を少なくし，カテーテルフリーの時間を長くすることで，QOLを高めることが目的にある．脊髄損傷，二分脊椎症などの神経疾患患者の排尿（蓄尿）障害に広く用いられている治療法である.

かの子どもたちとほぼ同様に過ごしている．しかし，夏場のプールだけは失禁の可能性があるので参加していない．Dちゃんは来春小学校に入学するために，この秋から就学時健診などの入学準備が始まる．両親とDちゃんは，兄と同じ地域の小学校への入学を希望しているが，小学校生活を送る上で，どのような準備を進めるべきか不安を感じている．Dちゃんは，のんびりした性格でもあり，幼稚園での活動も友人より遅れることが多いが，先生や友人が手助けをすることで大きな支障は認められない．CICについては，現在は幼稚園では母親が空き教室で実施しているが，本人は気にしていない様子である．つい先日も母親に「お兄ちゃんはどうやって導尿しているの？」と尋ね，ほかの人が自分と同じように排尿をしていると理解していることが明らかになった．現在は，家でもほとんどが部屋に寝そべった状態で，母親にCICをしてもらっている．また，CICの実施時には尿，便失禁の確認とおむつ交換が必要である．

(2) アセスメント

●身体面●

Dちゃんは，二分脊椎症により排泄障害（神経因性膀胱による排尿障害と，直腸機能障害による排便障害）があり，排尿障害にはCICを実施し，尿・便失禁対策としておむつを使用している．

CICは洋式の便座に腰掛け，軽く開脚した状態で実施することができる．使い捨てのカテーテルと滅菌オリーブオイルを用いて，手洗いもしくはウエットティッシュなどで手指を清潔にした上で，尿道口を清浄綿で清拭しカテーテルは鉛筆を持つように握り挿入する．尿を便器の中に，こぼさないように排出しカテーテルを抜去，汚物入れに使い終わった物品を捨て，トイレが汚れていないかを確認して終了となる．また，おむつに関しては，CICを実施した際に汚れている場合は交換しなくてはならない．おむつ交換に関しては大きな紙おむつと尿パッドを併用することで，少量の尿失禁はパッド交換ですむように工夫している．便失禁に関しては温水洗浄便座などで陰部から殿部にかけて洗浄するか，お尻拭きなどで清拭している．

Dちゃんは，下肢麻痺のために装具を装着しており移動がやや不安定である．小学校に入学するにあたって，特に排泄に関するセルフケアを進める必要がある．排泄に関するセルフケアについて，「CICを自分で行えない」「失禁時の対処を自分で行えない」などの課題がある．また，下肢麻痺もあるために狭い個室トイレの中で立ったり座ったりする行為や，不安定な姿勢での衣服の上げ下ろし，また失禁した場合の殿部の清拭やおむつ交換など，一人で行うことが困難である．したがって，「トイレ内での移動が難しい」「失禁時の殿部の清拭やおむつ交換などの姿勢維持が難しい」「更衣の姿勢維持が難しい」という課題が認められる．そして，この課題によって小学校入学後の生活が左右されるため，何らかの対処が必要だと考える．

●成長発達的側面●

Dちゃんは，現在6歳で幼児後期から学童期にあたる．Dちゃんにとって，二分脊椎症による排泄障害や下肢障害は生まれつきのものであり，自分にとっては当たり前の状況である．むしろ，母親や友人が例えばどのように排泄を行っているかなどは考える機会もなく，皆が同じようにCICを実施しているという理解であった．

セルフケアを考える場合はまず，発達段階をアセスメントする必要がある．先に述べたように，エリクソンによると，幼児期にトイレットトレーニング等を通して達成した自律感をもって学童期に入る時期である．しかし，Dちゃんは排泄障害によってトイレットトレーニングを経験しておらず，また下肢麻痺もあって家族や先生，友人の手助けを必要とすることも多く，自律感を達成することが難しい．CICに関しては自宅で寝そべった状態で母親が行うため，CIC自体に興味をもっていない．また，CICによる排泄行動に関しての羞恥心も芽生えていない．ピアジェによるとこの時期は前操作位相（2〜7歳ころまで）で，感覚運動器に認知したことを内面化し，言葉で表現することも可能になる（p.66参照）．しかし，その行為は直感的であり一貫的な論理性は認められない．また，この時期の子どもは自己中心的であり，他人の立場に自分を置くことはまだできない．その他，生きているものとそれ以外のものの区別がつきにくく，例えば「病気やけが」はすべて「バイキンくんの仕業」と認知する．二分脊椎症によって尿意や便意の知覚ができないので，排泄に関する事柄を自身で感じ取ることが難しく，排泄行動の自立への動機付けを難しくしている．

したがって，「CICに関して自分自身の行為だと認識していない」という課題が認められる．

●社会面●

Dちゃんは，現在自宅近くの幼稚園の年長で，来春から地域の小学校に入学予定である．Dちゃんの家族は，会社員の父親（36歳）と専業主婦の母親（35歳），小学校3年生の兄（9歳）の4人家族である．入学を予定している小学校は兄の小学校でもあり，運動会などの行事にはDちゃんも参加した経験があり，幼稚園の友達もほとんどがこの小学校に就学する．今回，小学校の入学に関して母親は「入学に関する準備への不安」を口にしている．家族は，幼稚園で行ってきたような生活を継続して地域の小学校で送ることを望んでいるが，それが可能であるか，また，そのためにはどのような準備を行うべきかについての情報が不足している．小学校就学に関しては，指定された健康診断を受けた上で個別的に小学校と話し合いがもたれる場合が多いが，その前段階としてどのような日常生活を送っているのか，また，どのようなサポートもしくは環境が整っていることが必要なのかを，家族が情報として整理する必要がある．Dちゃんの場合は，学校の生活の中で少なくとも1日1回のCICの継続と，失禁等のトラブル時の対処に関する準備が必要である．

したがって，そのために「学校でのサポート体制の確立」「トイレ等の環境の整備」が課題として認められる．

●看護上の問題●

以上の点をまとめると，看護上の問題として次の3点が認められる．

#1 CICや失禁時の対処などの排泄に関する行動のセルフケアが確立されていない．

#2 先天的な健康問題である二分脊椎症による排泄障害，下肢障害に関する理解が不十分である．

#3 小学校入学にあたって家族（母親）の不安がある．

(3) 関連図（図4.3-3）

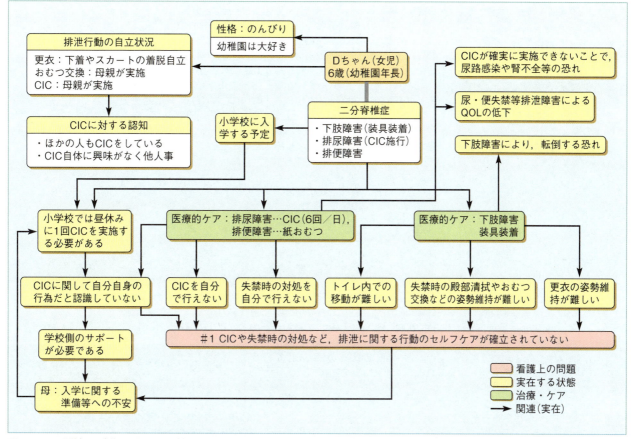

図4.3-3●関連図（#1 CICや失禁時の対処など，排泄に関する行動のセルフケアが確立されていない）

(4) ケアプランと実施および評価

看護上の問題：#1 CICや失禁時の対処などの排泄に関する行動のセルフケアが確立されていない．

期待される結果：CICや失禁時の対処などの排泄に関する行動のセルフケアが確立されることで，Dちゃんが日常生活を支障なく送ることができて，Dちゃんらしく成長発達できる．

看護目標：CICや失禁時の対処などの排泄に関する行動のセルフケアが確立する．

ケア計画	結　果	評　価	修　正
O-P) 1．CICの知識の確認：定義，意義，必要性，手順，主治医からの指示 2．CICの技術の確認：必要物品の準備，手順どおりの実施，主治医からの指示どおりの実施 3．CICの必要性の理解：自分の病名や疾患に関する知識の有無 4．失禁時の対処に関するセルフケアの確認 5．子どもや家族の気持ち	Dちゃんは小学校入学にあたって，少しずつ自分の病気や障害，家族や友人との違いに興味をもち始めたため，CICに関する興味も出始めた．また，1年生になり，「お姉ちゃんになるんだからCICをトイレでする」ことに関しても，「友人がトイレに行っていることと同じことだ」と理解できている．CICの手技に関しては，特に滅菌オリーブオイルをつけたカテーテルを尿道口に挿入することが難しく，何度も試みなくてはならないが，慣れるための練習には積極的に取り組めた．CICが終了するとホッとしてしまい，便座が尿で汚染されていても気付かないことがあった．	Dちゃんは自分自身のことについて興味をもつことで，CICに関する理解につながり，またCICを実施する上での動機づけにもつながる時期だと考える．今回の小学校入学をきっかけに，CICを自分で行うための指導を進める必要性がある．	
T-P) 1．CICの必要回数の決定 2．排尿機能に関する医学的評価	主治医より，CICは6〜7回／日で約4時間ごとの実施．Dちゃんの場合，膀胱容量が約250mLを超えると尿失禁がある．膀胱尿管逆流はないため，学校では少し間隔をあけてもよく，CICは1回の実施でよい．	学校では，入学後数カ月は半日授業なので，2〜3時間目の間の20分休み時間にCICを1回実施する．	
E-P) 1．CICをDちゃんが実施できるように指導を行う． ①CICの基礎知識の獲得：CICとは何か．DちゃんがCICをしなくてはならない理由．なぜ，CICはトイレで行うのか．CICをしないとどうなるのか． ②CICの技術の獲得：物品準備→手指の清潔→尿道口の清潔→カテーテル挿入→尿の排出→カテーテル抜去→片づけ	O-P参照．	CICの手技に関しては，特に女児の場合は尿道口を確認することが難しく，また下肢障害がある場合は姿勢の維持が難しく手元もくることが多い．しかし，Dちゃんの年齢ではこれはやむを得ず，CICを学校で1回実施できれば十分であると考える．したがって，学校から帰宅した際のCICは家族が確実に実施する必要がある．	
③CICを学校で行う上での注意事項：必要物品の準備や保管，サポートが必要な状況，時間の設定，友人との関係	学校には，可愛い袋にカテーテルやウエットティッシュ，紙おむつや尿パッドなどを入れて，トイレに行くときに持参できるように準備した．また，失禁で衣類が汚染した場合も考慮して保健室に着替えを置かせてもらうことにし，必要時，担任や養護教諭のサポートを得られるように調整した．CICは給食後の昼休みに実施するように時間を設定し，友人に聞かれた場合の返答などもDちゃんと家族と話し合った．	Dちゃん自身は，学校でCICを行う準備が楽しいという気持ちになっているが，「失敗したらどうなるの？」という不安にもつながっている．小学校入学は子どもにとって初めての緊張を伴う経験であり，可能であれば養護教諭等には事前に紹介することで安心感を得ることができる．また，必要時には先生だけでなく母親もサポートできるようにDちゃん自身にも伝える必要がある．	特に，トラブルがあった場合の対処に関しては，家族と連絡が取れるような手段を明確にし，学校側にもDちゃん自身にも伝える必要がある．

④CICを行う上で，Dちゃんが一人で実施できるような紙おむつの交換，更衣の工夫を行う． ・着脱しやすい衣服の工夫：ボタンやホックなどが細かいものでなく，ウエストがゴムなどでゆったりとしたデザインのもの． ・自宅でもトイレでの着脱は自分でするように心掛ける． ・紙おむつと尿パッドを併用し，おむつ交換を簡単にする．	Dちゃんは，学校に行くための準備として新しいズボンの着脱の練習を喜び，「自分でできる」と誇らしげに語った．失禁時の対処は，尿パッドの交換は自分でできるが紙おむつの交換はかなり時間がかかり，またうまく当てられない場合はその後に衣服が尿で汚染されてしまった．	衣類の着脱は，手すりがあればほぼ自分一人で実施できるようになった．ただ，紙おむつの交換では特に便で汚染された場合には難しく，その場合はどうするのかの調整が必要である．学校からは，おむつ交換は家族でやってほしいという返答があった．	Dちゃんが可能な限りは，更衣等も自分で実施するが，便失禁時は低学年では難しいため担任や養護教諭のサポートを得られるように調整した上で，必要時は家族（母親）が連絡をもらった段階で学校に出向き，サポートすることになった．
⑤Dちゃんが一人でCICを安全に実施できるような環境の整備に関する準備 ・学校のトイレの設定：洋式でプライバシーが保持できる場所の確保．物品を置く棚の設置．おむつを捨てるゴミ箱の設置．教室から極端に遠くないトイレの設定． ・転倒予防のための手すりの設置	学校との話し合いの結果，トイレに関しては，職員室用のトイレの一角に温水洗浄便座の設置が可能になった．また，Dちゃんに合わせた棚の設置と手すり，ゴミ箱も準備されることになった．しかし，場所に関しては1年生時の教室からは近いが，学年が変わったり，別教室での授業によってはトイレが遠いことが考えられた．	トイレ等の環境整備に関しては，1年生ではほぼ問題ない状況で準備が行えたが，実際に使用してみて再度学校と検討することとなった．	

看護倫理の視点からのアドバイス

　小学校の入学に向けての援助に関しては，子どもも家族も目標に向かって高い動機づけが得られやすい．このような時期を活用して家庭での療養に向けて指導等を進めることは効果的である．また，子どもにとっては，小学校の入学という楽しみが維持できるように，例えば学校で使う物品を気に入ったキャラクターなどで準備したり，家族と楽しい雰囲気の中で準備するとよい．そして，小学校入学にあたって，子どもが自立の第一歩を踏むわけであるが，困ったときにはいつでも助けてもらえるという安心感をもてるように配慮する必要がある．

　「排泄」は，一般的には人間にとって隠しておきたい行為であるが，排泄障害がある場合は，他者と排泄について話し合ったり，支援を求めるということを行わなければいけない．小学校の入学という大きなイベントの準備を進める中で，家族はさらにその精神的な負担とも向き合わなければいけない．子ども本人も小学校の生活の中で，どのタイミングでトイレに行けるかということは大きな心配事である．排泄障害のある子どもが，ほかの子どもと同じように入学までの準備を楽しい気持ちで行えるように十分配慮し，調整することが重要である．

看護上の問題：#2 先天的な健康問題である二分脊椎症による排泄障害，下肢障害に関する理解が不十分である．

期待される結果：Dちゃんが自分の疾患や障害について，Dちゃんなりに理解でき，必要なセルフケアに向けての動機付けとすることができる．

看護目標：Dちゃんなりに，先天的な健康問題である二分脊椎症による排泄障害，下肢障害に関する理解ができる．

＊ケア計画，結果，評価，修正，アドバイスは省略．以下同．

看護上の問題：#3 小学校入学にあたって家族（母親）の不安がある．
期待される結果：Dちゃんの小学校入学にあたっての問題点を明らかにし，解決に向かって行動することができる．
看 護 目 標：小学校入学にあたっての母親の不安が軽減される．

引用・参考文献

1）Drotar, D. et al. The Adaptation of Parents to the Birth of an Infant with a Congenital Malformation : A Hypothetical Model. Pediatrics. 1975, 56(5), p.710-717.
2）クラウス，ケネル．親と子のきずな．竹内徹ほか訳．医学書院，1985, p.333-336.
3）障害児就学相談研究会編集．新しい就学基準とこれからの障害児教育．中央法規出版，2003, p.19.
4）E・H・エリクソン．幼児期と社会1. 仁科弥生訳．みすず書房，1977.
5）E・H・エリクソン．幼児期と社会2. 仁科弥生訳．みすず書房，1980.
6）E・H・エリクソン．ライフサイクル，その完結．村瀬孝雄ほか訳．みすず書房，1989.
7）舟島なをみ．看護のための人間発達学．医学書院，1995, p.55-57.
8）文部科学省ホームページ．〈http://www.mext.go.jp/〉，（参照2014-09-05）．

4 心身障害のある子どもと家族への看護

1 基礎知識

(1) 障害のとらえ方と障害の種類・動向

●障害のとらえ方●

　障害の概念は，時代の流れとともに変遷し，1980（昭和55）年にWHOが発表した**国際障害分類（ICIDH）**では，障害を機能障害（impairments）とその結果として起こる能力低下（disabilities），これらを起因として環境との関係で起こる社会的不利（handicap）の三つのレベルで説明した．しかしその後，1981（昭和56）年の国際障害者年を機にノーマライゼーションの理念が浸透していくとともに，この概念も障害のレベルを一方向の因果関係によって説明していること，障害を治療の対象となるマイナス因子とみなす医学モデルが基本となっていることなどが指摘され，2001（平成13）年にICIDHの改訂版として**ICF**（International Classification of Functioning, Disability and Health；**国際生活機能分類―国際障害分類改訂版**）がWHO総会で採択された．ICFが特徴的なのは，障害のある人のみを対象としたものではなく，すべての人に適用される点にある．

　ICFでは人の生活機能と障害は，健康状態と背景因子，すなわち構成要素間のダイナミックな相互作用として認識されるべきであるとされ，そのモデルは，生物学的・医学的なもの，環境的・社会的なものの二者択一ではなく，これらを統合して「生物・心理・社会的」観点からとらえようとするものである（図4.4-1）．すなわち，障害とは機能障害（構造障害を含む），活動制限，参加制約のすべてを包括する用語で，個人の健康上の特徴と背景因子との間の相互関係の結果生じる現象であり，関係のあり方によっては軽くもなり重くもなる．

　日本では，「障害者基本法」に「障害児（者）とは，身体障害，知的障害，精神障害があるため，長期にわたり，日常生活または社会生活に相当な制限を受けるもの」と定義されている．看護の立場からいえば，障害のある子どもとは，身体または精神，あるいはその両者において，機能や構造が損なわれているために，個別の配慮が必要な子どもといえるであろう．

> **plus α**
> **ノーマライゼーション**
> どのような障害のある人も，社会の一員として尊重され，同年齢の人たちと同等の権利をもち，同様の生活ができるように生活条件・生活環境を整えようという考え方をいう．

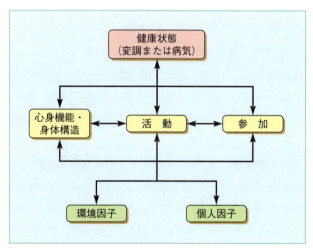

図4.4-1●ICFの構成要素間の相互作用

●障害の種類と動向●

　子どもの障害には，先天的なものと後天的なものがあり，原因不明のものも多く，発達過程のあらゆる段階で起こりうる．

　子どもの障害をその内容から運動障害（肢体不自由），知的障害（精神遅滞），視覚障害，聴覚障害などに分類することができるが，これらの障害を重複してもつ子どもも多い．身体障害の程度を示す指標としては，**身体障害者手帳の等級**（1級〜6級に

区分され，1級が最重度）が用いられることが多く，知的障害の程度は，知能指数（IQ）で示されることが多い．また，近年，発達障害に対する支援が求められ，**発達障害者支援法**が制定された．

（2）心身障害のある子どもと家族の特徴

●心身障害のある子ども●

障害の種類や程度，重複障害の有無によって，子どもの状態は大きく異なる．ここでは心身障害のある子どもの一般的な特徴について記すが，各事例については個々の詳細を丁寧にアセスメントしていくことが求められる．

①**成長発達への影響が大きく，発達の個人差・個人内差がある**：障害が子どもの成長発達に及ぼす影響は大きい．また障害の種類や程度が同じような状況であっても個人差が大きく，一個人の中でもその発達構造はアンバランスで個人内差がある．

②**身体症状が出現しやすい**：障害の部位によっては，痙攣や，発熱，嘔吐，下痢などの症状が出現することがある．また運動障害のある子どもの場合は，成長とともに変形や拘縮などの二次的障害が出現しやすい．

③**養育環境が果たす役割が大きい**：障害のある子どもは，障害の種類や程度によっては自分から能動的に関わりを求めたり，刺激を受けることが困難である．さらに重度の重複障害をもつ子どもの場合は，意思表示をすることが難しいため，相手が子どもの反応の意味を読み取れなかったり，読み取るまでに時間を要する．したがって養育者や周囲のものが，子どもの状況に配慮し，もっている力を十分発揮できるような環境を整えられるかどうかによって，子どものその後の発達やQOLが異なる．

●心身障害のある子どもの家族●

親が子どもの障害を受容する過程

親が子どもの障害を知らされてから，わが子の障害を受け入れ，子どもと向き合い，共に歩んでいくまでには，さまざまな心の葛藤があり，時間を要する．ドローターら[2]の先天的障害をもった子どもの親の障害受容過程はショック，否認（否定），悲しみと怒り，適応，再起という段階モデルとして示され，日本ではよく引用されている（p.326参照）．一方，親は子どもの成長発達の節目ごとに落胆を繰り返すという慢性的悲哀説[3]や，異常の発見から受容に至る過程には，肯定する気持ちと否定する気持ちの両方の感情が存在し，表裏の関係にあるとする螺旋形のモデル[4]など障害受容に関する研究は多く示されている．いずれにしても，障害の状況や背景，家族も含めた文脈からその心理を理解し，障害の告知時や療育場面などで，親の気持ちに沿う援助を行うために用いられるべきである．

子どもの成長発達とcrisis period

一般的に子どもの成長発達は，親にとって大きな喜びであり，子どもに障害があったとしてもその喜びは同じである．しかし子どもに障害がある場合，子どもの発達の節目は，一つのcrisis periodになりうる．それは，子どもが一般的に歩き始める時期や言葉が出る時期，進学する時期，社会的自立の時期などである．親は発達の節目に，否応なく同年齢の子どもの発達を目の当たりにし，わが子の障害を再認識し，社会の

---

plus α

出生前の障害の原因

出生前の障害の原因としては，先天奇形・染色体異常・感染など，出生時の原因としては，分娩異常や新生児期の異常など，出生以降の原因としては，髄膜炎・脳炎・脳外傷などの外因性障害とてんかんなどの症候性障害がある．

---

plus α

在宅障害児

平成23年全国在宅障害児・者等実態調査（生活のしづらさなどに関する調査：厚生労働省）によると，18歳未満の在宅障害児の総数は215,300人と推計されている．このうち，療育手帳の所持者（知的障害児）は151,900人，身体障害者手帳の所持者（身体障害児）は72,700人である．身体障害の種類別では肢体不自由が58%と最も多く，重複障害は12%，障害の程度は1,2級が68%を占め，重度化している．また，発達障害と診断された18歳未満の子どもは136,100人であり，このうち68%が何らかの障害者手帳を持っている．

---

plus α

発達障害者支援法

自閉症やアスペルガー症候群，広汎性発達障害，学習障害，注意欠陥多動性障害を発達障害と定義し，発達障害者の自立および社会参加に資するよう生活全般にわたる支援を図ることを目的に，学校教育における支援，就労支援，発達障害者支援センターの指定などが規定された（2004年制定，2005年施行）．

壁を感じたり将来への不安を抱きやすい．

障害のある子どものきょうだい

　障害のある子どもを同胞にもつことで，きょうだいに思いやりや優しさが育つと同時に，親が障害のある子どもにかかりきりになると，寂しい思いや我慢を強いられたり，時には何らかの問題行動がみられることもある．またきょうだいは，周囲の人たちや社会の中にある障害児（者）に対する差別や偏見を知り，一人で悩んだり傷つくこともある．

（3）心身障害のある子どもの看護の視点

①**身体症状や健康問題に対する看護**：障害のある子どもは，身体機能（構造）の障害によって，さまざまな身体症状や健康問題を抱えていることが多いので，それらの症状に対してのケアを行う．また，経管栄養や導尿など医療的ケアが常時必要な子どもの場合，親（もしくは子ども）に対して知識や技術に関する指導を行うことが必要となる．

②**生活リズムの調整**：障害のある子どもは，身体症状や運動量の不足などから，特に乳幼児期においては生活リズムが確立されにくく，不規則になりやすい．また中枢性障害があったり，抗痙攣薬を使用している場合は，睡眠・覚醒リズムが乱れたり，昼夜逆転などの睡眠障害が起こりやすい．生活リズムの変調は，子どもの身体症状や健康問題をさらに悪化させることにもなり，また家族の生活や健康にも影響を及ぼしかねない．したがって活動や睡眠の側面からアセスメントを加え，生活リズムを整えることは重要である．

③**障害のある子どもの発達を促す**（**療育**）：成長発達過程にある子どもに対して，発達を促し，障害による発達への影響が最小限になるように関わる．「**療育**」とは，障害の種類や程度にかかわらず，障害をもつすべての子どもの発達を援助する，あらゆる試みのことをいう．しかしながら，時に親も専門家も「訓練至上主義」に陥ってしまうことがあるので，子どもが楽しみながら生活できるようQOLの視点と合わせてアセスメントしていくことが必要となる．

④**子どものQOLを高める**：障害のある子どもは，日常生活行動が制限され，活動の制限や参加の制約を受けやすい．したがって子どもの生活環境を整え，健常児と同じように対人関係の機会をつくり，遊びや教育などの充実を図るとともに，活動や参加を保障していくことが重要となる．

⑤**社会資源の活用**：補装具やコミュニケーションエイドなどを紹介したり，ショートステイ・訪問看護などの各種サービスや親の会などサポートグループの紹介など，さまざまな社会資源を子どもと家族の状況に合わせて活用できるよう調整していく．

⑥**親・家族への援助**：親の障害の受け止め方を知り，親の気持ちに沿いながら，具体的なケアや指導，家族関係の調整などを行う．特に乳幼児期は，家族は初めての障害のある子どもの養育に戸惑い，子育ての経験があったとしても"この子"の養育方法を模索していることが多いので，子どもの特徴に合った養育方法を具体的に提示し，共感的態度で関わっていく．親が子どもを受け止められず悩んでいる場合に

は，親の気持ちを支える援助が必要となるし，親がきょうだいにまで目を向けられない状況にあるときは，親や他の家族メンバーがきょうだいの状況に配慮した関わりをもてるように援助していくことが必要となる．看護者は，障害のある子どもと家族のよき理解者・相談者として，子どもと家族の成長を見守る姿勢が重要である．

⑦**子どもと家族に関わる専門職との連携**：障害のある子どもの養育には，保健・医療・教育・福祉の分野が関わっており，さまざまな専門職が子どもと家族の援助に携わっている．専門職は，子どもと家族を中心にチームアプローチをしていくことが重要であるが，時として，各専門職のそれぞれの関わりが子どもと家族に負担となっていることもある．看護者は，多職種との連携をコーディネートしていくことが求められる．

2　事例による看護過程の展開

（1）事例紹介

脳性麻痺による運動障害（肢体不自由）と精神発達遅滞をもつ8歳（小2），女児，Eちゃん．在胎28週，体重1,600gで仮死状態で出生した．1歳6カ月より療育施設に通い，運動機能訓練や療育プログラムを受けていた．2歳時に痙攣が起き，症候性部分てんかんと診断され，以後抗てんかん薬（バルプロ酸ナトリウム）を服用している．現在は特別支援学校に通学している．家族構成は，父35歳（会社員），母36歳（専業主婦），妹4歳10カ月（幼稚園児），弟2歳8カ月，母方祖父母が近隣に在住している．Eちゃんの障害の状況は，脳性麻痺のアテトーゼ（不随意運動）型であり，両麻痺がある．歩行はできないが，座位は可能であり，車椅子を使用している．這ったり，寝返りなどで室内を移動することができる．手指の巧緻性は，鉛筆や箸を握ることはできるが，簡単な平仮名がようやく書ける程度である．言葉は3語文程度話せるが，語句や話の内容は不明瞭である．4月ごろより痙攣の頻度が増え，外来でバルプロ酸ナトリウムをそれまでの1日300mgから400mgに増量して経過観察中であったが，5月9日朝食後に全身を緊張させ眼球を上転させる発作（意識消失を伴う）があったため，即日入院となった．治療方針は，痙攣重積発作の予防と痙攣コントロールである．

5月9日入院後バルプロ酸ナトリウムが500mgに増量されたが，5月15日にも9日と同様の発作が起こったため，フェニトイン散100mgを追加し，経過観察していた．その後軽い発作は1日数回あったものの，意識消失を伴うものはなかった．しかし日中も傾眠がちでうとうと過ごすことが多く，活動性が低下し，母親は「退院しても，これでは学校には行けない」と訴えていた．抗痙攣薬の薬剤量を調節し，現在バルプロ酸ナトリウムを1日500mg，フェニトイン散60mgで，1日1～2回の軽い発作はあるものの，状態は比較的落ち着いてきていた．

入院生活が1カ月を過ぎ，母親は自宅にいる弟の様子も気になっており，主治医・病棟師長・受け持ち看護師とで話し合い，今後は外来でフォローしていくこととし，退院調整を行うこととなった．生活の様子は，以下のようであった．

①**食事**：入院前は，Eちゃんの身体に合った工房椅子に座り，グリップのついたスプーンとフォークを使い，食べやすいようにセッティングしたり，汁物などには介助

---

plus-α

脳性麻痺の定義

脳性麻痺（cerebral palsy；CP）は運動障害をもたらす代表的な疾患であり，「受胎から新生児（生後4週以内）までに生じた脳の非進行性病変に基づく，永続的なしかも変化しうる運動および四肢の異常である．その症状は満2歳までに発現する．進行性疾患や一過性運動障害，または将来正常化するであろうと思われる運動発達遅滞は除外する」（1968年厚生省脳性麻痺研究班）

plus-α

脳性麻痺の病型

痙直型，アテトーゼ（不随意運動）型，失調型，低緊張型，混合型などがある．麻痺の部位による分類として，単麻痺，対麻痺（両下肢の麻痺），片麻痺（身体半身に麻痺があり上肢に障害が強い），三肢麻痺，四肢麻痺（両上下肢に同程度の障害），両麻痺（両上下肢に障害がみられるが下肢に障害が強い）などがある．

が必要であったが，ある程度自力で摂取できていた．食事形態は軟飯ときざみ食，汁物にはとろみをつけている．入院中は傾眠がちであり，工房椅子も持参していなかったので，枕やクッションを利用してベッド上で座位を保持したり，母親が座って抱っこするなどして介助していた．

②排泄：尿意・便意は訴えることができ，自宅では這ってトイレまで行き，手すりにつかまって自力で排泄している．排泄後の処理は，介助が必要である．学校ではトイレまで車椅子で行って，介助により便座に移動していた．

③睡眠：入院前の睡眠時間は8時間くらいだが，入院してからは薬の影響もあってか，日中でもうとうとしていることが多く，夜間起きていることもあり，睡眠リズムが乱れていた．

④清潔：入浴は，自宅では母親が介助しているが，Eちゃんの体重も増え，母親も腰痛があるため抱えるのが困難になってきたという．歯磨きは，自分で歯ブラシを持って磨いているが，磨き残しがあるため介助が必要である．

⑤衣服の着脱：ボタンのある服は着脱できないことが多いが，簡単な服なら着脱できる．

⑥遊び：音楽が好きで，好きな歌を聞いては，身体でリズムをとったり，一緒に歌っている．

⑦性格：人や環境に慣れるのに時間がかかる．母親に対しては，時にわがままになることがあり，思うようにならないとかんしゃくを起こすことがあるという．

(2) アセスメント

●障害と成長発達●

Eちゃんは現在8歳であるが，脳性麻痺による運動障害と精神発達遅滞があり，発達における個人内差（身体機能は，上肢4歳程度，下肢1歳程度，知的レベルは3歳程度，情緒・社会性は2歳程度）が認められる．これは脳の損傷部位や程度によって運動機能や精神発達遅滞，言語障害の状態が異なるとともにこれらの要因が複雑に絡み合っているため，発達構造がアンバランスになっているといえる．また2歳時より症候性部分てんかんを発症していることから，発作による脳へのダメージが加わっていることも考えられる．

アテトーゼ型脳性麻痺の場合，構音機能障害や呼吸パターンの異常などによって発声が困難となり，また異常緊張のため発語に明瞭さを欠き，特有の表情や姿勢をとることがある．またこれらから言いたいことがうまく伝わらないジレンマやコミュニケーション意欲の低下につながる可能性もある．母親へのわがままやかんしゃくは，思うように伝わらない思いや見知らぬ環境へのストレスを表出しているともいえる．看護者は会話の際に，子どもの姿勢を考慮しながら子どもと同じ視線で，子どもが話したいと思う気持ちを引き出すように，忍耐強く聞く姿勢が必要である．

運動障害や精神遅滞などの障害をもつ子どもは，能動的に行動することができないことが多いが，どの子どもも成長発達する力をもっているので，その力を引き出すような関わりや環境を整えていくことが必要となる．Eちゃんの場合もそれぞれの領域に対して発達を促すように関わるとともに，発達年齢を統合して，Eちゃんなりの発

---

plus α

てんかん発作の分類

大きく部分（焦点，局所）発作と全般発作に分けられる．部分発作は，意識障害を伴わない単純部分発作と意識障害を伴う複雑部分発作，二次性全般化部分発作の三つに分けられる．全般発作は，欠神発作，ミオクロニー発作，間代発作，強直発作，強直－間代発作，脱力発作に分類される．

4

健康障害をもつ子ども・家族への看護過程の展開

達をとらえ援助していく．食事や排泄，衣服の着脱などの生活動作に対しては，できることは時間がかかってもEちゃんが行えるように環境を整え，見守る姿勢が必要である．今回は痙攣のコントロール目的の入院であるため，痙攣発作を抑えることが優先されるが，落ち着いてきたら身体的疲労に注意しながら子どもの好きな遊びを通して関わったり，セルフケア能力を高めるような関わりもしていく．

　脳性麻痺による両麻痺のため運動機能障害や四肢の拘縮もみられるため，拘縮の増悪や変形などの二次障害を最低限に抑えるように，機能訓練や姿勢の保持，ストレッチなどを行っていく必要がある．精神遅滞によって自らその必要性について認識しにくいため，他動的に動かしたり，生活の中に機能訓練等を組み入れていくことが必要である．

●痙攣コントロールとQOL●

① 2歳時に症候性部分てんかんの診断，バルプロ酸ナトリウム1日300mg服用

② 4月（8歳）〜痙攣の頻度が増え，同薬剤1日400mgに増量し，外来で経過観察

③ 5月9日朝食後に全身を緊張させ，眼球上転し，1〜2分の意識消失を伴う発作から入院

④ 5月9日〜バルプロ酸ナトリウム1日500mgに増量

⑤ 5月15日に上記同様の発作（全身の緊張，眼球上転，意識消失1分程度）

⑥ 5月15日〜バルプロ酸ナトリウム1日500mg＋フェニトイン散100mg

⑦ その後軽い発作が1日数回，意識消失を伴うものはない．しかし傾眠がちで活動性が低下

⑧ 現在バルプロ酸ナトリウムを1日500mg＋フェニトイン散60mg（1日1〜2回の軽い発作はある）

　Eちゃんは2歳で症候性部分てんかんを発症し，抗痙攣薬を服用中である．脳性麻痺は，てんかんを合併することが多く，その合併率は20〜40%といわれている．てんかんは慢性の脳疾患であるため，抗てんかん薬を長期間服用していく必要があるが，服薬の必要性が薄らいでしまうこともあるので，コンプライアンスについてもアセスメントしていく．また，子どもは成長発達の途上にあるため，身体の発育とともに薬剤量が適合しなくなったり，脳の発達によっててんかんの病型が変化する場合もあり，コントロール目的での入院も多い．Eちゃんの場合も，小学2年生という成長・発達の著しい時期に発作の増悪がみられ，以前の単純部分発作から意識障害を伴う複雑部分発作へと変化していることがわかる．

　入院中は発作のコントロールのため，抗てんかん薬の増量や種類の追加が行われ，治療を優先せざるを得ない状況にあり，そのため傾眠傾向や活動性の低下が起きていた．活動性の低下は，食事や運動にも影響を与えており，生活リズムの変調をもたらしやすい．発作を抑えることは，脳の活動性を抑えることになり，副作用でもある眠気や運動能力・集中力の低下を招くことになる．母親が「退院しても，これでは学校に行けない」と訴えていたように，てんかん発作のある子どもは，抗てんかん薬の調節による発作のコントロールと活動のバランスをとっていくことが重要となる．医学的な視点から，発作を抑えることはもちろん重要であるが，一方で看護者は障害のあ

---

plus-α

バルプロ酸ナトリウム

作用：脳の中枢に作用して痙攣を抑制する（てんかんの痙攣発作を抑え，てんかんに伴って起こる神経症状を抑える）．

副作用：発疹，造血障害，吐き気，胃部不快感，眠気，運動能力・集中力・反射機能の低下，腎障害，急性膵炎など．カルバペネム系抗生物質との併用により，てんかん抑制作用が弱まるので感染症時の抗生物質の選択には注意する．

---

plus-α

フェニトイン散

作用：脳の中枢に作用して痙攣を抑制する．

副作用：発疹などの過敏症状，吐き気，便秘，運動能力・集中力・反射機能の低下，長期服用による骨・歯への障害，血液障害，肝障害など．

るEちゃんの権利（p.28参照）を保障していく必要がある．看護者は，Eちゃんの生活リズムを整えるように関わるとともに，活動性と痙攣の抑制の均衡がとれるように，普段の様子について母親から情報収集したり1日の生活リズムや活動性を観察し，EちゃんのQOLの視点から医師と協働して治療に関わっていくことが大切である．

Eちゃんは治療によって，1日1〜2回の軽い発作はみられるもののほぼコントロールされてきているといえる．退院後は，**特別支援学校**へ通学するため，徐々に生活リズムも整ってくるであろう．ただし，抗てんかん薬の増量と種類の追加によって，以前と同じような活動性を期待できないことも考えられる．また，大きな発作を2回起こしていることもあり，睡眠不足や疲労，生活リズムの乱れは，発作の引き金になることもありうるため，今後の日常生活の様子や発作との関連，活動レベルなどを観察しながら，生活リズムを整えていくことが必要となる．

できれば退院前に外泊をして，家庭や学校での生活を経験した後，治療を微調整したり生活上の留意点を確認して退院することが望ましいが，きょうだいへの気がかりを母親が抱えており，家族内のバランスや健康を考えるとやむを得ない．それゆえに，看護者はきめ細かい退院調整を行っていく必要がある．今後は外来フォローとなるが，退院後の日常生活がスムーズにできるように，家族（特に母親）へ生活指導を行い，家族が不安や疑問をできるだけ解消して退院できるように援助していく．母親は「今回痙攣がひどくなって，今までできていたことができなくなるのか？　この子の将来が心配」と不安を表出しており，母親の気持ちを受け止めながらサポートしていくことが大切である．特に学校生活では，母親が付き添っているわけではないので，特別支援学校の担任や養護教諭とも連絡を取り，発作や治療について情報を共有しながら，今後のEちゃんの生活を含めた療育を支援していくことが肝要である．

●Eちゃんの入院と家族の生活●

入院中の妹や弟の世話は，日中は祖母が，夜と朝は父親がしていた．母親はEちゃんの状況が落ち着いているときは，きょうだいのことを気にかけ，日中1回（2〜3時間）帰宅し，弟の世話や妹の幼稚園のお迎えなどをして関わるようにしていた．土曜日の夜から日曜日にかけては，父親がEちゃんに付き添い，母親は自宅に帰って過ごすようにしていた．

Eちゃんの家族は，夫婦とEちゃん（8歳），妹（4歳10カ月），弟（2歳8カ月）の5人家族で，家族発達理論から考えると，子どもの誕生を経て，幼児期から学童期にある3人の子育てに取り組んでいる第4段階学童期の子どもをもつ家族である（p.74参照）．夫婦は，それぞれの子どもがその発達課題に取り組めるように関わると同時に，一単位としての家族内のバランスをとっていくことが望まれる．特に子どもの一人に障害があると母親と障害のある子どもの母子サブシステムが強固になり，障害のある子どもと母親が家族システムの中で孤立したり，あるいはきょうだい児が孤立したりするなど家族システムの中に問題を抱えることもある．看護者は入院している子どもと母親だけではなく，きょうだいや父親など他の家族員にも目を向けて，家族の健康といった視点からアセスメントし，援助していくことが求められる．

養育過程の中で，夫婦は障害のあるEちゃんを養育し，てんかんのコントロールを

しながら，一方で妹や弟の子育てもしており，今回1カ月の入院生活を余儀なくされた．入院生活には主に母親が付き添い，きょうだい児は祖母と父親がみるようにしていた．Eちゃんにとって不慣れな環境である入院生活には，最も身近な理解者である母親がそばにいることが精神的な安定のためには必要である．しかし一方で妹や弟は，母親との分離を余儀なくされている．幸い父親や祖母という家族員のサポートが得られているが，これまでほとんどの時間を母親と過ごしていた2歳8カ月の弟にとっては，母親との分離不安が起きていることも考えられる．母親もなるべく1日1回は自宅に戻って，きょうだいの顔を見るようにして心配りをしている．母親（家族）にきょうだいや家庭の様子を聞いて，家族の中でEちゃんの入院がどのような体験となっているかをアセスメントしていく．その上で，看護者は家族のよき理解者・相談役となって，必要時に家族関係の調整をしていく．

●成長に伴う介助負担と社会資源の活用●

Eちゃんは，身体障害者手帳（1種2級），療育手帳（A-2）をもっており，補装具などのサービスを受けている．入院前は，特別支援学校のほかに2週間に1回療育専門施設で運動機能訓練，さらに2週間に1回言語訓練に通っている．ショートステイの利用は，妹や弟が生まれるときに利用したことがある．また，8歳になり身体的な成長も著しく体重が23kgとなり，母親は慢性的な腰痛もあり，入浴介助が大変になってきたという．

Eちゃんのように日常生活に介助の必要な子どもの場合，子どもの成長と親の加齢があいまって，介助負担を生じやすくなる．Eちゃんの場合は体重の増加や緊張性の不随意運動があり，さらに介助者の母親には慢性的な腰痛があり，抱っこして入れる入浴介助に負担がかかっている．入浴はほとんど毎日実施していくものであり，今後，親子双方のQOLを保ちながら在宅生活を続けていくには，**訪問看護サービス**などの活用を考えていくことも必要であろう．それと同時に浴室などの入浴環境についてもアセスメントを行い，段差の解消や手すり，浴槽の形など介助しやすい環境にするために活用できる社会資源についても，福祉の専門職と連携をとり情報提供していく．

また今回の入院治療によって，抗痙攣薬の増量や種類の追加もあり，外来フォローと同時に訪問看護を活用していければ，身近な生活上の相談をすることもでき，サポートの層も厚くなり，専門職の連携もより機能していくのではないだろうか．家族に訪問看護の活用を提案したり，その希望を確認し，必要時サービスの紹介や調整を行っていく．

---

plus-α

訪問看護

訪問看護ステーションや病院の訪問看護部などから受けられる．ただし訪問看護を実施している病院施設は限られており，対象者が限られている場合もある．訪問看護ステーションは1991（平成3）年に「老人保健法」によって創設され，老人を対象としたものであったが，その後小児のニーズも高く，疾患や障害をもつ小児にも適用できるようになった．ただし，対象者の多くは老人であるため，小児の受け入れ経験のない訪問看護ステーションもあり，小児のケア経験のないスタッフも多い．一方，積極的に小児を受け入れているところもあり，事前によく子どもの状況を話し，お互いに情報を確認し，理解した上で選択することが望ましい．

(3) 関連図 (図4.4-2)

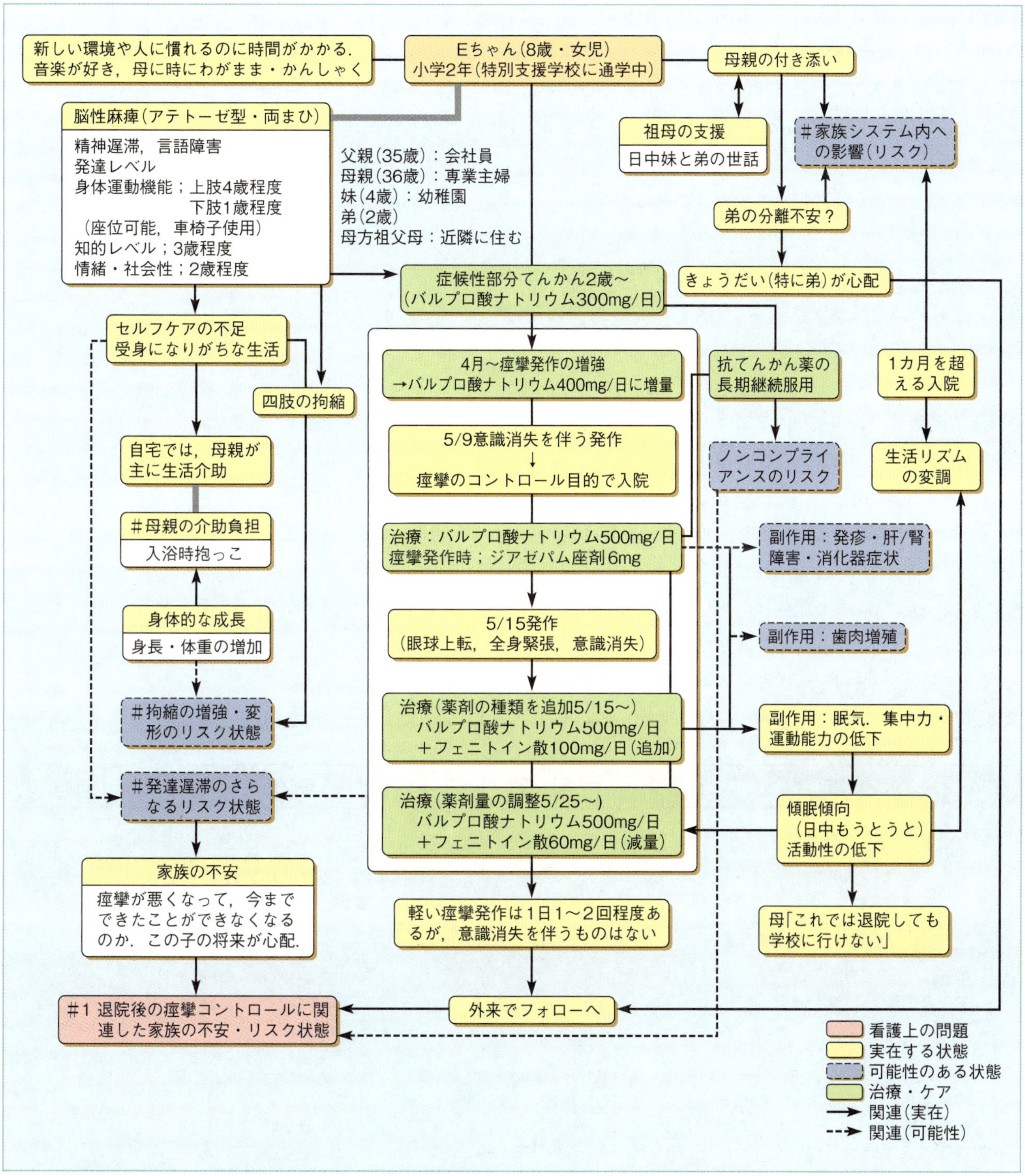

図4.4-2●関連図 (#1 退院後の痙攣コントロールに関連した家族の不安・リスク状態)

(4) ケアプランと実施および評価

以上のアセスメントから，Eちゃんの看護上の問題を次のようにあげた.

#1 退院後の痙攣コントロールに関連した家族の不安・リスク状態

#2 Eちゃんの身体的成長と継続する生活介助から母親に負担がかかっている状態

#3 入院により他の家族員（特に2歳の弟）に心理的影響が出るリスク状態

#4 運動障害および精神遅滞から成長とともに二次障害（拘縮・変形）の起こるリスク状態

#5 原疾患とてんかんの増悪・治療による発達遅滞のさらなるリスク状態

　ここでは，在宅で過ごしながらも入退院を繰り返すことが多い障害のある子どもの退院調整に焦点を絞って#1と#2を取り上げて，展開例を示す．#3～#5については，看護の方向性についてのみ示すこととする.

看護上の問題：#1 退院後の痙攣コントロールに関連した家族の不安・リスク状態

期待される結果：①家族が不安を軽減し，痙攣コントロールにおけるマネジメント行動をとることができる.

②痙攣がコントロールされた状態で，Eちゃんの生活リズムが確立し，特別支援学校に通学することができる.

看　護　目　標：①家族が退院後の生活をイメージして，日常生活上の不安や気がかりを表出することができる.

②Eちゃんと家族が痙攣のマネジメントに必要な指導や支援を受けることができる.

ケア計画	結　果	評　価	修　正
O-P) 1．痙攣発作の観察 　前兆，起こった状況（時間）・姿勢・持続時間・特徴・意識消失の有無，チアノーゼの有無，バイタルサイン，痙攣後の様子 2．生活リズム 　前日の睡眠状況，覚醒状況，機嫌，活動のレベル 3．家族の思いや不安 4．入院前の服薬状況の確認 　確認にあたっては，母親の気持ちを傷つけないように問いかけ，もし服薬がきちんと行われていなかったとしても責めるのではなく，支持的に関わる.	今年に入ってから，痙攣が落ち着いていたこともあり，母親は「実は服薬を忘れたり，特に3月は忙しく飲み忘れも多かった」と話し，「私がちゃんと飲ませなかったから，こんなことになったんだろうか」と話された．成長期で痙攣の型が変わったりする場合もあること，発作がなくてもすぐには中断できないことなどを話し，長期服用の労をねぎらい，大変さを聞きながら，今後は継続服用するよう励ました.	看護目標の①については支持的に関わりながら，具体的なアドバイスをしていったことで，母親は不安や気がかりを表出することができたと考える. 家族として考えた場合，父親が仕事などで病院に来ることが少なかったので，母親だけが対象になってしまっていた．もう少し早くから退院に向けて計画していれば，父親も含めて指導ができ，家族全体の視点で働きかけができたかもしれない.	

T-P)
1. 発作時の援助
   ①痙攣は光や音などの強い物理的な刺激で助長されるので，静かな暗い環境をつくる．
   ②誤飲予防のため側臥位とし，呼吸停止やチアノーゼがあるときは気道確保に努める．
   ③ベッドや車椅子からの転落を防ぐようにベッド柵を上げたり，車椅子のシートベルトを必ず付ける．

2. 家族（母親）の不安を受け止めながら，支持的に関わる．
   母親の「痙攣がひどくなって，今までできていたことができなくなるのか？この子の将来が心配」という言葉に対して，まずは不安を受け止め，子どもの発達に関しては未知な部分が多く予測がつきにくいこと，今回の入院治療をEちゃんはがんばって乗り越えたこと，これからも私たち医療者はEちゃんと家族を応援していきたいから，特別支援学校の先生も含めて皆で一緒にがんばっていこうと伝える．そして痙攣や生活上のことで気がかりなことはいつでも相談してほしいことを伝える．

左記のような母親の言葉を受け止めるように関わった．「そうよね，障害児ってお医者さんでもわからないことが多いよね」，「くよくよ考えないで，親もがんばらなくっちゃね」と言っていた．	母親の不安や気がかりは表出されているが，Eちゃんの日常生活には気がかりが伴いやすく，家族のマネジメント行動を期待するには，さらなる可能性や選択肢を考えて，サポート体制を充実させていく必要があるようだ．

3. 退院後復学するにあたって，特別支援学校の先生と連絡調整を行う．
   家族の了承を得てから，連絡を取り以下の点について伝える．
   今回は以前よりも痙攣の状態が強く，薬を追加し，増量となった．そのため入院中はうとうとしたり，生活リズムがくずれやすかった．
   日常生活は今まで通り普通にしてよい（活動や参加を制限する必要はない）．ただ，睡眠不足や疲労，精神的な緊張は発作の誘引になることがあるので，家族と連絡を取りながら留意してほしい．
   薬剤が増えているので，今までよりも活動性が落ちることもあるが，Eちゃんの状況に合わせて関わってほしい．不明な点は，遠慮なく問い合わせてほしい．

期待される結果②は退院後の在宅生活の様子を表現したため，退院時では評価しにくく，外来などと連携して継続的に関わり，評価していく必要がある．

→追加
地域連携室や小児外来部門と連携して，退院後も継続的に関わっていく．
そのために，退院前より外来ナースと指導内容・結果を共有し，Eちゃんと家族とも対面してもらう．

母親に了承を得て，特別支援学校の担任の先生と連絡を取った．	
特別支援学校の担任の先生に連絡を取り左記のように話すと「Eちゃんの帰ってくるのを待っていた．病院の敷居が高かったので，直接病院から連絡があって状況や今後のことがわかってよかった．これからはわからないことを電話で問い合わせていきたい」と言われた．	特別支援学校との連携は，小児の在宅でのQOLを高めていくために重要であり，特別支援学校の先生からも評価してもらえたが今後も継続して連携を図っていく必要がある．今回は電話連絡のみであったが，できれば親と特別支援学校の教諭，医師・看護師が同席して理解を深め，今後の継続治療や療育に関して共通理解し，意見交換の場がもたれるとさらによい．

E-P)
1. 退院後の日常生活についてアドバイスする．
   ①抗てんかん薬を指示通り毎日規則的に服用するように説明する．自己判断による中断は症状を悪化させることにもつながり

薬の自己判断による中断については，O-P）4の際に母の自責の念が感じられたため，簡単にアドバイスした．日常生活上の留意点については，熱心に聞いていた．「今まで通り普通にしてよいと言われても，この子がこれまで通り，特別	

349

かねないことを伝える. ②日常生活は今まで通り普通にしてよい. ただ, 睡眠不足や身体的疲労, 精神的な緊張, 便秘は発作の誘引になることがあるので, そのような状況を避け, 生活リズムをつくるようにする. ③発作時の対応について, (T-P) 1. ④1日1〜2回の軽い発作はやむを得ないが, 頻度が増えたり, 意識消失を伴う場合は受診するように. 普段の痙攣発作の状況をメモにとり〔O-P) 1.〕受診時に伝えられるようにしておく. 痙攣や生活上のことで気がかりなことはいつでも電話などで相談してほしいことを伝える. ⑤学校に, 前日や当日朝の家庭での様子や気になることを伝え, 日々連絡を密にしておくように話す.	支援学校のクラスの授業についていけるのか心配」と言う.		#2で社会資源の活用に訪問看護ステーションを提案したが, 痙攣のマネジメント行動についても, 定期的な訪問看護の導入は, 有効かもしれない. →追加 訪問看護の可能性について提案してみる.

看護倫理の視点からのアドバイス

Eちゃんは今後, 痙攣がコントロールされて生活リズムが確立し, 以前のように特別支援学校に通学できるようになることが目標となる. このことは, Eちゃんが障害や疾患をもっていても医療を受け, Eちゃんなりの健康生活を送る権利(子どもの権利条約第23・24条, p.22, 391参照)を保障することでもある. Eちゃんの場合, 退院後の痙攣コントロールは家族に委ねられており, そのケアを担う母親が不安やリスクを抱えている状況にある. そのため看護者は, Eちゃんが家族によって十分な観察と服薬などの治療が継続されるように, 家族への支援も重要となる.

ここでは主に母親に対して支援を行うことになるが, 看護者は親へ指導を行う場合にこれまでの親のやり方や考え方を認め, 労をねぎらうなど支持的な関係を築きながら, 問題があればよりよい方法を提示していく. 母親との関わりの中で, Eちゃんに薬の飲ませ忘れがあったことがわかったが, 母親は自責感も感じており, 看護者は親の行動を否定するのではなく, 親もケアの対象であることを意識して関わる必要がある. また, 母親が一人で不安を抱えることなく, ほかの家族員の支援が得られないか, 父親はどのように考えているのかなど家族全体に目を向けて関わっていくことも必要である.

退院後は, これまでの病院から自宅や特別支援学校へと生活の場が変化するため, Eちゃんや家族に関わる専門職も, 病棟のスタッフから外来部門や特別支援学校の教職員になり, 関わりの質や量が変化してくる. このケアの移行がスムーズに行われるためには, 連絡調整や連携が必要であるが, 看護者はプライバシーや個人情報に対する意識を高め, 家族やEちゃんに了承を得た上で, 他職種等と連絡調整を行っていく.

看護上の問題：#2　Eちゃんの身体的成長と継続する生活介助から母親に負担がかかっている状態

期待される結果：Eちゃんへの母親の介助負担が社会資源の活用などによって軽減し、腰痛が軽減する．

看　護　目　標：母親がEちゃんの在宅生活を継続していくために、現状の介助の状況を振り返り、社会資源について理解を深め、検討することができる．

ケア計画	結　果	評　価	修　正
O-P) 1．母親の介助負担の状況 　①Eちゃんの状況（身長・体重・筋緊張の度合い） 　②母親の腰痛の状況 　③負担を感じる状況（入浴の方法等） 　④他の家族員の協力は得られるか．	Eちゃんの体重は現在23kgである．一方、母親は数年前から疲労時に腰痛があり、一度は病院を受診したが、安静の指示だけだったので、「仕方がないとあきらめている」という．入浴は毎日食後にしているが、母親が抱えて身体を洗ったり浴槽に入れているという．父親が休日のときは、父親が入れてくれるが、普段は帰りが遅いため、母親が入れている．最近は慢性的に腰痛があるという．	Eちゃんの障害の状況から、母親の介助負担は今後も継続し、むしろEちゃんの身体的な成長や親の加齢によって、負担は大きくなるともいえる．母親も自分の健康について再認識し始めていたので、社会資源の活用について提案したことは、家族が利用できる社会資源について考えるきっかけとなった．	
2．自宅の入浴介助の環境について 　手すりの有無・段差の有無・浴室の広さ・浴槽の大きさ・浴槽での姿勢保持の状況．			
3．社会資源を活用することに対する母親の思い	母親は「以前は小学生のうちは、できるだけ家族でみてやりたいと思っていた」と言うが、下の子どもたちのこともあり、「最近は自分が健康でないと世話ができなくなるので、利用できるものは利用していったほうがよいのかなと思い始めた」と言う．		
4．活用できる社会資源の確認 　・障害者総合支援法 　・訪問看護 　・その他	院内の地域医療連携室の協力を得て、Eちゃんが活用できるものを検討した．その結果、障害者総合支援法による自立支援給付ではホームヘルパーの派遣を受けられることがわかった．またEちゃんの住んでいる地域で利用しやすい訪問看護ステーションは7カ所ほどあり、そのうち小児の経験をもつステーションは4カ所であった．その他、浴槽の改築も障害者手帳の級によっては補助が受けられるのではないかとの情報を得た．	社会資源については、幅広く、子どもの障害の程度によって利用できるものも違っており、ケースによって詳細が異なることを確認した． また、社会の動きとともに制度も変化し続けているため、ソーシャルワーカーなど福祉の専門職とも連携を図っていくことがきめ細かい対応には欠かせないと実感した．	→追加T-P）3. ソーシャルワーカーなど福祉の専門職と連携して関わる．

T-P)			
1. 社会資源の活用について提案する 2. 家族がその活用を現実的に考え始めたら必要時，選択決定までの相談にのったり，調整を図る.	O-P) 4で得た情報を伝えたところ，「今は入浴介助に週に2〜3回来てもらえると助かる」と言い，意見を求められたので，#1でもあげたように入浴と同時に痙攣についても相談できる訪問看護の活用を考えてはどうかと提案した.	今回は訪問看護について，検討し始めているので，今後はいくつかある訪問看護ステーションから何を基準にどこを選択したらよいかなど決定に至るまでをサポートし，調整していく.	→追加・修正T-P) 2. 小児の経験をもつ訪問看護ステーションの詳細を確認し，家族の意思を確認して具体的な調整を行う. 外来・主治医とも連携を取り，訪問看護ステーションへの指示や情報提供について調整を図る.

看護倫理の視点からのアドバイス

　社会資源の活用については，子どもの場合，特に小さいときは親が養育するのが当然という役割意識をもっていたり，周囲からもそのような役割を期待されている場合が多い. しかし最近はショートステイにおいても，親のレスパイト目的の利用を推奨しており，親子双方のQOLを考え，その家族の状況に合わせて社会資源を活用していくことが望まれる. ただし，最終的に決定するのは子どもと家族であるため，看護者は家族の意思を尊重し，家族の決定を支えていく姿勢が肝要である. 看護者の価値観を押しつけるのではなく，長期的な視点から今後の家族生活をイメージできるように，家族が選択し決定していくための判断材料を提供していくことが大切である.

　社会資源の活用や専門職種間の連携については，その重要性が指摘されているものの，小児の場合，介護保険法で規定されているケアマネジャー（介護支援専門員）のような存在はなく，コーディネーターとしての役割を誰が担うかが課題となっている. 障害のある子どものケアや療育には，保健・医療のみならず，教育・福祉など多職種が関わっている. 母親がコーディネートしている場合もあるが，その負担は大きい. 子どもと家族の心身の状態を知る看護者が，子どもと家族の視点からアドボケイトし，主体的にコーディネートしていく役割を担うことが求められている.

看護上の問題：#3 入院により他の家族員（特に2歳の弟）に心理的影響が出るリスク状態

期待される結果：Eちゃんの入院によるきょうだいへの心理的影響が最小限に抑えられる.

看　護　目　標：①家族が，Eちゃんの入院によってきょうだいがどのような体験をしているかをとらえることができる.
②2歳の弟に分離不安が認められるようであれば，家族が優先度を検討しながら弟と過ごす時間を増やすなど家族内の調整をすることができる.

＊ケア計画，結果，評価，修正，アドバイスは省略. 以下同.

> **plus-α**
>
> **障害者総合支援法**
>
> 2012（平成24）年6月，「障害者の日常生活及び社会生活を総合的に支援するための法律（障害者総合支援法）」が「障害者自立支援法」に代わる法律として成立し，2013（平成25）年4月より施行された. 基本理念に，法に基づく日常生活・社会生活支援が，共生社会の実現のために総合的かつ計画的に行われることを掲げ，障害者の範囲に難病等が加えられた. また，これまでの「障害程度区分」が，障害の特性に応じて必要とされる支援の度合いを示す「障害支援区分」に改められ，支援として重度訪問介護の対象が拡大されること等が盛り込まれた.

看護上の問題：#4 運動障害・精神遅滞から成長とともに二次障害（拘縮・変形）の起こるリスク状態

期待される結果：Eちゃんの四肢の拘縮・肢体の変形が増悪せず，最小限に抑えられる．

看　護　目　標：①家族がEちゃんの成長による加重・伸長が身体に及ぼす影響について理解することができる．

②家族がEちゃんの二次障害を抑えるために，生活の中に機能訓練や姿勢の保持，ストレッチを組み入れることができる．

看護上の問題：#5 原疾患とてんかんの増悪・治療による発達遅滞のさらなるリスク状態

期待される結果：Eちゃんの生活リズムが確立し，発達遅延が最小限に抑えられる．

看　護　目　標：①Eちゃんの睡眠−覚醒リズムが整い，会話や日常生活動作の中で，自分で行いたいという気持ちをもつことができる．

②Eちゃんが学校行事や社会参加の機会を得て，さまざまな体験をすることができる．

引用・参考文献

1）厚生労働統計協会編. 国民の福祉と介護の動向2013/2014. 厚生の指標 増刊. 2013, 60(10).

2）Drotar, D. et al. The adaptation of parents to the birth of an Infant with a congenital malformation：A hypothetical Model. Pediatrics. 1975, 56(5), p.710-717.

3）Olshansky, S. 絶えざる悲しみ：精神薄弱児を持つことへの反応. 家族福祉：家族診断・処遇の論文集. 松本武子訳. 家庭教育社, 1968, p.133-138.

4）中田洋二郎. 親の障害の認識と受容に関する考察：受容の段階説と慢性的悲哀. 早稲田心理学年報. 1995, 27, p.83-92.

5）障害者福祉研究会編. 国際生活機能分類：国際障害分類. 改定版. 中央法規出版, 2002, p.17.

5 痛みのある子どもと家族への看護

1 基礎知識

(1) 痛みの発生機序

痛みは「不快な感覚的および感情的体験であって，何らかの組織障害が起こった時，組織損傷が差し迫った時，ないしは組織損傷に引き続いて特異的に表現されるもの」[1]（国際疼痛学会，2008年）であり，「痛みは体験している人が伝えるところのものであり，その人が痛いというときはいつも痛みは存在する」[2]（McCaffery, M.）といわれるように，非常に主観的で個別的なものである．

侵害刺激が侵害受容器に入るとインパルス（活動電位）が発生し，神経線維によって脊髄後角に伝導される．脊髄後角から視床下部を経て大脳皮質に至り，痛みとして認知され，それに対する反応が起こる．インパルスが脊髄後角に伝導されると，交感神経節を介し筋の攣縮や血管の収縮が起こり，局所が乏血状態となり組織の酸素が欠乏して発痛物質（乳酸，プロスタグランジン，ヒスタミン等）が生成される．この発痛物質が侵害受容器を刺激し，痛みの悪循環が起こる（図4.5-1）.

(2) 痛みの種類

病態生理学的分類では，主に**侵害受容性疼痛**と**神経障害性疼痛**の二つに分類される．侵害受容性疼痛は組織の損傷によって起こる痛みであり，体性痛（皮膚や深部組織の侵害受容体の活性化による痛み）と内臓痛（胸腹腔臓器への浸潤・圧迫による痛み）がある．神経障害性疼痛は，感覚神経の伝達路自体の損傷や機能異常によって起こる痛みである．特定の原因が同定できないものは，特発性疼痛に分類される．

持続期間による分類では，**急性疼痛**と**慢性疼痛**に分けられる．急性疼痛は30日までに消失するものを指し，慢性疼痛は遷延性のもので3カ月以上続くものを指す．

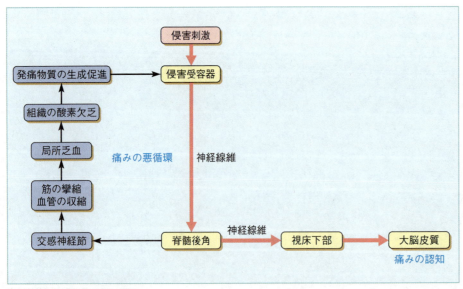

図4.5-1 ● 痛みの発生機序

（3）子どもの痛みの特性

　子どもも大人と同様のメカニズムで痛みが生じる．以前は「子どもは大人ほど痛み
を感じない」などという誤解もあったが，胎児期中期から形態的機能的に疼痛伝達の
準備が進行しており，早期産児を含む新生児も痛みを感じているという報告がされて
いる．ただ，子どもは認知や言語能力の発達途上にあり，理解や判断，表現の未熟性
のために，その痛みを正確にとらえることが難しいという特性がある．また，子ども
は「我慢が美徳である」「薬はよくない」といった家族の考えや社会期待，文化の影
響を受けやすい状況にある．さらに小児期に痛みを体験したことが長期にわたり外傷
体験となったという報告もあり，痛みの体験が子どもの人生に大きな影響を与えるこ
ととなる．

（4）子どもの痛みの理解と表現

　子どもは発達段階によって痛みの理解・表現のしかたが特徴的である（表4.5-1）．

（5）痛みのアセスメント

　痛みのアセスメント項目を表4.5-2に示す．子どもは認知・言語能力の未熟性や経
験の少なさから，言葉でうまく表現できないことに加え，状況の影響を受けやすい．
具体的には，

①他の不快なこと，例えば気分不快，嘔気，倦怠感，瘙痒感等と混同し，すべてを「痛
　い」と表現することがある．

②何かをされることへの不安や恐れ，何もしてくれないという諦め，坐薬が嫌であ
　るなどの理由で，痛みがあっても「痛くない」と言うことがある．

③子どもは相手との関係性に影響を受けやすく，相手によって痛みを伝えたり伝えな
　かったりする．

　痛みが適切にアセスメントされ，適切な看護介入によって痛みが緩和されることを
目的とした痛みのアセスメントツールがいくつか開発されている．その中の一つであ
る小児の痛みアセスメントツール[3]は，「痛みの履歴書」「痛み定期アセスメントシー
ト」「痛みフローシート（滴定段階用）」「痛みフローシート（維持段階用）」という4
種類の記録用紙と，「痛みアセスメントツール使用マニュアル」で構成されている．「痛
みの履歴書」（図4.5-2）を活用することで，子どもの過去の痛みの種類，痛みに対す
る対応および特性，痛みへの対処の傾向を知ることができ，子どもや家族とともに意
図的に緩和ケア方法について話し合う機会づくりが可能となる．「痛み定期アセスメ
ントシート」は，痛みの性質や変化，痛みによって影響を受けている日常生活の状態，
痛覚閾値の変動要因，痛み緩和ケア処方などの項目からなり，看護計画の立案や評価
を行う際に使用する．子どもの痛みの体験を共有し，その子どもに適した方法で痛み
の緩和が図ることができるよう，子どもや家族とともに話し合いを行う．

（6）痛みを緩和する技術

●基本姿勢●

　子どもが「痛い」というときは疑わずに，ありのまま痛みがあると受け止める．子
どもは感覚をうまく表現できないことがあったり，訴える内容が変わったりするが，
何らかの不快感があることは確かである．ちょっとしたサインを見逃さず，アセスメ

A. 痛みの履歴書	平成　　年　月　日

お名前：　　　　　　　　　性別：男・女　年齢：

受け持ち看護師：　　　　　　　　担当医：

1. あなたが今まで体験した痛みを2つ思い出してみてください.

質問項目	痛み（その1）	痛み（その2）
①痛くなったのはどんなときでしたか？		
②どこがどのように痛かったですか？		
③それは何歳のときでしたか？		
④痛かった時には，どのように知らせましたか？		
痛かったことが伝わりましたか？		
⑤痛かった時に，薬は使いましたか？		
それで痛みはなくなりましたか？		
⑥そのとき薬のほかに何かしましたか？		
それで痛みはなくなりましたか？		

2. あなたは痛みをがまんする方ですか？なぜですか？

3. 痛みについて思っていることを何でもよいので，自由に書いてください.

4. どのくらい痛いかを伝えるために「痛みスケール」を使ったことはありますか？

5. 痛みをとる薬を使うにはいくつかの方法があります. どの方法がいいか順番とその理由を教えてください.

①飲み薬　　　　　　　　　（　　　）理由＿＿＿＿＿＿＿
②座薬（お尻から入れる薬）（　　　）理由＿＿＿＿＿＿＿
③点滴から入れる薬　　　　（　　　）理由＿＿＿＿＿＿＿
④その他の方法＿＿＿＿＿　（　　　）理由＿＿＿＿＿＿＿

6. あなたはどの飲み薬がいいか順番を教えてください. 今まで飲み薬をどのようにして飲んでいましたか.

①粉の薬　　　　（　　　）　飲み方（　　　　　　　　）
②粒の薬　　　　（　　　）　飲み方（　　　　　　　　）
③シロップの薬　（　　　）　飲み方（　　　　　　　　）
④その他の方法＿＿＿（　　　）飲み方（　　　　　　　）

受け取り者サイン＿＿＿＿＿＿＿＿

片田範子（研究代表者）. 研究成果を実践に根付かせるための専門看護師を活用した臨床：研究連携システムの構築. 平成17年度〜平成19年度科学研究費補助金基盤研究（A）研究成果報告書資料編. 2008.

図4.5-2●痛みの履歴書

ントを繰り返し行い，その子に適した**痛みの緩和方法**を提供できるようにする. 子どもや家族と協力して，自分らしく過ごせたり，自分で痛みを表現できたり，痛みへの対処を自分で選択できる環境をつくっていく. 子どもは状況の影響を受けやすいことからも，うまく除痛を図るためには信頼関係の形成が重要である.

●痛みへのケア●

　痛みがあるときは，原則的に薬物療法を使用する. その上で非薬物療法を組み合わせるとより効果が上がる.

①**薬物療法**：「WHOガイドライン：病態に起因した小児の持続性の痛みの薬による治療」[4]において，痛み治療の基本原則として，「二段階除痛ラダーの考え方を守る」「時刻を決めて規則正しく薬を反復投与する」「適切な投与経路である経口投与を用いる」「それぞれの小児に適合する個別的な量を用いる」が挙げられている. 本ガイドラインより，小児に対しては三段階除痛ラダーより二段階除痛ラダーの効果が高いとされている. 第一段階の軽度の痛みの治療では，アセトアミノフェンまたはイブプロフェンを選択し，第二段階の中等度から高度の痛みの治療では，強オピオイド鎮痛薬の投与が適応となる. 医師や薬剤師と協力し，安全で効果的な薬剤を提供

する.

②**非薬物療法**：WHOの非薬物療法による除痛のガイドラインでは，子どもと家族をエンパワーする**支持的療法**，思考と想像に影響を与える**認知的療法**，行動を変容する**行動的療法**，感覚系に影響を与える**物理的療法**がある[5]と示されている．具体的には，そばにいること，スキンシップ，マッサージ，安楽な体位，気分転換，遊び，音楽，冷・温罨法，リラクセーション，アロマセラピーなどがある．

表4.5-1●子どもの痛みの理解と表現

	痛みの理解	言語による表現	表情・行動による表現
乳児期	・痛みを理解しているかは不明である. ・痛みに対する反応は感覚レベルが中心である. ・6カ月ごろから，痛みと関連する状況を恐れる.	痛みを予測させる発声	眉間にしわを寄せる. 顔を歪める. 不機嫌でぐずる. 激しく泣く，泣き続ける. いつもと違う泣き方をする. こぶしを握る. 体を突っ張る，反る. 体に触れると嫌がる. 手足をばたつかせる. ミルクを飲まない. 浅眠
幼児前期	・目に見えること，体験したことに結びつけた自己中心的な考えをもつ. ・痛みを罰としてとらえる傾向がある. ・状況の影響を受けやすい. ・痛みの原因が自分の外にあると理解する.	「いたい」「いや」 叫び声をあげる. （痛みの部位の特定は難しい）	眉間にしわを寄せる. 顔を歪める. 激しく泣く，泣き続ける. 体に触れると嫌がる. うずくまる，動かない. 自己安定を図る行動（指しゃぶりやタオルをかむ等） 暴れる，攻撃的行動をとる.
幼児後期		「いたい」 （痛みの部位や強度を特定でき始める） 「ずきずき」「ちくちく」等の擬態語を使う. 「さすって」と要求する.	（幼児前期の表現に加え） 硬い表情 元気がない. 我慢する. しゃべらない.
学童期	・痛みの原因を知ろうとする. ・痛みと病気を関連付ける. ・痛みの対処法を考える.	痛みの部位や強度，性質を正確に説明する. 抽象的な表現が増加する.	眉間にしわを寄せる. 顔を歪める. しくしく泣く. うずくまる，動かない. 我慢する. 活動性の低下 意欲・集中力の低下 不眠 不安の増強
思春期	・痛みや病気の意味付けをする. ・痛みの対処法を考える.		

表4.5-2● 痛みのアセスメント項目

痛みの原因	器質的所見
痛みの状態	性質，強度，部位，持続時間
痛みの観察	表情，姿勢，機嫌，言葉，行動 日常生活への支障 　・活動性低下，睡眠障害，食欲不振 セルフケア力への影響 精神面への影響 　・不安，孤独，意欲低下，集中力の低下
生理的反応	呼吸・脈拍増加，血圧上昇，発汗，顔面蒼白，筋緊張増加等
痛みの体験	過去の痛みの体験，反応，緩和方法の希望，認知，自分なりに行っている対処法と効果等
ペインスケールの使用	①自己申告スケール：フェイススケール（図4.5-3），ビジュアルアナログスケール（図4.5-4），アウチャースケール，ポーカーチップツール等 ②行動スケール：CHEOPS（表4.5-3），COMFORT，OPS等 〈注意事項〉痛みが出現しているときに数値を聞き過ぎない．「わからない」と答えたり，怒り出すことがある．痛みのないときに相談をすること．
痛覚閾値の変動要因* 低下因子	不快感，不眠，疲労，不安，恐怖，怒り，悲しみ，うつ状態，倦怠，内向的心理状態，孤独感，社会的地位の消失
痛覚閾値の変動要因* 上昇因子	症状の緩和，睡眠，休息，共感，理解，人とのふれあい，気晴らしになる行為，不安の減退，気分の高揚，鎮痛薬，抗不安薬，抗うつ薬
家族の意見	

＊痛覚閾値：痛みを認知する最小の痛みの刺激強度を指し，閾値が上昇すると痛みを感じにくくなる．

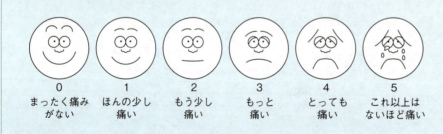

0 まったく痛みがない　1 ほんの少し痛い　2 もう少し痛い　3 もっと痛い　4 とっても痛い　5 これ以上はないほど痛い

手順
①3歳以上の患者に望ましい．
②それぞれの顔は，子どもの痛み(pain hurt)がないのでご機嫌な感じ，または，ある程度の痛み・たくさんの痛みがあるので，悲しい感じを表現していることを説明してください．
③今，どのように感じているか最もよく表している顔を選ぶよう，子どもに求めてください．

Hockenberry, MJ., Wilson, D. Wong's essentials of pediatric nursing, 8th ed. Mosby, St. Louis, 2009. より許可を得て転載. Copyright Mosby.

図4.5-3● フェイススケール（Wong-Baker FACES Pain Rating Scale）

痛みはない　　　　　　　　　　　　　　　　　　　　　　　これ以上の痛みは
　　　　　　　　　　　　　　　　　　　　　　　　　　　　考えられない

手　順
①子どもに，自分の感じている痛みの強さを最もよく表していると思う線上の位置に，印を
　つけるように伝えてください．
②センチメートル単位の定規で，"痛みはない"から印までを測り，測定値を痛みスコアとし
　て記録してください．

図4.5-4●ビジュアルアナログスケール（VAS）

表4.5-3●CHEOPS：行動判定とスコアリング

項　目	行　動	スコア	判　定
啼　泣	泣いていない	1	子どもは泣いていない．
	うめいている	2	子どもはうめいているかまたは小さな声を出している；声を出さずに泣いている．
	啼泣している	2	子どもは泣いているが，泣き声は穏やかまたはしくしく泣いている．
	叫んでいる	3	子どもは激しく泣いている；しゃくり上げて泣いている；訴えがある場合もない場合も判定される．
表　情	落ち着いている	1	自然な顔の表情
	しかめっ面をしている	2	機嫌の悪い表情のときのみこの得点とする．
	笑っている	0	機嫌のよい表情のときのみこの得点とする．
子どもの言語	言葉はない	1	子どもはしゃべっていない．
	痛み以外の訴えがある	1	子どもは，痛み以外のことについて訴える．例えば「ママに会いたい」または「のどがかわいた」など．
	痛みを訴える	2	子どもは痛みに関して訴えている．
	両方訴える	2	子どもは痛みとその他のことを両方考える．例えば「痛い，ママに会いたい」など．
	肯定的な言葉	0	子どもは訴えることはなく肯定的な言葉を言ったり，話したりする．
体　幹	自然	1	身体（四肢を含まない）は安楽．体幹が動いていない．
	動いている	2	身体を移動させるかまたは曲がりくねった状態でいる．
	緊張している	2	身体はアーチ状に曲げているか硬直している．
	震えがある	2	身体は身震いしているか，無意識に揺らしている．
	まっすぐにしている	2	子どもは垂直またはまっすぐな体位をとっている．
	抑制されている	2	身体は抑制されている．
タッチ	触れない	1	子どもは傷に触れたり押さえたりしていない．
	触れようとしない	2	子どもは触れようとするが傷には触れない．
	触れる	2	子どもは静かに傷または傷の周囲を触れている．
	つかむ	2	子どもは傷を力強くつかんでいる．
	抑制されている	2	子どもの腕が抑制されている．
下　腿	自然	1	足はどのような状態にあってもリラックスしている．静かに泳ぐ姿勢やくねらせる姿勢．
	身もだえする，蹴る	2	明らかに不穏であったり，足を落ち着きなく動かしているかまたは蹴るように足や下腿を動かしている．
	引きつっている，突っ張っている	2	足は突っ張らせているか，きつく身体に引き寄せて，その状態のままでいる．
	立っている	2	立っている，しゃがんでいる．ひざまずいている．
	抑制されている	2	子どもの足は抑制されている．

McGrath, P.J. et al. CHEOPS：A behavioral scale for rating postoperative pain in children. Advances in pain research and therapy. 1985, （9），p.395-402. 英国小児医学・保健学会編著. 子どもの痛み：その予防とコントロール. 片田範子監訳. 日本看護協会出版会, 2000, p.127.

●医療処置によって生じる痛みへのケア●

　手術による痛みは，手術による組織の損傷と炎症反応によって生じる強い痛みであり，呼吸・循環機能への影響や離床の遅れ等を引き起こし，術後の回復を遅らせる．この痛みは出現が予測できるため，出現しないように**鎮痛薬を先行投与**すると効果的である．体表の手術には麻酔覚醒前の非ステロイド性消炎鎮痛薬の投与，開腹胸・骨や筋肉等の手術には麻薬性鎮痛薬の投与，神経ブロック等を考慮する．学童・思春期の子どもには，痛みの状況に合わせて自分でボタンを押して鎮痛薬を投与できる**PCAポンプ**を使用する．

　治療や検査・処置に伴う痛みには，皮膚や粘膜への直接的刺激により起こるものが多く，採血，点滴確保，注射，骨髄・腰椎穿刺，浣腸，消毒等があげられる．侵襲の大きさにより使用する薬剤の種類と投与方法（全身麻酔，局所麻酔，鎮静薬の投与等）を選択する．

　特に子どもは**不安や恐怖により痛みが増強**しやすいため，その子に適した説明をして準備性を高めること，安心できる環境を整えること，処置を短時間で安全・確実に行うこと等が重要である（p.243参照）．子どもが「された」のではなく，「自分が頑張って乗り越えたんだ」と体験を肯定的にとらえられるように関わる．

（7）家族への支援

●家族の体験●

　家族は痛がっている子どもを見守るつらさを抱え，苦悩する姿がみられる．子どもがどうなっていくのか，治療はうまくいっているのか等の不安や心配，こんな病気にしてしまってという罪責感，自分は何もしてやれないという無力感，早く痛みをとってほしいという苛立ち等，家族は複雑な思いを抱えている．また，疾患や治療・処置に伴う痛みをもつ子どもに関わることが初めてである家族は，どのように関わってよいかわからず，戸惑うことが多い．そのために，かえって子どもに負担をかけてしまうこともある．

●家族へのケア●

　家族の苦痛を緩和し，セルフケア力を高めるために，思いの傾聴，言動の把握，子どもの状態についての情報交換，痛みや痛み緩和に関する情報提供，痛みについて一緒に取り組むことの説明，家族ができることの提示を行う．家族は，子どもの変化に気付く力，納得を得る力，その子に適した方法を選択する力，痛覚閾値を上げる力（安心や安楽の提供等）をもっているため，その力を引き出し高めることが有効である．

2　事例による看護過程の展開

（1）事例紹介

　3歳3カ月のFくん．両親とFくんの3人家族．急性リンパ性白血病のため，化学療法を施行している．1クール施行後に寛解に入ったが，現在3クール目で，白血球が200に低下したためアイソレーション中である．2日前から口内炎が二つできている．食事はほとんど食べない．アイソレーションを行う前はスムーズにできていた口腔ケアも内服も嫌がるようになり，実施に時間がかかる．「お口痛い？」と尋ねると「痛

---

plus α

PCAポンプ

PCAとはpatient-controlled analgesia，自己調節鎮痛のこと．

---

plus α

寛解

本事例の場合，骨髄穿刺等の検査で悪性腫瘍の残存がほとんど認められなくなった状態．

---

plus α

アイソレーション

骨髄抑制によって白血球（好中球）が減少している時期に，気道からの感染を防ぐために細菌や真菌を排除する装置を設置し，隔離状態にすること．

い」と答えるが，母親や看護者が聞かなければ訴えはなく遊んでいる．ビデオを見て一緒に歌を歌ったり踊ったり，飛び跳ねたりすることが好きであるが，最近は電車のおもちゃを使って遊ぶことが多く，また母親に抱っこをねだったり，自分の思い通りにならないとすぐに怒って泣くことが増えている．母親の不在時，特に眠る前や夜中に目覚めたときは「痛い」と言って泣くことが多い．母親に鎮痛薬の使用について相談するが，「遊べているからいらない」と言われる．

（2）アセスメント

●身体・生活面●

抗がん薬による粘膜障害で口内炎が発生し，また骨髄抑制に伴い口腔内感染も加わり口内炎は悪化していくことが予測される．口内炎は口腔内痛を伴い，食事の摂取困難，睡眠障害等，日常生活に支障をきたし，苦痛の増強，つまりQOLの低下につながっている．今後，骨髄機能が回復するまで，感染の悪化とそれに伴う痛みの増強が予測されるため，感染悪化の防止と痛み緩和を図り，Fくんらしく過ごせるようケアを提供していく必要がある．痛み緩和をしていく際，Fくんの協力が必要であることを伝え，本人の希望を取り入れていく．鎮痛薬は，食事・口腔ケア前，眠前に投与し，食事時や口腔ケア時，入眠時に効果が高くなるように調整する．口内炎の悪化を防ぐために，痛みを緩和して口腔ケアができるようにする．また，まとまった睡眠，食事摂取，好きな遊びができるように，鎮痛薬を投与した上で，非薬物療法も実施する．

食事摂取については，口内炎だけが原因ではなく，抗がん薬による食欲低下，味覚の変化，倦怠感などの影響で困難になっていることも考えられ，鎮痛薬や非薬物療法を使いながら，無理強いせず見守り，Fくんが好むものを持ち込み食として取り入れたり，口あたりのよいものを勧めたりする．

●成長発達面●

Fくんは3歳3カ月であり，認知発達理論の前概念位相にあるため（p.66参照），痛みの理解は難しい．また言葉での表現は不安定であり，その訴えは一貫性がないときもある．しかし，口内炎があり感染を起こしていること，食事の摂取困難，口腔ケアや内服困難，痛みを訴えて泣くことから，痛みが存在しており，日常生活への支障，セルフケア能力の低下を引き起こし，苦痛を与えている．母親がそばにいると遊べるのは，痛み閾値を上げているためであり，母親の不在時は閾値が下がり痛みが増強している．したがって，早期の痛み緩和が必要である．

Fくんは自律感や自尊心を獲得していく大事な時期にある．この時期に入院することにより，自分でできていたことも人に依存したり，自分で決められることも減ってしまうため，自律感や自尊心が育ちにくい環境になるといえる．苦しい治療の中でも，子どもが何かを得て成長していけるような環境を提供したいものである．痛みは主観的なものであるため，本人にしかその痛みはわからない．よって，痛みを緩和していく上で主導権を握るのは子どもが適している．理解や判断，表現の未熟性については，家族や医療者が不足部分を補っていくが，子どもの協力が大事であること，一緒に取り組むことを伝え，子どもがもつ力を引き出し高めていく．一度鎮痛薬を使用し効果があるとわかると，次は子どもからいつ使ってほしいという提案もでき，積極的に自

分でマネジメントする力を発揮する．病状やストレスのかかり具合をみながら，Fくんができること，例えば「お口の中を見せてね，痛いときは教えてね」などと伝え，できたことは褒める関わりを行う．

●家　族●

母親は子どもが病気になったことで，入院や疾患・治療・予後についての不安や心配，罪責感や無力感などをもつ．また長期入院となり，毎日面会に来ることで疲労が蓄積することが予測される．母親をサポートする家族や友人がいるかどうかを把握し，母親へのサポート内容を検討する必要がある．

母親は化学療法を受ける子どもに関わることは初めての体験であり，知らないことや判断できないことが多く存在する．母親が子どもの状況を把握できるように，知識や情報を細かく提供する．痛みについても，母親がそばにいるときは痛覚閾値が上がっているため平気そうに見える．しかし，母親の不在時は痛みが増強しているため，痛み緩和が必要であるということを母親が理解できるように，正しい知識と子どもの状態をわかりやすく説明するとともに，Fくんにとってよりよい方法を一緒に考えていく．母親のストレスや疲労をねぎらうなど，家族の苦痛を緩和しながらも，無理のないように，母親のもつ力を引き出していく．

(3) 関連図 (図4.5-5)

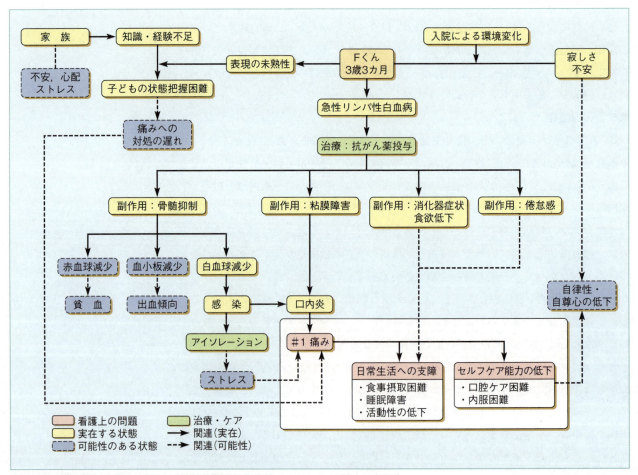

図4.5-5●関連図（#1 痛みによる日常生活への支障，セルフケア能力の低下）

（4）ケアプランと実施および評価

看護上の問題：#1 痛みによる日常生活への支障，セルフケア能力の低下

看 護 目 標：痛みによる苦痛が軽減し，Fくんらしく過ごせる．

目標達成基準：痛みが軽減，消失したことが表現でき，日常生活が元に戻る．

　　　　　　　①痛みについてFくんなりの方法で表現できる．

　　　　　　　②夜間にまとまった睡眠がとれる．

　　　　　　　③Fくんのペースで食事摂取ができる．

　　　　　　　④口腔ケアができる．

　　　　　　　⑤好きな遊びができる．

看護倫理の視点からのアドバイス

　子どもの痛み緩和を行うとき，子どもが発達途上にあり，理解や判断の未熟性をもつことから，意思決定の責任は家族にあることが多い．子どもはその子なりに理解や納得をすることができるため，発達段階に応じた説明を受け，自分の意見を言い，決定するプロセスに参加する権利がある．子どもが不在の状況で，家族と医療者が勝手に決定していくことは避けたい．子どもと家族，医療者が協力し，子どもの最善の利益を保障する努力をしていく．

　我慢することに価値を置いている中で育った子どもは，**我慢しないことに罪悪感や敗北感を感じる**．無理強いはしないが，それまでの生活で体験した痛みと，病気から来る痛みでは痛みの性質や強さが違い，我慢できるものではないことがある．病院では我慢しなくてよいことや，さまざまな対処方法があることを根気よく話し，納得を得るように努力する．

看護上の問題：#2 痛みや痛み緩和に関する家族の理解不足

看 護 目 標：痛みや痛み緩和を家族が理解し，積極的に取り組める．

目標達成基準：①家族が痛みや痛み緩和の正しい知識を習得する．

　　　　　　　②医療者のサポートを受けながら，家族がFくんに適した緩和方法を
　　　　　　　　考え実施できる．

＊ケア計画，結果，評価，修正，アドバイスは省略．以下同．

看護上の問題：#3 化学療法に起因する白血球減少による感染：口内炎

看 護 目 標：口内炎が改善・治癒する．

目標達成基準：口内炎の悪化を防止する行動がとれる．

　　　　　　　①口腔内の観察に協力できる．

　　　　　　　②口腔ケアができる．

ケア計画	結　果	評　価	修　正
O-P) 1．痛みの観察：部位，性質，強度，持続時間 　　Fくんの表現：言葉「痛い」 　　　　　　　　行動「苦悶表情」「泣く」「怒る」 　　①フェイススケールの使用 　　②2時間ごとに観察 2．口腔内の観察：口内炎の程度，経過 　　　　　　　　粘膜の発赤・腫脹・出血・水疱・潰瘍 　　　　　　　　不快症状（しみる，痛み），嚥下障害 　　①口腔ケアシートの使用 　　②8時間ごとに口腔内を観察 3．バイタルサイン，全身状態 4．子ども・家族の思いや要望 5．化学療法の副作用 6．日常生活への影響 　　睡眠状態，食事摂取状況，活動性，会話 7．セルフケア力 8．Fくんにとっての痛覚閾値上昇・低下因子 　　上昇因子：母親がそばにいる，抱っこ，遊び 　　低下因子：母親の不在，寂しさ，不眠 9．検査データ 10．鎮痛薬使用時は，鎮痛薬の副作用	Fくんはスケールの数値を答えないときがあり，フェイススケールが有効に利用できず，効果判定ができない．	アセスメントや看護目標は適切であるが，ケア計画の一部がFくんに合わず不適切である．自己申告スケールの使用では有効な判定が得られないため，行動スケールと併用する必要がある．一部計画を追加する．	O-P) 1-① 行動スケールCHEOPSを併用する．
T-P) 1．医師の指示による鎮痛薬の投与 　　①アセトアミノフェン坐薬の定期投与 　　　11時・20時・（2〜5時の間で起きたとき） 　　②局所鎮痛薬の投与 　　　塩酸リドカインスプレーなど 2．非薬物療法の活用 　　そばにいること，抱っこ（スキンシップ），遊び，面 　　会時間の延長，保育士の活用，他児との交流，局所 　　冷罨法 3．痛覚閾値上昇因子の促進，低下因子の除去 4．不眠時：できるだけそばにいる，環境調整，日課に 　　沿ったリズムある日中の過ごし方をする． 5．食事：持ち込み食を取り入れる． 　　　　　無理強いはしない． 　　　　　口当たりのよいものを勧める． 6．口腔ケア：水で1日3回食後に行う． 　　　　　　　ブクブクうがいは五つ数える． 　　　　　　　歯磨きは仕上げ磨きを行う． 　　　　　　　手鏡で子どもと一緒に口腔内を見る． 　　　＊定期的に歯科受診 7．内服：一時的に注射薬に変更できるものは変える． 　　　　　他児からの励まし 8．頑張りを認め，褒める． 9．他職種との連携：医師，薬剤師，歯科衛生士	鎮痛薬の使用時間が生活ペースに合わず，口内炎の悪化に伴い痛みも増強傾向にあるため，鎮痛薬の効果も不十分で，日常生活の支障が改善されていない．十分に眠れず，食べられず，活動性も低くなったままで，不機嫌なときが多い状態である． 不眠時の関わりが不十分で，入眠までに約1時間を要する．眠りたいが眠れないという状況で，苦痛が生じている．	痛みの進行に適した鎮痛薬の量が投与できておらず，緩和が図れていない．よって鎮痛薬を増量し，痛みが消失する量を投与する必要があるため，計画を変更する． 不眠による苦痛が強い．非薬物療法を効果的なものとするため，Fくんの特徴を考慮し，一部計画を修正する．	T-P) 1. 鎮痛薬の使用時間を1日4回の定期投与にする（6・12・18・24時）． T-P) 4. 不眠時，トントンして体を揺らす．それで眠れないときは絵本を読み聞かせる．必要時は催眠薬を投与する．
E-P) 1．子どもと家族に痛みの治療に関する正しい知識と対 　　処方法を説明する． 2．子どもと家族の協力が必要であることを伝える． 3．痛みを我慢しなくてよいこと，痛みを教えてほしい 　　こと，口の中を見せてほしいことを伝える．			

看護上の問題：#4 入院・治療・隔離に伴うストレス，不安や寂しさ

看 護 目 標：ストレス，不安や寂しさが軽減する．

目標達成基準：①思いや要望を表現できる．

②医療者や家族のサポートを受けながら，Fくんなりの対処行動がとれる．

引用文献

1）LoeserJD, TreedeRD. The Kyoto protocol of IASP Basic Pain Terminology. Pain. 2008, 137, p.473-477.

2）McCaffery, M. 痛みの看護マニュアル. 季羽倭文子監訳. メヂカルフレンド社, 1995, p.10.

3）片田範子ほか. 平成17～19年度科学研究費補助金基盤研究（A）研究成果報告書資料編. 研究成果を実践に根付かせるための専門看護師を活用した臨床：研究連携システムの構築—小児における痛みアセスメントツールを用いたケア導入と効果の検証を通して—. 2008, p.18-38.

4）WHO編. WHOガイドライン：病態に起因した小児の持続性の痛みの薬による治療. 武田文和監訳. 金原出版, 2013, p.42.

5）WHO編. がんをもつ子どもの痛みからの解放とパリアティブ・ケア. 片田範子監訳. 日本看護協会出版会, 2000, p.35.

参考文献

1）武田文和訳. 末期患者の診療マニュアル：痛み対策と症状コントロール. 第2版. 医学書院, 1993.

2）英国小児医学・保健学会編著. 子どもの痛み：その予防とコントロール. 片田範子監訳. 日本看護協会出版会, 2000.

3）花岡一雄監修. 疼痛コントロールのABC. 医学書院, 1998.

4）筒井真優美編著. 小児看護学：痛みのある子どもと家族の看護. 日総研出版, 1997, p.130-135,（やさしく学ぶ看護学シリーズ）.

5）及川郁子監修. 予後不良な子どもの看護, 痛み. メヂカルフレンド社, 2000, p.96-107,（小児看護叢書, 5）.

6）田村恵子編. がん患者の症状マネジメント. 学習研究社, 2002,（Nursing Mook, 14）.

7）有田英子ほか. 診断するために：子どもの痛みのメカニズムと小児がんの痛みの特徴. 小児看護. 2004, 27(7), p.818-823.

8）山中久美子. 子どもの痛みのアセスメントと測定. 小児看護. 2000, 23(7), p.842-848.

6 | 在宅で終末期を迎えている子どもと家族への看護

1 基礎知識

（1）緩和ケア

　子どもの緩和ケアとは，子どもの身体，心，スピリチュアルな部分の積極的な統合的ケアであり，家族への支援も含まれる[1]．緩和ケアの目標は患者や家族にとって最も質の高い生活に到達することであり，緩和ケアは疾病の初期段階にも適応される．子どもと家族が終末期を在宅で過ごすことを希望した場合，子どもと家族が苦痛なく在宅で過ごすことができるよう看護者は支援する役割がある．

　ここでは，在宅で終末期を迎えている小児がんの子どもと家族の看護について説明していく（p.236「緩和ケア」参照）．

（2）在宅で終末期を迎えている子どもと家族へのケア

苦痛症状の緩和や除去を確実に実施できるようにケアする

　終末期にある小児がんの子どもは，痛みや全身倦怠感，呼吸困難感などの身体的症状が出現し，これらの症状は子どものQOLを低下させることにつながる（p.234「終末期にある子どもの身体徴候」参照）．そのため，子どもの**苦痛症状の緩和や除去を**積極的に行うことが重要となる．在宅で子どもが苦痛なく家族とともに過ごすことができるよう，これらは最優先されるケアとなる．看護者は専門的知識や技術をもち，在宅で過ごす子どもの苦痛症状の緩和や除去をするためのケアを家族とともに行っていく必要がある．

　家庭で行う症状緩和や症状の出現を予防するためのケアに，できる限り子どもが参加できるよう，看護者はそのケアを子どもや家族と一緒に考え，子どもの希望をケアに取り入れることが重要となる．

基本的生理的ニードを満たすことができるようにする

　子どもの基本的生理的ニードを満たすためにも，苦痛症状の緩和や除去が重要となる．苦痛がある状況では，子どもの生理的ニードは満たされず，QOLは著しく低下してしまう．基本的生理的ニードには，食事，排泄，清潔，休息などがあるが，苦痛が大きい場合，子どもはこれらのニードを満たすためのケアを嫌がり，結果的に子どもにとって安全・安楽な生活を送ることが難しくなる．症状の緩和がうまくいくと，これらのニードを満たすために，食事や清潔へのケアに子どもは自分の希望を伝えることができ，ケアに子ども自身が主体的に参加することも可能となってくる．基本的生理的ニードを満たすケアを家庭でも継続して家族が行うことができるよう，看護者は子どもに合わせたケア方法を家族と子どもと一緒に考えていく必要がある．

子どもの喜びや楽しみを維持できるようにする

　治癒が望めなくなった場合，本人にそのことを伝える難しさから，医療者や家族はその説明をためらい，避けてしまうこともある．しかし，子どもにとって納得のいく説明がされず，ごまかされてしまったと感じることは，子どもとの信頼関係を壊し，子どもの孤独感や恐怖感，不安感を強めてしまい，これらがQOLを低下させてしま

う要因となる．また子どもは，入院中に**同じ病気の友達の死**を体験していることもある．自分の身体状態の悪化をとらえ，これから自分はどうなるのかという思いを抱えて過ごしていることもある（p.231「子どもの心理」参照）．このような状況では，家で過ごすことはできても，穏やかに楽しみを持続しながら日々を過ごすことはできなくなる．子どもとその家族の状況をよくアセスメントし，どのように子どもに現在の状況を伝えていくことが最善であるのかを検討する必要がある．在宅で過ごす中の楽しみや，希望や要望は何か，一番今何をしたいのかなど，常に子どもと自由に話し合える関係と環境を，外来看護でも整えておく必要がある．一方で，思春期の子どもは発達段階の特徴から，自分の気持ちを他者に表現しないということもあるため，自分の気持ちを話せる人はいるのか，キーパーソンになる人はいるのか，それは誰であるのかを理解し，看護ケアを考えていく必要がある．

子どもが中心となる決定がなされるよう支援する

子どもにとって納得できる十分な説明がされない場合，子どもは自分の気持ちや希望を周囲に伝えてはいけないのではないか，表現すると周りの人を困らせてしまうのではないか，話すことを避けられるのではないかと考え，自由に話せなくなってしまう．その結果，子どもは意思や希望を表現することができず，本人の望む決定を最大限実現することは不可能となってしまう．このような状況は避けなければならず，子どもが中心となるような決定を常に行っていくことが重要である．

終末期に在宅で過ごすことを子どもと家族が希望した場合，在宅療養が可能となるよう体制を整えていくことも，子どもの決定を最大限実現していくケアである．在宅療養において子どもが中心に置かれた決定はされているのか，気持ちや希望は確認できているのかなど，**子どもにとっての最善**を，家族と医療者は話し合っていく必要がある．

家族の子どもへの思いや望みを受け止める

家族は子どもにどのように現在の状況を説明することがよいのか，希望を叶えるためにはどうしたらよいのかなど，さまざまな思いや悩みを抱えている．子どもの希望を叶え，在宅で過ごすという選択は，家族にとっても重大な決定となる．家族は子どもにとっての最善の決定をしたいが，どのような決定が最善であるのかを悩んでおり，決定を行った後も「本当にそれでよかったのだろうか」と葛藤していることを理解して看護者は支援していく必要がある．家族が子どもにとっての最善の決定を行うことができるよう，看護者は必要な情報を提供するとともに，家族の希望や葛藤に寄り添い，向き合って支援することが重要となる．

在宅ケアを継続できるよう家族の疲労や不安を軽減する

終末期の子どもが在宅で過ごすことが，子どもと家族のQOLを維持，向上することにつながるよう，家庭でも子どもの苦痛症状の緩和や基本的生理的ニードを満たすケアが必要となる．そのため，家庭で子どものケアを行う家族が十分な支援を得られない状況であると，家族の疲労や不安が増強してしまう．家族の疲労や不安の増強は，在宅で終末期を過ごす子どもと家族のQOLの低下につながり，有意義な日々は過ごせなくなる．子どもと家族が共に在宅で過ごすことを継続できるよう，**社会資源の活**

用や訪問看護ステーション・地域保健師の活用・レスパイト入院など，家族と子どもの在宅での**支援体制**を整える必要がある．また，子どもが在宅で過ごすことが困難となった場合，**子どもが入院できる場所**を確保することは重要である．

病気の子どものきょうだいをケアできるよう体制を整える

　家族は病気である子どものことを考えるのに精いっぱいであるが，子どもの病状の変化に伴って新たな選択や決定を行わなければならず，きょうだいのことを気遣う余裕がなくなることが考えられる．また，きょうだいのことを心配していても，病気の子ども以外の話を看護者にしてもよいのかと，家族が迷っている場合もある．きょうだいがどのように過ごしているのか，きょうだいは病気の子どもの状況についてどのように理解しているのか，どのような説明がされているのか，身体的・精神的な影響は出ていないのかなど，看護者はきょうだいの状況にも目を向ける必要がある．

　きょうだいに対して必要な説明や配慮がないと，病気の子どもが入院しているのは自分たちのせいかもしれない，病気の子どもの世話ばかりで自分は大切にされていないなど，きょうだいが罪悪感を抱いたり，不安や孤独に陥ってしまい，家族全体に負の影響を及ぼす恐れがある．**きょうだいに必要なケアは何か**を，病気の子どもが入院した当初から家族とともに看護者は考える必要がある．

　子どもが在宅で終末期を迎える場合，きょうだいが病気の子どもの身体状態の悪化に直面することも考えられる．そのため，家族がきょうだいとどのような話をしていくことが最善であるのかを考え，きょうだいが病気の子どもや家族とともに時間を過ごすことができるようなケアを看護者は考えていく必要がある．

(3) 在宅で終末期を迎える子どもと家族を支えるチームの連携

　在宅で終末期を迎える子どもと家族を支えるチームの連携を図4.6-1に示した．子どもと家族の在宅療養を可能とするためには，連携の中心となる病院，地域の病院，地域保健師，訪問看護師，学校などが連携し，子どもと家族につながっていくことが不可欠である．

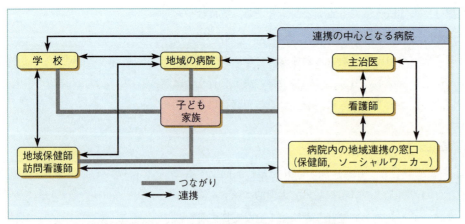

図4.6-1●在宅で終末期を迎える子どもと家族を支えるチームの連携

2 事例による看護過程の展開

（1）事例紹介

　小学5年生の小児がんの女児，Gちゃん．Gちゃんの両親（母親は専業主婦）は30代で，5歳の妹と4人家族である．Gちゃんと妹はとても仲がよい．小児がんが再発し，悪性細胞（芽球〈blast〉）が増えてきたため再入院となり，治療の必要性があることを理解している．治療を行ってきたが効果がなく，悪性細胞が増えており，積極的な抗がん剤治療はGちゃんの身体的苦痛を強めるだけで治癒は望めないと主治医は判断した．検査データ：WBC 13,000，PLT 3.5万，Hb 5.5，LDH 900．

　両親は，「苦痛はできる限りとってほしい．Gが苦しむことだけは避けてほしい」と話し，また，「Gは治療をがんばっているのに，これからのことをどう説明すればよいのか」「希望は捨てたくない」とも話しており，悩んでいた．Gちゃんにどのように説明することが一番よいのか，両親と医師，看護師とで話し合い，悪い細胞が残っていることで，そのためこれから痛みが出てくる恐れがあるが，しっかり痛みを取っていくことを伝えることにした．また両親は「入院中，同じ病気の子どもが亡くなったことをGは知っているため不安になると思う」と話した．

　Gちゃんは学校が大好きであり，症状の緩和ができれば学校に通えることなど希望をもてる説明も行うこと，Gちゃんが孤独にならないよう，不安や恐怖が表現できるような支援体制をしっかり築くことも，事前に話し合った．Gちゃんは泣いて説明を聴き，その日はふさぎこんでいたが，翌日家族に「学校に行きたい．家に帰ることができるの？」と聞いてきたため，家族は看護師に「Gにとって学校に通うことが一番いいと思う．どうしたらよいか」と相談してきた．説明後，Gちゃんは自分の病気について質問をしてこない．

（2）アセスメント

症状の緩和はできているのか，在宅で過ごすために症状緩和をどのように行えばよいのかをアセスメントする

　Gちゃんは終末期にあり，悪性細胞が増えている状況にある．在宅療養を行っていく中で，全身の痛みや倦怠感，呼吸困難などが出現する恐れがあり，これらの症状が緩和できないと身体的苦痛は増強してしまう．また症状が緩和されないことにより，学校に通うという喜びや楽しみを維持しながら生活を送ることができなくなり，QOLの低下につながる．Gちゃんと家族が安心して生活を送ることができるよう，苦痛症状をできる限り緩和していくことが必要となる．痛みに関しては，WHOの除痛ラダー（p.354「痛みのある子どもと家族への看護」参照）に沿って薬物療法を開始し，積極的に痛みを緩和することが必要となる．

　Gちゃんは具体的操作位相（p.66「ピアジェの認知発達理論：具体的操作位相」参照）にあり，なぜ治療が必要であるのか，治療の影響で白血球が減少し感染を起こす可能性もあることなどを論理的に理解することができ，感染予防のセルフケアにつなげることもできている．痛みを抑えるために鎮痛薬を予防的に定期内服する必要性を理解することや，自分の痛みを他者に伝え，家庭でも痛みの緩和がうまくいくように，

---

plus α

学童期の検査の基準値

WBC：4,500～13,500/μL
PLT：15～35万/μL
Hb：11.5～15.5g/dL
LDH：246～588IU/L
（その他の基準値については，p.404資料4を参照）

健康障害をもつ子ども・家族への看護過程の展開

4

Gちゃん自身も主体的に緩和ケアに参加することができると考える.

また，10歳の学童期にあり，エリクソンの自我発達理論では勤勉性対劣等感の段階にある（p.63「小児における自我発達理論：学童期」参照）．自分が痛みの緩和ケアに参加し，痛み緩和が成功している，うまくやり遂げられていると感じられることは勤勉性の獲得につながる．しかし，自分の意見を取り入れてもらえない，痛みへの対処がうまくいかないと感じることは劣等感を強く感じる恐れもある．家庭で実施可能な症状緩和の方法をアセスメントし，家族とともにGちゃんが緩和ケアに参加できる方法を考えていく必要がある.

基本的生理的ニードが満たされているかどうかをアセスメントする

現在は少量であるが好きなものを食べることができている（必要カロリーと水分は点滴にて補液）．活動と休息のバランスについては，夜は睡眠をとることができ，院内学級にて学習を持続することができており，日中はベッド上で過ごすことが多い．歯磨きや入浴，移動など日常生活行動は自分でできている.

ヘモグロビン値5.5であり輸血を必要時行っている．「疲れた」と伝えてくることも多く，休息を十分にとれるよう，足浴やマッサージ，眠るまでそばにいるなどのケアを提供している．血小板減少による出血傾向の観察も必要である．しっかり歩行できているが，ふらつきなどから転倒すると出血につながる危険性もあり，退院後の生活を送る中での転倒予防も必要である.

悪性細胞は増えている状況にあり，痛みの出現や倦怠感，呼吸困難など，全身状態が悪化する恐れがある．症状の緩和ができていないと苦痛は大きく，生理的ニードは満たされず，QOLは著しく低下してしまう状況となる．Gちゃんと家族が基本的生理的ニードを満たすことができるようなケアを家庭でも継続して行えるよう，入院中からGちゃんや家族と共に考えていく必要がある.

苦痛は何か，不安に思っていることは何かを理解し，楽しみが維持できる状況であるのか，どのようにすれば楽しみは維持できるのかをアセスメントする

Gちゃんは説明を聴きふさぎ込んでいたが，質問をしてこない状況にある．状況をどのように受け止めたのかまず確認し，自分の気持ちや不安などを安心して表現できる環境を整えることが必要である．母親には今まで自分が病気になってからの不安や恐怖などをいつも話しており，病気と取り組む上で母親はキーパーソンである．Gちゃんを今後どのように支えていくのか家族と話し合う中で，キーパーソンである母親の支援も必要である．家族は「Gはとてもショックを受けると思う．目標がなくなる」と話しており，また入院中同じ病気の友達の死を体験していることもあり，自分の身体状態の悪化をとらえ，これから自分はどうなるのかという恐怖を感じていることも考えられる.

Gちゃんは学校に通うことを楽しみにしており，家で過ごすことを希望している．現在，症状は緩和されている状況にあり，このような状態を家庭でも維持することができれば在宅での療養は可能である．今後，苦痛症状が緩和されない，自分の気持ちを自由に表現できる場がないと，不安や，恐怖などを強めてしまう恐れもある．苦痛症状の緩和を継続することができ，自分の気持ちを自由に表現することができる環境

を整えていくことが，退院後も必要となる．

本人の希望は最大限尊重されているのか，本人が中心となった決定はされているのかをアセスメントする

　Gちゃんは家で過ごし，学校に通うことを希望している．学校に通うことを最大限実現できるよう，苦痛症状の緩和を家庭で行えるように計画すること，基本的生理的ニードを満たすためのケアを家庭で継続できるよう計画することが必要である．また，Gちゃんが今回の説明をどのように捉えたのか，Gちゃんと話ができていない状況にある．本人を中心においた決定を行うためにも，気持ちを安心して表現できる場を整える必要がある．何を希望しているのか，何が今苦痛であるのかなどGちゃんを常に中心において検討をし，在宅療養が開始されてからも希望が実現されるよう，看護ケアを検討していく必要がある．

家族の希望や不安は何か，在宅療養が可能な環境であるのかをアセスメントする－家族理論を活用

　家族は，Gちゃんが家で過ごし学校に通いたいという希望を叶えたいと思い，在宅療養を決定した一方で，家庭でケアしていくことができるのかと不安も感じている．家族はGちゃんの苦痛症状を緩和するケアの実施など，新たな役割を担う必要がでてくる．また5歳の妹のニードを満たし，発達課題を獲得できるよう家族としての役割を果たす必要や，妹の健康問題にも気を配る必要があり，家族の役割は多岐にわたる．家族がGちゃんの在宅療養を維持していくためには，**周囲の支援**が必要である．4人家族であるが，祖父母や親類の援助は得られるのか，どのような形で得られるのか，訪問看護ステーションや保健師の訪問看護を行うための調整も必要となる．

　また，Gちゃんの妹に対して必要な説明と配慮がないと，「お姉ちゃんが病気になったのは自分のせいではないか」という罪責感や，「どうしてお姉ちゃんだけ？」という取り残されている気持ちになる恐れもある．また家族は妹を気遣う余裕がない状況に置かれていることも考えられる．看護者はGちゃんが在宅療養になるにあたり，Gちゃんの妹へのケアは整っているのかどうかをアセスメントし，妹への必要なケアについても具体的な検討を行っていく必要がある．

(3) 関連図（図4.6-2）

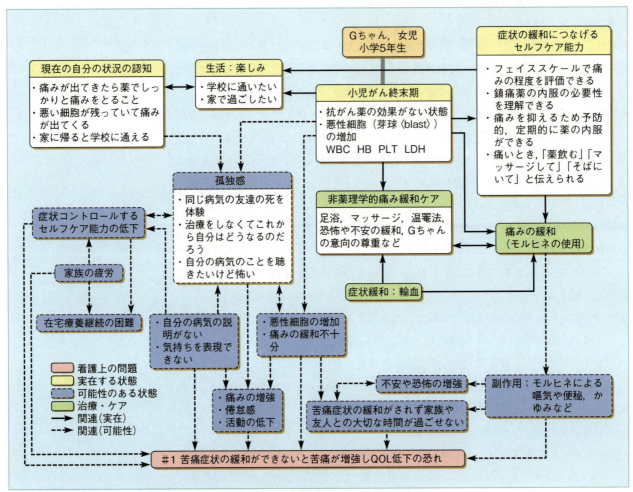

図4.6-2 ● 関連図（#1 苦痛症状の緩和ができないと苦痛が増強しQOL低下の恐れ）

(4) ケアプランと実施および評価

看護上の問題：#1 苦痛症状の緩和ができないと苦痛が増強しQOL低下の恐れ

期待される結果・目標：痛みの緩和ケアにGちゃんと家族が参加して，症状緩和ができ，日々安楽に過ごすことができる．

ケア計画	結　果	評　価	修　正
O-P） 1．痛みの原因，程度，部位などをアセスメントし，現在の薬物療法で痛みの緩和できているかどうか． 2．痛みの性質や強さに応じた薬物療法は行われているか，鎮痛補助薬の使用はされているか． 3．鎮痛薬の副作用出現の有無． 4．家庭での夜間の睡眠状況． 5．痛みにより家庭での日常生活は支障をきたしていないかどうか．	在宅療養開始後，下肢の痛みが出現した．痛みは持続せず，アセトアミノフェンを1日3回で開始し，フェイススケールで4から0となり痛みは緩和された．アセトアミノフェン	悪性細胞の増加が考えられる．セトアミノフェンでは痛みを緩和することはできず，モルヒネの併用が必要となる．痛みにより不安になっていることも考えられ，鎮痛薬の追加により	O-P） モルヒネの内服開始に伴い，痛み緩和ができているかの評価，モルヒネの副作用の観察を開始する．

T-P)
1. Gちゃんが痛みを伝えられているかどうか，スケールを効果的に使用できているかを確認する．
2. Gちゃんが希望するまたは効果があると考えられる非薬理学的痛み緩和ケアを薬物療法の効果を上げることができるよう実施する．
3. Gちゃんや家族が痛みに対して不安や疑問はないのか話し合いを行い，Gちゃんと家族の意思や気持ちに沿ったケアを行う．
4. Gちゃんと家族が痛みに対して希望するケアを知るため話し合いを行う．
5. 痛み緩和ケアにGちゃんの意思を取り入れ，自身が緩和ケアに参加できるようにする．
6. Gちゃんにとっての痛みの閾値を上げる要因，下げる要因と日常生活の様子を聴き，アセスメントする．
7. 不安や恐怖は痛み閾値を低下させるため，Gちゃんがどのような思いで過ごしているのかを表現できるように支援し，不安・恐怖の緩和ケアを行う．
8. 家庭でGちゃんと家族が痛みの緩和ができるよう，訪問看護ステーション看護師に相談・依頼し連携をとる．

E-P)
1. 薬物療法が確実にできるよう時間どおり内服すること，痛み増強時には鎮痛薬を追加すること，痛みの程度により鎮痛薬の種類や量を変更することなど，Gちゃんと家族に痛みの教育を行う．
2. 鎮痛薬の副作用対策を家庭で行えるようにする．
3. 痛み閾値を上げる要因を明らかにし，そのケアを家庭でできるよう，家族と一緒に考える．

内服開始5日目，内服後もフェイススケール4のままであると母親に伝え，外来受診した．受診後，速効性モルヒネ製剤を内服し，30分後，痛みはスケール0になったとGちゃんは話した．1日2回モルヒネ徐放性製剤内服開始となり，痛み増強時には臨時追加量（レスキュー・ドーズ）として速効性モルヒネ製剤を使用していくことになった．

痛みが緩和されることを説明し，Gちゃんが希望すれば痛みが緩和されるまで外来で過ごすことも可能であることを伝えることも必要となる．

T-P)
モルヒネの副作用出現の予防や副作用への対処を行う．鎮痛補助薬の検討も行う．
Gちゃんと家族に相談し，痛みが緩和されるまで外来で観察を行い，緩和された後帰宅するなどの対応をとる．
痛みが出現したことにより，Gちゃんと家族は不安が増強したことも考えられ，訪問看護師に状況を伝え，家庭でのケアのフォローを依頼する

E-P)
痛み出現を抑えるため決まった時間に内服すること，痛み増強時にはレスキュー・ドーズを追加の内服として行うことなどをGちゃんと家族に説明し，Gちゃん自身も痛み緩和が主体的にできるようにする．次回外来時には訪問看護師も共に受診し，家庭での痛み緩和について一緒に話し合う．

看護倫理の視点からのアドバイス

・苦痛症状により子どもの基本的生理的ニードは満たされなくなり，QOLを著しく低下させることになる．苦痛が取り除かれるよう，緩和できるよう看護者は力を注ぐ．

・鎮痛薬の使用法や副作用などの知識は看護者の基本的知識として必要である．

・痛みは主観的なものであり，学童期のGちゃん自身が表現できるような工夫をする〔例；フェイススケールやビジュアルアナログスケール（p.358，359参照）など〕．

・苦痛症状のアセスメントは，子どもの表現したありのままの内容に注目し，子どもの行動を注意深く観察して適切に行い，緩和ケアにつなげる．

・子どもと家族のセルフケア能力をアセスメントし，家庭での症状緩和ケアが実施できるよう，入院中から継続した看護ケアを実施する．

・緩和ケアに子どもと家族が参加できるよう，子どもが自分の意思を表現でき，家族がいつでも相談できる環境を整える．

plus α

子ども自身の痛みの表現例

「動くと痛いけどテレビを見ているときは痛くない」
「夜は眠れたよ」
「痛いからお薬使って」

看護上の問題：#2 基本的生理的ニードが満たされないと安楽な日々が過ごせない恐れ

＊期待される結果，看護目標，ケア計画，結果，評価，修正，アドバイスは省略．

看護上の問題：#3 不安や恐怖が増強すると楽しみを維持して日々を過ごせない恐れ

期待される結果・目標：不安が緩和され楽しみが継続できる（症状が緩和され，できる限り学校に通うことができる）

ケア計画	結　果	評　価	修　正
O-P) 1．Gちゃんの痛みによる苦痛は緩和できているのか． 2．症状が日常生活の支障や不安を増強させていないか． 3．不安を増強させている要因は何か． 4．Gちゃんが自分の気持ちや不安を表現できているのか，現在の状況をどのようにとらえているのかを確認する． 5．キーパーソンの母親にどのような話をしているのかを確認する（母親が一人で受け止め不安になっていないかも確認する）． T-P) 1．苦痛症状の緩和や除去を行う（#1ケア計画参照）． 2．Gちゃんの希望であり，楽しみである学校に通うということが維持できるよう，症状の緩和を確実に行う． 3．Gちゃんは学童期であり，言葉で表現することはできるが，恐怖や不安で表現していないことも考えられ，気持ちを表現できるよう環境を整える（外来受診時，看護者が話をする場を設定するなど）． 4．学校生活を送る上で学校側にサポートを求めたいことなどを伝える場をもつ．Gちゃん，家族，学校，医療者での話し合いをもつ． 5．学校で過ごしているときに症状変化があった場合は，学校と家庭，学校と病院がすぐに連絡を取り合えるようにしておく．必要時，訪問看護師と外来看護師とで連携をとる． 6．外来受診時にGちゃん，家族と家庭でどのように過ごしているのかを話す場を設定する．必要時，Gちゃんと看護者，家族と看護者の一対一で話す場を設ける． E-P) 1．不安や恐怖で孤独とならないよう，Gちゃんの状況に応じた説明を行い，自分の置かれている状況を理解でき，恐怖や不安が緩和できるようにする． 2．家庭での症状緩和ケアを家族が行えるよう，訪問看護師は家族とともにGちゃんに必要なケアについて検討し，症状変化に早期に気付き対処できるようにする．	学校に通い始めたころはアセトアミノフェンにより痛みは緩和できていたが，内服後もフェイススケール4から下がらず外来受診した．受診後，速効性モルヒネ製剤を内服し，痛みはフェイススケール0となり緩和された．1日2回モルヒネ徐放性製剤内服開始となった． 在宅療養を開始後，プライマリーナース，医師，訪問看護師が家族と学校訪問し，学校との話し合いをもった．学校側は状況を理解し，学校に通えるようできる限りのサポートをすることを伝えた．Gちゃんは「友達と遊べて楽しい」と話していた．	学校に通うことができ，Gちゃんは楽しみを維持することができていたが，痛みの増強があった．痛みが緩和できないと学校に通うことはできなくなってしまう．モルヒネを併用し痛み症状の緩和を効果的に行う必要がある（#1評価参照）．痛みの増強が不安や恐怖を増強させる恐れもあり，気持ちを表現できる場が必要である．	痛みによる苦痛が緩和され，楽しみが維持できるよう整える（#1参照）． O-P) 痛み増強に伴い不安・恐怖が増強している恐れがあり，確認する． T-P) 訪問看護師に連絡し，痛み増強により家庭で苦痛を緩和するケアを継続することが必要であることを伝え，ケアの連携がとれるようにする． 継続して外来受診時にGちゃんが気持ちを表現できる場をつくる． Gちゃんに痛みが緩和されれば学校に通えることを伝え，希望や意欲を支える． 学校で痛みが出現したときにも対応ができるよう，Gちゃんと家族に了解を得て担任の教師や養護教諭に状況を伝え協力を得る．

看護倫理の視点からのアドバイス

・不安や恐怖を抱いていても表現しないことがあることを理解する.

・認知発達を理解し，Gちゃんにどのように説明を行えば現在の状況を理解できるのかを考える.

・Gちゃんが不安や恐れで孤独となっていないか，Gちゃんの状況を適切にアセスメントする．Gちゃんに必要な情報が伝えられず，処置などが行われることがないようにする.

・Gちゃんが，どのような思いを抱いているのかなどを理解した上でケアする（学童期の子どもの心理の理解）

・母親が一人で抱え込んで過度な負担とならないよう母親をケアする.

・学校で過ごすというGちゃんの希望をできる限り叶えるためには，苦痛症状の緩和や除去が重要であることを理解する.

・在宅療養を継続するためには訪問看護師や学校教諭の協力が必要であり，連携をとる必要がある.

・子どもを中心に置いての決定が考えられているかチームでよく話し合い，家族はどのような思いを抱いているのかを理解して看護ケアを検討する.

・Gちゃんの意思や気持ちを必ず確認しながらケアを進める.

・子どもと家族が家庭で症状の緩和ケアに取り組むことができるよう，入院中から退院後も継続した看護ケアを実施する.

看護上の問題：#4 Gちゃん中心の意思決定ができるようなチームでの検討がされないと，Gちゃんや家族の希望が実現されない恐れ

＊期待される結果，看護目標，ケア計画，結果，評価，修正，アドバイスは省略．以下同.

看護上の問題：#5 家族の不安や疑問が緩和されないと子どものケアに不全感を感じる恐れ

看護上の問題：#6 家族の疲労が増強すると家族の健康に影響を及ぼす恐れ

看護上の問題：#7 在宅療養が困難となったときの入院できる場所を確保できていないと，安心して在宅療養を継続できない恐れ

引用・参考文献

1）WHO編．がんをもつ子どもの痛みからの解放とパリアティブ・ケア．片田範子監訳．日本看護協会出版会，2000，p.23-26，29-103.

2）WHO編．武田文和監訳．WHOガイドライン：病態に起因した小児の持続性の痛みの薬による治療．金原出版，2013，p.42-58.

3）丸光惠ほか監修．ここからはじめる小児がん看護．2009，p.371-390.

4）Friedman, MM. 家族看護学．野嶋佐由美監訳．へるす出版，1993，p.79-110.

5）及川郁子監修．予後不良な子どもの看護．新版．メヂカルフレンド社，2005，p.250-256，（新版小児看護叢書，4）.

7 | 成人への移行期にある健康障害をもつ子どもと家族への看護

1 基礎知識

（1）成人への移行期にある子どもの主要な発達課題

　成人への移行期（思春期～青年前期）は，健康障害の有無にかかわらず，人生の中で最も大きな心身の変化をもたらし，心理的混乱が生じやすい時期である．エリクソンの自我発達理論によると，青年期は「アイデンティティ（自我同一性）の確立とアイデンティティ（自我同一性）の拡散」の葛藤を克服し，幼少期からの成長過程でつくりあげた自己観を再検討し，未来を見通して新しい自己観を形成していこうとする時期である（p.63参照）[1]．その過程で，この時期の子どもは主に親子関係，友人関係を中心に「自分とは何か」について考え悩む（表4.7-1）．

（2）健康障害に伴う課題の克服

　小児期発症の慢性疾患をもつ子どもが，健康障害を抱えながら成人になりゆく過程においては，「アイデンティティ（自我同一性）の確立」のために「健康障害をもつ自分」「健康障害とうまくつきあい，ともに生きる自分」とは何かについて，親とも友人とも異なる自分としての価値観を見いだすことが必要とされる．高校生以降になると，自分の健康障害や療養行動についての理解を深め，健康障害と向き合い，症状マネジメントができるようになる．そして，意思決定できる自立した成人として成長した際には，セルフケア力を高めて主体的に課題に取り組み，社会生活を営むことが求められる．これらがスムーズに実行されるためには，親から子どもへの療養行動を含むセルフケアの責任の移行が不可欠となる[2]．健康障害の重症度，療養行動や生活制限の内容，発症年齢，親子関係，家族や友人・学校教師など，周囲の理解やサポート体制などが影響を及ぼす．

　子どもに生じやすい課題を以下に示す．

●将来への不確かさ，療養行動遂行への困難感● （表4.7-2）

　健康障害や治療，療養行動，容貌の変化により，「健康障害とともに生きる自分」を受け入れ難く，自分の将来を不明瞭と感じ，挫折感を抱きやすい．療養行動へのアドヒアランスが良好で，病状が安定している場合においても，成長とともに生活環境

> **plus α**
> **アドヒアランス**
> Adherence. 自分自身が納得して主体的に処方を守ること．

表4.7-1●親子・友人関係の変化

課題	時期	小学高学年～中学生	中学生～高校生	高校生以降～大学生
（自我同一性）の確立アイデンティティ	親子関係の変化親からの自立	親がすることに対する興味が薄らぐ．気分が揺れ動く．	親への依存と自立の間で葛藤する．反抗心が高まる．	親のもつ価値観やアドバイスを受け入れられるようになる．
	友人関係の維持・確立と変化	同性の友人との仲間関係を大切にするようになる．	仲間関係を最も大切にし，友達の中での価値観を重視する．異性とのつきあいや関係が始まる．	仲間関係はより心理的つながりをもち，常に一緒にいなくてもよくなる．異性とのつながりを重視する．

表4.7-2●社会生活上の課題

課題	心理・生活行動の変化	影響要因
アドヒアランスの悪化 療養行動への意欲の低下	・服薬拒否 ・病院を受診しない ・生活習慣の乱れ ・食事習慣の乱れ ・授業,クラブ活動,学校行事への不参加 ・不登校,引きこもり ・飲酒,喫煙	・健康障害の程度がより重篤 ・セルフケアが困難 ・健康障害や治療に対する拒否感,嫌悪感 ・家族の理解と協力が不十分 ・友人関係における劣等感,疎外感 ・学校・社会生活における理解者や支援の不足 ・偏見などの差別意識 ・学校の授業の遅れ,成績の低下による学業に対する不安
将来への不確かさ ・進路,職業選択上の問題 ・結婚,妊娠,出産の問題	・自ら選択の幅を狭める ・進学,就職に対する意欲の低下 ・結婚へのためらい ・妊娠・出産への不安	・症状マネジメントのため,日常生活上の注意点が多いこと ・長期的な治療継続の必要性(通院の必要性) ・病状悪化,入院の可能性 ・健康障害や療養行動を公表することで,不利になりやすいこと ・将来生まれる子どもに疾患・治療が及ぼす影響

表4.7-3●「アイデンティティ(自我同一性)の確立」における課題

主要な課題	子どもの抱えるストレス	子どもに及ぼす影響と行動	感情
身体発育上の問題 性的発達の遅れ	・健康障害そのもの ・治療:化学療法,ステロイド療法など ・生活上の制限	・体格,体力,運動能力への影響 ・身体の外観や容貌の変化 ・同年代の子どもと同じ体験ができない	羞恥心 劣等感
親子関係における葛藤	・幼少期からの治療や入院による長期的な親子の分離 ・親の過保護や過干渉,放任 ・親からの自立と依存の間での揺らぎ	・社会性の発達の阻害 ・治療に対する意欲の低下 ・親への過度の依存 ・親への過度の反発	葛藤 対立
友人関係における居場所の不安定さ	・友人と同じ行動がとれないこと ・外見・容貌が異なること ・「自分だけがなぜ?」という思い	・健康障害があることを隠し,普通に振る舞う. ・自己管理行動をやめる.	疎外感 孤独感

が変化する中で,進学や就職への意欲をもつことができなくなったり,結婚も含めた将来への不安が生じやすい.健康障害について周囲に伝えることができなかったり,理解が得られなかったりするなど悩みや不安が大きくなると,学校や職場で療養行動をとることが難しくなり,療養行動への意欲が低下することがある.

●親子関係への葛藤,親を含む大人への反発と受け入れ●(表4.7-1,表4.7-3)

親への依存と自立の間で葛藤する.親の過保護・過干渉や,親を含む大人の価値観に疑問を抱き反発する時期ではあるが,徐々に理解できるようになる時期ともいえる.親や医療者など信頼できる人に相談したり,アドバイスを受け入れることができるようになる.親の関わりが過保護・過干渉であっても放任すぎても,子どものセルフケア力の獲得や責任の移行が進まず,病状安定に影響を及ぼしやすいことを理解しておきたい.

●友人関係における居場所の不安定さ●(表4.7-1,表4.7-3)

友人と同じ行動がとれなかったり,治療に伴う容貌の変化から自分に自信がもてなかったりすると,友人関係における居場所の不安定さから疎外感を感じることも少なくない.思いを共有できる健康障害をもつ同世代の仲間の存在が大切となる.

●社会性発達の未熟さ●

治療や病状安定のために生活上の制限を余儀なくされると，同年代の子どもと比較して社会経験が乏しくなり，社会活動に影響を及ぼすことがある．周囲と異なる自分への劣等感，自信のなさや経験の乏しさを感じ，また親の過保護・過干渉によりセルフケアの責任の移行が進まない場合は，心理社会的な自立が難しいまま成人期に至る場合がある．自立して社会に出るための方策は，年齢に応じた指導，アドバイスを受けることにより習得できるものであり，その時期を逃したまま成人になると，同年齢の他者に対して劣等感を抱きやすくなり[3]，さらに社会参加の難しさを強く感じるようになる．

（3）成人への移行期にある子どもをもつ親の特徴と役割

健康障害をもつ子どもの親は，自分が悪かったのではないかと自責の念にかられ，子どもが不憫で自分や家族にどんな犠牲を強いてでも，子どもを守ろうとする傾向がある．また，子どもの将来に対して大きな不安をもち悲観的になりやすい．このような状況から，健康障害のある子どもに対して，過保護や過干渉となることもある．親は成人への移行期にある子どもの心身の変化や，自分たちへの反発，また子どもの療養行動への意欲の低下などの課題に直面し，子どもにどのように接してよいかわからず，戸惑いが大きくなるのである．

成人への移行期にある子どもの健康管理において，親の役割としては，子どもを保護することから，子どもの自立性を尊重し，療養行動に関するセルフケアを子どもが身に付けられるよう見守る，という指導へと変化するのである．

（4）医療・看護上の取り組み：小児医療から成人医療への移行支援

成人への移行期になると，心理社会的な課題に加え，成人期特有の疾患や，妊娠・出産への対応が必要となり，小児科での対応が難しくなる．医療の場では小児科から成人を対象とした他科への転科，あるいは小児科との併診が必要となるが，その過程で移行期にある子どもが，自分の将来を見据えながら，健康障害や治療の内容を理解し，療養行動を習得し，自分が今できる力に応じた社会参加を可能とするための「小児医療から成人医療への移行支援」が大切となる[3,4]．

移行支援においては，以下の4点が重要となる．

①子どもの心身の発達を促すための専門性と環境へのサポート：健康障害・治療内容の理解と療養行動の自立，親からの心理的自立

②意思決定と同意の促進：子どもとのコミュニケーション，意思表出の促進

③①を促すための家族への働きかけ

④健康障害から生じる心理的問題（不安，抑うつ状態など）への専門的サポート

現在，移行プログラムの作成やシステムづくり[5,6]，看護外来における取り組み[7]も始まっている．

（5）看護のポイント

看護者には子どもの入院中から退院後の生活において，子どもの状態に応じたセルフケアの責任の移行支援を継続して行うことが求められる．看護のポイントは次のとおりである．

plus α

医療システムの移行パターン[4]

年齢や成長，健康障害の特性に合わせた医療システムの移行パターンには，次のようなものがある．

①小児診療科から成人診療科へ段階的に引き継ぐ

例）糖尿病：糖尿病内科・内分泌内科，気管支喘息：呼吸器内科，アトピー性皮膚炎：皮膚科

②先天性疾患や障害について小児科医が継続して診療し，ほかの健康問題については成人診療科に引き継ぐ（併診）

例）脳性麻痺，複雑な先天性心疾患：小児科，妊娠出産：産科，成人以降に発症する疾患（生活習慣病，悪性疾患など）：内科

③成人期以降も小児科で診察する

例）成人診療科に専門医が見つからない場合，先天性代謝異常症，発達障害，など

①成人への移行期にある子どもに必要な療養行動とセルフケア力について，アセスメントする（表4.7-4）.

②健康障害や現在の病状，セルフケア行動に関する知識について情報提供する.

③現在の療養生活，自分のセルフケア行動について振り返る機会をもてるよう促す.

④健康障害をもつ子どもの今までの生活体験，思いを傾聴し，共感的・支持的に関わる.

⑤健康障害をもつ子どもや家族の療養行動への取り組みを批判せず，その努力を支持していく.

⑥健康障害の症状マネジメントのために必要な具体的なセルフケアの方法について，子どもが主体的に取り組めるよう，子どもの意見や大切にしているものを尊重しながら共に考える機会をもつ（意思決定の尊重，セルフケアの向上）.

⑦親子関係上の問題や，療養行動に関する親子の認識に相違が生じている場合は，親が適切なサポートを提供できるよう調整する（親から子どもへの療養行動の責任の移行，子どもの精神的自立を促すための援助）.

⑧家族，友人，学校を中心としたソーシャル・サポート体制を整える.

⑨他職種・他機関と協働し，継続的な支援が可能となるよう調整をする.

2 事例による看護過程の展開

（1）事例紹介

　Hさん（17歳）：高校2年生，女性．6歳で1型糖尿病を発症．家族構成は両親とHさん，妹．発症時に，医師は食事管理をはじめとした療養行動の必要性を家族に説明した．母親は医師の指示に従い厳しくHさんの生活管理に努め，血糖測定，インスリン注射を確実に行い，食事制限を加え，間食も与えなかった.

　10歳ごろから糖尿病サマーキャンプに参加し，女児グループのリーダー的な存在となるなど，いきいきとしており，積極的な姿勢がみられた．このころ，インスリン注射は超速効型を1日3回毎食前と，持効溶解型を夕食前に実施しており，HbA1c（JDS値）は8％前後であった．Hさんは医師や母親の言うことに従い，療養行動をとっていた.

　13歳ごろから過食が目立つようになった．Hさんには「どうして自分だけがこんな病気なのか」「もっと食べたい，制限ばかりで嫌だ」という思いがあった．14歳のときに小児糖尿病専門医の診察を受けた．医師から「1型糖尿病はインスリン注射を基本に行うので，過度の食事制限は必要ではない．年齢に応じた必要摂取量は我慢しないで摂ってよい」と言われ，インスリン投与内容を変更した．Hさんからは「楽になった」という言葉が聞かれた．中学校では小学校から糖尿病のことを知っている友人がいたため，補食や保健室での注射が実施できていた．一方で，母親の管理は続き，学校行事以外に友人と遊びに行ったりすることはほとんどなかった.

　高校に進学したころから自分の容姿が気になり，ダイエットのため過度の拒食がみられるようになった．高校では糖尿病のことを友人に伝えていなかったため，友人に知られてしまうことや低血糖を恐れて注射をしないこともあった．また，「注射をしなかったら食べても太らない」という思いももっている．今回の外来受診時のHbA1c

→糖尿病については，ナーシング・グラフィカ 健康の回復と看護②『栄養代謝機能障害』4章2節1参照.

plus α

HbA1c

グリコヘモグロビン．1～2カ月前からの平均血糖値を示す．JDS値とNGSP値（国際標準値）があり，日本糖尿病学会では，2012年4月1日より診療におけるHbA1cの表記をNGSP値で示すことを決定した．NGSP値はJDS値より約0.4％高くなる．そのため，糖尿病の診断基準や血糖管理の指標および評価は，これまでのJDS値にそれぞれ0.4％を加えて考える必要がある．HbA1c（NGSP値）を6.9％未満に保つことが糖尿病の合併症予防，進展予防に効果がある.

表4.7-4●成人への移行期にある子どもの療養行動に関するアセスメントの視点

療養行動に必要となるセルフケア			アセスメントの視点
健康障害と療養法に関する認識			■健康障害に関する知識と受け止め方 ■療養法に関する指導内容と理解度，受け止め方
日常生活の様子			■1日の主な生活スタイル ■家庭および学校生活の中で同胞や友人と同じようにできていること
病状コントロールに要する療養法	薬物療法（内服薬，自己注射，吸入など）		回数，時間，服薬（注射，吸入）忘れの有無と原因など
	医療行為の実際		経管栄養，吸引，導尿，自己注射（ホルモン剤，血液製剤など），血糖測定，酸素療法，人工呼吸器管理，腹膜透析，輸液管理（中心静脈栄養など）など
	食事と食事療法		■健康障害に伴い生じた新たな食事への取り組み ■家庭および学校における食事のとり方，工夫している点
	活動と休息	運動療法	健康障害に伴い生じた新たな運動への取り組み，工夫している点
		活動制限，運動制限	具体的な制限の内容，学校における体育や課外活動の際の対応（学校生活管理票），日常の過ごし方，復学や登校の見極めなど
	清潔管理，感染予防行動		手洗い／うがい／歯磨きの回数とタイミング，マスク着用，入浴など
	排泄		健康障害に伴い生じた新たな排泄への取り組み
	症状出現，病状悪化時などの対処方法		薬物療法を行う，休息をとる，補食をとる，周囲のサポートを求めるなど
	その他		健康障害特有の管理
子どものセルフケア力と依存的ケアの関係	子どものセルフケア力		子どもの病状，日常生活の様子（ADLの自立度），療養法に関して子どもが実際に行っていること
	セルフケア責任の移行に関する子どもと家族の受け止め		■現在までのセルフケア責任の移行に関する子どもと家族の取り組みの過程〔子どものセルフケア習得に向けた家族の関わり，子どもの生活を送る姿勢（自立に向かっているか，他者に任せようとしているか）〕 ■今後，子どもに必要とされるセルフケア行動 ■子どもと家族，それぞれの責任の移行に関する考え方
	家族のサポート		療養法に関して家族が代行して行っていること，家族の理解と協力の程度
	家族以外（友人，学校教師など）のサポート		■健康障害や療養法，症状出現時の対応などに関する情報の伝達の有無と程度（誰にどのように伝えているか，正しく伝えられているか） ■周囲の理解と協力体制（過度な心配や干渉が生じていないか） ■周囲の人々の精神的サポートや直接的サポートを活用しているか ■類似するあるいは同様の健康障害に伴う体験をもつ仲間，知人，グループの存在

石浦光世. 家族から子どもへのセルフケアの責任の移行を支える看護. 小児看護. 2010, 33(1), p.42-48.

値は10.5％，血糖値は285mg/dL. 糖尿病や合併症については，外来通院やサマーキャンプを通して何度か説明を受けている.

　母親はHさんの過食や拒食を心配し，厳しくHさんにやめるように言う. Hさんの生活行動について細かくチェックし，過度に干渉した. Hさんは他県の大学に進学したいと考えているが，母親は反対している. 父親は仕事中心で，Hさんの療養生活については母親に任せている. Hさんは，母親には"今まで病気のことで心配や迷惑をかけてきた"という思いから，自己の思いを伝えられないでいる一方，母親の関わり

に反感をもち逃げ出したいとも思っている.

本人から「もう疲れた」という言葉があり,入院の希望があったため,休息すること,血糖コントロールと療養生活について,ゆっくりと見直すことを目的として入院となった.なお,インスリンポンプの導入についても提案したが,Hさんはインスリン注射の継続を希望している.

(2) アセスメント

● 「アイデンティティ（自我同一性）の確立」の過程における混乱：自尊感情の慢性的低下 ●

成人への移行期にある子どもにとって,同年代の仲間集団の存在は大きく,仲間との関係の中に自分の居場所をもつ.仲間と一緒にいられること,同じことができることに価値を見いだし,集団内に従属することで「自分が何者であるか」を明確にすることが可能となる.そのため,健康障害をもつ場合,"自分だけみんなと違った存在であること"を避けようとして,健康障害を周囲に隠したり,療養行動をとらないこともある.Hさんが「どうして自分だけがこんな病気なのか」と言っていることから,「インスリン注射が必要」「好きなときに好きなものが食べられない」「低血糖が生じたときには補食が必要」といった自分は,「普通の人と違う自分」「異質な自分」となり,過疎感が生じやすい.Hさんが糖尿病のことや療養行動について友人に知らせていないことは,「病気を知られることで今までの関係が崩れ,居場所がなくなるのではないか」といった不安感に起因していると思われる.

また,幼少期から健康障害をもつ場合,健康障害そのものや入院,生活上の制限から,それまでの生育過程における発達課題が阻害されやすい.その場合,健康障害をもつことや療養行動など周囲と異なることへの劣等感が顕著に現れる.Hさんの場合も現在に至るまで,授業や学校行事を除いては,放課後や休日を利用して友人と過ごす機会はほとんどなく,学童期の「仲間との関係を適切につくりあげていく」という発達課題が十分に達成されていない可能性がある.

思春期の子どもは,自分の容姿など身体面の相違について,同年代の仲間と比べて気にしやすく,不安を抱きやすいといわれている.インスリンを必要とする1型糖尿病の場合,特に思春期の女児においては成長ホルモンの影響で太りやすい.そのため,体重の増加を気にし,また,友人と同じであろうとして「注射をしない」など,療養行動を無視した方法でダイエットをしようといった試みに至っている.さらに,幼少期からの厳しい食事制限により,食への基本的欲求が満たされなかったことが,食事への執着をもたらし,摂食障害を引き起こしているといえる.思春期にある糖尿病をもつ女性に,過食・拒食といった摂食障害とインスリン注射の省略・減量を行う頻度が高いことがいわれており,血糖コントロールへの悪影響を及ぼしていることは重要な課題である[8].

Hさんは,友人との関係の重視や食への欲求,ダイエットへの希求が,糖尿病のコントロール不良につながり,心身共に不安定な状況にある.「糖尿病という健康障害をもつ自分」に劣等感を抱き,「自分とは何か？」がわからずアイデンティティ（自我同一性）が混乱していることから,自分に自信がもてず,自尊感情が慢性的に低下

---

plus **α**

移行支援プログラム

成人への移行期にある小児慢性疾患患者を小児医療から成人医療に円滑にシフトさせるために必要となる具体的な支援方法について検討,作成したもの[5].

移行支援プログラムの作成を必要とする領域

①患者が自分の健康状況を説明する,自ら受診して健康状態について述べる（セルフアドボカシー）

②服薬を自己管理する（自立した医療行動）

③妊娠の疾患への影響,避妊の方法も含めた性的問題を管理する（性的健康）

④さまざまな不安や危惧を周囲の人に伝えサポートを求める（心理的支援）

⑤自らの身体能力に合った就業形態をとる（教育的・職業的計画）

⑥自らの状況に応じた生活上の制限や趣味のもち方について考える（健康とライフスタイル）

4

健康障害をもつ子ども・家族への看護過程の展開

381

している状態にあるといえる.

●親子関係における葛藤●

Hさんは健康障害に伴い,療養行動を日常生活にうまく取り入れていくという課題があり,母親を中心にその課題に取り組んできた.母親はHさんと妹二人の養育と家事,仕事に加えて,Hさんの療養生活のサポートという四重の役割をもち,役割過重の中で努力してきた存在である.このことから,Hさんの家族は,母親の役割過重の下に「糖尿病という健康障害の子どもをもつ家族」として適応していたといえる.

Hさんはこれまでと同様に母親の助言を受け入れながら生活していこうとする一方で,母親から自立して自分自身の生活をつくっていきたいと考えており,母親への依存と自立の間で揺らいでいる状況にある.また,他県の大学への進学は,両親のもとを離れ,糖尿病の自己管理も含め,生活全般において自立した生活を送ることにつながる.Hさんが「両親と離れた場所にある大学に進学したい」と希望していることは,「親から自立し自分自身の生活を見つけていきたい,これからは親に頼らずに主体的に療養行動をとっていきたい」という決意の表れであり,自分自身のあり方について模索している状況がうかがえる.

この時期の家族の発達課題として,親は子どもの自立と依存の欲求をバランスよく満たすために「子どもの自立を促すと同時に,子どもが直面するいろいろな問題解決に親として適切な手助けをする」ことがある(家族ライフサイクルの第5段階:10代の子どもをもつ家族).Hさんが自立していく過程において,子の親離れと親の子離れを少しずつ始めていく時期にあり,大学進学や職業の選択などにも助言する役割を担う.

そのため,母親による監視,過干渉は,Hさんの母親に対する役割期待とは相違がある.Hさんは,母親に「今まで糖尿病のことで心配や迷惑をかけてきた」という思いから自己の思いを伝えられないでおり,母子間で十分なコミュニケーションがとれず,相互理解ができていない状況にある.結果としてHさんは,親子関係上の問題から生じるストレスが増強している.

これらのことから,親子間のコミュニケーションを改善し,母親がHさんの自立に向けた思いを受け止めながら相互理解できるような働きかけが必要である.

●糖尿病のコントロールのために必要な療養行動に関する知識不足およびセルフケアの不足:非効果的自己健康管理●

Hさんは糖尿病に関する知識をもち,療養行動の必要性についても理解している.成人への移行期は,ピアジェの認知発達理論では形式的操作位相の段階にあり(p.67参照),自分の行為の結果を予測し,将来起こるかもしれない事柄についても論理的にその結果を予測できるようになる.このことからも,Hさんは糖尿病のコントロールが不十分であることを認識し,将来的に合併症の出現の可能性もあることも理解できていると考える.しかし,友人関係の維持や容貌を気にするあまり適切な療養行動を見いだせずにいることは,「自分自身が置かれた状況・環境の中での療養行動をどのように行っていくか」がわからず,アドヒアランスが低下していることから,葛藤も強いと思われる.

---

plus α

家族ライフサイクル

第1段階:家族の誕生
第2段階:出産家族
第3段階:学齢前期の子どもをもつ家族
第4段階:学童期の子どもをもつ家族
第5段階:10代の子どもをもつ家族
第6段階:新たな出発の時期にある家族
第7段階:中年家族
第8段階:退職後の高齢者家族
(Duvall,1977)

セルフケア理論から考えると，主に，①社会的相互作用におけるバランスが保てないこと，②自己概念，ボディイメージが揺らぎ，自己の正常性を見いだせていないこと，③十分な療養行動がとれず，病状が不安定なこと，といったセルフケア要件の不足が生じている．成人への移行期にある子どものセルフケア力は成人のセルフケア力に近づくが，一人で十分なセルフケア力を発揮することは困難である．そのため，糖尿病に必要な療養行動をとる上で，食事の献立をはじめとした身の回りの世話や精神的サポートは必要不可欠である．

Hさんは日常生活の中で病状安定を図るために，①自らのセルフケア力を発揮すると同時に，②家族からの依存的ケアも取り入れながら療養生活を送っている．また，③糖尿病のコントロールを良好にするため，医師を中心とした医療者がサポートを続けている．しかし，現状ではHさん自身のセルフケア不足があること，家族の依存的ケアはHさんの発達課題に応じて変化していないことから，Hさんに必要とされるすべてのセルフケアは充足されていない．そのため，Hさんと家族のセルフケア不足を満たし，親から子へのセルフケアの責任の移行を目的とした看護の展開が必要となる．

(3) 関連図（図4.7-1）

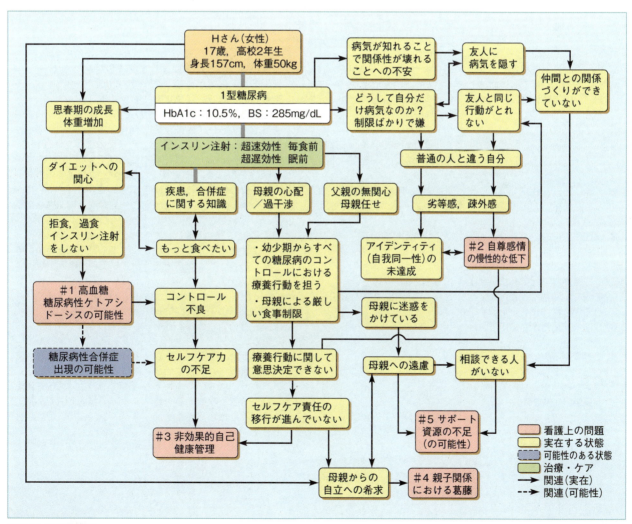

図4.7-1 ● 関連図

（4）ケアプランと実施および評価

看護上の問題：#2 自尊感情の慢性的な低下

期待される結果：これまでの生活を振り返り，自己の思いを表出する中で，「健康障害をもつ自分」「療養行動を必要とする自分」を認め，健康障害や療養行動と向き合えるようになる．

看 護 目 標：糖尿病そのものや療養生活に関する思いを表出できる．

ケア計画	結 果	評 価	修 正
O-P） 1．糖尿病や血糖管理に必要な療養生活に関する思い 2．親子関係，家庭での過ごし方 3．友人関係，友人との過ごし方 4．学校生活	①「どうして自分だけが糖尿病なのか」「もう嫌だ」． ②1型糖尿病はインスリンが出ないだけの病気で，注射で補充すれば普通の人と変わりなく生活できると言われた．けれども，どうしてもそんな気持ちにはなれない．現に，友達と一緒の行動がとれないことも多い． ③どうしたらよいのかわからない．血糖コントロールが悪いと合併症を起こす可能性が高くなることは知っている．	療養行動の必要性については理解しているが，友人との関係性を大切にすることで，療養行動の実施が難しくなり，不安が増強している．糖尿病をもつ自分への劣等感があり，自尊感情が低下している．	
T-P） 1．Hさんの行為に関連した不安や心配事について，時間を十分にかけて聞いていく．	何も考えたくない．話したくない．どうしたらよいのかわからない．目が見えなくなることや透析をするのは嫌だ．怖い． 自分のとっている行動がよくないことはわかっている．友達に知られるのが怖い．友達とは今のままでいたい． 医療者に対して硬い表情．病室のカーテンをぴったりと閉めている．	現実が受け止められない状況にあり，休息が必要．現時点では，問題を解決することから当面逃れることによって，ストレス反応を緩和しようとしている（逃避・回避的対処）．無理に話をする時間を作らず，まずはHさんが安心して過ごせる環境づくりをする必要がある．自己の思いを医療者に表出することに関しては，Hさんの主体性に任せることが必要であり，計画を追加する必要がある．	T-P）1 継続した関わりをもつ中で，信頼関係が築けるように努める． Hさんのプライバシーの保護に配慮し，一人で過ごせる環境の確保を心がける． 生活リズムの回復を促す． 糖尿病とは直接関係のない日常の会話，Hさんの趣味や好きなことに関連した話題づくりをする． Hさんが話したいときに，いつでも話を聞きたいと考えていることを伝える． Hさんの気持ちに共感的に関わりながら，一緒に話す機会を繰り返しもつ．
2．療養生活について振り返る場づくりをする． 3．糖尿病のことで悩むのは当然で，自然なことであり，無理をしない範囲で療養行動をとっていくにはどうしたらよいか，一緒に考えていきたい旨を伝える． 4．心理状況をアセスメントしながら，モデルとなるような糖尿病がある患者などのサポート資源の提供を考慮する．	病気や生活について，少し考えてみたい． 今までは自分の本当の気持ちを誰にも話せなかった． どうしたらよいのか相談にのってほしい．	感情の処理が可能となり，医療者との信頼関係が芽生え始めている． Hさんの思いを受け止めながら，無理なく療養生活が送れる方法について考えることができる場づくりを進めていくことができる状況にある．	T-P）2，3 Hさんの前向きな姿勢を支持する． 実際の学校生活，家庭生活に関する情報を得て，友人関係や家族関係に配慮しながら，療養生活について一緒に考えていく．
E-P） #3．ケア計画参照（p.387） 1．療養上のセルフケア行動において，今Hさんができていることについて整理し，伝える．あるいはHさん自身が自分で気付けるようにサポートする．			

看護倫理の視点からのアドバイス

　看護者は自尊感情が著しく低下し，「どうして自分だけが……」「もう嫌だ．何も考えたくない．話したくない」と言い，医療者に対して硬い表情を見せるHさんといまだ十分に関係性ができていない．そのため，看護者はHさんの心情を受け止め，「誠実の原則」に基づき，対象となる人々との間に信頼関係を築くことや（看護者の倫理綱領3条），Hさんの発達段階を考慮して「プライバシーの保護」により，一人で過ごせる環境づくりに努めることが大切となる．その中で，Hさんが自身の思いを表出できるよう配慮すること（意志の伝達）は，「自律尊重の原則」「善行の原則」に基づく看護の実践につながる．

　看護者はHさんの療養行動に必要な情報提供を行う中で，Hさんの糖尿病や療養生活への思いを知り，Hさんのおかれた状況をアセスメントする．そして，適切で実現可能な療養行動の方策についてHさんの意思を確認しながら一緒に考え，Hさん自身が選択することができるように励ましたり支えたりする中で，自己決定の機会を保証することが大切である（看護者の倫理綱領1，4条）．

看護上の問題：#4 親子関係における葛藤

期待される結果：家族（特に母親）が，健康障害をもった成人への移行期にある子どもに対する親役割を認識し，Hさんの思い，自立への取り組みを認めながら関わることができる．

看 護 目 標：①母親は，Hさんが糖尿病になったときからの不安や心配，これまでの体験について思いを表出できる．

　　　　　　　②母親は，Hさんの療養行動に関する思いや発達的特徴について理解し，成人への移行期にある子どもに対する親役割について見直し，療養行動に協力，支持することができる．

ケア計画	結果	評価	修正
O-P) 1. Hさんが糖尿病に罹患したことによって生じた家族内の変化 2. 母親が抱えている現在の不安や心配事	仕事をもちながら，子どもの糖尿病のコントロールを良好に保とうとすることは大変なことである．夫の協力は十分には得られず，一人でがんばってきたという思いがある．糖尿病は食事療法と運動療法が中心であり，特にカロリー制限は必要であると思っている．	糖尿病に関する誤った知識をもっている． 一方で，Hさんのために，血糖コントロールをよくする方法を模索しており，計画を追加し，教育的に関わる必要がある．	
T-P) 1. 上記について傾聴し，母親としての思いを認める． 2. 必要に応じて，母親との面接を重ね，母親のHさんへの関わり，変化を認めていく． 3. 必要に応じて，「親の会」を紹介し，親同士で話し，思いを共有できる場を設定する．	Hさんの成長に応じた母親としての関わり方については，あまりイメージがわかない．具体的にどのようにすればよいのかが知りたい．	母親はHさんの成長に応じた親役割について，戸惑いが大きい． 家族全体の現在の生活状況に応じた親役割について，具体的に考えていく必要がある． E-P) へ．	母親のこれまでの努力を認める． （p.386「1. 家族（親）の『医療・看護への参加』『現在の生活の維持』への配慮」参照）

385

| E-P)
1. 成人への移行期にあるHさんの発達的特徴について話す．（下記「2. 成人への移行期にある子どもの成長・発達を考慮した関わり」参照）
2. 血糖コントロールを実施できるのはHさん自身であり，親の役割は血糖コントロールでなく，Hさんが自分で血糖コントロールできるように協力することであると話す． | 母親は，Hさんは十分に血糖コントロールができておらず，Hさんに任せることは難しい，そうすることでさらにコントロールの悪化を招くのではないかと話す． | 母親はHさんの病状悪化への不安が強い．親役割が不明確であるため，計画を修正し，成人への移行期にあるHさんの心理的特徴などについて，母親の認識を促す必要がある． | 糖尿病および適切な療養行動について，一般的な正しい知識を提供する．血糖値を正常範囲に保つことは難しく，身体的発達面から考えても血糖値が不安定になりやすい時期であることを強調する．親から自立して主体的に療養行動に取り組むことは，Hさんの発達課題であり，自尊心の高まりにつながると話す．親の姿勢としては，Hさんの主体性を尊重し，支持的態度で接することが重要であると説明する．食事の準備など，日常の生活調整への援助は必要であること，療養行動における相談相手となることが大切であると説明する． |

看護倫理の視点からのアドバイス

　母親はHさんが糖尿病を発症したときから厳しくHさんの食事制限などの生活管理を厳しく行っている．高校生になった現在においても，Hさんの摂食障害を心配し，生活行動の細かいチェックなど過度に干渉している状況にある．母親はHさんのために必要なこととして行動しているが，Hさんにとっては，Hさんの意思に反し自律を脅かすものとなっている．倫理原則に基づいて考えると，母親が考える「善行」はHさんにとっての「善行」に反しており，「善行の原則」において価値観の対立があるとともに，母親のHさんへの関わり方がHさんの「自律尊重の原則」を脅かしていると言える．一方で，Hさんにとっての「自律尊重の原則」に基づいた意思や行動を支持することは，母親にとっての「自律尊重の原則」を脅かす可能性がある．

　そのため，看護者は母親の思いを受け止め，母親がHさんの思いや発達課題を考慮しながら，親役割を遂行できるように関わることが大切になる．つまり，セルフケア理論における母親による依存的ケアに関する役割の発揮の仕方について，家族側の立場に配慮しながら検討するとともに，成人への移行期にある子どもの発達課題について伝えることが大切である．

1. 家族（親）の「医療・看護への参加」「現在の生活の維持」への配慮

①子どもの発達段階やセルフケア力を考慮しながら，家族（親）としての子どもの療養生活への介入の方法に関して，家族とともに検討する．

②家族の生活イベントや仕事など，家族が大事にしていることが，子どもの健康障害や療養生活によって崩されないことを考慮しながら，家族の生活調整を図る．

2. 成人への移行期にある子どもの成長・発達を考慮した関わり

①いわゆる思春期（12〜18歳）は，心身両面において，特に大きな変化と混乱を起こしやすい時期であることを知る．

②子どもの身体的発達について理解する．

③子どもの内面の変化，糖尿病や療養行動に対する思いを傾聴し，共感する姿勢を心がける．

④友人関係がより重要性をもつようになり，特に同年代の仲間のグループに適応し，家族から離れた場で自分の居場所をつくることが大切であるため，療養生活の中においても，友人関係が保たれるような環境づくりや療養行動を検討する．

⑤親への依存と自立の間での葛藤が強くなる時期であり，子どもが無理なく親から自立できるよう家族（親）の理解を促し，子どもの自立，セルフケア行動を支持しながら共に取り組む姿勢をもつ．

看護上の問題：#1 高血糖：糖尿病性ケトアシドーシスの可能性

期待される結果・目標：Hさんは血糖測定，インスリン注射を確実に行い，高血糖を起こさない．

ケ ア 計 画：①高血糖時は高血糖に伴う諸症状（多飲，多尿，口渇，倦怠感，嘔気・嘔吐，頭痛など）について観察，バイタルサインのチェックを行う．

②糖尿病性ケトアシドーシスが認められる際には，随時，バイタルサインの測定，血糖値，水分出納バランスのチェックを行い，意識状態，神経徴候について観察する．

③インスリン投与の管理は血糖値に応じて確実に行う．高血糖が続く場合には，必要に応じて血糖値の再チェック，インスリン追加投与を行う．

＊結果，評価，修正，アドバイスは省略．以下同．

看護上の問題：#3 非効果的自己健康管理

期待される結果・目標：Hさんは，生活環境に応じた療養行動に関する正しい知識をもつ中で，血糖管理に必要なセルフケア行動を獲得し，血糖コントロールを良好に保つことができる．

①血糖管理に必要なセルフケア行動について，医療者とともに考えることができる．

②高血糖・低血糖を起こさず，血糖コントロールができる．

③自らの療養行動や友人関係の保ち方において意思決定でき，家庭や学校での自己管理の方法について主体的に考え，実行することができる．

ケ ア 計 画：①無理な食事制限や運動療法は長続きしないことを確認し，糖尿病と楽につき合うことの大切さを教える．

②1型糖尿病と合併症，インスリン注射，血糖測定と食事・運動といったセルフケア行動に関する正しい知識について再度説明する．

③Hさんが必要とする糖尿病のコントロールに関する援助を継続して行う．その際，Hさんがもつセルフケア力について確認，評価する．そして，Hさんが大切にしていることを尊重しながら，自分自身で

設定した目標に近づけるように，セルフケアの方法について一緒に
考える.

④③について外来看護の中で継続して支援する.

看護上の問題：#5 サポート資源の不足
期待される結果・目標：Hさんおよび家族の意思や心情に応じたサービスについて検
討され，継続的な支援環境が整えられる.
ケ ア 計 画：①必要に応じて，同じ疾患をもつ同世代や年輩の仲間との交流を援助
する.
②医療職（医師・看護師・栄養士・臨床心理士ほか）による院内での
チーム体制を整え，患者・家族に関する情報交換を行い，共通認識
をもつ.
③家庭，学校，医療の連携を強化する.

「プライバシーの保護」「意志の伝達」「保護者の責任」：小児看護領域で特に留意すべき子どもの権利と必要な看護行為（日本看護協会，1999）

〔プライバシーの保護〕
①いかなる子どもも，恣意的にプライバシーが干渉されまたは名誉および信用を脅かされない権利がある.
②子どもが医療行為を必要になった原因に対して，本人あるいは保護者の同意なしに，そのことを他者に知らせない.
特に，保育園や学校など子どもが集団生活を営んでいるような場合は，本人や家族の意思を十分に配慮する必要が
ある.
③看護行為においても大人の場合と同様に，身体の露出を最低限にするなどの配慮が必要である.

〔意志の伝達〕
①子どもは，自分に関わりのあることについての意見の表明，表現の自由についての権利がある.
②子どもが自らの意思を表現する自由を妨げない. 子ども自身がそのもてる能力を発揮して，自己の意思を表現する
場合，看護師はそれを注意深く聞き取り，観察し，可能な限りその要求に応えなければならない.

〔保護者の責任〕
①子どもは保護者からの適切な保護と援助を受ける権利がある.
②保護者がその子どもの状況に応じて適切な援助ができるように，看護師は支援しなければならない.

引用・参考文献

1）B・M・ニューマンほか. 新版生涯発達心理学：エリクソン
による人間の一生とその可能性. 福富護訳. 1988, p.261-
346.
2）石浦光世. 家族から子どもへのセルフケアの責任の移行を支
える看護. 小児看護. 2010, 33 (1), p.42-48.
3）石崎優子. 移行支援プログラムの必要性. Nursing
Today,2011,26 (3), p.20-23.
4）日本小児科学会：移行期の患者に関するワーキンググループ.
小児期発症疾患を有する患者の移行期支援に関する提言.
〈http://www.jpeds.or.jp/uploads/files/ikouki2013_12/pdf〉,
（参照2014-09-08）.

5）石崎優子. 小児慢性疾患患者に対する移行支援プログラム.
小児看護. 2010,33 (9), p.1192-1197.
6）油谷和子，大塚香，佐々木美和子ほか. 成人移行期支援に関
する院内システムづくり：小児医療者の意識調査をもとに.
小児看護. 2010, 33 (9), p.1269-1274.
7）水野芳子. 成人先天性心疾患の診療体制：看護師の役割. 日
本成人先天性心疾患学会雑誌. 2012, 1 (2), p.45-48.
8）Rapoport, WS., Lagreca, AM., Levin, P. Ⅰ型糖尿病の若年女
性における摂食障害の予防. 中尾一和，石井均監訳. 糖尿病
診療のための臨床心理ガイド. メジカルビュー社, 1997,
p.147-156,（ADA臨床ガイドシリーズ）.

9）ADA（米国糖尿病学会）．糖尿病診療のための臨床心理ガイド．中尾一和ほか監訳．メジカルビュー社，1997，（ADA臨床ガイドシリーズ）．

10）日本糖尿病学会編．小児・思春期糖尿病管理の手引き．南江堂，2001.

11）及川郁子編．病いと共に生きる子どもの看護．メヂカルフレンド社，2000，（小児看護叢書，3）．

12）朝倉次男監修．慢性疾患を病んでいる児のこころ：闘病意欲の低下をどう向上させるか．子どもを理解する：「こころ」「からだ」「行動」へのアプローチ．へるす出版，2008，p.120-126.

13）Marilyn, MF. 家族看護学：理論とアセスメント．野嶋佐由美監訳．へるす出版，1986.

14）パトリシア・ベナー．ベナー看護論新訳版：初心者から達人へ．井部俊子監訳．医学書院，2005.

15）武井修治ほか．小児慢性疾患におけるキャリーオーバー患者の現状と対策．小児保健研究．2007，66（5），p.623-631.

16）加藤令子．小児医療から成人医療への移行のための看護のア

プローチ．小児看護．2002，25（12），p.1613-1618.

17）天野奈緒美．思春期の対人関係と支援者のかかわり方のポイント．小児看護．2005，28（2），p.177-180.

18）石崎優子．思春期を迎える慢性疾患児の心理的問題．小児看護．2005，28（2），p.190-193.

19）二宮啓子．思春期のセルフケア困難の特徴と看護のポイント．小児看護．2005，28（2），p.205-209.

20）田中千代．思春期患者における病状／治療方針の不確かさと看護のポイント．小児看護．2005，28（2），p.210-214.

21）松岡真理．思春期にある患者のインフォームド・コンセント，意思決定と看護のポイント．小児看護．2005，28（2），p.220-226.

22）楢木野裕美ほか．教育的アプローチにおけるコミュニケーション技術．小児看護．2003，26（6），p.744-748.

23）内布敦子．症状マネジメントにおける看護技術．成人看護学総論．医学書院，2014，p.320-332，（系統看護学講座，成人看護学1）

重要用語

小児集中治療室
子どもの循環機能
子どもの呼吸機能
不安
新生児集中治療室（NICU）
ディベロップメンタルケア
家族中心ケア
先天的な健康問題
セルフケア
排泄障害
CIC

学校生活
ノーマライゼーション
療育
QOL
退院調整
社会資源の活用
痛み
痛みのアセスメント
痛み緩和
薬物療法
非薬物療法

緩和ケア
症状緩和
子どもにとっての最善
チームの連携
家族・きょうだいのケア
アイデンティティ（自我同一性）
アドヒアランス
親子関係
友人関係

学習参考文献

❶クラウスとケネル．親と子のきずな．竹内徹ほか訳．医学書院，1985，p.333-336.
現在，小児看護で使われている "bondingきずな" という概念を根拠をもって説明している．親子関係の形成を考える上で欠かせない書.

❷E・H・エリクソンほか．ライフサイクル，その完結．増補新版．村瀬孝雄ほか訳．みすず書房，2001.
子どもが成長発達する上で，この時期にどんなことが大切なのかを発達課題として段階的に表している．

❸萩原綾子ほか編著．すぐにわかる！使える！自己導尿指導BOOK：子どもから高齢者までの生活を守るCICをめざして．メディカ出版，2012.
子どもから高齢者まで，在宅で行える自己導尿の方法の具体的な指南書．付録としてCIC説明用パンフレットなども付いている．

❹Finnie, NR. 脳性まひ児の家庭療育．原著3版．梶浦一郎監訳．医歯薬出版，1999.
乳幼児期の脳性まひ児をもつ両親を対象に，医学的側面から具体的養育方法まで記された，実用的手引書．

❺英国小児医学・保健学会編著．子どもの痛み：その予防とコントロール．片田範子監訳．日本看護協会出版会，2000.
子どもの痛みとペインコントロールに関する基礎知識が記載されている．

❻WHO編．がんをもつ子どもの痛みからの解放とパリアティブ・ケア．片田範子監訳．日本看護協会出版会，2000.
子どもの痛みとペインコントロールに関する基礎知識が記載されている．在宅で終末期を迎える子どもにとって症状コントロールは最優先されるものであり，知識として重要である．

❼清水凡生編．総合思春期学．診断と治療社，2001.
思春期にある子どもの心理的特徴および医療と看護，支援対策について心理，教育，医学，看護の視点から総合的に示されている．

学習達成チェック

☐ 手術や集中治療を受ける子どもの特徴や観察ポイントを理解することができる.

☐ 手術や集中治療を受ける子どもの家族の特徴を理解することができる.

☐ 手術や集中治療を受ける子どもと家族の看護について,事例を通して疾患の把握から看護計画,実践,評価の一連の流れを理解し,看護実践に生かすことができる.

☐ ハイリスク新生児の特徴を理解することができる.

☐ NICUに入院する子どもには,どのような看護が必要だろうか.

☐ NICUに入院する子どもの家族は,どのような状況にあるのだろうか.

☐ 先天的な健康問題をもつ子どもとは,どのような存在だろうか.

☐ 先天的な健康問題をもつ子どもの家族とは,どのような存在だろうか.

☐ 先天的な健康問題をもつ子どものセルフケアとは,なんだろうか.

☐ 先天的な健康問題をもつ子どものセルフケアを支援するには,どうしたらよいか.

☐ 心身障害のある子どものQOLを高めるには,どうしたらよいだろうか.

☐ 心身障害のある子どもを養育している家族は,どのような体験をしているのだろうか.

☐ 障害のある子どもの退院調整において,看護者はどのような役割を担っているだろうか.

☐ 痛みのある子どもは,どのような体験をしているのだろうか.

☐ 痛みのある子どもをもつ家族は,どのような状況にあるのだろうか.

☐ 痛みのある子どもと家族には,どのような看護をすればよいだろうか.

☐ 在宅で終末期を迎える子どもの症状は緩和でき,安楽に過ごせているだろうか.

☐ 終末期にある子どもにとっての最善を考えての決定はできているだろうか.

☐ 家族(きょうだいも含む)の希望や不安をアセスメントし,整えるためにはどうしたらよいだろうか.

☐ 成人への移行期にある健康障害をもつ子どもと家族は,どのような体験をしているだろうか.

☐ 成人への移行期にある健康障害をもつ子どもは,良好な親子関係・友人関係を保ち,アイデンティティ(自我同一性)の確立に向けた発達的危機を克服できているだろうか.

☐ 成人への移行期にある健康障害をもつ子どものセルフケア力を高めるためには,どうしたらよいだろうか.

| 資料1 | # 子どもの権利条約（国際教育法研究会訳） |

前文

この条約の締約国は，

国際連合憲章において宣明された原則に従い，人類社会のすべての構成員の固有の尊厳および平等のかつ奪えない権利を認めることが世界における自由，正義および平和の基礎であることを考慮し，

国際連合の諸人民が，その憲章において，基本的人権ならびに人間の尊厳および価値についての信念を再確認し，かつ，社会の進歩および生活水準の向上をいっそう大きな自由の中で促進しようと決意したことに留意し，

国際連合が，世界人権宣言および国際人権規約において，すべての者は人種，皮膚の色，性，言語，宗教，政治的意見その他の意見，国民的もしくは社会的出身，財産，出生またはその他の地位等によるいかなる種類の差別もなしに，そこに掲げるすべての権利および自由を有することを宣明しかつ同意したことを認め，

国際連合が，世界人権宣言において，子ども時代は特別のケアおよび援助を受ける資格のあることを宣明したことを想起し，

家族が，社会の基礎的集団として，ならびにそのすべての構成員とくに子どもの成長および福祉のための自然的環境として，その責任を地域社会において十分に果たすことができるように必要な保護および援助が与えられるべきであることを確信し，

子どもが，人格の全面的かつ調和のとれた発達のために，家庭環境の下で，幸福，愛情および理解のある雰囲気の中で成長すべきであることを認め，

子どもが，十分に社会の中で個人としての生活を送れるようにすべきであり，かつ，国際連合憲章に宣明された理想の精神の下で，ならびにとくに平和，尊厳，寛容，自由，平等および連帯の精神の下で育てられるべきであることを考慮し，

子どもに特別なケアを及ぼす必要性が，1924年のジュネーブ子どもの権利宣言および国際連合総会が1959年11月20日に採択した子どもの権利宣言に述べられており，かつ，世界人権宣言，市民的及び政治的権利に関する国際規約（とくに第23条および第24条），経済的，社会的及び文化的権利に関する国際的規約（とくに第10条），ならびに子どもの福祉に関係ある専門機関および国際機関の規程および関連文書において認められていることに留意し，

子どもの権利宣言において示されたように，「子どもは，身体的および精神的に未成熟であるため，出生前後に，適当な法的保護を含む特別の保護およびケアを必要とする」ことに留意し，

国内的および国際的な里親託置および養子縁組にとくに関連した子どもの保護および福祉についての社会的および法的原則に関する宣言，少年司法運営のための国際連合最低基準規則（北京規則），ならびに，緊急事態および武力紛争における女性および子どもの保護に関する宣言の条項を想起し，

とくに困難な条件の中で生活している子どもが世界のすべての国に存在していること，および，このような子どもが特別の考慮を必要としていることを認め，

子どもの保護および調和のとれた発達のためにそれぞれの人民の伝統および文化的価値の重要性を正当に考慮し，

すべての国，とくに発展途上国における子どもの生活条件改善のための国際協力の重要性を認め，
次のとおり協定した．

第1部
第1条（子どもの定義）

この条約の適用上，子どもとは，18歳未満のすべての者をいう．ただし，子どもに適用される法律の下でより早く成年に達する場合は，この限りでない．

第2条（差別の禁止）

1　締約国は，その管轄内にある子ども一人一人に対して，子どもまたは親もしくは法定保護者の人種，皮膚の色，性，言語，宗教，政治的意見その他の意見，国民的，民族的もしくは社会的出身，財産，障害，出生またはその他の地位にかかわらず，いかなる種類の差別もなしに，この条約に掲げる権利を尊重しかつ確保する．

2　締約国は，子どもが，親，法定保護者または家族構成員の地位，活動，表明した意見または信条を根拠とするあらゆる形態の差別または処罰からも保護されることを確保するためにあらゆる適当な措置をとる．

第3条（子どもの最善の利益）

1　子どもにかかわるすべての活動において，その活動が公的もしくは私的な社会福祉機関，裁判所，行政機関または立法機関によってなされたかどうかにかかわらず，子どもの最善の利益が第一次的に考慮される.

2　締約国は，親，法定保護者または子どもに法的な責任を負う他の者の権利および義務を考慮しつつ，子どもに対してその福祉に必要な保護およびケアを確保することを約束し，この目的のために，あらゆる適当な立法上および行政上の措置をとる.

3　締約国は，子どものケアまたは保護に責任を負う機関，サービスおよび施設が，とくに安全および健康の領域，職員の数および適格性ならびに適正な監督について，権限ある機関により設定された基準に従うことを確保する.

第4条（締約国の実施義務）

締約国は，この条約において認められる権利の実施のためのあらゆる適当な立法上，行政上およびその他の措置をとる. 経済的，社会的および文化的権利に関して，締約国は，自国の利用可能な手段を最大限に用いることにより，および必要な場合には，国際協力の枠組の中でこれらの措置をとる.

第5条（親の指導の尊重）

締約国は，親，または適当な場合には，地方的慣習で定められている拡大家族もしくは共同体の構成員，法定保護者もしくは子どもに法的な責任を負う他の者が，この条約において認められる権利を子どもが行使するにあたって，子どもの能力の発達と一致する方法で適当な指示および指導を行う責任，権利および義務を尊重する.

第6条（生命への権利，生存・発達の確保）

1　締約国は，すべての子どもが生命への固有の権利を有することを認める.

2　締約国は，子どもの生存および発達を可能なかぎり最大限に確保する.

第7条（名前・国籍を得る権利，親を知り養育される権利）

1　子どもは，出生の後直ちに登録される. 子どもは，出生の後直ちに名前を持つ権利および国籍を取得する権利を有し，かつ，できるかぎりその親を知る権利および親によって養育される権利を有する.

2　締約国は，とくに何らかの措置をとらなければ子どもが無国籍になる場合には，国内法および当該分野の関連する国際文書に基づく自国の義務に従い，これらの権利の実施を確保する.

第8条（アイデンティティの保全）

1　締約国は，子どもが，不法な干渉なしに，法によって認められた国籍，名前および家族関係を含むそのアイデンティティを保全する権利を尊重することを約束する.

2　締約国は，子どもがそのアイデンティティの要素の一部または全部を違法に剥奪される場合には，迅速にそのアイデンティティを回復させるために適当な援助および保護を与える.

第9条（親からの分離のための手続）

1　締約国は，子どもが親の意思に反して親から分離されないことを確保する. ただし，権限ある機関が司法審査に服することを条件として，適用可能な法律および手続に従い，このような分離が子どもの最善の利益のために必要であると決定する場合は，この限りでない. 当該決定は，親によって子どもが虐待もしくは放任される場合，または親が別れて生活し，子どもの居所が決定されなければならない場合などに特別に必要となる.

2　1に基づくいかなる手続においても，すべての利害関係者は，当該手続に参加し，かつ自己の見解を周知させる機会が与えられる.

3　締約国は，親の一方または双方から分離されている子どもが，子どもの最善の利益に反しないかぎり，定期的に親双方との個人的な関係および直接の接触を保つ権利を尊重する.

4　このような分離が，親の一方もしくは双方または子どもの抑留，拘禁，流刑，追放または死亡（国家による拘束中に何らかの理由から生じた死亡も含む）など締約国によってとられた行為から生じる場合には，締約国は，申請に基づいて，親，子ども，または適当な場合には家族の他の構成員に対して，家族の不在者の所在に関する不可欠な情報を提供する. ただし情報の提供が子どもの福祉を害する場合は，この限りではない. 締約国は，さらに，当該申請の提出自体が関係者にいかなる不利な結果ももたらさないことを確保する.

第10条（家族の再会のための出入国）

1　家族再会を目的とする子どもまたは親の出入国の申請は，第9条1に基づく締約国の義務に従い，締約国によって積極的，人道的および迅速な方法で取り扱われる. 締約国は，さらに，当該申請の提出が申請者および家族の構成員にいかなる不利な結果ももたらさないことを確保する.

2　異なる国々に居住する親をもつ子どもは，例外的な状況を除き，定期的に親双方との個人的な関係および直接の接触を保つ権利を有する. 締約国は，この目的のため，第9条1に基づく締約国の義務に従い，子どもおよび親が自国を含むいずれの国からも離れ，自国へ戻る権利を尊重する. いずれの国からも離れる権利は，法律で定める制限であって，国の

安全，公の秩序，公衆の健康もしくは道徳，または他の者の権利および自由の保護のために必要とされ，かつこの条約において認められる他の権利と抵触しない制限のみに服する．

第11条（国外不法移送・不返還の防止）

1　締約国は，子どもの国外不法移送および不返還と闘うための措置をとる．

2　この目的のため，締約国は，二国間もしくは多数国間の協定の締結または現行の協定への加入を促進する．

第12条（意見表明権）

1　締約国は，自己の見解をまとめる力のある子どもに対して，その子どもに影響を与えるすべての事柄について自由に自己の見解を表明する権利を保障する．その際，子どもの見解が，その年齢および成熟に従い，正当に重視される．

2　この目的のため，子どもは，とくに，国内法の手続規則と一致する方法で，自己に影響を与えるいかなる司法的および行政的手続においても，直接にまたは代理人もしくは適当な団体を通じて聴聞される機会を与えられる．

第13条（表現・情報の自由）

1　子どもは表現の自由への権利を有する．この権利は，国境にかかわりなく，口頭，手書きもしくは印刷，芸術の形態または子どもが選択する他のあらゆる方法により，あらゆる種類の情報および考えを求め，受け，かつ伝える自由を含む．

2　この権利の行使については，一定の制限を課することができる．ただし，その制限は，法律によって定められ，かつ次の目的のために必要とされるものに限る．

（a）他の者の権利または信用の尊重

（b）国の安全，公の秩序または公衆の健康もしくは道徳の保護

第14条（思想・良心・宗教の自由）

1　締約国は，子どもの思想，良心および宗教の自由への権利を尊重する．

2　締約国は，親および適当な場合には法定保護者が，子どもが自己の権利を行使するにあたって，子どもの能力の発達と一致する方法で子どもに指示を与える権利および義務を尊重する．

3　宗教または信念を表明する自由については，法律で定める制限であって，公共の安全，公の秩序，公衆の健康もしくは道徳，または他の者の基本的な権利および自由を保護するために必要な制限のみを課することができる．

第15条（結社・集会の自由）

1　締約国は，子どもの結社の自由および平和的な集会の自由への権利を認める．

2　これらの権利の行使については，法律に従って課される制限であって，国の安全もしくは公共の安全，公の秩序，公衆の健康もしくは道徳の保護，または他の者の権利および自由の保護のために民主的社会において必要なもの以外のいかなる制限も課することができない．

第16条（プライバシー・通信・名誉の保護）

1　いかなる子どもも，プライバシー，家族，住居または通信を恣意的にまたは不法に干渉されず，かつ，名誉および信用を不法に攻撃されない．

2　子どもは，このような干渉または攻撃に対する法律の保護を受ける権利を有する．

第17条（適切な情報へのアクセス）

締約国は，マスメディアの果たす重要な機能を認め，かつ，子どもが多様な国内的および国際的な情報源からの情報および資料，とくに自己の社会的，精神的および道徳的福祉ならびに心身の健康の促進を目的とした情報および資料へアクセスすることを確保する．この目的のため，締約国は，次のことをする．

（a）マスメディアが，子どもにとって社会的および文化的利益があり，かつ第29条の精神と合致する情報および資料を普及する事を奨励すること．

（b）多様な文化的，国内的および国際的な情報源からの当該情報および資料の作成，交換および普及について国際協力を奨励すること．

（c）子ども用図書の製作および普及を奨励すること．

（d）マスメディアが，少数者集団に属する子どもまたは先住民である子どもの言語上のニーズをとくに配慮することを奨励すること．

（e）第13条および第18条の諸条項に留意し，子どもの福祉に有害な情報および資料から子どもを保護するための適当な指針の発展を奨励すること．

第18条（親の第一次的養育責任と国の援助）

1　締約国は，親双方が子どもの養育および発達に対する共通の責任を有するという原則の承認を確保するために最善の努力を払う．親または場合によって法定保護者は，子どもの養育および発達に対する第一次的責任を有する．子どもの最善の利益が，親または法定保護者の基本的関心となる．

2　この条約に掲げる権利の保障および促進のために，締約国は，親および法定保護者が子どもの養育責任を果たすにあたって適当な援助を与え，かつ，子どものケアのための機関，施設およびサービスの発展を確保する．

3　締約国は，働く親をもつ子どもが，受ける資格のある保育サービスおよび保育施設から利益を得る権利を有することを確保するためにあらゆる適当な措置をとる．

第19条 （親による虐待・放任・搾取からの保護）

1　締約国は，（両）親，法定保護者または子どもの養育をする他の者による子どもの養育中に，あらゆる形態の身体的または精神的な暴力，侵害または虐待，放任または怠慢な取扱い，性的虐待を含む不当な取扱いまたは搾取から子どもを保護するためにあらゆる適当な立法上，行政上，社会上および教育上の措置をとる．

2　当該保護措置は，適当な場合には，子どもおよび子どもの養育をする者に必要な援助を与える社会計画の確立，およびその他の形態の予防のための効果的な手続，ならびに上記の子どもの不当な取扱いについての事件の発見，報告，付託，調査，処置および追跡調査のため，および適当な場合には，司法的関与のための効果的な手続を含む．

第20条 （家庭環境を奪われた子どもの保護）

1　一時的にもしくは恒常的に家庭環境を奪われた子ども，または，子どもの最善の利益に従えばその環境にとどまることが容認されえない子どもは，国によって与えられる特別な保護および援助を受ける資格を有する．

2　締約国は，国内法に従い，このような子どものための代替的養護を確保する．

3　当該養護には，とりわけ，里親託置，イスラム法のカファラ，養子縁組，または必要な場合には子どもの養護に適した施設での措置を含むことができる．解決策を検討するときには，子どもの養育に継続性が望まれることについて，ならびに子どもの民族的，宗教的，文化的および言語的背景について正当な考慮を払う．

第21条 （養子縁組）

養子縁組の制度を承認および（または）許容している締約国は，子どもの最善の利益が最高の考慮事項であることを確保し，次のことをする．

(a) 子どもの養子縁組が権限ある機関によってのみ認可されることを確保すること．当該機関は，適用可能な法律および手続に従い，関連がありかつ信頼できるあらゆる情報に基づき，養子縁組が親，親族および法定保護者とかかわる子どもの地位に鑑みて許容されることを決定する．必要があれば，当該養子縁組の関係者が，必要とされるカウンセリングに基づき，養子縁組に対して情報を得た上での同意を与えることを確保すること．

(b) 国際養子縁組は，子どもが里親家族もしくは養親家族に託置されることができない場合，または子どもがいかなる適切な方法によってもその出身国において養護されることができない場合には，子どもの養護の代替的手段とみなすことができることを認めること．

(c) 国際養子縁組された子どもが，国内養子縁組に関して存在しているのと同等の保護および基準を享受することを確保すること．

(d) 国際養子縁組において，当該託置が関与する者の金銭上の不当な利得とならないことを確保するためにあらゆる適当な措置をとること．

(e) 適当な場合には，二国間または多数国間の取決めまたは協定を締結することによってこの条の目的を促進し，かつ，この枠組の中で，子どもの他国への当該託置が権限ある機関または組織によって実行されることを確保するよう努力すること．

第22条 （難民の子どもの保護・援助）

1　締約国は，難民の地位を得ようとする子ども，または，適用可能な国際法および国際手続または国内法および国内手続に従って難民とみなされる子どもが，親または他の者の同伴の有無にかかわらず，この条約および自国が締約国となっている他の国際人権文書または国際人道文書に掲げられた適用可能な権利を享受するにあたって，適当な保護および人道的な援助を受けることを確保するために適当な措置をとる．

2　この目的のため，締約国は，適当と認める場合，国際連合および他の権限ある政府間組織または国際連合と協力関係にある非政府組織が，このような子どもを保護しかつ援助するためのいかなる努力にも，および，家族との再会に必要な情報を得るために難民たる子どもの親または家族の他の構成員を追跡するためのいかなる努力にも，協力をする．親または家族の他の構成員を見つけることができない場合には，子どもは，何らかの理由により恒常的にまたは一時的に家庭環境を奪われた子どもと同一の，この条約に掲げられた保護が与えられる．

第23条 （障害児の権利）

1　締約国は，精神的または身体的に障害をもつ子どもが，尊厳を確保し，自立を促進し，かつ地域社会への積極的な参加を助長する条件の下で，十分かつ人間に値する生活を享受すべきであることを認める．

2　締約国は，障害児の特別なケアへの権利を認め，かつ，利用可能な手段の下で，援助を受ける資格のある子どもおよびその養育に責任を負う者に対して，申請に基づく援助であって，子どもの条件および親または子どもを養育する他の者の状況に適した援助の拡充を奨励しかつ確保する．

3　障害児の特別なニーズを認め，2に従い拡充された援助は，親または子どもを養育する他の者の財源を考慮しつつ，可能な場合にはいつでも無償で与えられる．その援助は，障害児が可能なかぎり全面的な社会的統合ならびに文化的および精神的発達を含む個人の発達を達成することに貢献する方法で，教育，訓練，保健サービス，リハビリテーションサービス，雇用準備およびレクリエーションの機会に効果的にアクセスしかつそれらを享受することを確保することを目的と

する.

4 締約国は，国際協力の精神の下で，障害児の予防保健ならびに医学的，心理学的および機能的治療の分野における適当な情報交換を促進する．その中には，締約国が当該分野においてその能力および技術を向上させ，かつ経験を拡大することを可能にするために，リハビリテーション教育および職業上のサービスの方法に関する情報の普及およびそれへのアクセスが含まれる．この点については，発展途上国のニーズに特別な考慮を払う．

第24条（健康・医療への権利）

1 締約国は，到達可能な最高水準の健康の享受ならびに疾病の治療およびリハビリテーションのための便宜に対する子どもの権利を認める．締約国は，いかなる子どもも当該保健サービスへアクセスする権利を奪われないことを確保するよう努める．

2 締約国は，この権利の完全な実施を追求し，とくに次の適当な措置をとる．

(a) 乳幼児および子どもの死亡率を低下させること．

(b) 基礎保健の発展に重点をおいて，すべての子どもに対して必要な医療上の援助および保健を与えることを確保すること．

(c) 環境汚染の危険およびおそれを考慮しつつ，とりわけ，直ちに利用可能な技術を適用し，かつ十分な栄養価のある食事および清潔な飲料水を供給することにより，基礎保健の枠組の中で疾病および栄養不良と闘うこと．

(d) 母親のための出産前後の適当な保健を確保すること．

(e) 社会のあらゆる構成員とくに親および子どもが，子どもの健康および栄養，母乳育児の利点，衛生および環境衛生，ならびに事故の防止についての基礎的な知識を活用するにあたって，情報が提供され，教育にアクセスし，かつ援助されることを確保すること．

(f) 予防保健，親に対する指導，ならびに家庭計画の教育およびサービスを発展させること．

3 締約国は，子どもの健康に有害な伝統的慣行を廃止するために，あらゆる効果的でかつ適当な措置をとる．

4 締約国は，この条の認める権利の完全な実現を漸進的に達成するために，国際協力を促進しかつ奨励することを約束する．この点については，発展途上国のニーズに特別な考慮を払う．

第25条（医療施設等に措置された子どもの定期的審査）

締約国は，身体的または精神的な健康のケア，保護または治療のために権限ある機関によって措置されている子どもが，自己になされた治療についておよび自己の措置に関する他のあらゆる状況についての定期的審査を受ける権利を有することを認める．

第26条（社会保障への権利）

1 締約国は，すべての子どもに対して社会保険を含む社会保障を享受する権利を認め，かつ，国内法に従いこの権利の完全な実現を達成するために必要な措置をとる．

2 当該給付については，適当な場合には，子どもおよびその扶養に責任を有している者の資力および状況を考慮し，かつ，子どもによってまた子どもに代わってなされた給付の申請に関する他のすべてを考慮しつつ行う．

第27条（生活水準への権利）

1 締約国は，身体的，心理的，精神的，道徳的および社会的発達のために十分な生活水準に対するすべての子どもの権利を認める．

2 （両）親または子どもに責任を負う他の者は，その能力および資力の範囲で，子どもの発達に必要な生活条件を確保する第一次的な責任を負う．

3 締約国は，国内条件に従いかつ財源内において，この権利の実施のために，親および子どもに責任を負う他の者を援助するための適当な措置をとり，ならびに，必要な場合にはとくに栄養，衣服および住居に関して物的援助を行い，かつ援助計画を立てる．

4 締約国は，親または子どもに財政的な責任を有している他の者から，自国内においてもおよび外国からでも子どもの扶養料を回復することを確保するためにあらゆる適当な措置をとる．とくに，子どもに財政的な責任を有している者が子どもと異なる国に居住している場合には，締約国は，国際協定への加入または締結ならびに他の適当な取決めの作成を促進する．

第28条（教育への権利）

1 締約国は，子どもの教育への権利を認め，かつ，漸進的におよび平等な機会に基づいてこの権利を達成するために，とくに次のことをする．

(a) 初等教育を義務的なものとし，かつすべての者に対して無償とすること．

(b) 一般教育および職業教育を含む種々の形態の中等教育の発展を奨励し，すべての子どもが利用可能でありかつアクセスできるようにし，ならびに，無償教育の導入および必要な場合には財政的援助の提供などの適当な措置をとること．

(c) 高等教育を，すべての適当な方法により，能力に基づいてすべての者がアクセスできるものとすること．

(d) 教育上および職業上の情報ならびに指導を，すべての子どもが利用可能でありかつアクセスできるものとすること．

(e) 学校への定期的な出席および中途退学率の減少を奨励するための措置をとること．

2　締約国は，学校懲戒が子どもの人間の尊厳と一致する方法で，かつこの条約に従って行われることを確保するためにあらゆる適当な措置をとる．

3　締約国は，とくに，世界中の無知および非識字の根絶に貢献するために，かつ科学的および技術的知識ならびに最新の教育方法へのアクセスを助長するために，教育に関する問題について国際協力を促進しかつ奨励する．この点については，発展途上国のニーズに特別の考慮を払う．

第29条（教育の目的）

1　締約国は，子どもの教育が次の目的で行われることに同意する．

(a) 子どもの人格，才能ならびに精神的および身体的能力を最大限可能なまで発達させること．

(b) 人権および基本的自由の尊重ならびに国際連合憲章に定める諸原則の尊重を発展させること．

(c) 子どもの親，子ども自身の文化的アイデンティティ，言語および価値の尊重，子どもが居住している国および子どもの出身国の国民的価値の尊重，ならびに自己の文明と異なる文明の尊重を発展させること．

(d) すべての諸人民間，民族的，国民的および宗教的集団ならびに先住民間の理解，平和，寛容，性の平等および友好の精神の下で，子どもが自由な社会において責任ある生活を送れるようにすること．

(e) 自然環境の尊重を発展させること．

2　この条または第28条のいかなる規定も，個人および団体が教育機関を設置しかつ管理する自由を妨げるものと解してはならない．ただし，つねに，この条の1に定める原則が遵守されること，および当該教育機関において行われる教育が国によって定められる最低限度の基準に適合することを条件とする．

第30条（少数者・先住民の子どもの権利）

民族上，宗教上もしくは言語上の少数者，または先住民が存在する国においては，当該少数者または先住民に属する子どもは，自己の集団の他の構成員とともに，己の文化を享受し，自己の宗教を信仰しかつ実践し，または自己の言語を使用する権利を否定されない．

第31条（休息・余暇，遊び，文化的・芸術的生活への参加）

1　締約国は，子どもが，休息しかつ余暇をもつ権利，その年齢にふさわしい遊びおよびレクリエーション的活動を行う権利，ならびに文化的生活および芸術に自由に参加する権利を認める．

2　締約国は，子どもが文化的および芸術的生活に十分に参加する権利を尊重しかつ促進し，ならびに，文化的，芸術的，レクリエーション的および余暇的活動のための適当かつ平等な機会の提供を奨励する．

第32条（経済的搾取・有害労働からの保護）

1　締約国は，子どもが，経済的搾取から保護される権利，および，危険があり，その教育を妨げ，あるいはその健康または身体的，心理的，精神的，道徳的もしくは社会的発達にとって有害となるおそれのあるいかなる労働に就くことからも保護される権利を認める．

2　締約国は，この条の実施を確保するための立法上，行政上，社会上および教育上の措置をとる．

締約国は，この目的のため，他の国際文書の関連条項に留意しつつ，とくに次のことをする．

(a) 最低就業年齢を規定すること．

(b) 雇用時間および雇用条件についての適当な規則を定めること．

(c) この条の効果的実施を確保するための適当な罰則または他の制裁措置を規定すること．

第33条（麻薬・向精神薬からの保護）

締約国は，関連する国際条約に示された麻薬および向精神薬の不法な使用から子どもを保護し，かつこのような物質の不法な生産および取引に子どもを利用させないために，立法上，行政上，社会上および教育上の措置を含むあらゆる適当な措置をとる．

第34条（性的搾取・虐待からの保護）

締約国は，あらゆる形態の性的搾取および性的虐待から子どもを保護することを約束する．これらの目的のため，締約国は，とくに次のことを防止するためのあらゆる適当な国内，二国間および多数国間の措置をとる．

(a) 何らかの不法な性的行為に従事するよう子どもを勧誘または強制すること．

(b) 売春または他の不法な性的業務に子どもを搾取的に使用すること．

(c) ポルノ的な実演または題材に子どもを搾取的に使用すること．

第35条（誘拐・売買・取引の防止）

締約国は，いかなる目的またはいかなる形態を問わず，子どもの誘拐，売買または取引を防止するためにあらゆる適当な国内，二国間および多数国間の措置をとる．

第36条（他のあらゆる形態の搾取からの保護）

締約国は，子どもの福祉のいずれかの側面にとって有害となる他のあらゆる形態の搾取から子どもを保護する．

第37条（死刑・拷問等の禁止，自由を奪われた子どもの適正な取り扱い）

締約国は，次のことを確保する．

(a) いかなる子どもも，拷問または他の残虐な，非人道的なもしくは品位を傷つける取扱いもしくは刑罰を受けない．18歳未満の犯した犯罪に対して，死刑および釈放の可能性のない終身刑を科してはならない．

(b) いかなる子どももその自由を不法にまたは恣意的に奪われない．子どもの逮捕，抑留または拘禁は，法律に従うものとし，最後の手段として，かつ最も短い適当な期間でのみ用いられる．

(c) 自由を奪われたすべての子どもは，人道的におよび人間の固有の尊厳を尊重して取扱われ，かつその年齢に基づくニーズを考慮した方法で取扱われる．とくに，自由を奪われたすべての子どもは，子どもの最善の利益に従えば成人から分離すべきでないと判断される場合を除き，成人から分離されるものとし，かつ，特別の事情のある場合を除き，通信および面会によって家族との接触を保つ権利を有する．

(d) 自由を奪われたすべての子どもは，法的および他の適当な援助に速やかにアクセスする権利，ならびに，その自由の剥奪の合法性を裁判所または他の権限ある独立のかつ公平な機関において争い，かつ当該訴えに対する迅速な決定を求める権利を有する．

第38条（武力紛争における子どもの保護）

1 締約国は，武力紛争において自国に適用可能な国際人道法の規則で子どもに関連するものを尊重し，かつその尊重を確保することを約束する．

2 締約国は，15歳に満たない者が敵対行為に直接参加しないことを確保するためにあらゆる可能な措置をとる．

3 締約国は，15歳に満たないいかなる者も軍隊に徴募することを差し控える．締約国は，15歳に達しているが18歳に満たない者の中から徴募を行うにあたっては，最年長の者を優先するよう努める．

4 締約国は，武力紛争下における文民の保護のための国際人道法に基づく義務に従い，武力紛争の影響を受ける子どもの保護およびケアを確保するためにあらゆる可能な措置をとる．

第39条（犠牲になった子どもの心身の回復と社会復帰）

締約国は，あらゆる形態の放任，搾取または虐待の犠牲になった子ども，拷問または他のあらゆる形態の残虐な，非人道的なもしくは品位を傷つける取扱いもしくは刑罰の犠牲になった子ども，あるいは，武力紛争の犠牲になった子どもが身体的および心理的回復ならびに社会復帰することを促進するためにあらゆる適当な措置をとる．当該回復および復帰は，子どもの健康，自尊心および尊厳を育む環境の中で行われる．

第40条（少年司法）

1 締約国は，刑法に違反したとして申し立てられ，罪を問われ，または認定された子どもが，尊厳および価値についての意識を促進するのにふさわしい方法で取扱われる権利を認める．当該方法は，他の者の人権および基本的自由の尊重を強化するものであり，ならびに，子どもの年齢，および子どもが社会復帰しかつ社会において建設的な役割を果たすことの促進が望ましいことを考慮するものである．

2 締約国は，この目的のため，国際文書の関連する条項に留意しつつ，とくに次のことを確保する．

(a) いかなる子どもも，実行の時に国内法または国際法によって禁止されていなかった作為または不作為を理由として，刑法に違反したとして申し立てられ，罪を問われ，または認定されてはならない．

(b) 法的に違反したとして申し立てられ，または罪を問われた子どもは，少なくとも次の保障をうける．

（ i ） 法律に基づき有罪が立証されるまで無罪と推定されること．

（ ii ） 自己に対する被疑事実を，迅速かつ直接的に，および適当な場合には親または法定保護者を通じて告知されること．自己の防御の準備およびその提出にあたって法的または他の適当な援助をうけること．

（ iii ） 権限ある独立のかつ公平な機関または司法機関により，法律に基づく公正な審理において，法的または他の適当な援助者の立会いの下で，および，とくに子どもの年齢または状況を考慮し，子どもの最善の利益にならないと判断される場合を除き，親または法定保護者の立会いの下で遅滞なく決定を受けること．

（ iv ） 証言を強制され，または自白を強制されないこと．自己に不利な証人を尋問し，または当該証人に尋問を受けさせること．平等な条件の下で自己のための証人の出席および尋問を求めること．

（ v ） 刑法に違反したと見なされた場合には，この決定および決定の結果科される措置が，法律に基づき，上級の権限ある独立のかつ公平な機関または司法機関によって再審理されること．

（ vi ） 子どもが使用される言語を理解することまたは話すことができない場合は，無料で通訳の援助を受けること．

（ vii ） 手続のすべての段階において，プライバシーが十分に尊重されること．

3 締約国は，刑法に違反したとして申し立てられ，罪を問われ，また認定された子どもに対して特別に適用される法律，手続，機関および施設の確立を促進するよう努める．とくに次のことに努める．

(a) 刑法に違反する能力を有しないと推定される最低年齢を確立すること．

(b) 適当かつ望ましい時はつねに，人権および法的保障を十分に尊重することを条件として，このような子どもを司法的手続によらずに取扱う措置を確立すること．

4　ケア，指導および監督の命令，カウンセリング，保護観察，里親養護，教育および職業訓練のプログラムならびに施設内処遇に替わる他の代替的措置などの多様な処分は，子どもの福祉に適当で，かつ子どもの状況および罪のいずれにも見合う方法によって子どもが取扱われることを確保するために利用可能なものとする．

第41条（既存の権利の確保）

この条約のいかなる規定も，次のものに含まれる規定であって，子どもの権利の実現にいっそう貢献する規定に影響を及ぼすものではない．

(a) 締約国の法

(b) 締約国について効力を有する国際法

第2部

第42条（条約広報義務）

締約国は，この条約の原則および規定を，適当かつ積極的な手段により，大人のみならず子どもに対しても同様に，広く知らせることを約束する．

第43条（子どもの権利委員会の設置）

1　この条約において約束された義務の実現を達成することにつき，締約国によってなされた進歩を審査するために，子どもの権利に関する委員会を設置する．委員会は，以下に定める任務を遂行する．

2　委員会は，徳望が高く，かつこの条約が対象とする分野において能力を認められた10人の専門家で構成する．委員会の委員は，締約国の国民の中から締約国により選出されるものとし，個人の資格で職務を遂行する．その選出にあたっては，衡平な地理的配分ならびに主要な法体系に考慮を払う．

3　委員会の委員は，締約国により指名された者の名簿の中から秘密投票により選出される．各締約国は，自国民の中から一人の者を指名することができる．

4　委員会の委員の最初の選挙は，この条約の効力発生の日の後6箇月以内に行い，最初の選挙の後は2年ごとに行う．国際連合事務総長は，各選挙の日の遅くとも4箇月前までに，締約国に対し，自国が指名する者の氏名を2箇月以内に提出するよう書簡で要請する．同事務総長は，指名されたすべての者のアルファベット順による名簿（これらの者を指名した締約国名を表示した名簿とする）を作成し，締約国に送付する．

5　委員会の委員の選挙は，国際連合事務総長により国際連合本部に招集される締約国の会合にて行う．この会合は，締約国の3分の2をもって定足数とする．この会合においては，出席しかつ投票する締約国の代表によって投じられた票の最多数でかつ過半数の票を得た者をもって，委員会に選出された委員とする．

6　委員会の委員は，4年の任期で選出される．委員は，再指名された場合には，再選される資格を有する．最初の選挙において選出された委員のうち5人の委員の任期は，2年で終了する．これらの5人の委員は，最初の選挙の後直ちに，最初の選挙のための会合の議長によりくじ引きで選ばれる．

7　委員会の委員が死亡しもしくは辞任し，またはそれ以外の理由のため委員会の職務を遂行することができなくなったと申し出る場合には，当該委員を指名した締約国は，委員会の承認を条件として，残りの期間職務を遂行する他の専門家を自国民の中から任命する．

8　委員会は，手続規則を定める．

9　委員会は，役員を2年の任期で選出する．

10　委員会の会合は，原則として国際連合本部または委員会が決定する他の適当な場所において開催する．委員会は，原則として毎年会合する．委員会の会合の期間は，国際連合総会の承認を条件として，この条約の締約国の会合において決定され，必要があれば，再検討される．

11　国際連合事務総長は，委員会がこの条約に定める任務を効果的に遂行するために必要な職員および便益を提供する．

12　この条約により設けられた委員会の委員は，国際連合総会の承認を得て，同総会が決定する条件に従い，国際連合の財源から報酬を受ける．

第44条（締約国の報告義務）

1　締約国は，次の場合に，この条約において認められる権利の実施のためにとった措置およびこれらの権利の享受についてもたらされた進歩に関する報告を，国際連合事務総長を通じて，委員会に提出することを約束する．

(a) 当該締約国についてこの条約が効力を生ずる時から2年以内

(b) その後は5年ごと

2　この条に基づいて作成される報告には，この条約に基づく義務の履行の程度に影響を及ぼす要因および障害が存在する場合は，それらを記載する．報告には，当該締約国におけるこの条約の実施について，委員会が包括的に理解するための十分な情報もあわせて記載する．

3　委員会に包括的な最初の報告を提出している締約国は，1(b) に従って提出する以後の報告においては，以前に提出した基本的な情報を繰り返し報告しなくてもよい．

4　委員会は，締約国に対し，この条約の実施に関する追加的な情報を求めることができる．

5　委員会は，その活動に関する報告を，2年ごとに経済社会理事会を通じて国際連合総会に提出する．

6　締約国は，自国の報告を，国内において公衆に広く利用できるようにする．

第45条（委員会の作業方法）

この条約の実施を促進し，かつ，この条約が対象とする分野における国際協力を奨励するために，

（a）専門機関，国際連合児童基金および他の国際連合諸機関は，その権限の範囲内にある事項に関するこの条約の規定の実施についての検討に際し，代表を出す権利を有する．委員会は，専門機関，国際連合児童基金および他の資格のある団体に対し，その権限の範囲内にある領域におけるこの条約の実施について，適当と認める場合には，専門的助言を与えるよう要請することができる．委員会は，専門機関，国際連合児童基金および他の国際連合諸機関に対し，その活動の範囲内にある領域におけるこの条約の実施について報告を提出するよう要請することができる．

（b）委員会は，適当と認める場合には，技術的助言もしくは援助を要請しているか，またはこれらの必要性を指摘している締約国からの報告を，もしあればこれらの要請または指摘についての委員会の所見および提案とともに，専門機関，国際連合児童基金および他の資格のある団体に送付する．

（c）委員会は，国際連合事務総長が子どもの権利に関する特定の問題の研究を委員に代わって行うことを要請するよう，国際連合総会に勧告することができる．

（d）委員会は，この条約の第44条および第45条に従って得た情報に基づいて，提案および一般的勧告を行うことができる．これらの提案および一般的勧告は，関係締約国に送付され，もしあれば締約国からのコメントとともに，国際連合総会に報告される．

第3部

第46条（署名）

この条約は，すべての国による署名のために開放しておく．

第47条（批准）

この条約は，批准されなければならない．批准書は，国際連合事務総長に寄託する．

第48条（加入）

この条約は，すべての国による加入のために開放しておく．加入書は，国際連合事務総長に寄託する．

第49条（効力発生）

1　この条約は，20番目の批准書または加入書が国際連合事務総長に寄託された日の後30日目の日に効力を生ずる．

2　この条約は，20番目の批准書または加入書が寄託された後に批准または加入する国については，その批准書または加入書が寄託された日の後30日目の日に効力を生ずる．

第50条（改正）

1　いずれの締約国も，改正を提案し，かつ改正案を国際連合事務総長に提出することができる．同事務総長は，直ちに締約国に改正案を送付するものとし，締約国による改正案の審議および投票のための締約国会議の開催についての賛否を同事務総長に通告するよう要請する．改正案の送付の日から4箇月以内に締約国の3分の1以上が会議の開催に賛成する場合には，同事務総長は，国際連合の主催の下に会議を招集する．会議において出席しかつ投票する締約国の過半数によって採択された改正案承認のため，国際連合総会に提出する．

2　この条の1に従って採択された改正案は，国際連合総会が承認し，かつ締約国の3分の2以上の多数が受諾した時に，効力を生ずる．

3　改正は，効力を生じた時には，改正を受諾した締約国を拘束するものとし，他の締約国は，改正前のこの条約の規定（受諾した従前の改正を含む）により引き続き拘束される．

第51条（留保）

1　国際連合事務総長は，批准または加入の際に行われた留保の書面を受領し，かつすべての国に送付する．

2　この条約の趣旨および目的と両立しない留保は認められない．

3　留保は，国際連合事務総長にあてた通告により，いつでも撤回できるものとし，同事務総長は，その撤回をすべての国に通報する．このようにして通報された通告は，受領された日に効力を生ずる．

第52条（廃棄）

締約国は，国際連合事務総長にあてた書面による通告により，この条約を廃棄することができる．廃棄は，同事務総長が通告を受領した日の後1年で効力を生ずる．

第53条（寄託）

国際連合事務総長は，この条約の寄託者として指定される．

第54条（正文）

この条文は，アラビア語，中国語，英語，フランス語，ロシア語およびスペイン語をひとしく正文とし，原本は，国際連合事務総長に寄託する．

資料2 離乳の支援のポイント（「授乳・離乳の支援ガイド」より）

1. 離乳の開始

離乳の開始とは，なめらかにすりつぶした状態の食物を初めて与えた時をいう．その時期は5，6か月頃が適当である．

発達の目安としては，首のすわりがしっかりしている，支えてやるとすわれる，食物に興味を示す，スプーンなどを口に入れても舌で押し出すことが少なくなる（哺乳反射の減弱）などがあげられる．

なお，離乳の開始前の乳児にとって，最適な栄養源は乳汁（母乳又は育児用ミルク）である．離乳の開始前に果汁を与えることについては，果汁の摂取によって，乳汁の摂取量が減少すること[1]，たんぱく質，脂質，ビタミン類や鉄，カルシウム，亜鉛などのミネラル類の摂取量低下が危惧されること[1, 2]，また乳児期以降における果汁の過剰摂取傾向と低栄養や発育障害との関連[3, 4]が報告されており，栄養学的な意義は認められていない．また，咀しゃく機能の発達の観点からも，通常生後5～7か月頃にかけて哺乳反射が減弱・消失していく過程でスプーンが口に入ることも受け入れられていく[5, 6]ので，スプーン等の使用は離乳の開始以降でよい．

2. 離乳の進行

(1) 離乳の開始後ほぼ1か月間は，離乳食は1日1回与える．母乳または育児用ミルクは子どもの欲するままに与える．この時期は，離乳食を飲み込むこと，その舌ざわりや味に慣れることが主目的である．

(2) 離乳を開始して1か月を過ぎた頃から，離乳食は1日2回にしていく．母乳または育児用ミルクは離乳食の後にそれぞれ与え，離乳食とは別に母乳は子どもの欲するままに，育児用ミルクは1日に3回程度与える．生後7，8か月頃からは舌でつぶせる固さのものを与える．

(3) 生後9か月頃から，離乳食は1日3回にし，歯ぐきでつぶせる固さのものを与える．食欲に応じて，離乳食の量を増やし，離乳食の後に母乳または育児用ミルクを与える．離乳食とは別に，母乳は子どもの欲するままに，育児用ミルクは1日2回程度与える．鉄の不足には十分配慮する．

3. 離乳の完了

離乳の完了とは，形のある食物をかみつぶすことができるようになり，エネルギーや栄養素の大部分が母乳または育児用ミルク以外の食物からとれるようになった状態をいう．その時期は生後12か月から18か月頃である．なお，咀しゃく機能は，奥歯が生えるにともない乳歯の生え揃う3歳ごろまでに獲得される．

〈注〉食事は，1日3回となり，その他に1日1～2回の間食を目安とする．母乳または育児用ミルクは，一人一人の子どもの離乳の進行及び完了の状況に応じて与え

る．なお，離乳の完了は，母乳または育児用ミルクを飲んでいない状態を意味するものではない．

4. 離乳食の進め方の目安

(1) 食べ方の目安

食欲を育み，規則的な食事のリズムで生活リズムを整え，食べる楽しさを体験していくことを目標とする．

離乳の開始では，子どもの様子をみながら，1さじずつ始め，母乳やミルクは飲みたいだけ飲ませる．

離乳が進むにつれ，1日2回食，3回食へと食事のリズムをつけ，生活リズムを整えていくようにする．また，いろいろな食品の味や舌ざわりを楽しむ，家族と一緒の食卓を楽しむ，手づかみ食べで自分で食べることを楽しむといったように，食べる楽しさの体験を増やしていく．

(2) 食事の目安

ア 食品の種類と組合せ

与える食品は，離乳の進行に応じて，食品の種類を増やしていく．

①離乳の開始では，アレルギーの心配の少ないおかゆ（米）から始める．新しい食品を始める時には1さじずつ与え，乳児の様子をみながら量を増やしていく．慣れてきたらじゃがいもや野菜，果物，さらに慣れたら豆腐や白身魚など，種類を増やしていく．なお，はちみつは乳児ボツリヌス症予防のため満1歳までは使わない．

②離乳が進むにつれ，卵は卵黄（固ゆで）から全卵へ，魚は白身魚から赤身魚，青皮魚へと進めていく．ヨーグルト，塩分や脂肪の少ないチーズも用いてよい．食べやすく調理した脂肪の少ない鶏肉，豆類，各種野菜，海藻と種類を増やしていく．脂肪の多い肉類は少し遅らせる．野菜類には緑黄色野菜も用いる．

③生後9か月以降は，鉄が不足しやすいので，赤身の魚や肉，レバーを取り入れ，調理用に使用する牛乳・乳製品のかわりに育児用ミルクを使用する等工夫する．フォローアップミルクは，母乳または育児用ミルクの代替品ではない．必要に応じて（離乳食が順調に進まず，鉄の不足のリスクが高い場合など）使用するのであれば，9か月以降とする．

このほか，離乳の進行に応じてベビーフードを適切に利用することができる．

離乳食に慣れ，1日2回食に進む頃には，穀類，野菜・果物，たんぱく質性食品を組み合わせた食事とする．また，家族の食事から調味する前のものを取り分けたり，薄味のものを適宜取り入れたりして，食品の種類や調理方法が多様となるような食事内容とする．

イ 調理形態・調理方法

離乳の進行に応じて食べやすく調理したものを与える．子どもは細菌への抵抗力が弱いので，調理を行う際には衛生面に十分に配慮する．

①米がゆは，乳児が口の中で押しつぶせるように十分に煮る．初めは「つぶしがゆ」とし，慣れてきたら粗つぶし，つぶさないままへと進め，軟飯へと移行する．
②野菜類やたんぱく質性食品などは，初めはなめらかに調理し，次第に粗くしていく．
③調味について，離乳の開始頃では調味料は必要ない．離乳の進行に応じて，食塩，砂糖など調味料を使用する場合は，それぞれの食品のもつ味を生かしながら，薄味でおいしく調理する．油脂類も少量の使用とする．

(3) 成長の目安

食事の量の評価は，成長の経過で評価する．具体的には，成長曲線のグラフに，体重や身長を記入して，成長曲線のカーブに沿っているかどうかを確認する．からだの大きさや発育には個人差があり，一人一人特有のパタンを描きながら大きくなっていく．身長や体重を記入して，その変化をみることによって，成長の経過を確認することができる．

体重増加がみられず成長曲線からはずれていく場合や，成長曲線から大きくはずれるような急速な体重増加がみられる場合は，医師に相談して，その後の変化を観察しながら適切に対応する．

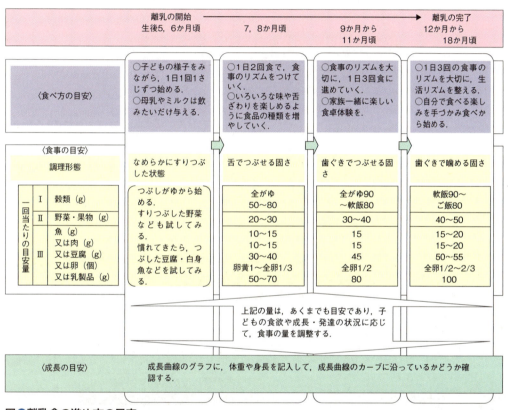

図● 離乳食の進め方の目安

引用・参考文献

1）厚生労働省．授乳・離乳の支援ガイド．〈http://www.mhlw.go.jp/shingi/2007/03/dl/s0314-17.pdf〉，（参照2014-09-08）．
2）Emmett, P. et al. Types of drinks consumed by infants at 4 and 8 months of age : a descriptive study. The ALSPAC Study Team. Public Health Nutr. 2000, 3(2), p.211-217.
3）Marshall, TA. et al. Diet quality in young children is influenced by beverage consumption. J Am Coll Nutr. 2005, 24(1), p.65-75.
4）Smith, MM. et al. Excess fruit juice consumption as a contributing factor in nonorganic failure to thrive. Pediatrics. 1994, 93, p.438-443.
5）Dennison, BA. et al. Excess fruit juice consumption by preschool-aged children is associated with short stature and obesity. Pediatrics. 1997, 99, p.15-22.
6）Arvedson, JC. et al. Pediatric Swallowing and Feeding : Assessment and Management. Singular Thomson Learning, 1993.
7）Morris, SE. et al. Pre-Feeding Skills : A Comprehensive Resource for Mealtime Development. 2nd ed. Therapy Skill Builders, 2000.

資料3 心肺蘇生と救急心血管治療のためのガイドライン2010

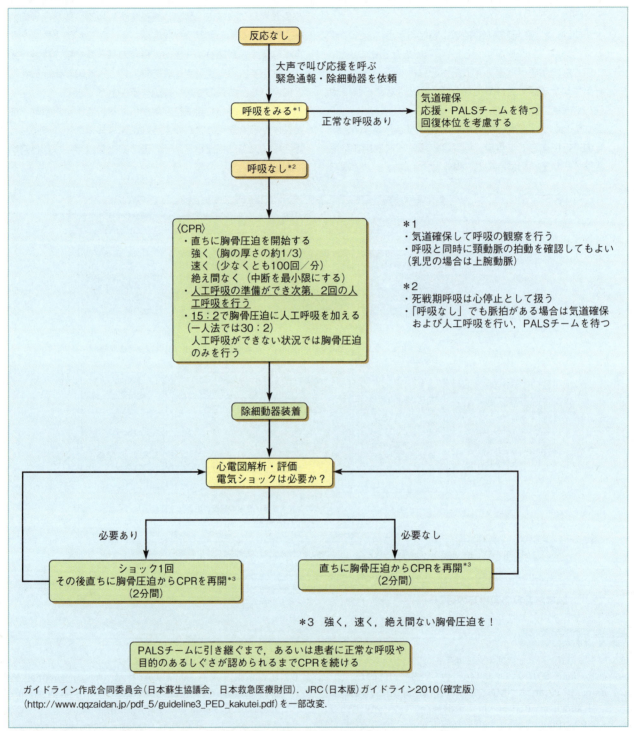

図●医療従事者・救急隊員および日常的に小児に接する市民におけるPBLS

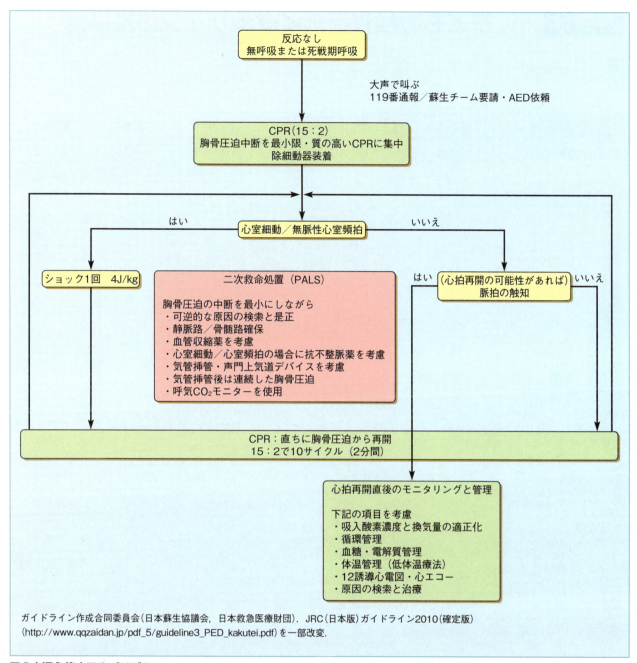

図●小児心停止アルゴリズム

＊2005年版からの変更箇所は，アメリカ心臓協会・救急心血管治療国際部門の公式日本語サイト〈http://eccjapan.heart.org/〉や，日本蘇生協議会のホームページ〈http://jrc.umin.ac.jp/〉などで確認できる．

資料4　子どもの検査とバイタルサインの基準値

■ 主な検査値

	検査項目	単 位	新生児期	乳児期	幼児期	学童期	思春期
血液一般検査	白血球数（WBC）	×10³/μL	9.0～34.0	5.0～19.5	6.0～15.5	4.5～13.5	4.5～13.5
	赤血球数（RBC）	×10⁴/μL	400～660	300～450	390～530	400～520	男 450～530 女 410～520
	ヘモグロビン量（Hb）	g/dL	14.5～22.5	9.0～14.0	―	11.5～15.5	男 13.0～16.0 女 12.0～16.0
	ヘマトクリット値（Ht）	%	44～72	28～42	―	35～45	男 37～49 女 36～46
	血小板（Plt）	×10⁴/μL	10.0～30.0	12.0～32.0	13.0～35.0	15.0～35.0	―
	白血球分画 好中球	%	61	35	33～54		―
	白血球分画 リンパ球	%	31	56	38～59		
	白血球分画 単球	%	6	7	5		
	白血球分画 好酸球	%	2	3	3		
生化学検査	総タンパク質（TP）	g/dL	5.0～6.5	5.2～7.4	6.1～7.9	6.3～8.4	6.6～8.6
	アルブミン	g/dL	3.3～4.2	3.6～5.0	4.0～5.0	3.9～5.1	4.1～5.2
	尿素窒素（BUN）	mg/dL	3.6～16.2	3.1～15.5	7.4～19.3	7.7～19.4	7.3～19.1
	クレアチニン（Cr）	mg/dL	―	0.3～0.6	0.3～0.7	0.4～0.9	0.6～1.0
	尿酸（UA）	mg/dL	0.4～3.9	1.6～4.5	2.3～5.7	2.3～6.5	2.8～7.3
電解質検査	ナトリウム（Na）	mEq/L	142±4.9	138.7±2.2	141.4±2.5	142.3±2.4	―
	カリウム（K）	mEq/L	5.99±0.91	5.27±0.54	4.59±0.37	4.70±0.44	
	クロール（Cl）	mEq/L	108.6±1.2	105.5±2.2	105.2±1.8	104.9±0.8	
	カルシウム（Ca）	mg/dL	9.3～11.3	9.5～11.6	9.4～10.8	8.9～10.5	
	リン（P）	mg/dL	5.5～7.4	5.1～7.1	4.2～6.0	3.7～5.3	
	マグネシウム（Mg）	mg/dL	1.9～2.5	1.9～2.6	1.9～2.4	1.8～2.4	
酵素活性検査	AST（GOT）	IU/L	19～71	21～85	22～45	17～38	11～30
	ALT（GPT）	IU/L	10～68	10～69	4～27	3～20	3～19
	乳酸脱水素酵素（LDH）	IU/L	311～737	321～771	351～784	246～588	226～498
	コリンエステラーゼ（ChE）	IU/L	246～595	252～615	249～549	238～457	210～434
	ALP	IU/L	413～1140	334～1060	302～942	285～1190	133～680
	LAP	IU/L	119～214	89～210	92～177	95～196	84～193

404

| CPK | IU/L | 13〜304 | 34〜465 | 52〜332 | 47〜305 | 44〜350 |

AST：アスパラギン酸アミノトランスフェラーゼ，ALT：アラニンアミノトランスフェラーゼ，
ALP：アルカリホスファターゼ，LAP：ロイシンアミノペプチダーゼ，CPK：クレアチンホスホキナーゼ
基準値は一例である．

引用・参考文献

1）廣瀬伸一．小児の検査基準値一覧．小児看護．2005, 28(4), p.478-486.

バイタルサイン

	脈拍数 (回／分)	呼吸数 (回／分)	血圧 (mmHg) 収縮期血圧	血圧 (mmHg) 拡張期血圧	体温（腋窩） (℃)
新生児期	120〜140	30〜50	60〜80	60	36.4〜37.2
乳児期	110〜130	30〜40	80〜90	60	36.3〜37.3
幼児期	100〜110	20〜30	90〜100	60〜65	35.8〜36.6
学童期	80〜100	18〜20	100〜110	60〜70	35.6〜36.6
思春期	60〜100	16〜18	110〜130	60〜80	35.5〜36.9*

＊10歳を過ぎると体温調節機能は成人と同じになる．
基準値は一例である．バイタルサインは個人差が大きいため，看護者は対象者の普段の状態（ベースライン）を把握する必要がある．

引用・参考文献

1）佐東美緒．"症状・生体機能の管理技術"．小児看護技術．中野綾美編．メディカ出版，2014, p.210-249，（ナーシング・グラフィカ，小児看護学2）．
2）習田明裕ほか．"生命の徴候を観察する技術"．基礎看護技術．第5版．志自岐康子ほか編．メディカ出版，2014, p.58, （ナーシング・グラフィカ，基礎看護学3）．
3）横尾京子．"新生児の看護"．母性看護実践の基本．第3版．横尾京子ほか編．メディカ出版，2014, p.198，（ナーシング・グラフィカ，母性看護学1）．

看護師国家試験出題基準（平成26年版）**対照表**

■ 必修問題

目標Ⅰ. 看護の社会的側面及び倫理的側面について基本的な理解を問う.

大 項 目	中 項 目	本書該当ページ
1. 健康に関する指標	A. 人口静態・人口動態	p.34
2. 健康と生活	A. 生活行動・習慣	p.104, 115

目標Ⅱ. 看護の対象者及び看護活動の場について基本的な理解を問う.

大 項 目	中 項 目	本書該当ページ
7. 人間の成長と発達	B. 新生児期・乳児期	p.67, 78, 80, 82
	C. 幼児期	p.100, 102, 109, 111
	D. 学童期	p.131, 134
	E. 思春期	p.147, 150, 157, 376

目標Ⅲ. 看護に必要な人体の構造と機能及び健康障害と回復について基本的な理解を問う.

大 項 目	中 項 目	本書該当ページ
11. 病態と看護	A. 症状と看護	p.115, 193, 197, 200
	B. 主要疾患と看護	p.104, 117, 141

目標Ⅳ. 看護技術の基本的な理解を問う.

大 項 目	中 項 目	本書該当ページ
14. 日常生活援助技術	A. 食事	p.104
16. 診療に伴う看護技術	H. 救命救急処置	p.207, 402
	J. 災害看護	p.285, 287

■ 小児看護学

目標Ⅰ. 小児の成長・発達と健康増進のための小児と家族への看護について基本的な理解を問う.

大 項 目	中 項 目	本書該当ページ
1. 小児と家族を取り巻く環境・医療・看護	A. 小児医療と小児看護の特徴	p.17, 141
	B. 小児の人権	p.13, 17, 19, 22, 238, 247, 391
	C. 健康生活と法律・制度	p.34, 52, 53
2. 小児の成長と発達	A. 成長・発達の原則と影響因子	p.78, 79
	B. 形態的・機能的発達	p.80, 82, 131, 134, 147, 150
	C. 心理社会的発達	p.88, 92, 100, 103, 126, 131, 134, 147, 150

大　項　目	中　項　目	本書該当ページ
	D．発育・発達の評価	p.97，162，168
3．新生児の健康増進のための看護	B．新生児と家族	p.67
4．乳児の健康増進のための看護	A．乳児の健康増進と安全な環境の提供	p.91，92，117，176，400
	B．乳児と家族	p.34，67
5．幼児の健康増進のための看護	A．幼児の健康増進と安全な環境の提供	p.100，104，117，126，128
	B．幼児と家族	p.34，103，104
6．学童の健康増進のための看護	A．学童の健康増進とセルフケアの発達	p.13，131，134，141，144
	B．学童と家族	p.131，144，152
7．思春期の小児の健康増進のための看護	A．思春期の小児の健康増進とアイデンティティの確立	p.147，150，152，158
	B．思春期の小児と家族	p.152，158

目標Ⅱ．健康障害のある小児と家族が生活・療養するための看護について基本的な理解を問う．

大　項　目	中　項　目	本書該当ページ
8．病気や入院が小児と家族に与える影響とその看護	A．小児看護における倫理	p.12，28，31
	B．病気や入院が小児と家族に与える影響	p.174，176，184
	C．病気になった小児と家族	p.211
9．健康障害の病期別の小児と家族の看護	A．急性症状のある小児と家族	p.189，193，195，197，207，211
	B．救急救命処置が必要な小児と家族	p.91，128，141，197，207，211
	C．周手術期における小児と家族	p.252，254，256，260，261，264，304
	D．慢性期にある小児と家族	p.216，217，221
	E．終末期にある小児と家族	p.227，230，234，236，238，366，369
10．さまざまな状況にある小児と家族への看護	A．外来における小児と家族	p.244，245，266，269，271
	B．検査や処置を受ける小児と家族	p.242，247
	D．感染対策上隔離が必要な小児と家族	p.266
	E．痛みを表現している小児と家族	p.354
	F．医療的ケアを必要として退院する小児と家族	p.274，278，281
	G．災害時の小児と家族	p.285，287
11．小児期特有の症状や疾患を持つ小児と家族の看護	A．ハイリスク新生児と家族	p.314
	B．先天的疾患のある小児と家族	p.326，327
	C．心身障害のある小児と家族	p.281，339

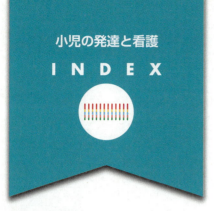

小児の発達と看護 INDEX

数字, A-Z

1型糖尿病	379
2型糖尿病	152
3T	285
5の法則	208
9の法則	208
ADHD	144
B-T短絡術	307
CCS	209
CHEOPS	359
CIC	332
CNS	19
DIC	236
GCS	209
GCU	314
HbA1c	379
Hib	120
ICF	339
ICIDH	339
JCS	209
JRC救急蘇生ガイドライン	213
LD	143
Lund&Browder法	207, 208
MAS	198
MRI	247
MRワクチン	121
NICU	314, 317
O157感染症	290
PCAポンプ	360
PICU	304
PTSD	286
QOL	239
RDS	198
SIDS	97
USDT	169

あ

アイソレーション	360
愛着理論	67
アイデンティティ	147, 376, 381
遊び	126, 136
アタッチメント理論	67
アドヒアランス	376
アドボカシー	20
アドボケイト	13
アドボケーター	240
アニミズム	228
安全	128, 243
安全教育	130
アンドロゲン	149
アンビバレント	70
安楽	243

い

胃	84
育児休業	98
育児休業法	98
育児時間	98
移行支援プログラム	381
維持インプット	231
意志の伝達	388
いじめ	154
維持輸液	194
位相	65
痛み	354
痛み閾値	243
痛みのアセスメント	358
痛みの緩和	356
一次医療機関	266
一次評価	178
溢乳	84
遺伝的因子	79
胃容量	105
医療的ケア	274
飲酒	155
インフォームドアセント	238, 247
インフォームドコンセント	20

う

ウイルス感染	203
うつ熱	189
運動	88
運動機能	89, 136

え

栄養	105, 131
栄養管理	317
栄養教諭制度	143
栄養摂取	105
易感染	235
エストロゲン	149
エリクソン	62
遠城寺式・乳幼児分析的発達検査表	170
エンパワーメント	221

お

黄体ホルモン	149
嘔吐	200
おねしょ	114
おもちゃ	94
親離れ	151
オレム	59

か

外気浴	94
概念	128
回復期	234
回復モデル	73
外来看護	266
カウプ指数	81, 163, 167
下顎挙上法	210
核家族化	19
学童期	63, 131, 141, 144, 175, 245
隔離	267
家事・育児関連時間	49
かぜ症候群	96
家族	103, 225
家族アセスメント	224
家族システム	70
家族ストレス	71, 73
家族中心ケア	15, 319
家族発達理論	72
家族ライフサイクル	382
家族理論	70
学校保健	138
学校保健安全法	138
活動	94
合併症	262
過保護	104
寛解	233, 360
感覚	88
感覚運動位相	65
環境	95
環境的因子	79

看護介入	225
勧告	31
看護行為	32
看護システム理論	59
看護者の倫理綱領	12
間食	108
乾性溺水	207
感染	91, 262
完全看護	18
感染症	140, 267
感染症サーベイランス事業	267
感染症対策	118, 269
感染防止	318
感染予防	118
陥没呼吸	197
緩和ケア	236, 366

き

起座位	199
基準値	405
喫煙	155
機能的発達	134
基本的看護システム	60
基本的生活習慣	100
虐待	272, 295
急性期	211
急性下痢	203
急性ストレス反応	286
急性疼痛	354
急性リンパ性白血病	360
休息	94
急速初期輸液	194
胸囲	80
共生段階	68
胸部	80
緊急手術	254, 304

く

クーイング	91
クスマウル大呼吸	199
具体的操作位相	66, 134
苦痛の緩和	263
グリア細胞	80
グリーフケア	320

け

計画手術	255
経口補液療法	194
形式的操作位相	67, 134

痙攣	195
痙攣コントロール	344
痙攣重積状態	195
血圧	82
血液	85
結核	140
結合	67
解熱	192
下痢	203
健康障害	176
言語獲得	102
検査	242, 405
減災	285
原始反射	86

こ

合計特殊出生率	45, 46
拘束性換気障害	198
高張性脱水	193
行動的療法	357
高度実践看護師	16
校内暴力	155, 157
呼吸	82, 262, 305
呼吸管理	317
呼吸器疾患	198
呼吸困難	197
国際障害分類	339
国際生活機能分類―国際障害分類改訂版	339
国立小児病院	18
国立成育医療センター	18
姑息（的）手術	254, 304
子育て支援施策	40
個体化段階	70
骨髄	85
骨年齢	81
骨部	81
言葉	127, 135
子どもの権利条約	13, 22, 217, 391
子どもの権利に関する条約	17
子どもの最善の利益	13
コミュニケーション	135
コラボレーション	15
コルチゾール	115, 116
混合病棟	30
根治手術	254, 304
混同性推理	66
コンプライアンス	304

さ

サーカディアン・リズム	115
サーファクタント	314
災害	285
災害看護	285
再接近段階	70
在宅	366
在宅移行	278
在宅医療	239
在宅医療連携拠点事業	275
在宅障害児	340
在宅療養	275, 276
サバイバーズギルト	287
三次医療機関	266

し

自意識	150
死因	128
シェマ	65
自我機能	184
視覚	88
自我発達理論	62
シグナルインプット	231, 238
事故	91, 128, 269
自己概念	177
自己効力	138
自己効力感	184
自己中心性	130
自己調整力	177
事故防止	129
死産率	38
支持的療法	357
思春期	63, 147, 175, 245
自食	108
自食行動	108
システム理論	70
次世代育成支援対策推進法	56
自然死産	37
しつけ	103
湿性溺水	207
児童虐待	50
児童虐待相談対応件数	51
児童虐待の防止等に関する法律	50
児童虐待防止対策	55
児童憲章	17, 22
児童福祉法	17, 53
死の概念	227, 229
事物カテゴリー制約	102
自閉段階	68

409

社会資源	282, 367
社会性	90, 136
社会的スキル	180
社会的生活習慣	100
射精	149
習慣化期	102, 114
就業形態	45
周産期死亡	36
周産期死亡率	37
集中治療	304
終末期	227, 366
終末期ケア	319
手術	252
手掌法	207
出血傾向	234
術後看護	261
出生	34
出生数	35
出生割合	35
術前看護	260
術当日の看護	260
授乳	92
授乳・離乳の支援ガイド	400
循環	82, 262, 304
循環管理	317
循環器系	82
順応段階	72
準備期	102, 113
障害児	145
障害者総合支援法	352
消化器系	84
消化機能	106
少子化	19
少子化対策	47
情緒	90, 135
情緒的変化	150
小児医療	28
小児外来	269
小児がん	369
小児看護CNS	16
小児看護専門看護師	16
小児期メタボリックシンドローム	142
小児救急医療	29
小児救急看護認定看護師	272
小児在宅医療	274
小児集中治療室	304
小児心身症	19
小児慢性特定疾患治療研究事業	216
食	27

食育	27
食育基本法	109
食行動	106, 107
食事	104
初経	149
処置	242
ショック	211, 326
自立期	102, 114
自律授乳	92
侵害受容性疼痛	354
腎機能	83
寝具	95
神経系	86
神経障害性疼痛	354
人工死産	37
人工妊娠中絶	38
心雑音	307
心身症	155
心身障害	339
新生児呼吸窮迫症候群	198
新生児集中治療室	314
新生児胎便吸引症候群	198
新生児マス・スクリーニング検査	97
身体障害者手帳	339
身体的苦痛	176, 234
身体的成長	131
身長	80, 133, 166
心的外傷後ストレス障害	286
人的環境	270
心肺蘇生	207, 212
心肺蘇生と救急心血管治療のためのガイドライン2010	402
心理社会的危機	64
心理的離乳	151

す

推定エネルギー必要量	106, 133
水分管理	317
水分摂取量	111
水分代謝	83
睡眠	83, 115
睡眠障害	117
スキャモン（Scammon, RE.）	78
スクイージング	200
スクールカウンセラー	143, 155
スクリーニング検査	168
健やか親子21	54, 272
ストレス	176, 179
ストレス・コーピングモデル	178

せ

成育医療	18
性意識	157
生活習慣病	110
性感染症	158
清潔	95, 117
清潔間欠導尿	332
性行動年齢	157
生歯	81
精神	136
精神的自立	151
性腺刺激ホルモン	148
成長	78
成長発達	321
青年期	63, 147, 376
生命徴候	207
生理的体重減少	80
生理的適応	320
世代間境界	71
摂取基準	106
摂食機能	108
摂食習慣	105
摂食障害	152
セルフケア	144
セルフケア能力	62
セルフケア不足理論	59
セルフケア理論	59
前操作位相	66
先天奇形	253, 326

そ

臓器移植	30
臓器移植法	240
痩身	141
ソーシャルサポート	180
側臥位	199
咀嚼	105, 110
粗大運動	88

た

体位ドレナージ	200
体位変換	200
体温	83
体温管理	317
体格	147
退行	179
体重	80, 133, 166
体重増加量	80
体内時計	115

第二次性徴 …………… 147，148
胎便 ………………………… 84
体力 ……………………… 147
ダウン症候群 …………… 328
脱水 ……………… 96，193
男女共同参画 …………… 42
男性ホルモン ……… 148-149
タンデムマス法 ………… 97

ち

チアノーゼ ……………… 198
チェーン・ストークス呼吸 … 199
窒息 ……………………… 91
チャイルド・マルトリートメント … 104
中枢性嘔吐 ……………… 200
中枢性換気障害 ………… 198
腸炎後症候群 …………… 204
聴覚 ……………………… 88
長期的疾患 ……………… 268
調節 ……………………… 65
超低出生体重児 ………… 282
直観的位相 ……………… 66
鎮痛薬 …………………… 360

つ

ツルゴール ……………… 195

て

定期健康診断 …………… 138
低出生体重児 …………… 316
低出生体重児割合 ………… 35
低張性脱水 ……………… 193
ディベロップメンタルケア … 318
適応 ……………………… 326
適応段階 ………………… 72
溺水 ……………………… 207
テストステロン ………… 149
デブリーフィング ……… 293
てんかん ………… 196，343
デンバー発達判定法 …… 168

と

トイレット・トレーニング … 113
同化 ……………………… 65
等張性脱水 ……………… 193
疼痛 ……………………… 354
導入期 …………… 102，113
頭部 ……………………… 80
頭部後屈法 ……………… 210

特定行為 ………………… 144
特別支援学校 …………… 283
特別支援教育 …………… 143
吐乳 ……………………… 84
トリアージ ……………… 267

な

喃語 ……………………… 88

に

二次医療機関 …………… 266
二次評価 ………………… 178
日常生活習慣 …………… 137
日常的疾患 ……………… 266
二分脊椎症 ……………… 332
日本人の食事摂取基準 …… 93
日本版DENVERⅡ ……… 168
乳臼歯 …………………… 105
乳児家庭全戸訪問事業 …… 98
乳児期 ………… 63，174，245
乳児死亡 …………… 36，91
乳児死亡率 ……………… 37
乳幼児健康診査 ………… 97
乳幼児突然死症候群 …… 97
妊産婦死亡 ……………… 36
妊産婦死亡者数 ………… 36
妊娠 ……………………… 157
認知 ……………… 88，134
認知―対処モデル ……… 178
認知的発達 ……………… 229
認知的療法 ……………… 357
認知発達理論 …… 65，227
認定こども園制度 ……… 101

ね

熱傷 ……………………… 207
熱中症 …………………… 95

の

脳性麻痺 ………………… 342
ノーマライゼーション …… 339
ノンレム睡眠 …………… 116

は

パーセンタイル値 … 163，167
肺炎球菌ワクチン ……… 121
排泄 ……………… 95，111
バイタルサイン ………… 405
排便 ……………………… 112

ハイリスク ……………… 38
ハイリスク新生児 ……… 314
ハヴィガースト（Havighurst, RJ.）
……………………… 91，131
発育 ……………… 162，164
発育急進期 ……………… 147
発育促進現象 …………… 147
発達 ……………………… 78
発達課題 ………………… 78
発達障害者支援法 ……… 340
発達診断 ………………… 168
発熱 ……………… 96，189
ハブリング ……………… 91
反射 ……………………… 87

ひ

ピアジェ（Piaget, J.）
…………………… 65，134，227
ビオー呼吸 ……………… 199
日帰り手術 ……………… 255
被虐待児 ………………… 295
微細運動 ………………… 88
ビジュアルアナログスケール … 359
悲田院 …………………… 17
否認 ……………………… 326
肥満 ……………… 141，152
肥満度 …………………… 163
非薬物療法 ……………… 357
貧血傾向 ………………… 234

ふ

ファーラー位 …………… 199
ファロー四徴症 ………… 307
フィジカルアセスメント … 162
フィンクの危機モデル … 211，212
夫婦サブシステム ……… 70
フェイススケール ……… 358
不快 ……………………… 176
不感蒸泄 ………………… 193
復学支援 ………………… 222
物理的環境 ……………… 269
物理的療法 ……………… 357
不登校 …………… 143，154，156
プライバシーの保護 …… 388
ブリッジェス …………… 90
不慮の事故 ……… 91，141
ふるえ …………………… 196
プレパレーション ……… 256
プロゲステロン ………… 149

411

分化の段階	69
分離一個体化理論	68
分離一個体化過程	68
分離不安	96

へ

閉塞性換気障害	198
閉塞性睡眠時無呼吸症候群	117
ヘルスプロモーション	13
便	84
便秘	114
訪問看護	346
訪問看護ステーション	368

ほ

ボウルビィ（Bowlby, J.）	67
保健指導	98
保護者の責任	388
母子関係	95
母子保健	40
母子保健施策	52
母子保健法	54
ポスト・トラウマティック・プレイ	287
保存	67
保存療法	304
ボディイメージ	177
母乳	92，93
母乳性黄疸	92
哺乳反射	84

ま

マーラー（Mahler, MS.）	68
マイクロバブルテスト	320
魔術的思考	66
マズロー（Maslow, AH.）	230
末梢性嘔吐	200
慢性期	216
慢性下痢	204
慢性疾患	268
慢性疼痛	354

み

味覚	109，110
脈拍	82

め

メディア	26
メディア・リテラシー	135

メラトニン	115
免疫	85
免疫グロブリン	86
免疫動態	118

も

問題解決中心型	178

や

夜驚	306
薬物療法	356
役割分担	225
夜尿症	114

ゆ

輸液管理	305

よ

養育機能	103
養育欠乏	104
養護教諭	138
幼児期	63，100，174，245
要保護児童対策地域協議会	299
予防接種	98，120，122-124
予防接種法	119
夜型化	152

ら

ライフスキル	142，145
ラリンジアルマスク	260
卵胞ホルモン	149

り

離乳	92
離乳の支援のポイント	400
臨界期	78
倫理的配慮	31

る

ルイス・デ・アルメイダ（Luis de Almeida）	18

れ

冷罨法	192
レスパイト	275
レム睡眠	116
練習段階	69

ろ

労働時間	49
労働力	44，45
ローレル指数	163

表紙・本文デザイン：西村麻美

図：(有) デザインスタジオEX／スタジオ・エイト 吉野浩明＆喜美子

さし絵：清水みどり

ナーシング・グラフィカ 小児看護学①

小児の発達と看護

2006年7月25日発行　第1版第1刷
2008年3月10日発行　第2版第1刷
2010年1月20日発行　第3版第1刷
2013年1月20日発行　第4版第1刷
2015年1月15日発行　第5版第1刷©

編 者　中野 綾美

発行者　長谷川 素美

発行所　株式会社メディカ出版

〒532-8588
大阪市淀川区宮原3-4-30
ニッセイ新大阪ビル16F
電話　06-6398-5045（編集）
　　　0120-276-591（お客様センター）
http://www.medica.co.jp/n-graphicus

印刷・製本　株式会社太洋社

落丁・乱丁はお取り替えいたします。　　　　　　　　　　　禁無断転載
ISBN978-4-8404-4918-2　　　　　　　　　　　Printed and bound in Japan

学ぶ楽しさがみつかる本！

看護学生のための自学自習サポートブック
G supple（ジーサプリ）シリーズ
G supple編集委員会 編

● 図表読解・調べ学習
● 用語理解・レポート学習
● 演習・実習チェック学習
● 理論・実践統合学習
● 看護共通技法

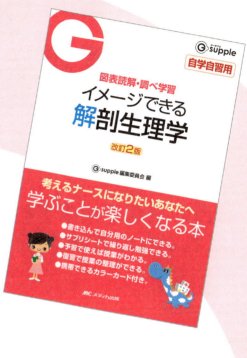

書き込んだり、問題を解いたり、調べたり…。
ジーサプリは、看護学生さんが学習しやすいように工夫された新しいタイプの参考書です。

● **図表読解・調べ学習**

改訂2版 イメージできる
解剖生理学
定価（本体 2,600円＋税）
ISBN978-4-8404-2860-6

改訂2版 イメージできる
臨床生化学
定価（本体 2,000円＋税）
ISBN978-4-8404-2469-1

改訂2版 イメージできる
病態生理学
定価（本体 2,400円＋税）
ISBN978-4-8404-3324-2

改訂2版 イメージできる
臨床薬理学
定価（本体 2,200円＋税）
ISBN978-4-8404-4015-8

● **用語理解・レポート学習**

改訂3版 まとめてわかる
看護学概論
定価（本体 2,200円＋税）
ISBN978-4-8404-3357-0

● **演習・実習チェック学習**

改訂3版 やってみよう！
基礎看護技術
定価（本体 2,600円＋税）
ISBN978-4-8404-4024-0

● **理論・実践統合学習**

場面でまなぶ
看護管理
定価（本体 2,000円＋税）
ISBN978-4-8404-2482-0

改訂2版 場面で学ぶ
在宅看護論
定価（本体 2,400円＋税）
ISBN978-4-8404-3643-4

改訂2版 場面でまなぶ
老年看護学
定価（本体 2,400円＋税）
ISBN978-4-8404-4028-8

改訂2版 場面でまなぶ
小児看護学
定価（本体 2,400円＋税）
ISBN978-4-8404-4153-7

場面でまなぶ
母性看護学
定価（本体 2,200円＋税）
ISBN978-4-8404-3288-7

● **看護共通技法**

改訂2版 事例でまなぶ
ケアの倫理
定価（本体 2,200円＋税）
ISBN978-4-8404-2990-0

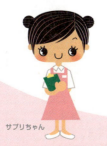
サプリちゃん

G supple

※2014年9月現在の情報です。予告なく変更となる場合がありますので、ご了承ください。

「ナーシング・グラフィカ」で学ぶ、自信
看護学の新スタンダード

NURSINGRAPHICUS

独自の視点で構成する「これからの看護師」を育てるテキスト

人体の構造と機能
① 解剖生理学
② 臨床生化学

疾病の成り立ち
① 病態生理学
② 臨床薬理学
③ 臨床微生物・医動物
④ 臨床栄養学

健康の回復と看護
① 呼吸機能障害／循環機能障害
② 栄養代謝機能障害
③ 造血機能障害／免疫機能障害
④ 脳・神経機能障害／感覚機能障害
⑤ 運動機能障害
⑥ 内部環境調節機能障害／性・生殖機能障害
⑦ 疾病と治療

健康支援と社会保障
① 健康と社会・生活
② 公衆衛生
③ 社会福祉と社会保障
④ 医療関係法規

基礎看護学
① 看護学概論
② ヘルスアセスメント
③ 基礎看護技術
④ 看護研究
⑤ 臨床看護総論

成人看護学
① 成人看護学概論
② 健康危機状況／セルフケアの再獲得
③ セルフマネジメント
④ 周手術期看護
⑤ リハビリテーション看護
⑥ 緩和ケア

老年看護学
① 高齢者の健康と障害
② 高齢者看護の実践

小児看護学
① 小児の発達と看護
② 小児看護技術
③ 小児の疾患と看護

母性看護学
① 母性看護実践の基本
② 母性看護技術

精神看護学
① 情緒発達と看護の基本
② 精神障害と看護の実践

在宅看護論
地域療養を支えるケア

看護の統合と実践
① 看護管理
② 医療安全
③ 災害看護

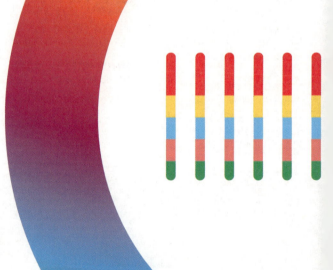

ナーシング・グラフィカ電子版「デジタル ナーシング・グラフィカ」は、動画教材約200点と問題集をiPadに収載したデジタル教科書アプリです。

最新情報はこちら▶▶▶
●「ナーシング・グラフィカ」オフィシャルサイト●
http://www.medica.co.jp/n-graphicus

被虐待児（虐待を受けた子ども達）の特徴

○子どもの状況

・先天異常や低出生体重児など未熟児新生児医療を要した既往歴

・外傷の受傷機転が不明瞭・不自然（本人も話したがらない）

・全身に新旧混在の外傷の存在（入院すると新しい傷ができない）

・外傷は見えにくく、外傷を起こしにくい箇所（臀部、内側など）が多い

・原因不明の精神発達遅滞や成長障害、低身長が認められる

・着替えがない、オモチャを持たない

・身体・着衣が異様に汚い

・落ち着きがなく、無表情で、大人への怯えが認められる

・逆に異様にベタベタと甘える態度がある

・保護者と離れても泣かない・保護者の顔色を窺う

・夜尿・昼間の遺尿が見られる

・過食・異食が見られる

○子どもの行動と心理所見

・触られることを異常に嫌がる

・表情が暗く、感情をあまり外に出さない

・動きがぎこちない

・自分からの発声や発語が極端に少ない

・保護者が傍にいる時といない時で動き・表情が変わる

・大人の顔色や言動を窺ったり、怯えたりする

・食行動の異常が繰り返される（むさぼり食い・過食・異食・拒食など）

・持続する疲労感・無気力・活動性低下が見られる

・不適当な衣類を着ている（季節はずれ、性別不詳など）

・家に帰りたがらない・繰り返す家出

・食物を主とした盗み・万引き（集団ではなく単独行動が特徴）

・多動・乱暴な言動・注意を引く行動

小児看護学概論

12/16 (水)

虐待を行っている保護者の特徴

- 妊娠拒否の経歴がある
- 母子健康手帳を持っていない
- 定期の妊婦健診を受けていない
- 子どもの出生を喜んでいない・子どもに笑顔を見せない
- 子どもの世話をしない・子どもと話をしない・遊ばない
- 子どもを激しく（常識を超えて）叱る
- 子どもの扱いがぎこちない・あまり扱おうとしない
- 子どもの発達に対して非現実的な期待を持っている
- 子どもの発達に対する知識が曖昧で症状や行動の把握が不的確である
- 子どもの日頃の様子を殆ど知らない・知ろうとしていない
- 症状の発現から受診まで時間がかかっている・時間外受診が多い
- 不自然な状況説明があり、説明内容が時間でよく変わる
- 保護者同士で説明内容が異なる・聞く相手で説明を変える
- 外傷や疾病の程度（重症度）を気にしていないように見える
- 予後や治療法に対して関心がなく質問が見られない
- 病気・傷害への対応が不適切でしばしば受診の遅れや投薬の不履行などをおこす
- 重症でも入院を拒否する・入院後はすぐ帰ってしまう
- 付き添いの拒否・面会が短時間・面会や問い合わせが極端に少ない
- 保護者に被虐待経験があるという情報が得られる
- 明確な異常が無いのに種々の訴えを繰り返し、頻回に受診する
- 入院後の子どもとの接触が極端に少ない、全く無い
- 勝手に通院を中断してしまう
- 通常の病状説明にも納得せず、病院を転々とする（Dr.shopping）
- 不安や怒りの自己コントロールが下手である
- 衝動的な行動・発語が多い
- 待合室などでも他人との接し方が下手でしばしばトラブルを起こす
- 保護者が精神統合障害や薬物中毒・アルコール中毒などの疾患を有している
- 家庭に経済的困窮があったり、夫婦不仲が強く存在している

資料　子どもの虹 情報研修センターより